지역보건사업의 실제

지역보건연구회 편

계 축 문 화 사

책을 내면서

지역사회에서 이루어지고 있는 보건사업의 사례를 현장감 있게 정리하여 제공함으로써, 보건기관에서 근무하는 실무자나 지역보건학을 공부하는 대학원생들에게 실제적 자료에 근거한 사업의 이해와 학문적 정체성을 제공하는데 조금이나마 도움을 주고자 기획된 저술입니다. 이 자료들이 완전한 사업체계와 수행방식을 갖추고 있지는 않으나, 현재의 사업수준과 방식과 비교하여 보면 새롭고 도전적인 사업방식을 취하고 있거나, 기존의 사업과 비슷하지만 사업의 완전성을 높이고자 시도한 지역보건사업들이라 생각합니다. 사업의 목표와 비전과 전략 그리고 사업의 수행과 평가가 온전하게 새롭고, 완벽하지는 않지만, 이 사례들을 통하여 지역보건사업을 이해하고, 새로운 보건사업을 기획하시는 데 보탬이 되시기를 기대합니다.

이 책은 건강증진, 질병관리, 그리고 지역개발의 3부로 나뉘어져 있으며, 1부 '건강증진'은 총 7장으로 구성되어 있습니다. 1장은 지역 네트워크를 활성화하여 아동센터의 구강보건사업을 활성화한 사례이며, 2장은 저소득층 아동의 음주와 흡연을 예방하기 위한 정신보건사업 사례를 소개하였습니다. 3장은 사례관리 방식을 도입하여 분리되어 있는 보건복지 조직간 연계 서비스를 시도한 사례이며, 4장은 지자체의 금연사업 수행 사례를 소개하였으며, 5장은 뇌졸중 예방 중심의 건강증진사업 추진 사례를, 6장은 보건의료시스템의 사각지대에 있는 학령전기 아동을 위한 건강관리사업 추진 사례를, 7장은 지역사회의 건강증진 허브 역할을 건강증진학교에서 찾고자하는 생활터 접근방식의 건강증진학교를 소개하였습니다. 2부는 '질병관리'로 8장부터 12장으로 구성되어 있습니다. 8장은 천안시의 1998년부터 2007년까지의 10년간의 지역사회 고혈압관리사업 추진 사례를 소개하였으며, 9장은 주민들과 보다 가까이 있는 보건진료소의 만성질환 예방사업 사례를, 10장은 대구시의 지역사회 기반의 포괄적 건강캠페인 방안 마련과 민간협력 모형 개발을 위한 심뇌혈관 등록관리 시범사업 사례를, 11장은 국민건강보험공단에서 추진하고 있는 만성질환 사례관리사업을, 12장은 지난 7년간의 의료급여 사례관리 사업의 추진현황과 성과를 살펴보았습니다. 3부는 '지역개발'에 대한 내용으로 13장은 도시지역을 대표하는 부산광역시의 건강불평등 완화사업 추진 사례를, 14장은 농촌지역의 건강불평등 완화사업 사례로 경남 진주시 사봉면의 건강한 마을 만들기 사업을 소개하였습니다. 15장은 Photovoice와 PAOT를 중심으로한 농작업 안전보건에 대한 3년간의 개선 사업 사례를, 16장은 건강도시로의 변화를 도모하고 이에 필요한 공중보건 리더십을 개발하기 위한 사업 사례를 소개하였다. 마지막으로 17장은 사회 양극화로 인한 건강불평등의 심화 사회에서의 지역주민과 함께 추진하는 의료생활협동조합의 건강증진활동들을 소개하였습니다.

이 책이 시도하는 사례중심의 변화와 혁신성에 비해 저자들의 준비가 철저하지 못했다는 점에 대해 독자들의 너그러운 양해를 구하며, 이후에도 저자들은 질책을 인정하고 계속 개정해 나갈 것을 약속드립니다. 이 책이 나오기까지는 엮은이 관동의대 박웅섭 교수님의 열정이 있었으며, 바쁘신 시간 중에도 심혈을 기울여 정리해 주신 모든 저자분들의 노력이 있었습니다. 또한 이 저술에 힘을 보태주신 모든 분들께 감사의 마음을 전합니다.

2011. 3

지역보건연구회 회장 이 경 수

목 차

제1부 건강증진

제2부 질병관리

제3부 지역개발

제 1 부

건 강 증 진

[제 1 장]

지역네트워크 활성화를 통한 지역아동센터 구강보건사업[1)]

| 강릉시 시범사업 |

경남 김해시 대성동에 사는 이민주(9)양은 여러 가구가 함께 사는 낡은 슬레이트 건물 5평 남짓한 쪽방에서 오빠 우람(15), 외삼촌 김모(35)씨와 함께 산다. 민주가 갓난아이일 때 부모님이 이혼하고 각각 재혼하는 바람에 남매 둘만 남아 큰집에 맡겨졌다가 2년전 초등학교 입학을 앞두고 외삼촌의 보살핌을 받고 있다.

민주네 가족에게는 별다른 수입은 없다. 외삼촌도 몇 해 전 공장에서 한쪽 팔을 크게 다쳐 돈벌이를 포기하고 쉬고 있다. 생활비는 김해시가 보조해주는 월 36만원 가량이 전부다. 방세와 전기세, 난방비로 쓰고 나면 남는 게 없어 한 달을 버티기가 힘겹다.

외삼촌 김씨는 "산재를 당해 왼쪽 팔을 못 쓰는 바람에 조카들에게 변변한 도움을 못 주고 있다"며 "아이들이 아프기라도 하면 뻔한 형편에 여간 걱정되는 게 아니다"고 말했다. 사실 민주는 충치가 많은 편이다. 평소에 치통이 잦아 자다가도 통증 때문에 깨어나기 일쑤다. 지난해 충치 3개를 뽑은 뒤 아직까지 이가 나지 않아 고민이다. 주변에서 치과에 가보라고 권하지만 병원비를 아끼려고 버티고 있다.

(2006. 04. 21 국민일보)

1 배 경

1) 어린이 구강건강수준의 심각성

교육인적자원부가 발표한 2006년도 학생건강검사 표본 분석결과에 의하면, 한국 어린이에서 가장 빈발하는 질병은 치아우식증(충치)을 포함한 구강질병이었다. 이러한 상황은 지난 20여 년간 꾸준히 이어져왔다(교육인적자원부, 2007).

---

1) 정세환(강릉원주치대, feeljsh@gwnu.ac.kr)

2006년도 국민구강건강실태조사 결과, 어린이의 약 30% 가량에서 유치와 영구치에 치아우식증이 발생되어 있었고, 초 · 중 · 고등학교시기를 거치면서 80% 이상에서 치아우식증을 경험하는 것으로 확인되었다(그림 1-1). 어린이의 치아우식증 경험도는 1970년대부터 1990년대까지 급격히 증가하다가, 2000년대 들어 다소 개선되는 상황이나(표 1-1), 선진국과 비교하면 여전히 미흡한 수준이었다(표 1-2). (보건복지부 · 한국보건사회연구원, 2005 ; 보건복지부 - 가, 2007).

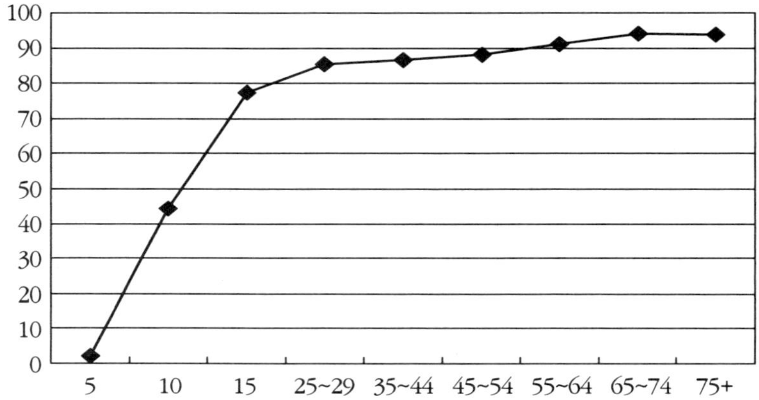

그림 1-1. 한국인의 연령계층별 영구치 우식증 경험자율(%)

※ 자료출처 : 보건복지부. 2006년 국민구강건강실태조사. 2007.

* 영구치 우식증 경험자율 : 영구치에 현재 우식증이 있거나, 우식증으로 인해 치료 혹은 뽑은 경험이 있는 사람의 비율

표 1-1. 우리나라 12세 1인 보유 평균 우식경험 영구치아 개수의 변화 추이 (단위 : 개)

조사연도	전국	대도시	중소도시	비도시
1972년	0.6	-		-
1979년	2.2	2.5		1.7
1990년	3.0	2.9		3.3
1995년	3.1	3.0		3.6
2000년	3.3	3.1	3.5	3.4
2003년	3.3	3.4	3.3	2.6
2006년	2.2	2.2	2.0	2.6

※ 자료출처 : 보건복지부 · 한국보건사회연구원, 새국민건강증진종합계획수립, 2005
2006년 자료-보건복지부. 2006년 국민구강건강실태조사. 2007.

* 1972년 조사에서는 도시와 비도시로 구분하여 조사하지 않았고, 2000년, 2003년, 2006년 조사에서는 도시를 대도시와 중소도시로 보다 세분하여 조사하였음

표 1-2. 주요 선진국과의 12세 어린이의 1인 평균보유 우식경험 영구치 개수의 비교

국가명	1960~70년대	2000년대 전후
한 국	0.6(1972)	2.2(2006)
덴마크	6.4(1976)	0.8(2005)
스웨덴	6.3(1977)	1.1(2002)
캐나다	6.0(1977)	2.1(1997)
영 국	4.7(1973)	0.7(2005)
스위스	9.0(1975)	0.9(2004)
미 국	4.0(1967)	1.8(2002)

※ 자료출처 : 세계보건기구(WHO)홈페이지(http://www.whocollab.od.mah.se)
한국 2006년 자료-보건복지부. 2006년 국민구강건강실태조사. 2007.
* 1인 평균보유 우식경험 영구치 개수 : 사람 1명당 평균적으로 보유하는 현재 우식증이 있거나, 우식증으로 인해 치료 혹은 뽑은 경험이 있는 영구치아의 개수

치주질환(잇몸병) 또한 어린이 시기부터 많이 발생된다는 사실을 2006년 국민구강건강실태조사 결과로부터 추정할 수 있는데, 중・고등학생의 62~71%가 건강한 치주조직(잇몸)을 가지고 있었으나, 치주질환 발생의 주요 표지자 중의 하나인 치석을 제거해야 할 필요가 있는 비율이 이미 18~28% 수준에 달하고 있어서, 초등학생 시기부터 치주질환 발생이 시작된다는 것을 알 수 있다(보건복지부-가, 2007).

2) 취약계층 어린이의 구강건강 불평등

사회경제적 차이에 따른 어린이의 우식증 경험도의 불평등은 국외의 여러 논문들에서 쉽게 확인된다. 1970년대와 1980년대 초반에 18개 선진국을 대상으로 한 연구에서, 치과의료 서비스와 사회경제적 요소 등의 변화가 12세 어린이의 우식증 경험도에 미친 영향을 분석한 결과, 사회경제적 지위가 우식증 경험도의 변화를 65% 정도 설명한 반면, 치과의료 서비스는 3%를 설명하는데 불과했다(Nadanovsky, 1995). 영국에서는 20세기 후반기의 30년간 어린이의 우식증 경험도가 크게 줄었으나, 여전히 사회계층과 지역 그리고 소수민족출신에서의 불평등이 해결되고 있지 않았고, 지역에 따른 차이는 빈곤과 크게 연관되어 있었다(Prendergast, 1997 ; Watt, 1999). 어린이에 대한 치과의료 서비스가 매우 잘 제공되는 스웨덴에서도 12세부터 14세까지의 우식증 경험도 변화와 사회경제적 차이와의 연관성을 확인할 수 있었다(Kallestal, 2002). 우식증 경험도와 사회경제적 차이와의 연관성을 확인하기 위해, 두 개의 학술검색자료에서 확인된 1990년대에 출판된 3,000여 건의 관련문헌 중 최종적으로 272건의 논문을 체

계적으로 분석한 연구에 의하면, 12세미만의 어린이에서 비교적 강한 연관성을 확인하였고, 12~18세미만 청소년에서 다소 약한 연관성을 확인하였다(Reisine, 2001).

국외와는 달리, 이와 관련된 국내연구는 매우 빈약한데, 일부 자료에서 사회경제적 차이에 따른 어린이의 구강건강 불평등을 확인할 수 있다. 김만경 등(2006)은 부산지역 유아에서 소득수준이 낮을수록 유치 우식증을 보다 많이 경험하고, 유병률 또한 높다고 보고하였다. 청소년건강행태조사에서 가정의 경제적 상태가 나쁠수록 구강증상을 경험하는 학생의 수가 증가한 것은 또 다른 사례였다(대구가톨릭대학교, 2007). 비록 국내의 관련 자료가 미흡하다고는 하나, 국내외에서 취약계층 어린이의 구강건강 불평등은 분명한 사실이라고 검토된다.

3) 지역아동센터 구강보건사업의 필요성

지역아동센터는 빈민 공단지역에서 학교에 다니는 어린이들 중 부모의 귀가시간이 늦어서 유기 혹은 방치되는 어린이들을 보호할 목적으로, 1980년대 중반에 민간단체와 종교기관을 중심으로 생겨난 공부방에서부터 출발하였고, 2003년도에 재개정된 아동복지법에 의해 법제화되었다(이향란, 1997 ; 강명순, 2007). 지역아동센터는 지역 내 빈곤 · 학대 · 방임 가정, 한부모 · 조손 · 소년소녀가정, 맞벌이 · 이혼가정의 아동 등 지역 내 취약계층 어린이가 집결하는 대표적인 장소가 되었고, 법제화에 따른 정부지원이 시작된 2004년도 이후에, 표 1-3과 같이, 급속히 증가되는 양상을 보이고 있다(강명순, 2007).

이향란(1997)은 공부방의 주된 역할로써, '1) 학습지도' '2) 보호와 상담' '3) 문화공간' '4) 지역센터' 등을 나열하였다. 공부방의 성과를 통하여 법제화된 지역아동센터는 '1) 지역사회 아동의 보호 : 생존의 권리, 건강의 권리보장' '2) 교육 : 학습의 권리, 교육의 권리보장' '3) 건

표 1-3. 지역아동센터 수 및 국고지원 비율 (단위 : 곳, %)

조사시기	전체 센터 수	국고지원 센터 수	국고지원 비율	조사시기	전체 센터 수	국고지원 센터 수	국고지원 비율
1985년	1곳	0곳	0.0%	2004년 8월	462곳	244곳	52.8%
1991년	32곳	0곳	0.0%	2004년 12월	895곳	454곳	50.7%
1993년	43곳	0곳	0.0%	2005년 6월	1,176곳	646곳	55.0%
1996년	75곳	0곳	0.0%	2005년 12월	1,709곳	789곳	46.2%
2002년	218곳	0곳	0.0%	2006년 6월	1,884곳	867곳	46.0%
2003년	244곳	0곳	0.0%	2006년 12월	2,029곳	902곳	44.5%

※ 자료출처 : 강명순. 한국의 빈곤아동과 지역아동센터 법제화에 관한 이론과 실천. 2007.

전한 놀이와 오락의 제공: 문화의 권리보장' '4) 보호자와 지역사회 연계: 복지의 권리 보장' 등 아동의 건전 육성을 위한 종합적 아동복지서비스 제공시설로써 그 위상이 한층 강화되었다(강명순, 2007). 보건복지부는 지역아동센터에서 지역사회의 참여 활성화를 통해 가난의 대물림을 차단하고, 사회안전망을 확충해 나갈 수 있는 프로그램을 운영하여야 한다고 규정하였고, 그 내용의 하나로써 보건교육 등이 제공될 수 있는 지역사회 의료자원 지원시스템 구축이 필요하다고 언급하는 등 지역자원의 참여를 통한 지역아동센터 보건사업의 필요성을 제시하였다(보건복지부-나, 2007).

구강건강은 전체건강의 일부로써 건강의 필수요소의 하나이다. 특히 구강질병은 어린이에서 가장 빈발하는 질병으로써, 어린이의 건강과 삶의 질에 가장 큰 영향을 끼친다고 알려져 있다. 따라서 지역아동센터 보건사업의 핵심내용에 구강건강에 관련된 사업이 포함될 필요성이 있다. 지역아동센터 구강보건사업의 필요성은 2007년에 조사된 실증적인 자료에서 보다 분명히 확인할 수 있다(정세환 등, 2007). 지역아동센터에 다니는 2,415명의 4~6학년 어린이 중에서, 자신의 구강건강이 좋다는 응답 비율은 31%에 불과했고, 지난 1년간 치아손상을 경험했다는 비율이 22%였고, 지난 6개월 동안 치통으로 인해 잠자기 어려웠다와 학교수업에 빠졌다는 응답 비율이 각각 12%와 4%에 이르렀으며, 지난 4주 이내에 치통을 경험했다는 비율이 11%에 달하는 등 구강건강으로 인한 생활상의 장애가 심각한 수준이었다(그림 1-2).

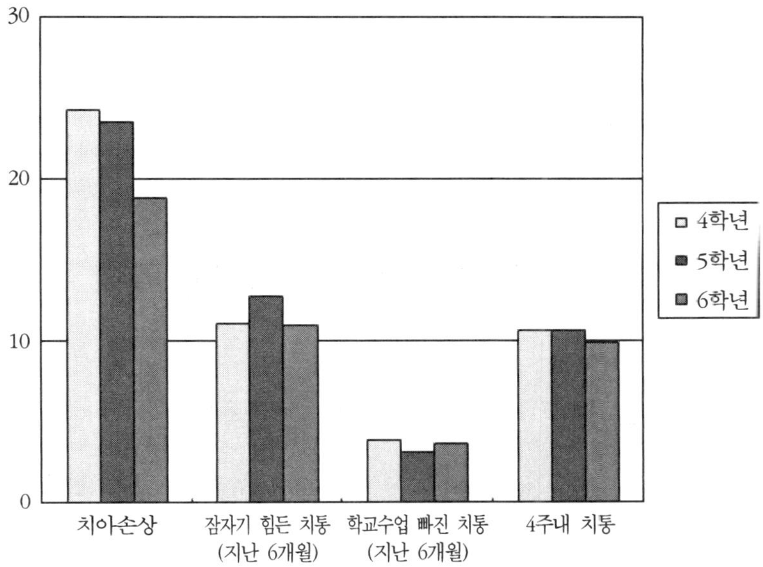

그림 1-2. 지역아동센터 어린이의 치아손상경험과 치통경험(단위: %)

※ 자료출처: 정세환 등. 지역네트워크 활성화를 통한 지역아동센터 구강건강증진 프로그램 개발. 2007.

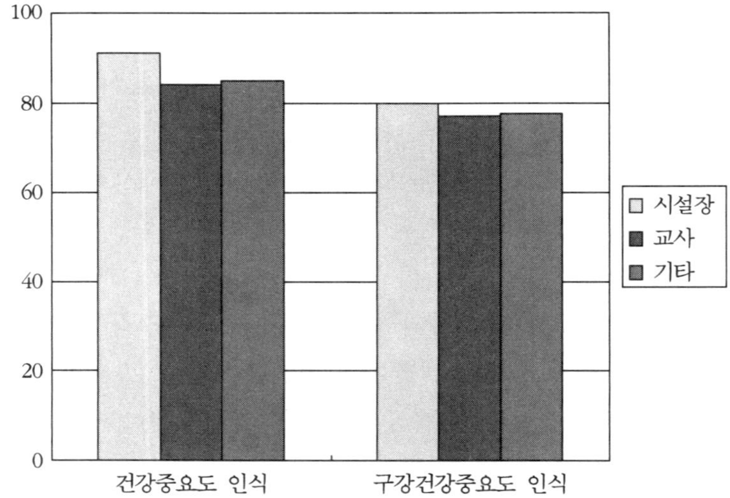

그림 1-3. 지역아동센터 근무자의 어린이 건강과 구강건강 중요도 인식(단위 : %)
※ 자료출처 : 정세환 등. 지역네트워크 활성화를 통한 지역아동센터 구강건강증진 프로그램 개발. 2007.

1,326곳의 지역아동센터에 대한 설문 결과에서, 지역아동센터 근무자의 86%가 지역아동센터 어린이들의 건강이 다른 관심사와 비교할 때 매우 중요하다고 응답하였고, 응답자의 78%는 다른 건강과 비교할 때 구강건강이 매우 중요하다고 응답하고 있어서(그림 1-3), 근무자들은 지역아동센터 어린이의 건강과 구강건강의 중요도에 대해 깊이 인식하고 있는 것으로 확인되었다(정세환 등, 2007).

2 이론적 배경과 국내 동향

1) 현대의 구강보건 전략 - 구강병예방과 건강증진

구강건강은 전체건강과 안녕(well-being)을 위한 필수요소의 하나이다. 구강질병은 크게 예방가능하고 일부 선진국 어린이에서 우식증 예방효과가 확인되었지만, 전 세계의 많은 사람들은 여전히 구강질병과 그와 관련한 통증과 불편으로 고통받고 있다. 전통적인 치과의료가 효과적인 예방위주의 접근이 아니고 많은 비용을 초래하는 방식이어서, 치과의료를 통한 구강병 예방에의 한계를 드러낸 결과라고 볼 수 있다. 따라서 세계보건기구(WHO)는 2003년도에 발표한 세계구강보건 보고서를 통해, 이러한 한계를 뛰어넘을 수 있는 21세기 새로운 구강보건 전략으로써 '구강질병의 예방(oral disease prevention)'과 '건강증진(health promotion)'을 제시한 바 있다(Petersen, 2003 ; Watt, 2005).

'구강질병 예방전략'은 많은 수의 임상연구와 공중보건연구에 의해 뒷받침되고 있는데, 우식증 예방에 효과적인 불소이용법과 치아홈메우기와 더불어, 치주질환 예방에 효과적인 구강위생관리(칫솔질 등)가 전체 인구집단에게 보편적으로 제공될 수 있어야 한다는 것이다. 수돗물불소농도조정사업(수불사업)과 불소세치제(불소치약)를 이용한 바른양치사업이 이러한 전략을 구현하는 대표적인 사업이다. 그리고 사회경제적 위치에 따라 치과의료 인력에 의한 전문가불소도포와 치아홈메우기 등의 예방진료 이용도의 불평등이 확인되므로, 취약인구집단을 대상으로 효과적인 예방진료를 제공하는 사업을 포함시킬 수 있다. 농·산·어촌 초등학생 대상의 치아홈메우기사업이 대표적인 사례이다.

구강건강향상을 위한 '건강증진전략'은 전체 건강향상을 위한 건강증진전략이 구강건강영역에서도 적용될 수 있다는 근거에서 도출된 전략이다. 구강질병이 오늘날 문제가 되는 다른 비전염성 질병과 영양, 흡연, 음주 등의 생활습관과 관련된 공통의 위험요인을 가지고 있으므로(그림 1-4), 이들 공통의 위험요인들에 대한 사회적 결정요인에까지 개입하는 방법을 동원하는 건강증진전략이야말로 구강건강을 향상시킬 수 있는 유력한 방안이라는 것이다. 즉

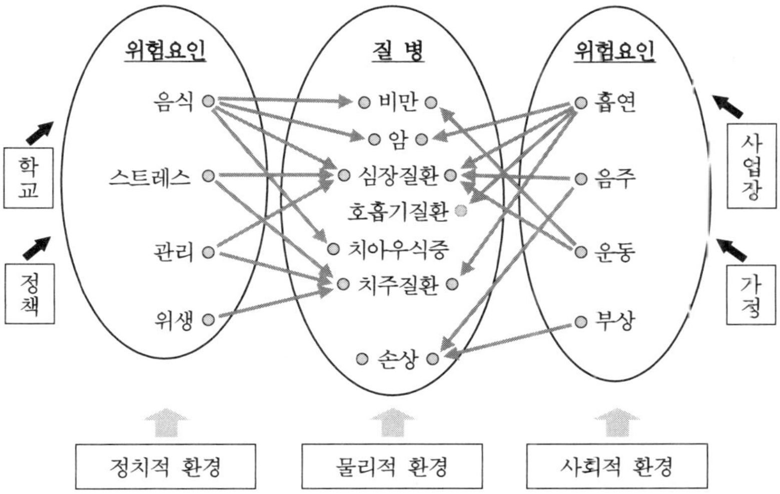

그림 1-4. 구강질병과 만성질병의 공통위험요인과의 연관성

* 자료출처 : Watt RG. Strategies and approaches in oral disease prevention and health promotion. Bulletin of the World Health Organization 2005 ; 83(9) : 711-718.

건강한 음식과 영양 섭취는 구강과 치아 및 얼굴턱 영역에 발생되는 많은 질병을 일차로 예방할 수 있고, 흡연, 과도한 음주, 나쁜 식이습관 등과 같이 전신건강에 악영향을 미치는 생활습관이 구강과 얼굴턱 건강에 또한 악영향을 미치며, 이러한 나쁜 습관들이 얼굴턱 기형, 구강인두암, 치주질환(잇몸병), 치아우식증(충치), 구강 캔디다증 등의 발생위험을 증가시킬 수 있으므로, 영양, 흡연, 음주 등 생활습관과 관련된 공통의 위험요인에 대해 사회경제적 결정요인에까지 개입하는 방법을 적용함으로써, 전체건강의 향상뿐만 아니라 구강건강의 향상을 도모할 수 있다는 것이다.

그런데 구강질병 예방전략의 대표적인 사업인 수불사업과 바른양치사업은 건강증진 활동과 동일한 방식으로의 사업 수행이 필요하다. 이들 사업은 구강보건인력에 의해 직접적인 서비스가 제공되는 방식이 아니라, 사업의 실천환경을 구축하여 개인 각자 혹은 집단적으로 사업을 실천하게 함으로써 효과를 기대할 수 있기 때문이다. 특히 바른양치사업은 각각의 생활터에서 실천되는 영양, 금연, 절주 등의 건강증진 활동과 연계시킴으로써, 더 큰 효과를 기대할 수 있어, 건강증진 방식의 구강질병 예방전략을 구강건강증진(oral health promotion)이라는 말로 표현하기도 한다. 구강건강증진의 개념을 세계보건기구가 오타와 헌장(1986년)에서 제시한 건강증진을 위한 다섯 가지 핵심 활동분야에 대입시켜 살펴보면 다음과 같다(Daly 등, 2002).

(1) 건강한 공공정책 수립

중앙 혹은 지방 정부에서 수립된 법적인 규제정책이 건강을 향상시키거나 지키는 사회적 환경을 조성하는 데에 매우 강력한 영향력을 발휘할 수 있다. 그러므로 건강증진의 핵심요소의 하나가 건강문제를 영향력 있는 정책결정자들의 정책 의제(agenda)로 올리는 것이다. 정부에 대한 로비와 변화를 촉진시키는 정치과정에의 적극적인 참여가 이를 가능하게 만든다. 구강보건영역에서의 대표적인 사례가 치아우식증 예방을 위한 수불사업의 법정 제도화이다. 치아우식증의 원인인 설탕으로 만든 제조식품과 음료수의 성분표기를 철저히 하도록 규제하는 것은 또 다른 예이다. 학교에서 설탕으로 만든 음료수 판매를 전면적으로 금지하는 정책이 실행되기도 한다. 치주질환의 주요 원인이기도 한 담배의 판매 제한이나 공공장소에서 흡연을 엄격히 제한하는 정책 또한 큰 의미를 가질 수 있다. 지방자치단체가 학교급식조례를 만들어 건강한 급식을 학생들에게 제공하는 정책 또한 구강건강향상에 기여할 수 있다.

법적인 규제정책 이외에, 건강에 영향을 미치는 제품에 부과하는 세금정책을 통해 영향력을 발휘할 수 있다. 흔히 건강에 나쁜 제품이 좋은 제품에 비해 가격이 싼 경우가 있어, 보다 선호되는 경향이 있다. 이럴 경우, 건강에 나쁜 제품에는 더 많은 세금을 부과하고, 건강에 좋은 제품에는 세금을 감해주는 정책을 통해, 상황을 개선시켜 줄 수 있다는 것이다. 담배에 높은 세금을 부과하는 것과 무설탕 우유에 세금을 면제해주는 등의 방식이 좋은 예이다. 불소세치제(치약)에 부과되는 세금을 면제해주는 것도 하나의 방법이라고 할 수 있겠다. 그러나 건강에 나쁜 값싼 제품을 주로 이용하는 계층이 저소득층이므로, 높은 세금 부과에 의해 판매저하를 유도하는 정책은 예기치 못하게 이들 계층들에게 또 다른 부담이 될 수 있다는 사실을 감안하고 정책을 개발하여야 한다.

(2) 지지적인 환경 조성

지지적인 환경 조성이란 건강에 대한 환경의 영향력을 인식시키고, 더 좋은 건강을 유도하는 변화의 기회를 부여하는 것을 의미한다. 앞서 언급한 건강한 공공정책 수립이 지지적인 환경 조성에 크게 기여할 수 있다. 수불사업의 법정 제도화로 인해, 치아건강을 위한 적정수준의 불소가 함유된 수돗물이 공급되는 환경이 조성되는 사례를 들 수 있겠다. 지지적인 환경조성은 중앙정부의 주도 이외에도 지역사회, 학교, 사업장, 병원 등의 각 영역에서 실천 가능하다는 특성이 있다. 해당 영역에서 금연구역을 설정하고, 설탕이 포함되지 않는 등의 건강한 음식을 선택할 수 있는 기회를 부여하고, 운동과 여가시설을 늘리고, 안전시설을 늘리는 등의 활동이다. 이러한 활동은 구강건강향상에도 크게 기여한다. 최근 들어 크게 확대되고 있는 건강한 학교만들기 프로그램은 대표적인 사례이다. 이들 프로그램은 세계보건기구에 의해 강력히 지지되고 있기도 하다.

(3) 지역사회역량 강화

지역사회역량 강화란 주민들이 지역사회에서 자신들의 관심사를 확인하고, 기술을 익히며, 자신의 관심사대로 행동할 신념을 얻도록 돕는 것을 의미한다. 이것은 하의상달식 전략에 근거한다는 점에서 독특하며, 이 과정에 참여하는 보건의료인은 전문적 기술습득과정에서 배우지 못한 새로운 형태의 역할과 기술이 요구된다. 보건의료인은 전문가로서 보다는 지역사회 내에서 장려자로서, 촉매제 역할을 담당하도록 요구받게 되고, 상담, 의사소통, 기획, 조직화 등의 기술이 필요하다.

특별히 구강보건문제에 관심을 가진 주민들이 자신들의 경험을 공유하고, 해결방법을 인지하여, 자조적 집단을 구성하여 활동하는 것을 하나의 사례로 들 수 있겠다. 특정 지역사회에서 치아우식증의 심각함에 대해 우려하는 주민들이 자신들의 경험을 공유하면서, 해결방법으로 수불사업을 인지하여, 사업 추진체를 구성하여 활동하는 것으로 설명해 볼 수 있겠다.

(4) 개인의 기술개발

개인의 기술개발은 보건교육을 통해 달성될 수 있다. 그런데 여기서의 보건교육이란 전통적인 지식 전달만을 의미하지 않는다. 명확히 배울 수 있는 기회부여라고 보는 것이 보다 적당하겠다. 교육은 세 가지 목적이 있는데, 정보를 제공하고 지식을 증가시키는 인지적 측면, 태도, 믿음, 가치, 견해 등을 분명히 하고 형성시키거나 변화시키는 정서적 측면, 기술과 활동의 개발과 연관된 행동적 측면이 있다. 그래서 보건교육은 건강을 향상시키고 유지시키는 데 필요한 지식, 태도, 기술을 개인과 지역사회가 갖추도록 하는 데에 목적이 있다고 하겠다.

오늘날 건강증진에서의 교육이란 사람들에게 정보와 기술을 제공함으로써 근거중심의 선택을 할 수 있도록 지원하고 실천할 수 있는 상황을 제공하는 방식으로 이루어진다. 정보와 기술의 제공은 전단지, 소책자, 영상물, 일대 일 상담 등 다양한 방식으로 전달될 수 있다. 더불어 교육대상자에게는 건강에 대한 자신들의 태도를 살펴볼 기회가 제공되기도 하는데, 집단토의나 일대 일 상담을 통해 흔히 이루어진다. 역할극이나 직접적인 실천을 통해 교육대상자들의 의사결정기술을 발전시킬 수 있다.

전통적으로 구강보건교육은 설탕의 역할, 치면세균막(치태)에 대한 지식 전달에 초점을 맞추어왔다. 그런데 건강증진에서의 구강보건교육은 지식향상에만 머무르지 않고, 적절한 구강보건기술을 개발하는 활동까지를 포함한다. 예를 들면, 구강보건교육이 주로 학교에서 이루어져왔는데, 수업 시간 등에 지식을 전달하는 방식을 넘어서서, 교육대상자 스스로가 불소세치제를 이용하여 구강위생관리를 바르게 하는 방법을 습득할 수 있는 기회를 부여하는 방식의 교육이다.

(5) 보건의료서비스의 인식변경

많은 보건의료인들 사이에서, 그리고 다양한 수준의 보건의료에서, 보건의료서비스 중에서 건강증진이 차지하는 비중에 대한 공유가 필요하다는 것이다. 치료중심에서 질병예방과 건강증진으로의 자원이동의 타당성이 모두에게서 이해되어야 한다는 의미이기도 하다.

구강보건영역에서 이 활동의 의미를 보다 구체적으로 생각해보자면, 구강건강증진 방법과 예방을 강조하는 수준 높은 구강진료의 적절한 개발에 초점이 맞춰지는 것이라고 볼 수 있다. 이러한 활동은 치과의료체계 내에 많은 변화를 불러일으킬 수 있다. 치과의료인의 양성과정에 질병예방과 건강증진의 원리가 보다 더 강조되는 방향으로 변경될 수 있다. 구강질병예방과 구강건강증진에 참여하는 치과의료인에게 보다 많은 보상이 주어지는 형태로 지불체계를 개선할 수도 있다. 연구 활동 역시 구강건강증진 관련 내용에 보다 우선순위를 부여할 수 있게 된다.

2) 국내 동향

세계보건기구(WHO)는 1986년의 오타와 선언과 그 이후 다섯 차례의 국제회의를 통해 건강증진을 보건의료와 건강수준을 향상시킬 수 있는 새로운 대안이라고 제시하였다.

한국 정부 역시 1990년대에 들어 건강증진을 주요전략으로 받아들였다. 1995년도에 제정된 국민건강증진법과 이 법에 근거하여 조성된 건강증진기금이 이를 굳건히 뒷받침하는 버팀목이 되고 있다. 그동안 중앙정부는 담배와 술 그리고 설탕음식 등의 법적구제를 통한 환경변화유도와 더불어, 보건소를 매개로 지역사회역량 강화를 통한 건강증진사업을 활성화시켜서 건강위험 요인을 감소시키려는 노력을 전개해왔다.

보건소 건강증진사업은 1998년에 18개 보건소에서 시범적으로 실시된 이래, 2005년도에 전국의 모든 보건소로 사업이 확산되는 양적인 성과를 거두었다. 하지만 건강증진에 대한 이해부족으로 인해 기존의 보건사업과 같이 개별 대상자 관리방식으로 사업을 추진한 점, 지역별 특성이 고려되지 못한 점, 금연 · 운동 · 영양 · 절주 등 4개의 건강생활실천사업이 독자적으로 정착되어 업무운영에 비효율이 발생되고 포괄적인 관리접근이 되지 못한 점, 중앙정부 중심의 추진으로 인해 일선 시도와 보건소의 특성이 고려되지 못한 점, 보건소에서만 하는 것으로 이해하여 민간부문의 참여를 적극적으로 이끌어내지 못한 점 등이 문제점으로 지적되어 왔다. 그리고 보건소의 역할을 지원중심으로 전환할 것, 개별 사업의 형태가 아닌 포괄적 접근을 할 것, 민간단체의 활용을 보다 확대할 것, 보건소 단위로 인력 및 조직문제를 해결할 것, 지역사회 연계활동을 강화할 것 등이 개선방향으로 제시되고 있다(이주열, 2007).

21세기에 접어들면서 세계보건기구(WHO)를 비롯하여, 유럽연합과 미국 등에서는 구강질병예방과 더불어 건강증진 전략이 구강건강을 효과적으로 향상시킬 수 있다고 제안하고 있다(WHO, 2003 ; 한국보건교육건강증진학회 역, 2003 ; US. Dept. of health and human services, 2000). 한국에서는 1995년에 제정된 국민건강증진법에서 금연 영양과 더불어 구강건강사업 역시 건강증진사업의 대표적인 내용이라고 명시하였고, 주된 내용으로 수불사업, 구강건강교육사업, 불소용액양치사업, 치아홈메우기사업 등을 나열하였다. 건강증진사업의 세부 내용에 구강건강증진이 포함된다는 것을 명시하였다는 긍정적인 부분이 있으나, 세부사업들이 기존의 구강보건사업과 차이를 보이지 않아서 구강건강증진의 의미를 정확히 담고 있다고 보기는 어려웠다.

2005년 말에 발표된 새국민건강증진종합계획에서 건강증진 전략이 강조되고, 구강보건분야에서도 구강건강증진 전략으로써의 수불사업과 학교양치시설확충사업이 포함되었다(보건복지부 · 한국보건사회연구원, 2005). 구강건강증진의 이론적 근거를 토대로, 우리나라에서도 실질적인 접근이 강화되어야 한다는 주장이 제기되고 있기도 하다(정세환 등, 2006 ; 2007). 그런데 수불사업과 바른양치실천사업 등 구강건강증진사업은 여전히 활성화되지 못하고 있고(구강보건사업지원단, 2007), 일부 지역에서 개별적인 구강보건사업의 형태로 추진 중 일뿐, 전체 건강증진사업의 일환으로 함께 추진되는 성공적인 사례를 찾기 어렵다.

3 사업개요

1) 사업개발

강릉시 지역아동센터 구강보건사업은 '지역네트워크 활성화를 통한 지역아동센터 구강건강증진 프로그램(정세환 등, 2007)'연구에 참여했던 강릉지역 민(강릉지역방과후공부방네트워크) · 학(강릉원주대학교 치과대학) · 관(강릉시 보건소)의 단체 및 기관 등이 주축이 되어 2008년부터 본격적으로 수행되었다. 2007년의 연구과정에 강릉시 지역아동센터를 이용하는 어린이의 40% 이상이 치아우식증으로 인한 치료가 필요하고, 50% 가량이 치아홈메우기가 필요하며, 하루에 1회 이하로 칫솔질하는 비율이 20%에 이르는 등의 심각한 구강보건문제가 드러났던 것이 직접적인 계기였다.

2008년 3월에 세 차례의 준비모임을 거쳐서 '강릉지역방과후공부방네트워크'산하에 각 단체 및 기관의 실무진이 참여하는 보건모임을 결성하였고, 2008년도 사업계획을 확정하였다. 강릉시 지역자원을 효과적으로 동원하여, 지역아동센터를 건강한 생활의 실천공간으로 만들고, 취약아동들에게 필요한 의료서비스를 적절히 제공함으로써, 취약아동들의 건강수준을 획기적으로 향상시키는 것이 모임의 목적이었다. 2007년도의 조사결과에서 드러난 구강건강문제가 일차적 해결과제로 지목되어, 2008년도의 구체적인 사업목표로써 지역아동센터에서의 바른 양치 생활화 유도와 예방중심의 치과의료서비스 제공이 선정되었다. 지역아동센터에서 매우 중요하게 실천해야 할 건강생활 실천내용으로 양치(87.4%)가 손씻기(91.2%)에 이어 두 번째로 높은 비율로 손꼽혔으나, 어린이의 51%가 지역아동센터에서 급식 혹은 간식 후에 칫솔질을 전혀 하지 않는다는 조사결과 및 지역아동센터에서 치과검진 또는 치과진료 연계가 매우 중요하다는 응답비율이 각각 76.4%와 76.1%로 비교적 높았던 조사결과에 근거를 두었다(정세환 등, 2007). 무엇보다도 계획과정에서 참여주체인 수혜자의 높은 요구도가 반영된 결과였다. 더불어 지역아동센터에서의 바른손씻기 생활화 유도가 바른양치와의 높은 연관성이 고려되어 추가의 목표로 선정되었다.

참여주체로는 2007년도 연구에 참여했던 강릉지역방과후공부방네트워크(지역아동센터)와 강릉원주대학교 치과대학 및 강릉시 보건소 이외에, 치과의료서비스를 제공해줄 수 있는 기관으로써 강릉원주대학교 치과병원이 준비모임부터 함께 참여하였다. 지역아동센터의 지원업무를 맡고 있던 강릉시청의 아동가족과와 주문진 지역의 취약아동대상의 사업을 추진하고 있던 드림스타트시범사업단도 참여하였다. 사업 참여주체별 분담업무는 아래 그림과 같았고 (그림 1-5), 상호협약을 통해 이를 보증하였다.

참여주체 구분		분담업무 내용
서비스수혜자	개별 지역아동센터	- 센터에서 바른양치 포함 건강생활실천 - 치과의료서비스 제공에 따른 제반 연계활동 (보호자 동의 확보, 아동 이동 등)
	드림스타트시범사업단	- 가정에서 바른양치 포함 건강생활실천 - 치과의료서비스 제공에 따른 제반 연계활동 (보호자 동의 확보, 아동 이동 등)
서비스제공자	강릉시 보건소 구강보건센터 /주문진출장소 치과	- 치과의료서비스 제공(일차 치과의료) - 바른양치에 필요한 칫솔과 양치컵 공급 - 교사와 아동 대상의 보건교육 주관 (양치, 손씻기, 영양, 금연 등)
	강릉시 보건소 건강증진팀	- 교사와 아동 대상의 보건교육 지원 - 기타 건강생활 실천에 필요한 물품 공급
	강릉원주대학교 치과병원	- 치과의료서비스 제공(일차 및 전문 치과의료)
	강릉원주대학교 치과대학	- 교사와 아동 대상의 보건교육 지원(양치) - 구강건강에 대한 기초조사 및 평가
행정협력자	강릉지역 지역아동센터 네트워크	- 개별 센터와 서비스제공자와의 의사소통 및 협의 창구 - 개별 센터의 건강생활실천 감독
	강릉시 아동가족과 드림스타트시범사업단 강원도 보건위생과	- 치과의료서비스 제공에 필요한 사업비 확보

※ 민간치과의원 1개소가 치과의료서비스 제공에 동참하였고, 강릉교육청에서 평가를 위한 기초조사의 행정적 협력을 하였음

그림 1-5. 강릉시 지역아동센터 구강보건사업 참여주체별 분담업무 내용

2) 사업수행

사업의 주된 내용은 예방중심의 치과의료서비스 제공과 지역아동센터에서의 식전 손씻기와 식후 양치질 실천이었다(표 1-4). 구강검진과 개별교육 및 치아세정술이 어린이 전원에게 제공되었고, 검진에 의해 선별된 어린이에게 보다 전문적인 예방과 치료서비스가 제공되었다. 예방서비스로는 치아우식증 예방에 효과적인 전문가 불소도포와 치아홈메우기 및 치주병 예방에 효과적인 스케일링 등이 포함되었고, 치료서비스로는 치아우식증 치료(아말감, 레진), 치아신경치료, 치주병 치료, 발치, 치아보철 등이 제공되었다. 지역아동센터에서의 식전 손씻기와 식후 양치질 실천을 위해 환경조성과 대상자별 집단교육 및 일상적 실천지도가 포함되었다. 환경조성을 위해 칫솔과 양치컵 등의 건강용품이 제공되었고, 대상자별 집단교육은 아동과 교사(종사자) 대상으로 실시되었으며, 각 센터에서 교사들이 어린이들의 식전 손씻기와 식후 양치질을 일상적으로 지도하도록 조치되었다. 더불어 사업의 안정적 발전을 도모하기 위하여, 이번 사업으로 인한 구강건강향상과 건강행동의 성과를 평가할 수 있는 기초실태조사가 함께 계획되었다. 기초실태조사는 이번 사업의 실질적인 수혜 취약아동 462명과 강릉시 소재 초등학교 중 25개교에서 표본 추출된 1,279명의 일반아동을 대상으로 하여, 구강검사와 설문조사로 나누어져 실시되었다.

표 1-4. 강릉시 지역아동센터 구강보건사업 세부내용

(1) 치과의료서비스 제공

① 구강검진 : 모든 어린이에게 제공

○ 연1회 실시 : 강릉원주대학교 치과병원에서 정밀검진실시

○ 구강검사와 방사선검사(파노라마 방사선사진촬영판독) 및 진료계획 수립

· 치과병원 종합진료실(병원2층)에서 예방전문 치과의사가 진료용 검사의자에 눕혀서 적절한 인공조명하에 치경을 이용하여 육안으로 조사하고, 현 상황과 진료필요도를 사람단위로 판정하여 구강관리기록부의 기초 구강검사란에 기록

· 기초 구강검사의 예방진료필요의 내용과 구강건강 위험요인 조사지를 검토하여 구강관리 내용란의 항목에 예방계획수립이라고 기입하고, 제공되는 예방술기와 개별교육의 구체적인 내용을 기입

· 치과병원 방사선과(병원1층)에서 방사선전문 치과의사가 파노라마 방사선사진을 촬영 판독하고, 판독결과를 진료기록부에 별도로 추가

· 기초 구강검사와 방사선검사 결과에 따라 치료필요가 확인된 어린이에 대해, 별도의 약속일에 종합진료실(병원2층)에서 주치의에 의해 심층 구강검사 후, 구강관리기록부의 구강관리 내용란의 항목에 치료계획수립이라고 기입하고, 제공되는 치료술기의 구체적인 내용을 기입

② 기본 예방서비스 제공 : 모든 어린이에게 제공

○ 치과병원 예방진료실(2층)에서 치아세정술(PTC)과 개별 구강보건교육 실시

· 치아세정술은 바른 양치에 대한 개별교육 이후에 실시

· 러버컵 브러시 EVA팁 등에 연마제를 묻혀서 저속엔진과 핸드피스를 이용하여 치아표면(세균막)을 깨끗이 닦아 냄
· 예방계획에 기록된 개별 교육내용에 대해 준비된 교육자료를 활용하여 개별 교육
· 모든 어린이에게 바른양치에 대한 실습교육 : 반드시 치면착색액을 이용하도록 함
· 개별 교육과 치아세정술의 실시내용은 구강관리 기록부의 구강관리 내용란의 항목에 기본 예방서비스라고 기입하고, 제공된 개별교육과 치아세정술의 내용을 기입

③ 일차구강진료 및 전문구강진료 제공 : 구강검진결과 특화된 예방 혹은 치료가 필요하다고 분류된 어린이에게 제공

ㅇ 치과병원 종합진료실(병원2층) 혹은 강릉시 보건소(혹은 주문진 출장소)에 센터별로 배정하여, 아래와 같은 적정한 일차구강진료를 제공
· 치아우식증 예방 : 불소도포 혹은 치아홈메우기
· 치주병 예방 : 치석형성 어린이를 대상으로 스케일링
· 치아우식증 치료 : 아말감 혹은 레진에 의한 단순충전치료
· 치주병 치료 : 치근연마(RP) 등이 포함

ㅇ 치과병원 종합진료실(병원2층) 혹은 전문과에서 아래와 같은 전문진료 혹은 고가진료를 의뢰받아 제공
· 치근관 치료 : 신경치료 후 충전치료를 포함
· 영구치의 치관수복 : 금 혹은 포셀린으로 하고, 유치의 치관수복은 스테인레스스틸 혹은 레진으로 함
· 치아보철 : 브릿지 형태로 제작하고, 임플란트 보철물은 제공하지 않음

ㅇ 일차구강진료 및 전문구강진료의 실시내용은 구강관리 기록부의 구강관리 내용란의 항목에 일차구강진료 혹은 전문구강진료 등이라고 기입하고, 제공된 내용을 구체적으로 기입

(2) 양치 · 손씻기 실천

① 환경조성

ㅇ 바른양치 실천을 위한 환경조성
· 강릉시 보건소에서 칫솔과 양치컵 등 구강위생용품을 연 2회 이상 공급
· 바른양치 관련 포스터, 소책자 공급

② 대상자별 집단교육

ㅇ 지역아동센터 이용 어린이, 종사자(교사, 자원봉사자 등)를 대상으로

ㅇ 바른양치 실천을 위한 대상자별 집단교육
· 바른양치 교육자료를 이용하여, 깨끗이 양치해야 하는 이유와 언제 어떤 도구로 어떻게 양치해야 하는지를 주된 내용으로 대상자별 수준에 맞추어 집단교육 실시
· 바른양치 체험장이 준비되어 있는 보건소에서 실습교육을 병행실시
※ 강릉시 보건소, 강릉원주대학교 치과대학 예방치학교실 등의 협력하에 바른양치 체험장 준비 : 양치시설, 치면착색액, 치아모형, 위상차현미경 등 구비

ㅇ 기타 건강생활 실천을 위한 대상자별 집단교육 : 바른식생활, 바른손씻기, 금연, 절주, 정신보건, 운동 등

ㅇ 7~8월에 집중적으로 실시

③ 일상적 실천지도

ㅇ 지역아동센터 내에서 종사자(교사, 자원봉사자)에 의해 바른양치를 포함한 건강생활이 일상적으로 실천될 수 있도록 지도
· 지역아동센터 종사자의 업무매뉴얼에 체크사항 포함 : 식전 손씻기, 식후 양치 등

사업은 3월부터 12월까지 10개월간 수행되었고, 참여주체별로 협약내용에 의한 세부사업을 책임지는 방식으로 진행되었다(표 1-5). 세부업무내용은 각 참여주체별 실무위원들의 모임인 실무위원회를 통해 통합적으로 조정되었다. 11월 20일에는 강릉시청에서 참여주체들의 공동주관으로 '강릉시 취약아동 구강보건사업 성과 보고대회'를 개최하여, 사업의 성과를 공유하고 지속적인 발전방향을 모색하였다.

표 1-5. 강릉시 지역아동센터 구강보건사업 세부내용별 추진일정

구	분	월별 추진 일정										참여 주체
사 업 내 용		2008										
		3	4	5	6	7	8	9	10	11	12	
총괄	참여범위 확정, 보호자에게 사업 안내 및 협조요청	━										모두 참여
치과 서비스 제공	구강검진(방사선 촬영판독포함)		━	━								강릉원주대 치과병원
	구강검진결과 통지, 보호자에게 치과진료 동의 확보		━	━	━							강릉원주대 치과병원, 각 센터
	기본 예방서비스와 개별교육 제공 (치아세정술)		━	━	━							강릉원주대 치과병원, 치과대학
	일차 및 전문 치과진료 제공 (예방 혹은 치료 서비스)		━	━	━	━	━	━	━			강릉원주대 치과병원, 보건소
	보호자에게 개별 치과진료 결과통지					━	━	━	━	━		강릉원주대 치과병원, 각 센터
양치 · 손씻기 실천	센터별 바른양치 실천위한 시설 및 필요물품 조사	━										각 센터, 보건소
	센터별 구강위생용품 공급		━						━			보건소
	센터별 어린이 대상 구강보건교육 시행					━	━					보건소, 치과대학
	선생님 대상 구강보건교육 시행					━	━					보건소, 치과대학
	센터별 바른 양치와 바른 손씻기 일상적 실천 지도		━	━	━	━	━	━	━	━	━	각 센터
평가	초등학생 대상 설문조사 및 구강검사 실시		━	━	━							보건소, 치과대학 교육청 협조
	사업시행 결과 평가									━	━	모두 참여

3) 사업결과

2008년도 사업수행 결과는 주된 사업내용인 양치와 손씻기 실천과 치과의료서비스 제공으로 구분하여 정리하였다. 사업실시에 따른 구강건강과 건강행동의 향상에 대한 결과평가가 중요하나, 사업 첫해인 관계로 이에 대한 결과를 얻지는 못하였다.

(1) 양치와 손씻기 실천

① 보건교육

보건소의 보건교육장에서 교사와 취약아동 대상의 보건교육이 실시되었는데, 전체 인원대비 각각 93.8%와 95.6%의 교사와 취약아동이 교육을 받아서, 대다수가 수혜를 받은 것으로 확인되었다(표 1-6). 하지만 애초에 기획하였던 보호자 대상의 교육은 실행되지 못하였다. 교육의 세부내용으로는 구강위생관리(양치)를 비롯하여, 손씻기, 금연, 절주, 영양 등의 전반적인 건강생활실천의 내용들이 함께 포함되었고, 실천교육이 병행되도록 운영되었다.

표 1-6. 보건교육 실적 (단위 : 명(%))

대상자 구분	교육횟수(회)	교육 수혜자	
		전체 인원수*	수혜자 수(비율)
교사	2	80명	75명(93.8%)
어린이	12	597명	571명(95.6%)

* 지역아동센터에 종사하는 교사의 총 수와 아동의 실제 이용인원 수를 의미함

② 건강용품지원

보건소에서 전체 지역아동센터에게 건강생활을 실천할 수 있도록, 칫솔 1,000개와 줄넘기 줄 500개를 지원하였다. 칫솔은 개인당 연 2회 지급된 것이고, 줄넘기 줄은 개인당 한 개씩 지원된 것이었다.

(2) 치과의료서비스 제공

① 구강검진

지역아동센터를 실제 이용하는 아동 597명과 드림스타트대상아동 100명 등 총 697명의 취약아동을 사업대상으로 시작하였고, 이 중에서 462명(66.3%)이 강릉원주대학교 치과병원을 방문하여, 담당치과의사의 시진에 의한 구강검진과 파노라마방사선사진 촬영 및 판독을

받았다. 235명(34%)의 어린이가 구강검진을 받지 못하였는데, 탈락된 아동들의 사유에 대한 추가의 검토를 통해 수혜율을 보다 높일 필요성이 있었다.

② 예방서비스

구강검진을 받았던 462명의 어린이 중에서 312명(67.5%)이 치아세정술과 개별 구강보건 교육을 포함한 기본적인 예방서비스의 수혜를 받았다. 애초 계획에 의하면, 구강검진을 받은 모두에게 기본 예방서비스를 제공하고자 하였으나, 150명(32.5%)의 어린이가 실제 서비스를 받지 못한 것이었다. 탈락된 아동들의 사유에 대한 추가 검토를 통해 수혜율을 높일 필요성이 있었다. 예방서비스의 세부 실적은 아래의 표와 같았다(표 1-7).

표 1-7. 예방서비스 실적 (단위 : 명(%))

학년	대상자 수(명)	기본예방서비스 수혜자 수	진전 예방서비스의 세부항목		
			불소도포	홈메우기*	스케일링
전체	462(100.0)	312(67.5)	108(23.4)	165(35.7)	26(5.6)
저학년	225(100.0)	160(71.1)	62(27.6)	89(39.6)	6(2.7)
고학년	237(100.0)	152(64.1)	46(19.4)	76(32.1)	20(8.4)

* 홈메우기(실란트)의 수혜를 받은 치아의 개수는 모두 371개여서, 1인당 2.2개의 수혜를 받았음

③ 치료서비스

구강검진을 받았던 462명의 어린이 중에서 225명(48.7%)이 치료서비스를 제공받았다(표 1-8). 그런데 검진결과에 의하면 치료 필요자가 모두 269명(58.2%)이었기에, 44명(9.5%)이 치료를 포기한 것으로 드러나서, 치료를 포기한 사유에 대해 추가로 검토할 필요성이 있었다.

대부분이 치아우식증으로 인한 충전치료였으나, 일부에서 심각한 장애로 이어질 수 있는 치아신경치료와 발치 또한 있어서, 보다 초기에 발견하여 치료로 연결될 수 있는 체계의 구축이 필요하다는 사실을 확인할 수 있었다.

표 1-8. 치료서비스 실적 (단위 : 명(%))

학년	피검자 수(명)	치료 서비스 수혜자 수	치료 서비스 세부항목			
			충전치료	신경 치료	발치	보철 (SS전장관)
전체	462(100.0)	225(48.7)	220(47.6)	45(9.7)	90(19.5)	4(0.9)
저학년	225(100.0)	114(50.7)	111(49.3)	29(12.9)	39(17.3)	3(1.3)
고학년	237(100.0)	111(46.8)	109(46.0)	16(6.8)	51(21.5)	1(0.4)

4) 사업성과와 추후과제

2008년 11월 20일에 있었던 성과보고대회에서 보고된 사업의 성과와 추후과제는 다음과 같았다.

(1) 사업의 성과

첫째, 강릉지역 내 보건영역의 민관협력체계의 토대가 구축되었다. 강릉시 관내의 민(강릉지역방과후공부방네트워크 - 지역아동센터) · 학(강릉원주대학교 치과대학/치과병원) · 관(강릉시 보건소/아동가족과 - 드림스타트시범사업단)이 취약아동의 구강건강 향상이라는 공동목표를 공유하고, 신뢰를 바탕으로 조직적인 공동노력을 함께하는 체계를 구축하여, 비교적 단기간 내에 사업을 효과적으로 전개할 수 있었다. 이렇게 구축된 민관협력체계는 타 보건영역으로 확산될 수 있는 토대가 될 것으로 기대되었다. 그리고 취약아동이 치과진료를 제공받지 못하는 이유가 경제적 부담과 더불어, 치과의료기관에 보호자가 동반하기 어렵다는 부분이었는데, 이번 사업과정에 민관협력체계를 통해 이러한 문제를 해결할 수 있는 단초를 확인할 수 있었다.

둘째, 취약아동 구강보건사업의 필요성이 재확인되었다. 취약아동 462명에 대해 구강검진과 파노라마방사선사진 촬영 및 판독 서비스가 제공되었는데, 이중에서 진전된 예방 혹은 치료서비스와 치료가 필요한 아동이 각각 337명(72.9%)과 269명(58.2%)이어서, 취약아동에 대한 구강보건사업의 필요성을 재확인할 수 있었다. 사업결과에 기술하지는 않았으나, 기초실태조사 결과에서 치아우식증이 취약아동에서 일반아동에 비해 두 배 가량 많이 발생되어 있었고, 예방 혹은 치료서비스의 필요도가 두 배가량 높았으며, 무엇보다도 치통에 의한 불면증과 씹기 불편 등의 일상생활불편도가 월등히 높아서, 취약아동에 대한 구강보건사업의 필요성을 재확인할 수 있었다.

셋째, 취약아동이 시설 내에서 손씻기와 양치질과 같은 건강생활을 실천할 수 있는 직접적인 계기가 마련되었다. 취약아동 571명과 교사 75명 등 대다수의 취약아동과 교사에게 구강위생관리(양치)뿐만 아니라, 손씻기, 금연, 절주, 영양, 운동 등의 전반적인 보건교육을 체험방식을 병행한 형태로 제공하였고, 시설에서 교육내용을 보다 효과적으로 실천할 수 있도록 칫솔 1,000개와 줄넘기 줄 500개를 제공하였다. 더불어, 교사들이 일상적 업무로써 아동에 대한 '식전 손씻기 지도'와 '식후 양치 지도'를 담당하도록 조치함으로써, 바른 양치와 손씻기 등의 건강생활이 시설에서 생활화될 수 있는 직접적인 계기를 마련할 수 있었다.

넷째, 취약아동에게 예방중심의 포괄적인 치과의료 서비스가 제공될 수 있었다. 취약아동

462명이 치과의료서비스를 제공받기 위해 총 1,410회 방문하였고, 이들 모두는 구강검진을 받았으며, 이중에서 312명(67.5%)은 다양한 내용의 예방서비스를 제공받았고, 225명(47.6%)은 포괄적인 치료서비스를 제공 받는 등 예방중심의 포괄적인 치과진료가 제공될 수 있었다.

다섯째, 취약아동의 치과의료서비스 이용에 따른 경제적 부담을 해소하는 데에 실질적으로 기여하였다. 462명의 어린이가 1인당 10만 원 이상의 치과의료서비스를 제공받았고, 보호자가 동반하였다고 가정하였을 경우에 소요될 간접비용까지를 합산할 경우, 그 비용은 몇 배까지 증가할 것으로 추정되었다.

(2) 추후과제

첫째, 치과의료서비스 제공과정에 탈락하는 아동 수를 줄이기 위한 대책 마련이 필요하였다. 애초의 사업대상 아동 수는 697명(지역아동센터 597명, 드림스타트 100명)이었으나, 구강검진을 받은 아동 수는 462명으로 1/3가량이 중도에서 탈락했고, 구강검진을 받은 462명은 모두 기본 이상의 예방진료를 받아야 하는 데 실제로는 312명만이 제공받아, 이 과정에서 다시 1/3가량이 중도에서 탈락하였다. 치료가 필요했던 269명의 아동 가운데에서도 44명이 포기한 것으로 드러났다.

일회성의 집단보건교육에 대다수의 아동이 참여하였다는 사실에 비추어 볼 때, 수차례 반복해서 방문해야 하는 치과의료서비스 제공과정은 해당 시설에 큰 부담일 수밖에 없었다고 이해된다. 더불어 매번 차량을 이용하는 것도 시설의 부담일 수밖에 없다. 이와 관련한 시설의 부담을 줄일 수 있는 방안의 하나로써 자원봉사자와의 연계체계가 적극 모색될 필요성이 제기되었다.

둘째, 보호자의 이해도와 참여를 높이는 방안이 마련될 필요성이 있었다. 애초에는 보호자에 대한 교육이 계획되어 있었으나, 실제로는 보호자를 모으기 힘들다는 현실적인 벽에 부딪쳐서 포기되었다. 치과의료서비스 제공과정에 보호자의 사업에 대한 이해도 부족으로 인해, 병원과의 마찰이 일부 있기도 했다. 무엇보다도 시설에서 어린이의 건강생활실천이 보다 큰 결실을 거두기 위해서는 가정에서의 협력이 무엇보다도 중요하고, 이를 위해서는 보호자의 인식전환을 뒷받침하는 방안이 마련되어야 할 필요성이 제기되었다.

셋째, 학교(교육청)와의 보다 긴밀한 협력체계 구축이 필요하였다. 치과의료서비스 제공과정에 탈락하는 학생의 경우, 학교에서의 늦은 귀가로 인해서인 경우도 있었다. 무엇보다도 학교에서의 보건교육과 건강생활실천 등이 이번 사업과 긴밀히 연계되면, 보다 큰 성과를 기대할 수 있을 것으로 예상되었다.

넷째, 정부로부터의 안정적인 사업비 지원이 필요하였다. 강릉시와 강원도에서 이번 사업에 소요된 사업비를 지원받았는데, 지방정부로부터의 사업비 지원이 사업을 안정적으로 운영해나가는 데에 큰 도움이 되었다. 무엇보다도 정부에서 이 사업에 대한 관심과 의지가 있다는 근거가 되어, 민간의 참여와 협력을 이끌어내는 데 큰 기여를 할 수 있었다. 그런데 강릉시와 강원도에서의 사업비 지원이 당해 연도에 국한된 것이어서, 이후의 상황을 예측하기 어려운 상황이다. (지방)정부에서 지원한 비용의 몇 배 이상의 효과를 거둔 이 사업이 지속적으로 발전하기 위해서는 정부의 관심과 참여 및 사업비 지원이 안정적으로 보장되어야 한다는 것이다.

다섯째, 사업의 양적 질적 확대발전을 모색할 필요성이 있었다. 2008년도 사업은 민관협력을 통해, 관내의 취약아동에게 건강에 대한 사회적 안전망을 구축해주고자 하는 출발이었으나, 양적으로나 질적으로 여전히 미흡한 상황임에 틀림이 없었다. 민관 협력을 통해 500명가량의 취약아동에게 구강보건서비스를 제공할 수 있었지만, 강릉시에서 취약한 상황에 놓여있는 전체 초등학생(1,800명, 하위 10%)의 숫자에 비해서는 여전히 부족한 수준이었고, 중 · 고등학생까지를 고려하면 더욱 미흡한 실정이었다. 취약아동의 구강건강에 대한 사회안전망으로서의 기능을 위해서, 이러한 혜택을 받는 아동의 양적인 확대가 여전히 모색될 필요성이 있었다. 이를 위해서는 정부의 지원확대, 자원봉사자의 참여확대, 민간 치과의료기관의 참여확대가 함께 추진되어야 할 것으로 검토되었다. 그리고 2008년도 사업이 구강건강향상에 초점을 맞춰서 추진되었다면, 이번 사업을 통해 구축된 민관 협력체계를 토대로 취약아동의 보건요구를 보다 적절히 찾아내어, 그 요구를 충족시킬 수 있는 사업 확대를 적극적으로 모색할 필요성이 있었다. 예를 들어, 어린이에서 치과문제 다음으로 많은 시력이상 문제와 최근 들어 그 심각성이 크게 부각되는 정신보건 문제 등이 그것일 수 있겠다. 지역아동센터에서 손씻기와 양치 이외에, 영양과 운동 등의 건강생활실천 유도 방안이 모색될 수도 있겠다.

참고문헌

1. 강릉지역방과후공부방네트워크 보건모임. 2008년도 강릉시 지역아동센터 구강보건사업 계획서. 강릉지역방과후공부방네트워크 ; 2008. 3.
2. 강릉지역방과후공부방네트워크, 강릉대학교 치과대학·치과병원, 강릉시 보건소·드림스타트시범사업단. 2008년도 민관 협력에 의한 강릉시 취약아동 구강보건사업성과 보고대회 자료집. 2008. 11.
3. 강명순. 한국의 빈곤아동과 지역아동센터 법제화에 관한 이론과 실천. 서울 : 도서출판 부스러기 ; 2007.
4. 교육인적자원부. 2006년도 학생건강검사 표본 분석결과 발표(보도자료). 교육인적자원부 ; 2007. 9. 20.
5. 구강보건사업지원단. 2003~2006년도 시·군·구 구강보건현황보고서. 구강보건사업지원단 ; 2007.
6. 대구가톨릭대학교. 2005 청소년건강행태조사 심층분석. 대구가톨릭대학교 ; 2007.
7. 보건복지부·한국보건사회연구원. 새국민건강증진종합계획수립. 보건복지부·한국보건사회연구원 ; 2005.
8. 보건복지부-가. 2006년 국민구강건강실태조사. 보건복지부 ; 2007.
9. 보건복지부-나. 2007년도 아동복지사업안내. 보건복지부 ; 2007.
10. 세계보건기구(WHO)홈페이지 구강건강지표 자료모음(http://www.whocollab.od.mah.se).
11. 이주열. 보건소 건강증진사업의 과거와 미래. 보건교육·건강증진학회지 2007 ; 24(2) : 135-148.
12. 이향란. 공부방의 역할과 향후 전망. 한국도시연구소. 도시와 빈곤 1997 ; 26 : 20-27.
13. 정세환, 고대호, 김영남, 김용진, 박덕영, 배광학, 신호성, 이상구, 전민용. 미래사회대비 평생건강관리체계 구축을 위한 구강보건사업강화방안. 저출산고령사회위원회 ; 2006.
14. 정세환, 김영남, 류재인, 박웅섭, 배광학, 배수명. 생애주기별 구강보건사업 발전방안 연구. 강릉대학교산학협력단·건강증진사업지원단 ; 2007.
15. 정세환, 박영주, 배수명. 지역네트워크 활성화를 통한 지역아동센터 구강건강증진 프로그램 개발. 강릉대학교산학협력단·건강증진사업지원단 ; 2007.
16. 한국보건교육건강증진학회 역. 건강증진효과의 근거 – 유럽의 새로운 공중보건 ; 제13장 건강을 획득하기 위하여 – 구강건강증진. 2003 ; 177-187.

17. Daly B, Watt R, Batchelor P, Treasure E. Essential dental public health. Oxford press ; 2002.
18. Kallestal C, Wall S. Socio-economic effect on caries. Incidence data among Swedish 12-14-year-olds. Community Dent Oral Epidemiol 2002 ; 30 : 108-114.
19. Nadanovsky P, Sheiham A. The relative contribution of dental services to the changes in caries levels of 12 year-old children in 18 industialized countries in the 1970s and early 1980s. Community Dent Oral Epidemiol 1995 ; 23 : 231-239.
20. Petersen PE. The World Oral Health Report 2003 : continuous improvement of oral health in the 21st century-the approach of the WHO Global Oral Health Programme. Community Dent Oral Epidemiol. 2003 ; 31(Suppl. 1) : 3-24.
21. Prendergast M, Beal J, Williams S. The relationship between deprivation, ethnicity and dental health in 5-year-old children in Leeds, UK. Community Dent Health 1997 ; 14 : 18-21.
22. Reisine ST, Psoter W. Socioeconomic status and selected behavioral determinants as risk factors for dental caries. J Dent Edu 2001 ; 65(10) : 1009-1016.
23. Watt R, Sheiham A. Inequalities in oral health : a review of the evidence and recommendations for action. Br Dent J 1999 ; 187 : 6-12.
24. Watt RG. Strategies and approaches in oral disease prevention and health promotion. Bulletin of the World Health Organization. 2005 ; 83 : 711-718.

제 2 장

저소득층 아동·청소년 정신보건사업[1)]

| 강릉시 저소득층 아동 음주 및 흡연 예방 프로그램 효과성 |

【15세 소년 팔뚝엔 '차라리 죽자'】

우리 사회에 결손가정은 소년소녀가장 가정, 한부모 가정, 조손 가정(조부모와 함께 사는 아이들) 등 다양한 형태로 존재한다. 양친과 함께 살고 있더라도 경제적 빈곤에 내몰려 방치된 '사실상의 결손가정'도 점차 늘고 있다.

지난 9일 경기도 수원 시내 한 중학교 상담실에서 만난 한민영(가명·15)군의 왼쪽 팔에는 '차라리 죽자'라는 문구가 새겨져 있었다. 태어나자마자 민영이는 부모에게 버려졌고, 피부관리실을 다니는 이모가 맡아 키웠다. 민영이는 초등학교 1학년부터 담배에 손을 대기 시작했다. 현재는 하루 한 갑을 피운다. 민영이는 여자 친구들과 노래방, 술집 등으로 몰려다니며 흡연을 한다. 학교에서 민영이는 소문난 폭력 학생이다(중략). 빈곤과 실직, 학대 등에 노출돼 보호가 필요한 한 해 아동의 숫자가 2000년 1716명에서 2007년 5354명으로 3배 이상 증가했다. 3년째 전문 상담교사로 활동 중인 이모(29·여) 교사는 "정에 목마른 아이들은 작은 관심과 배려에도 크게 감동을 한다"면서 "가정이 제 기능을 못하면 정부, 지역사회 등이 연계해 아이들을 관찰, 지도해야 한다"고 말했다.

(국민일보 2009. 07. 13일자)

1 사업의 배경 및 필요성

알코올이나 흡연을 비롯한 약물은 습관성과 중독성이 있기 때문에, 이들 약물을 상당시간 주기적·정기적으로 사용하다 보면 자의적으로 중단하고 싶어도 중단할 수 없는 상태에 이르게 된다. 결국 헤어나기 어려운 약물의 덫에 걸리게 되는데 이런 약물의 덫에는 두 가지가

1) 김상아(동서울대, sakim@dsc.ac.kr), 박웅섭(관동의대, wspark@kd.ac.kr)

있다. 하나는 각종 건강상의 문제를 갖게 되는 의학적인 덫이며, 다른 하나는 가족적, 경제적, 사회적인 문제를 갖는 사회학적 덫이다. 다시 말해서 습관적 약물사용의 결과 당사자 개인과 더불어 사회에도 큰 피해를 준다는 것이다.

강원도 강릉시는 인구가 20만이 넘는 도시이지만 반농 반어업지역이며, 관광지로 유흥업소들이 많고, 규모가 큰 산업단지가 없어 만성적인 실업문제와 어업에 종사하는 사람들의 직업성 음주문제가 오랫동안 사회문제화 되어 오고 있다. 이를 뒷받침 하는 자료인 2006년 지역사회 음주실태와 대응전략(보문각, 2006)에 따르면 강릉시는 첫째, 전국 평균 음주율인 69.8%보다 높은 70.6%의 음주율을 가지고 있는 것으로 보고하고 있으며, 둘째, 음주와 관련된 피해 현황이 높은 것으로 전국 단위로 조사된 통계자료 중 음주와 상관관계가 높은 간질환을 중심으로 2차 분석을 실시한 결과 음주와 관련된 강릉시의 피해현황이 전국보다 높게 나타나고 있었다. 마지막으로, 사망 순위 분석 중 남성의 경우, 악성신생물이나 운수사고와 같은 1순위 사망원인을 제외하고는 강릉시에서 30대의 경우 간질환이 2순위로 기록이 되었으며, 40대와 50대는 전국과 강릉시 모두에서 2순위로 나타났다. 또한 강릉시의 60대의 사망순위 3순위는 간질환으로 집계 되어 현재 강릉시의 30대에서 60대의 사이 남성들의 간질환 관련 사망순위가 높음을 보고하고 있었다. 모든 질병에 적용해 볼 수 있지만 특히 간질환의 경우는 건강한 생활습관과 건전한 음주습관을 유지한다면 질환의 유병률이나 사망률을 낮출 수 있기 때문에 강릉시의 높은 음주율과 관련성이 많음을 보여주는 결과라고 할 수 있다(표 2-1).

이렇듯 강릉시 지역사회의 특성과 건강문제들에 대한 분석을 통해 만성적인 음주문제를 예방하기 위한 보건사업이 강릉지역에서는 특히 중요함을 인식하게 되었다. 또한 이 사업이 보다 효과적 · 효율적인 결과를 얻기 위해서는 중독자에 대한 재활프로그램 활성화도 중요하지만 중독문제의 특성상 일단 발생하면 재활하는 것이 쉽지 않기 때문에 문제가 발생하기 전에 예방하는 아동 · 청소년기 정신보건사업에서 보다 적극적으로 개입할 필요가 있어 아동 · 청소년을 위한 음주 및 흡연예방프로그램 활성화 전략을 모색하게 되었다. 하지만 한정된 예산과 소수의 전문인력으로 지역사회 내 모든 아동 · 청소년을 대상으로 효과적인 사업을 수행하는 것은 현실적으로 불가능하기 때문에 고위험 아동군을 사업의 우선순위로 선정하게 되었다.

고위험 아동군은 관련연구문헌과 사회적 상황 등을 고려하여 저소득층 가정의 아동으로 선정하였는데, 구체적으로는 다음과 같은 내용에 근거한 것이다. 먼저 관련연구들에서 빈곤이 아동의 신체적, 정서적, 인지적 발달에 부정적인 영향을 초래한다고 밝히고 있으며, 빈곤

표 2-1. 전국 및 강릉시 사망순위 분석

연령	지역	1위	2위	3위	4위	5위
총계	전국	악성신생물	뇌혈관질환	심장질환	자살	당뇨병
	강릉시	악성신생물	뇌혈관질환	심장질환	**간질환**	당뇨병
0	전국	출생전후기질환	선천기형	영아급사증후군	악성신생물	심장질환
	강릉시	출생전후기질환	선천기형	영아급사증후군		
1~9	전국	운수사고	악성신생물	익수사고	선천기형	추락사고
	강릉시	운수사고	추락사고	선천기형	악성신생물	타살
10~19	전국	운수사고	자살	악성신생물	익수사고	심장질환
	강릉시	운수사고	뇌혈관질환	선천기형	악성신생물	자살
20~29	전국	자살	운수사고	악성신생물	심장질환	익수사고
	강릉시	운수사고	악성신생물	간질환	자살	타살
30~39	전국	자살	악성신생물	운수사고	간질환	심장질환
	강릉시	악성신생물	**간질환**	당뇨병	뇌혈관질환	자살
40~49	전국	악성신생물	간질환	자살	뇌혈관질환	운수사고
	강릉시	악성신생물	**간질환**	자살	뇌혈관질환	운수사고
50~59	전국	악성신생물	뇌혈관질환	간질환	자살	심장질환
	강릉시	악성신생물	**간질환**	심장질환	뇌혈관질환	당뇨병
60~69	전국	악성신생물	뇌혈관질환	심장질환	당뇨병	간질환
	강릉시	악성신생물	뇌혈관질환	**간질환**	당뇨병	자살
70+	전국	악성신생물	뇌혈관질환	심장질환	만성하기도질환	당뇨병
	강릉시	악성신생물	심장질환	뇌혈관질환	당뇨병	인플루엔자

자료: 지역사회 음주실태와 대응전략(박웅섭 외, 2006)

은 아동의 음주 및 흡연 등과 같은 위험행동과도 높은 상관관계를 가지고 있고, 일반적으로 사회통념상 청소년기라고 하는 중·고등학생 시기는 부모-자녀관계, 학업, 또래 및 인지적·정서적인 측면에서의 전환기로써 위험행동이 증가하는 시기이기 때문에, 저소득층 아동이 경험하는 문제는 보건상의 문제일 뿐 아니라 사회적인 문제로도 그 중요성이 높다는 것이다. 다음으로 최근 사회적인 상황을 고려한 것으로 국내에서는 불안정고용 및 저임금으로 인한 근로빈곤계층과 이혼이나 별거 등 가족해체에 따른 저소득층 가족이 증가하고 있고 저소득층 가정이 경험하고 있는 경제적 문제는 이들 가정의 아동들이 정상적인 발달과업을 수행하는데 직간접적으로 피해를 주고 있다는 분석에 따른 것이다.

일반적으로 아동기는 발달단계상 다양한 문제들이 나타날 수 있는 시기이다. 일부 문제는 그냥 두어도 자연히 해결되거나 사라질 수 있는 것이지만 대부분의 문제가 같은 환경 속에서는 시간이 경과되더라도 지속되는 경향이 있다. 즉, 환경조건이 지속되면 아동 및 청소년의 심리적 · 행동적 문제가 그대로 지속되는 경향이 있어, 이들의 현재 적응 뿐 아니라 미래에 그들이 성인으로서의 역할을 수행하는 것에도 영향을 미치게 되고 때로는 정신과적 장애로 이행될 수 있다. 따라서 아동기에 가족들의 많은 관심과 지지는 인생에서 매우 중요하나 저소득층 가정의 아동은 가족들의 충분한 관심 및 적절한 대처의 부족으로 아동이 경험하고 있는 부적응과 심각한 문제가 방치될 수 있어 효율적인 지지체계를 만들어주는 것이 더욱 중요하다고 하겠다.

현재 지역사회 내 저소득층 아동들이 증가하면서 이들을 위한 사회적 지지 서비스도 증가하고 있는데 대표적인 서비스로는 방과 후 프로그램을 들 수 있다. 방과 후 프로그램은 여러 기관들에 의해 수행되고 있으나 가장 대표적인 수행기관은 보건복지부의 '지역아동센터'이다. 지역아동센터는 1985년 도시의 빈곤밀집 지역과 농산어촌을 중심으로 지역사회 안에서 안전한 보호를 받지 못하는 아동들을 위한 '공부방' 활동을 중심으로 생겨나기 시작하였으며, 2003년 12월 19일 아동복지법 재개정시 아동복지시설로 확정되어 법적 지원을 받고 있다. 보건복지가족부(2008)에 따르면 방과 후 프로그램을 이용하고 있는 대상아동 중 저소득층 아동의 비율이 80%를 상회하고 있는 것으로 보고되고 있어(표 2-2), 기초생활수급자 및 차상위계층 등 저소득층 아동들에 대한 효과적인 보건사업 개입의 장으로 우선 고려해야 할 곳이라고 할 수 있다.

따라서 강릉시에서는 저소득층 아동들이 주로 이용하고 있는 관내 지역아동센터를 저소득층 아동들의 음주 및 흡연 예방 프로그램을 제공할 장으로 활용한다면 고위험군 아동들에게 서비스가 우선적으로 지원될 수 있을 뿐 아니라 프로그램의 운영에 있어 장점이 많고 효과성을 입증하기에 보다 용이할 수 있을 것으로 기대되었다.

그리고 프로그램 수행기관으로 선정하기에 앞서 문제의 심각성과 욕구를 평가하기 위해 강릉시 관내 지역아동센터 총 21개를 이용하고 있는 초등학교 및 중학생 전수인 443명을

표 2-2. 지역아동센터 이용 아동의 소득계층별 현황

구분	계	기초생활 수급자아동	차상위 계층아동	일반아동		
				소계	학교급식 지원대상	학교급식비 미지원대상
인원(명)	76,229	21,704	30,785	21,328	10,191	13,549
비율(%)	100.0	28.5	40.3	31.3	13.4	17.8

※ 자료 : 보건복지가족부(2008. 6. 30 현재)

대상으로 국민건강영양조사 청소년행태조사 설문지를 사용하여 이용 아동들의 건강행태를 조사하였다. 조사결과 전국 청소년과 비교가 가능한 12~14세의 강릉시 관내 지역아동센터 아동들의 평생 흡연율은 6.7%로 전국의 1.3%보다 5배 이상 유의하게 높았으며, 연간 음주율 또한 11.3%로 전국의 6.1%보다 거의 2배정도 높은 수치를 유의하게 보고하였다. 이 밖에도 자살사고율은 32.4%로 전국의 8.6%보다 4배 정도 높아 음주 및 흡연을 비롯한 약물에 대한 지식과 태도를 변화시킬 수 있는 예방교육이 필요할 것으로 사료되었으며, 이뿐 아니라 높게 나타난 자살사고율과 관련하여서는 보다 면밀한 조사를 통해 이를 위한 프로그램이 필요할 것으로 사료되었다. 특히 주목할 만한 결과로는 아래 그림 2-1에서와 같이 초등학생 저학년의 경우 처음 음주와 흡연, 본드, 신나를 경험하는 연령이 음주는 7.7세, 흡연은 8.3세, 본드는 8.0세로 나타난 것으로 저소득층 아동 중에서도 프로그램 우선대상자를 고려한다면 고학년보다 저학년부터 시작되어야 할 것임이 시사된 점이다.

따라서 이들 저소득층 아동들을 대상으로 한 아동·청소년 정신보건사업 결과의 효과성이 입증된다면 향후 저소득층 아동에 대한 보건사업이 확대되는 데도 영향을 미칠 수 있을 것으로 사료되어 강릉시 관내 지역아동센터 전수를 프로그램 수행기관으로 선정하게 되었다.

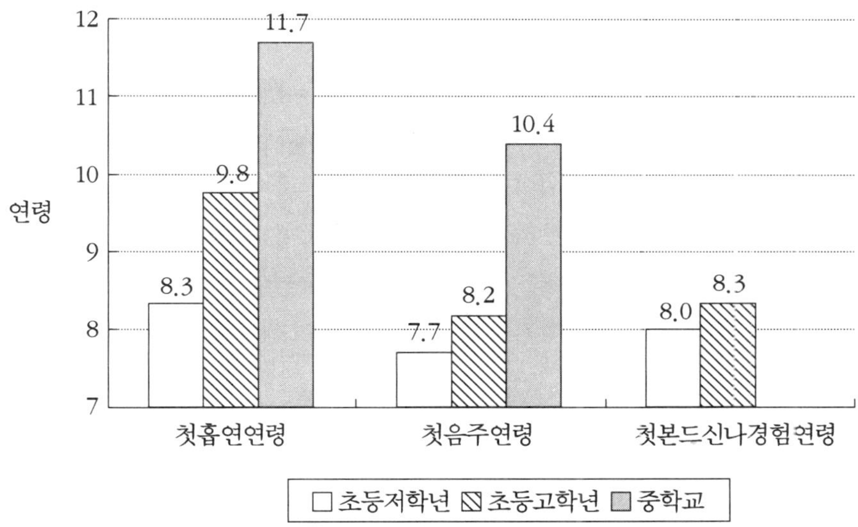

그림 2-1. 연령 집단별 첫 약물 사용 시점

* 중학생의 경우 본드 및 신나 경험에 응답한 학생이 없어 본 그림에 제시되지 않았음

2 이론적 배경

1) 음주 및 흡연 예방 프로그램의 정의

'예방'의 어원은 문제가 되기 전에 조치를 취한다는 의미이며, 현재의 힘과 능력 또는 건강 상태와 건강한 기능을 유지하고 보호하는 것, 인간의 가능성을 높이고 이루고자 하는 목표를 증진시키는 것이다(Bioom, 1981). 일반적으로 음주 및 흡연 등과 같은 약물의 예방이란 남용하는 약물의 분량을 감소시키거나 새롭게 약물을 사용하는 사례를 막아 전체적으로 약물을 사용하는 아동의 숫자를 줄이는 것을 의미한다(Lewis et al., 1988).

일반적으로 아동의 음주 및 흡연을 통제하려는 예방적 노력은 수요나 공급의 감소로 나누어질 수 있는데 사실상 대부분의 예방 프로그램은 수요 감소에 초점을 맞추고 있다. 즉, 예방교육과 치료 프로그램을 통해 음주 및 흡연 사용에 대한 사용자의 행동, 인지, 태도의 변화가 기대되고 음주 및 흡연 사용에 대한 변화가 있게 됨을 의미한다. 반면, 공급의 감소 노력은 일반적으로 개인보다는 오히려 환경이나 체제 변화를 목표로 하고 있고, 주로 정부의 개입을 통해 아동의 음주나 흡연이 가능하게 하는 공급체계의 변화나 이를 사용하는 아동들에 대한 접근성이 변화되는 것에 초점을 두고 있다(김기태 등, 2005)

예방 프로그램의 단계를 세분화하고 있지만 예방 프로그램의 각 단계에 있어서 공통적으로 고려할 점은 초기의 치료적 개입이 매우 중요하다는 것과 이를 위해서 다양한 지역사회 자원들과 연계해야 한다는 것이다. 특히 지역사회 중심의 예방 프로그램에는 지역사회 내 병원 및 관련기관 등과의 연계가 매우 중요하며, 학교 중심의 예방 프로그램에서도 자체 프로그램 외에 학교 밖의 지역사회 자원들과의 연계가 중요한 과업이 된다(김기태 외, 2005).

2) 음주 및 흡연 예방 프로그램의 이론적 배경

음주 및 흡연 예방 프로그램에서 다루고 있는 문제들의 원인 및 해결과정, 교육의 효과 등은 다음과 같은 생태학적 관점, 사회학습이론, 기대이론 등 세 가지 이론적 관점을 통해 설명되어질 수 있다.

(1) 생태학적 관점

생태학적 관점은 인간행동에 대하여 비결정주의적(nondeterministic) 관점을 제시하여 준다. 인간의 행동은 단일 요인에 의해서가 아니라 복합적이고, 복잡한 인간-환경 간의 상호교류에 의한 결과라는 다면적(multifacted) 관점을 제공하여 주는 것이다. 또한 생태학적 관점은 다변인적(multivariate) 구성요소의 조직화와 선택에 유용하게 사용될 수 있다. 즉, 개인내적요인(인지적 · 정서적 성격), 대인관계적 요인, 사회문화적 요인이라는 구성요소를 제시하여 줄 수 있다. 그리고 인간의 문제 행동에 대한 다변인적 관점이 연구와 실천 부분에서 강조되고 있다는 점에서 볼 때, 생태학적 관점은 아동의 음주 및 흡연을 설명함에 있어 이론적 토대가 된다고 볼 수 있다(Windle, 1999).

생태학적 관점에서 보면 저소득층 아동들의 음주 및 흡연 등의 행동은 단순히 아동 및 청소년의 기질적 요소, 성격, 가족력의 손상이나 결핍에서 비롯되는 병리적 행동이 아니라고 할 수 있다. 이들이 발달과정에서 개인과 환경 사이의 역동적 상호교류 속에서 환경에 대한 적합성(a goodness-of)을 찾아가며, 성인의 행동을 탐색해 가는 과정 중에 나타나는 행동으로 이해해야 한다(Germanin & Gitterman, 1986). 특히 빈곤이 심각한 물질적, 정신적 문제와 직결되어 있어 아동의 음주 및 흡연을 비롯한 다양한 위험행동에 영향을 미치고, 성인기까지도 영향을 주는 환경적 위험 요인이라고 주장한 연구결과도 있다(Bronfenbrenner, 1986).

따라서 저소득층 아동들이 경험하는 음주 및 흡연은 생태학적 관점에서 개인적으로 끝나는 것이 아니라 우리 모두가 관심을 가져야 할 문제이며, 또한 이러한 행동으로부터 아동들을 보호할 수 있는 요인으로서 예방 프로그램과 같은 보건사업을 비롯하여 다양한 지역사회 자원들의 연계망을 활용한 보호장치가 요구되고 있는 것이다.

(2) 사회학습이론

Bandura의 사회학습이론(Social learning theory)은 인간의 행동에 대한 사회환경 영향을 설명함에 있어 가장 잘 알려진 모델이다. 사회학습이론에서 인간 행동은 인지특성, 행동 그리고 환경이 서로 상호작용한 결과라고 보는 상호적 결정론(reciprocal determinism)에 입각하여 인간의 본성을 설명하고 있다. 또한 개인의 감정, 사고, 행동을 통제할 수 있는 자기반응적 능력이 있기에 개인의 행동은 자기강화(self-reinforcement)와 외부요인의 영향에 의해 결정된다고 보았다.

약물 남용의 원인과 예방에 관련된 이론과 연구의 대다수는 인간의 행동이 어떻게 직접적인 사회 환경에 의해 영향을 받는 가에 초점을 맞추고 있다. 인간관계에 관한 이론들은 개인이 음주 또는 다른 약물을 사용하는 결정에 대해 사회 환경의 영향을 밝혀내고 있는데(Szalay, strohl & Doherty, 2002), Botvin(1996)은 이러한 이론들 중 사회학습이론이 아동 및 청소년의 음주의 원인을 이해하는데 유용한 개념적 틀을 제공한다고 주장한 바 있다.

특히 사회학습이론에 근거하여 사람들은 사회적 영향에 대한 각기 다른 수준의 취약성이 있어 자존감, 자기 확신, 가치가 낮은 사람들은 사회적 영향에 쉽게 굴복하고 그 결과 음주나 기타 약물을 사용할 것이라고 주장하였다. 따라서 효과적인 예방 프로그램은 사회적 영향(예 ; 또래 압력)을 효과적으로 다룰 수 있는 인지적 · 행동적 대처기술을 교육시켜야 한다고 말하고 있다.

(3) 기대이론

아동의 음주 및 흡연 등 위험행동에 대한 이해의 폭을 넓히고 예방에 적합한 관점으로 최근 관심을 받고 있는 이론으로는 기대이론이 있다(김용석 외, 2001). 기대이론은 기억에 기초한 인지적 학습이론(Cognitive social learing theory)이라 할 수 있다(Bandura, 1977). 인지-사회이론에서 중요하게 생각되는 변수 중 하나가 기대인데 기대이론에서 학습된 기대란 자극 사건들 간의 유관 및 행동과 결과 사이의 유관에 대해 예측하게 하는 지식을 말한다. 간단히 말하면 어떤 행위에 대해 특정 결과가 연관되어 있다는 반복된 인식이 행위와 결과의 관계를 기대라는 형태의 기억으로 저장하도록 한다는 것이다. 이러한 저장된 연관성이 미래의 행동을 선택할 때 영향을 미치고 보상을 받게 되는 행위를 할 개연성을 높인다는 것이다.

인지적 사회학습모델을 음주행위에 적용하면(Abras & Niaura, 1987) 음주의 효과에 대한 긍정적 기대가 개인의 음주를 결정하는 핵심적인 요인이라고 볼 수 있다. 음주의 효과에 대한 연상은 미래의 특정 시점에서의 음주행위를 결정하는데 영향을 주게 되며 음주로 인한 경험을 긍정적인 강화로 인식한 개인은 그 행동을 더 하게 되리라는 것이다(Smith et al., 1995).

또한 Goldman(1983)은 청소년을 대상으로 연구한 결과 술에 대한 기대가 인종, 종교, 음주에 대한 부모의 태도와 음주습관과 같은 개입 배경 변인들보다 더 정확하게 음주행동을 예언한다고 하였다. 사회적 행동이 향상된다는 기대는 사교성 음주를 예측할 수 있게 하고 인지운동 기능이 향상된다는 기대는 청소년의 문제성 음주를 예측하게 한다는 것이다.

3) 선행 음주 및 흡연 예방 프로그램 검토

그동안 우리나라는 아동들의 음주 및 흡연을 비롯한 약물 사용에 있어서 다른 나라에 비하여 상대적으로 안전지대로 생각되어 왔다. 이는 약물 문제로 해마다 막대한 사회경제적 비용을 들이고 있는 서구의 예를 볼 때 매우 다행스러운 일이다. 그러나 미국의 경우 각 주마다 약물남용 아동들을 위한 다양한 형태의 프로그램과 시설을 갖추고 활발한 활동을 벌이고 있으며, 그 중에서도 약물예방교육에 많은 예산을 투자하여 체계적인 예방교육 프로그램을 끊임없이 개발하고 그 효과를 검증하는 등 약물예방교육에 지속적이고 방대한 노력을 아끼지 않고 있는 모습과(김진숙 외, 1997) 우리나라를 비교해 본다면 문제의 심각성에 대한 직접적인 비교를 떠나서 향후 국내 음주 및 흡연 예방 프로그램 활성화에 시사하는 점이 많다고 하겠다.

그간 국내에서의 음주 및 흡연과 관련된 교육프로그램들은 비정기적으로 일회성의 강연이나, 비디오와 같은 시청각교재를 보여주는 수준에서 그치고 있으며, 그나마 모든 학교에서 이러한 교육이 채택되지도 못하고 있는 실정이다. 따라서 프로그램개발이 비교적 최근에 활성화되고 있으며, 알코올상담센터 및 정신보건센터를 통해 새로운 프로그램들이 제시되고 있으나, 기관 간 정보교류가 부족할 뿐 아니라 프로그램의 효과성 검증이 제대로 이루어지지 않고 있어 이를 활용하는데 제한점이 있다.

따라서 강릉시에서는 지역사회에서 활용할 음주 및 흡연 예방 프로그램을 개발하기 위한 선행 작업으로 관련 프로그램 검토를 통해 다음과 같은 국외 및 국내 대표적인 음주 및 흡연 예방 프로그램의 특징들을 요약 및 비교 가능하도록 표 2-3에 제시하였다.

선행 프로그램 검토 결과 비교적 많이 알려진 프로그램 중에는 초등학생만을 대상으로 하는 예방 프로그램은 미국의 사례 밖에 없었으며, 국내의 약물예방 프로그램은 초등학생을 대상으로 개발된 프로그램이 거의 없었고, 그 마저도 프로그램 효과성 측정결과가 제시되지 않아 검토과정에서 제외하였다.

또한 선행 프로그램 중 참고한 프로그램들은 공통적으로 음주 및 흡연 등 약물에 대한 올바른 지식 배양 및 폐해 알기, 효과적으로 자기주장 하는 연습 등의 내용을 담고 있었으며, 진행에 있어도 강의, 시청각교재 활용, 토론 및 집단활동기법 활용 등으로 구성되어 있었다.

따라서 선행 프로그램 검토 결과 새로 개발되는 음주 및 흡연 예방 프로그램에서 주로 다루는 주제들은 음주 및 흡연 폐해, 주위 압력에 대한 효과적인 의사소통기법, 자기주장방법 등으로 나타났으며, 진행구조는 1회 교육 시 50분 이내, 주 1회 이상, 적어도 6회 이상의 만남을 갖도록 구조화하여야 할 것으로 시사되었다. 전달방식에 있어서는 검토한 선행 프로

표 2-3. 선행 음주 및 흡연 예방 프로그램 요약

	DARE 프로그램	청소년 약물남용 예방 프로그램	흡연, 음주 예방교육 프로그램	학교중심 청소년음주 예방 프로그램	흡연청소년 집단금연 프로그램
개발	미국 (1999)	문화체육부 (1997)	김선경 · 정구철 (2006)	보건복지부 (2001)	김소야자 외 (1999)
대상	초등학교 5, 6학년	중고등학생	대학신입생	중학생	고등학생
회기	17회기	1회	6회	8회	9회
매회 시간	50분	100분 (주제당. 15~20분)	60분	60분	60분
간격	주 1회	1회로 종결	주 2회	주 1회	주 2회
주된 내용	- 약물사용장애에 대한 교육 - 폭력행동 조절 - 자아존중감 증진 - 분노와 스트레스의 조절 - 의사결정 능력의 증진 - 자기주장훈련	- 약물의 의존성 및 내성, 사용위험군에 약물거절법 - 스트레스 대처법 - 약물끊는방법 - 친구사귀는법 - 놀이와 약물사용 관계	- 흡연, 음주에 대한 지식전달 - 비디오시청 - 약물의 유해성 강의 - 흡연유혹 이겨내기 전략 - 소그룹집단활동	- 음주에 대한 올바른 정보이해 - 또래압력다루기 - 감정다루기 - 문제해결기술 - 의사소통기술 습득 - 사전, 사후조사	- 자아존중감 증진 및 가치관확인 - 흡연의 위해성 - 흡연행위 변화일 정하기 - 흡연요구 거절하기 - 스트레스관리 - 금연성공담발표
교육 방법	- 강의 - 그룹토의 - 시청각자료 - 역할극	- 강의 - 역할극 - 시청각자료	- 강의 - 시청각자료 - 집단상담활동	- 강의 - 집단활동 - 토론	- 강의 - 집단활동 - 시청각자료
치료자	- 정신과경력 간호사 및 관련전문가	- 약물관련전문가 및 비전문가	- 간호학과 및 약학과교수	- 교사 및 알코올 관련 전문인	- 정신과병동 경력이 있는 간호학 석박사과정학생
프로그램 평가	- 장점 : 약물사용에 영향을 줄 수 있는 전반적인 요소들이 모두 포함되어 체계적으로 학습 가능함	- 장점 : 비전문가들도 쉽게 배워서 활용할 수 있도록 시청각교육을 많이 활용하도록 구성함	- 장점 : 약물에 대한 전문적인 지식적 내용과 강의가 있어 약물에 대한 지식습득에 용이함	- 장점 : 토론 등 소집단활동이 많으며, 음주로만 전 회기가 구성되어 있어 음주전반에 대한 이해가 용이함	- 장점 : 교육내용이 단순히 지식전달 뿐이 아니라 심리적 요소의 변화에 중점을 두고 있음
	- 단점 : 정규교과목으로 활용하고자 개발된 프로그램이기 때문에 단기적인 접근에 활용하기 어려움 - 17회기(국내적용은 12회기)	- 단점 : 주제별로 부여된 교육 및 활동시간이 지식을 전달하고 태도를 바꾸기에 부족함(매회 15분~20분). 또한 효과성 측정결과가 제시되어있지 않음	- 단점 : 대학생이 이해할 수 있는 전문적인 내용이 많아 초등학생에 직접적 적용이 어려움	- 단점 : 소집단활동을 역동적으로 하기 위해서는 보조치료자가 많이 필요함	- 단점 : 현재 흡연 중인 학생들을 금연에 이르도록 하는 내용이 주된 내용으로 흡연경험이 없는 예방교육학생들에게 적용하는데 한계가 있음

그램들이 대부분 중학교 이상의 연령을 대상으로 하였기 때문에 시청각자료 및 집단토론, 체험활동, 역할극 등 선행 프로그램들이 사용한 다양한 방법으로 전달하되 초등학생들도 이해하기에 용이한 내용과 상황설정 등으로 재구성해야 할 것으로 사료되었다.

특히 선행 프로그램의 내용은 새로운 예방 프로그램을 개발하는데 다양한 시사점을 주었다. 첫째, DARE 프로그램의 경우 효율적인 의사소통기법과 역할극을 통한 주장훈련 내용을 구성하는데 틀을 제공해 주었으며 둘째, 문화체육부의 청소년 약물남용 예방 프로그램(1997)의 경우 음주와 흡연의 생리작용 및 중독사례들에 대한 다양한 시청각자료를 구성하는데 있어 참고자료로 활용되었고 셋째, 흡연 및 음주예방교육 프로그램(1997)은 금연 및 음주에 대한 상식퀴즈게임을 만드는데 참고할 수 있었다. 넷째, 보건복지부의 학교중심 청소년 음주예방 프로그램(2001)은 아동들이 모듬을 구성하고 집단규칙을 정하는 기법습득과 Fatal Vision이라는 음주가상체험실습운영에 영향을 미쳤으며 다섯째, 김소야자 등의 흡연 청소년을 위한 집단 금연프로그램(1999)의 경우 집단성원들의 친밀감을 높이기 위해 서로를 소개하고 별칭을 짓는 등 소속감을 증진시키는 집단활동기법에 아이디어를 주었다.

3 사업개요

1) 사업설계

(1) 사업의 목적

본 사업은 지역사회에서 증가하고 있는 저소득층 아동들이 빈곤으로 인해 경험하기 쉬운 음주 및 흡연 폐해를 예방하기 위한 프로그램개발 및 시행을 통해 문제를 사전에 예방하고 더불어 지역사회 아동 · 청소년 정신보건사업이 활성화되는 것을 목적으로 하였다.

(2) 사업 대상

강릉시 관내 21개 지역아동센터를 이용하고 있는 초등학생 전수인 총 323명을 대상으로 하였다.

(3) 사업의 모형

프로그램을 실시하고 그 효과성을 평가하기 위해 집단에 참여한 아동들을 유사실험설계[2)]를 활용해 실험군과 대조군 두 집단으로 구성하였다. 유사실험설계는 무작위로 할당되지 않았기에 선정편견(selection Bias)이라는 내적타당도를 위협하는 요소가 있을 지라도 실험군과 통제집단이 인구사회학적 변수나 사전조사(pretest)점수 또는 중요하게 생각되는 변수 면에서 유사하다고 파악된다면 이 두 집단의 치료결과를 놓고 서로 비교할 수 있다(이익섭 · 이윤로, 2007).

328명의 아동 중 유사실험설계에 따라서 먼저 프로그램 참여 신청을 한 아동들을 실험군으로 할당하고, 실험군이 다 채워진 후에 프로그램 참여 신청을 한 아동들은 대조군에 할당하였다. 또한 실험군은 음주 및 흡연 예방 프로그램에 대조군은 관련 문헌 검토와 지도교사들의 욕구 등을 참고하여 음주 및 흡연과 관련이 있는 자기개념을 향상시키기 위한 프로그램에 참여하도록 하였다(표 2-4).

표 2-4. 실험군과 대조군

	사업기간	참여아동
실험군	2007년 11월 28일 ~ 2008년 9월 1일 (음주 및 흡연 예방 프로그램)	10개 집단 178명
대조군	2007년 12월 26일 ~ 2008년 9월 1일 (자기개념 향상 프로그램)	11개 집단 150명
계		21개 집단 328명

2) 평가도구

평가를 위한 자료는 프로그램 사전 사후에 자기보고식 설문조사 방법을 활용하여 수집하였다. 아동들이 직접 작성하는 자기보고용 척도들의 경우 아동들이 문장을 잘 이해하고 대답할 수 있도록 사전에 문자해독이 되지 않는 아동들은 진행자 및 보조교사의 설명에 의해 진행토록 하였다.

본 음주 및 흡연 예방 프로그램에서는 프로그램 사전 및 사후의 변화를 측정하기 위한 도구로써 흡연태도 및 음주기대 척도를 사용하였다(표 2-5).

2) 무작위할당은 많은 피실험자를 확보해야 하는 등 현실적으로 매우 어려운 작업이며, 통제집단에는 개입을 하지 않는다는 윤리적 문제도 있다. 따라서 이러한 문제를 해결하기 위해 현실적으로 가장 쉽게 사용되는 방법은 먼저 신청한 사람들은 실험군에 할당하고 실험군이 다 채워진 후에 찾아오는 클라이언트를 대기통제집단에 할당하는 방법이 있다(이익섭 · 이윤로, 2007).

표 2-5. 평가도구

조사 영역	조사 대상	조사내용	측정도구	측정 시기
음주기대	아동	음주로 인한 행동적, 주관적 결과에 대한 기대	음주기대감 (Brown et al, 1980)	프로그램 사전 및 사후 각1회씩
흡연태도	아동	장래흡연의사와 흡연거부의사, 흡연에 대한 생각과 느낌, 흡연에 대한 지식	흡연척도 (황라일, 1998)	
자기주장	아동	27개의 일상적인 사회적 상황에 대한 태도평가 (소극적, 주장적, 공격적)	자기주장척도 김진희((2005)	

(1) 음주기대

음주에 대한 태도를 측정하기 위해 음주로 인한 행동적 및 주관적 결과에 대한 기대를 Brown, Goldman, Inn, Anderson(1980)이 요인분석을 해서 만든 음주의 효과에 대한 6개의 긍정적 기대 요인을 홍종필(1989)이 번안한 것을 사용하였다.

이 질문지는 각 개인이 적당량의 술을 마셨을 경우 그것이 응답자 자신에게 어떠한 효과를 가져다 줄 수 있는가에 대한 기대를 측정하게 구성되어져 있다. 총 30개의 문항이 무선적으로 배치되었으며, '예' 또는 '아니오'로 응답하게 되어있다. '예'는 1점, '아니오'는 0점으로 처리하여 최저 0점에서 최고 30점으로 점수가 높을수록 음주의 효과에 대해서 기대감이 높은 것을 의미한다.

보다 자세히 설명하면 예를 들어 본 척도의 1번 문항은 '술 마시는 것은 자리에 함께 있는 사람들과 잘 어울릴 수 있는 방법이므로 즐거운 일이다'로 여기에 그렇다고 대답하면 1점, 그렇지 않다고 대답하면 0점으로, 음주에 대한 올바른 기대를 갖고 있는 사람은 그렇지 않은 사람에 비해 점수가 낮게 나타나게 된다.

따라서 음주에 대한 올바른 기대를 갖게 하는 교육을 받게 되면, 교육 전에 비해 교육 후에 음주기대점수는 낮아지게 된다. 공지은(2002)의 청소년을 대상으로 한 연구에서의 신뢰도 계수(Cronbach's α)는 0.91 이었으며, 본 연구에서 척도에 대한 신뢰도 계수(Cronbach's α)는 0.88이었다.

(2) 흡연태도

흡연에 대한 태도는 황라일(1998)이 미국의 질병통제센터(CDC)의 흡연 예방교육지침과 관련 문헌고찰을 근거로 개발하여 예비조사를 거친 도구를 사용하였다. 장래 흡연의사와 흡연거부의사 등을 포함하여 흡연에 대한 생각과 느낌을 긍정과 부정의 정도로 측정한다. '매우 그렇다'에서 '전혀 그렇지 않다'까지의 5점 Likert Scale을 사용하고 흡연에 대해 올바르지 못한 것이라고 생각하는 긍정적인 태도는 1점, 반대로 흡연에 대해 잘못 이해하고 있는 태도는 부정적 태도로 5점으로 처리하도록 되어 있다. 또한 채점과정에서 부정적인 문항은 역으로 환산하게 되어 있다. 21문항에 대하여 흡연에 허용적인 태도를 보일수록 점수는 최고점인 105점에 가깝게 되고, 금연에 동의할 수록 태도의 점수는 21점에 가깝게 된다. 따라서 점수가 낮을 수록 흡연에 대한 태도가 올바른 긍정적임을 의미한다. 공지은(2002)의 청소년을 대상으로 한 연구에서의 신뢰도 계수(Cronbach's α)는 0.86이었으며, 본 사업에서 척도에 대한 신뢰도 계수(Cronbach's α)는 0.87이었다.

(3) 자기주장

본 사업에서 아동의 자기주장성은 Michelson과 그의 동료들(1983)이 제작한 Children's Assertive Behavior Scale(CABS)를 김진희(2005)가 번안한 것을 사용하였다.

본 척도는 아동용이며 모두 27개의 일상적인 사회적 행동을 볼 수 있는 상황으로 이루어져 있고, 각 문항에는 가능한 5개의 반응들이 보기로 주어져 있다. 보기들은 매우 소극적인, 부분적으로 소극적인, 주장적인, 부분적으로 공격적인, 매우 공격적인 주장정도를 나타내고 있으며, 아동이 설문의 대상일 때와 어른이 설문의 대상일 때를 생각하여 두 번 반응하게 되어 있다. 매우 소극적인 상태는 -2점이며 반대로 매우 공격적인 주장정도는 2점으로 5점 Likert Scale을 사용하고 있으며 전체 27문항에 대한 최소점수는 -54점에서 최대 54점이다. 본 척도는 김진희(2005)의 초등학생을 대상으로 개발한 집단상담 프로그램의 효과검증에서는 신뢰도 계수(Cronbach's α)가 0.58로 나타난 바 있으며, 본 사업에서 척도에 대한 신뢰도 계수(Cronbach's α)는 0.56이었다.

3) 프로그램의 구성

(1) 프로그램 진행자

프로그램의 주진행은 정신보건간호사 또는 정신보건사업경력이 있는 간호사에 의해 진행되었으며, 집단의 인원이 적을 때는 진행자(치료자) 1인이 담당하였지만, 집단의 인원이 10명 이상일 경우 진행자 2인이 함께 진행하는 등 집단의 크기에 따라 2인 이상의 진행자가 함께 담당하기도 하였다.

(2) 프로그램 내용 및 전달방법

본 프로그램은 1기관 당 주 1회씩 매회 50분씩 총 7회기를 진행하도록 구성되었으며, 장소는 지역아동센터로 진행자들이 방문하여 시행하였다. 본 프로그램은 전달과정이 진행자의 강의나 프리젠테이션으로 이루어지는 일방적인 주입식 방법이 아니라 아동들이 직접 참석하고 활동하고 피드백을 줄 수 있는 상호작용적 방법으로 개발되었다. 참여와 동기를 부여하기 위하여 활동내용을 퀴즈, 게임, 시청각 자료, fatal vision과 같이 가상 음주체험을 할 수 있는 특수제작안경의 활용, 집단과제 등으로 구성하였으며, 주의 산만한 아동들을 위해 Token System과 같은 인센티브 부여를 도입하여 상을 주기도 하였다.

① 음주 및 흡연 예방 프로그램(실험군)

총 7회기로 구조화된 음주 및 흡연 예방 프로그램은 정신보건전문가가 진행자로 참여하였으며, 앞서 프로그램 개발에서 제시한 바와 같이 음주 및 흡연 등 약물사용에 대한 지식과 태도를 향상시키기 위한 이론교육 및 체험프로그램, 자기주장훈련 등과 같은 내용으로 구성되어 있다(표 2-6).

② 자기개념 향상 프로그램(대조군)

실험군이 음주 및 흡연 예방 프로그램에 참여하는 동안 대조군은 자기개념 향상 프로그램에 참여하게 하였다. 자기개념 향상 프로그램은 프로그램 담당자가 개발한 것이 아니라, 윌리엄 글라써 학회의 회원이었던 Robert A. Sollo가 유아부터 고등학교과정까지 학생 및 학부모, 교사에게 현실요법과 선택이론을 가르치기 위해 만든 워크북으로 William Glasser Institution(WGI)에서 미국 내 출판된 것을 한귀선(2000)이 한글로 번역하여 국내에서 출판된 것을 약물 예방 프로그램의 7회기에 맞춰 재구성한 것이다.

자기개념 향상 프로그램의 효과성을 측정하기 위하여 김병로 등이 1994년에 'Piers-Harris 소아자기개념척도(1964)'를 한국판 소아자기개념척도로 개발한 것을 사용하려 프로그램 사전과 사후의 변화를 측정하였으나, 본 사업 결과보고서에는 그 효과성을 별도로 보고하지 않았으며, 실험군에서와 마찬가지로 측정한 음주기대점수와 흡연태도점수의 변화만 보고하였다.

표 2-6. 강릉시 아동·청소년 음주 및 흡연 예방 프로그램 회기별 내용

회기	회기명	목 표	내 용
1회	사전검사 및 프로그램 소개	- rapport 형성 - 프로그램 효과성 평가를 위한 사전 검사	1. 프로그램과 진행자 소개 2. 표준화된 척도를 사용하여 사전검사실시 3. 금연 및 절주 퍼즐판을 이용하여 모둠나누기 및 모둠간 아동들끼리 자기소개, 각 모둠장 선출, 모둠구호 및 집단규칙정하기 4. '나의 생각주머니 채우기' - 술과 담배에 대한 브레인스토밍
2회	술과 담배 바로 알기	- 술과 담배에 대한 올바른 상식을 습득	1. 지난 시간 활동정리 및 오늘 회기의 내용을 간략히 소개 2. 모듬별로 신문지 및 잡지 등 에서 술과 담배와 관련된 단어를 찾아 빙고외치기게임 3. 술과 담배 등에 대한 전반적인 지식전달강의
3회	술과 인체 & 가상 음주 체험	- 술이 인체에 미치는 영향을 통해 아동들이 비음주 동기를 가질 수 있도록 한다. - 가상음주체험을 통해 음주 행위에 대한 경각심을 갖도록 한다.	1. 한 주간동안 아동들의 생활이야기 듣기 2. 지난 시간에 배웠던 내용 정리 및 오늘 회기의 내용을 간략히 요약 안내 3. ㄱ부터 ㅎ까지의 자음을 이용하여 술에 대한 짧은 문장들을 완성해보도록 지도 4. 모둠별로 종이(전지)에 정리하고 예쁘게 크레파스 등으로 장식한 뒤 발표 5. 발표한 종이를 벽에 게시하여 아동들이 다른 모듬들의 생각을 살펴보도록 함 6. 술에 대해서 궁금한 내용을 모더레이션 카드 기법을 활용하여 작성하도록 함(다음시간에 아동들이 궁금해 하는 내용을 항목별로 정리하여 설명하도록 함) 7. Fatal Vision에 대해서 설명해주고, Fatal Vision을 쓰고 가상음주체험을 실시함. 체험을 보다 재미있게 하도록 아동들이 Fatal Vision을 쓰고 걸어가는 방향에 장애물을 설치하고, 다트를 벽에 설치하여 음주 후에 정확히 맞출 수 있는지 등을 체험하도록 함 8. 가상음주체험에서 대한 자신의 생각과 느낌을 이야기 해보도록 한다.
4회	흡연 폐해 & 가상 흡연 체험	- 흡연이 신체에 미치는 영향에 대해서 애니메이션시청 및 토론을 통해 금연에 대한 동기를 부여한다. - 가상흡연체험(Y형 스모킹 머신)을 통해 흡연 행위에 대한 경각심을 갖도록 한다.	1. 한 주간동안 아동들의 생활이야기 듣기 2. 지난 시간 모더레이션카드에 적은 궁금사항에 대한 답변 및 오늘 회기의 내용 소개 3. 흡연에 관한 OX퀴즈를 통해 사전지식점검 4. 흡연예방애니메이션인 '제니 도깨비 요술안경'을 함께 시청(보건복지부제작보급, 17분) 5. 모듬별로 시청소감을 나누고 흡연의 나쁜 영향에 대해 토론 6. Y형 스모킹 머신을 활용한 담배실험을 통해 담배를 필 때 우리 몸속에 타르와 니코틴이 들어와 쌓이는 것을 시각적으로 관찰하도록 함 7. 모듬별 활동소감 나누고 활동 정리함

회기	회기명	목 표	내 용
5회	소중한 나 & 자기 표현하기	- 자신이 갖고 있는 장점 목록 작성을 통해 자신에 대한 이해 향상 - 명함만들기와 자기소개 연습을 통해 자기표현 향상	1. 한 주간동안 아동들의 생활이야기 듣기 2. 지난 시간에 배웠던 내용 정리 및 오늘 회기의 내용 안내 3. '강아지 똥' 애니메이션시청(30분) - 자존감이 낮은 강아지똥이 민들레를 만나 자신이 할 수 있는 행복을 느낀다는 내용 4. 애니메이션 시청 후 자신이 갖고 있는 장점의 목록을 통해 자신에 대한 이해 향상 5. 명함을 만들고 완성되면 아동들끼리 서로 교환하면서 명함을 통해 느낀 상대아동에 대한 긍정적인 느낌을 이야기하는 연습
6회	효과적으로 자기주장하기	- 호기심, 또래 압력 등을 주제로 한 역할극을 통해 음주를 하게 되는 상황에 대처 - 자기주장의 필요성을 이해, 언어적, 비언어적 자기주장기술을 익혀 효과적으로 의사소통하도록 한다.	1. 한 주간동안 아동들의 생활이야기 듣기 2. 지난 활동 정리 및 오늘 session의 주된 활동 소개 3. 호기심과 또래압력으로 인한 음주와 관련된 상황에서 '나'는 어떻게 할 것인지 생각하고 모둠별로 이야기하도록 한다. 4. 즉석 대본을 만들고 모듬별 역할극을 실시하고 그 느낌을 나눈다. 5. 역할극 후 자기주장을 하기 어려운 상황을 확인하고 I-message를 활용하는 방법을 소개한다. 6. 언어적, 비언어적으로 음주권유에 대해 거절상황을 연습한다.
7회	사후조사 및 수료식	- 집단활동을 통해 그동안의 교육내용을 정리하고 향후 자신의 다짐을 표현 - 사후검사를 통해 프로그램의 효과성측정을 위한 자료수집 - 수료식을 통해 원만한 종결유도	1. 교육 마지막 일정을 소개 2. 모듬별로 절주 및 금연포스터 주제를 정하여 협동포스터를 그림 3. 포스터를 게시하고 모듬별 소거 후 포스터에 대한 느낌을 서로 이야기하도록 함 4. 매시간 작성한 과제 및 전체 프로그램을 편집한 비디오를 시청하며 프로그램에 대한 소감을 발표 5. 사후조사실시 6. 다과회 및 수료식

4) 효과성 평가를 위한 분석

본 사업의 효과성 평가를 위해 프로그램 사전과 사후에 측정된 음주기대와 흡연태도에 변화가 있는지를 분석하였으며, 또한 집단을 남자와 여자로 연령은 초등학교 저학년과 고학년으로 나누어 비교 분석하였다. 종속변수는 음주기대와 흡연태도이며, 독립변수는 음주 및 흡연 예방 프로그램과 자기개념 향상 프로그램이다.

분석은 SAS 10.0을 활용하였다. 먼저 실험군과 대조군의 일반적 특성을 비교하기 위하여 일반적 특성이 명목변수인 경우에는 x^2-test를 연속변수인 경우에는 t-test를 수행하였다. 다음으로는 실험군과 대조군 각각에서 프로그램 실시 사전-사후 음주기대와 흡연태도 평균의 차이가 있는지 검정하기 위해서는 Paired t-test를 수행하였으며, 실험군과 대조군의 사전-사후 변화량의 평균에 차이가 있는지를 분석하기 위해서는 t-test를 적용하였다.

4 사업결과

1) 프로그램 참가자의 일반적 특성

총 328명의 프로그램 참가자가 분석을 위해서 활용되었으며, 참가자의 특성은 표 2-7과 같다. 성별로는 전체 남학생이 139명(42.4%), 전체 여학생이 189명(57.6%)으로 여자의 비율이 높았으며, 평균연령의 경우 전체는 9.9세였으며, 실험군은 10.4세, 대조군은 9.3세였다.

표 2-7. 일반적 특성 분석 (단위 : 명(%), 평균±표준편차), N=328

		전체	실험군	대조군	x^2 값	유의확률
성별	남	139 (42.4)	68 (38.2)	71 (47.3)	2.78	0.10
	여	189 (57.6)	110 (61.8)	79 (52.7)		
학년	1	46 (14.0)	11 (6.2)	35 (23.3)	31.09	<.001
	2	42 (12.8)	18 (10.1)	24 (16.0)		
	3	35 (10.7)	21 (11.8)	14 (9.3)		
	4	66 (20.1)	39 (21.9)	27 (18.0)		
	5	70 (21.3)	38 (21.3)	32 (21.3)		
	6	69 (21.0)	51 (28.7)	18 (12.0)		
주거상황	자가	53 (37.3)	26 (32.1)	27 (44.3)	4.61	0.20
	전세	27 (19.0)	20 (24.7)	7 (11.5)		
	월세	43 (30.3)	24 (29.6)	19 (31.1)		
	기타	19 (13.4)	11 (13.6)	8 (13.1)		
경제상태	수급자	89 (32.7)	49 (33.6)	40 (31.7)	3.67	0.16
	일반	119 (43.8)	57 (39.0)	62 (49.2)		
	차상위	64 (23.5)	40 (27.4)	24 (19.0)		
맞벌이	이다	73 (22.3)	25 (14.0)	48 (32.0)	15.17	<.001
	아니다	255 (77.7)	153 (86.0)	102 (68.0)		
소년소녀가장	이다	11 (3.4)	9 (5.1)	2 (1.3)	3.48	0.06
	아니다	317 (96.7)	169 (94.9)	148 (98.7)		
한부모가정	이다	72 (22.0)	42 (23.6)	30 (20.0)	0.61	0.43
	아니다	256 (78.1)	136 (76.4)	120 (80.0)		
조손가정	이다	38 (11.6)	21 (11.8)	17 (11.3)	0.02	0.90
	아니다	290 (88.4)	157 (88.2)	133 (88.7)		
연령(세)		9.9±1.8	10.4±1.7	9.3±1.8	5.43	<.001
자기주장(점)		−2.7±11.6	−2.9±11.4	−2.5±11.9	−0.32	0.75
음주기대(점)		5.3±5.6	4.9±5.6	5.8±5.6	−1.44	0.15
흡연태도(점)		89.2±14.7	90.4±14.3	87.7±15.1	1.54	0.12

전체 참가자의 주거상황은 보호자가 주택을 자가로 소유한 학생은 53명(37.3%)이었으며, 경제상태를 살펴보면 전체 참가 대상자 중 수급자와 차상위계층에 해당되는 대상자가 153명(56.2%)으로 과반수이상이 저소득층 아동으로 나타났다. 가족형태와 관련하여 전체 참여자 중 72명(22%)은 한부모 가정, 38명(11.6%)은 조손가정, 소년소녀가장은 11명(3.4%)으로 총 121명(37%)이 결손가정으로 나타났다.

또한 프로그램의 효과성과 조절효과를 살펴보기 위해 측정한 각각 척도들의 사전 점수들을 살펴보면 자기주장점수는 실험군이 -2.9점, 대조군은 -2.5점이었으며, 음주기대점수는 실험군이 4.9점, 대조군은 5.8점, 흡연태도점수는 실험군은 90.4점, 대조군은 87.7점이었다.

2) 실험군과 대조군의 사전사후 변화량 분석

실험군과 대조군별 프로그램 실시 사전과 사후의 점수 변화에 통계적으로 유의한 차이가 있는지를 알아보기 위해 paired t-test를 실시한 결과는 다음과 같다(표 2-8).

먼저 실험군의 음주기대에 있어서 프로그램 사전과 사후의 변화를 살펴보면 전체 점수변화는 사전 평균 4.9점에서 사후 평균 3.5점으로 1.4점이 유의하게 낮아진 것으로 나타났다($p<.001$). 실험군의 흡연태도에 있어서는 프로그램 사전과 사후의 변화량을 분석한 결과는 다음과 같다. 먼저 전체 점수변화는 사전 90.4점에서 사후 85.7점으로 5.3점 유의하게 낮아진 것으로 나타났다($p<.002$). 다음으로 대조군의 음주기대 및 흡연태도를 살펴보면 대조군의 경우 프로그램 참여자들의 프로그램 실시 사전과 사후의 음주기대 및 흡연태도에 있어서는 모두 유의미한 긍정적 차이는 나타나지 않았다.

3) 실험군과 대조군별 음주기대 및 흡연태도 변화량 차이 분석

다음으로는 실험군과 대조군이 프로그램실시 사전과 사후의 음주기대 및 흡연태도 점수의 변화가 통계적으로 유의한 차이가 있는지를 알아보기 위해 t-test를 실시하였으며 그 결과는 표 2-9에 제시하였다. 프로그램 실시 사전에 비해 사후에 음주기대평균점수의 변화량을 먼저 살펴보면 실험군에서는 평균 1.6점 낮아졌지만, 대조군에서는 거의 변화가 없었고 이러한 실험군과 대조군의 전체 점수 변화 차이는 통계적으로 유의한 차이가 있는 것으로 나타났다($p=0.01$).

한편 흡연태도에 있어서도 음주기대와 마찬가지로 실험군과 대조군의 전체 점수의 변화는 실험군이 평균 4.9점 낮아졌지만 대조군은 거의 변화가 없었으며, 이러한 변화의 차이는 통계적으로 유의한 것으로 나타났다(p=0.01).

표 2-8. 실험군과 대조군별 사전사후 변화량 분석 (단위 : 점), N=328

				사전		사후		변화량		개수	t-값	유의확률
				평균	표준편차	평균	표준편차	평균	표준편차			
실험군	음주기대	전체		4.9	5.6	3.5	4.6	−1.6	4.0	118	−4.26	<.001
		성별	남	4.8	5.7	3.8	5.0	−1.8	4.1	40	−2.71	0.01
			여	4.9	5.6	3.4	4.4	−1.5	4.0	78	−3.27	0.002
		학년	저학년	5.6	5.9	3.7	4.7	−0.8	3.7	31	−1.20	0.24
			고학년	4.6	5.5	3.5	4.6	−1.9	4.1	87	−4.21	<.001
		자기주장	적극적	4.9	5.9	3.7	4.1	−1.2	3.7	47	−2.22	0.03
			소극적	4.7	5.3	3.1	4.8	−1.8	4.2	71	−3.65	<.001
	흡연태도	전체		90.4	14.3	85.7	17.6	−4.9	16.5	120	−3.22	0.002
		성별	남	86.4	18.7	82.8	19.3	−4.5	19.4	40	−1.46	0.15
			여	92.7	10.5	87.4	16.4	−5.0	15.0	80	−3.00	0.004
		학년	저학년	85.5	18.4	85.8	14.1	1.7	9.9	31	0.96	0.34
			고학년	92.4	11.8	85.7	18.8	−5.9	18.2	89	−3.08	0.003
		자기주장	적극적	90.9	14.7	87.0	15.5	−3.4	12.4	48	−1.87	0.07
			소극적	92.3	11.8	85.7	18.8	−5.8	18.8	72	−2.64	0.01
대조군	음주기대	전체		5.8	5.6	5.3	6.6	0.2	6.1	107	0.25	0.80
		성별	남	6.7	5.8	5.8	6.8	−0.1	6.9	50	−0.06	0.95
			여	5.0	5.3	4.9	6.3	0.3	5.5	57	0.46	0.65
		학년	저학년	5.3	5.6	3.6	5.7	−0.6	5.9	48	−0.68	0.50
			고학년	6.3	5.6	6.9	6.9	0.8	6.3	59	0.91	0.37
		자기주장	적극적	6.3	5.7	7.0	6.7	1.3	7.5	41	1.12	0.27
			소극적	5.5	5.5	4.3	6.3	−0.6	5.0	66	−0.93	0.36
	흡연태도	전체		87.7	15.1	86.4	17.8	0.3	15.3	113	0.19	0.85
		성별	남	88.1	15.3	84.6	18.5	−0.6	16.6	54	−0.26	0.79
			여	87.3	15.0	88.0	17.2	1.1	14.1	59	0.58	0.56
		학년	저학년	85.3	15.1	83.5	20.3	−1.9	17.9	52	−0.74	0.46
			고학년	89.8	15.0	89.3	14.7	2.1	12.5	61	1.30	0.20
		자기주장	적극적	89.2	14.6	86.7	16.2	0.4	11.6	42	0.24	0.81
			소극적	86.7	15.5	86.3	18.8	0.2	17.2	71	0.09	0.93

표 2-9. 실험군과 대조군별 음주기대 및 흡연태도 변화량 차이 분석 (단위 : 점), N=328

			실험군		대조군		차이		t-값	유의확률
			평균	표준편차	평균	표준편차	평균	표준편차		
음주기대	전체		-1.6	4.0	0.1	6.1	-1.7	5.1	-2.47	0.01
	성별	남	-1.8	4.1	-0.1	6.9	-1.7	5.8	-1.46	0.15
		여	-1.5	4.0	0.3	5.5	-1.8	4.7	-2.12	0.04
	학년	저학년	-0.8	3.7	-0.6	5.9	-0.2	5.2	-0.21	0.84
		고학년	-1.9	4.1	0.7	6.3	-2.6	5.1	-2.79	0.01
	자기주장	적극적	-1.2	3.7	1.3	7.5	-2.5	5.8	-1.96	0.06
		소극적	-1.8	4.2	-0.6	5.0	-1.2	4.6	-1.57	0.12
흡연태도	전체		-4.9	16.5	0.3	15.3	-5.1	15.9	-2.45	0.01
	성별	남	-4.5	19.4	-0.6	16.6	-3.9	17.8	-1.04	0.30
		여	-5.0	15.0	1.1	14.1	-6.1	14.6	-2.43	0.02
	학년	저학년	-1.7	9.9	-1.9	17.9	0.1	15.4	0.04	0.96
		고학년	-5.9	18.2	2.1	12.5	8.0	16.1	-3.20	0.002
	자기주장	적극적	-3.4	12.4	0.4	11.6	-3.8	12.0	-1.49	0.14
		소극적	-5.8	18.8	0.2	17.2	-6.0	18.0	-2.00	0.05

5 사업결과 및 발전방향에 대한 논의

본 사업은 관련 연구에 대한 검토와 실태조사결과 지역사회의 중요한 건강문제인 음주 및 흡연문제를 예방하기 위해 고위험군인 저소득층 아동을 대상으로 한 음주 및 흡연 예방 프로그램 개발 및 프로그램 효과성 평가결과를 논의하고 향후 발전방향을 모색해보면 다음과 같다.

1) 사업결과에 대한 논의

(1) 음주 및 흡연 예방 프로그램의 효과성 평가 요약 및 논의

프로그램에는 21개 지역아동센터에서 초등학교에 재학 중인 아동 전수인 총 328명이 참여하였으며, 프로그램을 먼저 희망한 지역아동센터 아동들을 선착순으로 실험군에 할당하고 나머지 절반에 해당하는 지역아동센터 아동들을 대조군으로 할당하였다.

특히 실험군은 음주 및 흡연 예방 프로그램을, 대조군은 실험설계의 윤리적 문제를 최소화하기 위해서 자기개념 향상 프로그램을 실시하였고, 프로그램 효과성 측정을 위해 프로그램 사전과 사후 음주기대척도와 흡연태도척도로 점수를 얻어 t-test, parired t-test 등을 사용하여 분석하였으며 그 결과는 다음과 같다.

첫째, 대상아동들의 인구사회학적 특성을 살펴보면 경제상태가 전체 참가 대상자 중 수급자와 차상위 계층에 해당되는 대상자가 56.2%로 과반수 이상이 저소득계층으로 나타났으며, 일반아동의 경우 다수가 초등학교 및 중학교의 담임교사에 의해 급식비를 지원받고 있거나 기타 저소득으로 추천을 받은 아동들로 공적부조대상자는 아니지만 사회경제적인 문제를 갖고 있는 아동들이 많아 이들을 포함하면 실질적인 빈곤아동의 비율은 더 높을 것으로 사료되었다. 이러한 결과를 앞서 실태조사에서 나타난 대상 아동들의 평생 흡연율이 전국평균보다 7배 이상 유의하게 높았으며, 연간 음주율 또한 전국평균보다 약 3배나 높게 나타난 결과와 연관지어볼 때 사회경제적 지위가 아동들의 심리사회적 적응과 관련이 있다는 것을 시사하고 있는 것이었다.

둘째, 실험군과 대조군별 프로그램 실시 사전과 사후의 점수변화에 통계적으로 유의한 차이가 있는지를 알아보기 위해 paired t-test를 실시한 결과 실험군에서 음주기대의 전체 평균점수가 프로그램 사전 평균 4.9점에서 사후 평균 3.5점으로 1.4점이 유의하게 낮아진 것으로 나타났다($p<.001$). 또한 흡연태도에 있어서 사전 90.4점에서 사후 85.7점으로 5.3점 유의하게 낮아진 것으로 나타났다($p<.002$). 하지만 대조군에서의 음주기대 및 흡연태도 평균점수의 변화는 유의하지 않았다($p=0.80$, $p=0.85$). 이러한 결과는 김소야자 외(2001) 등이 국내 청소년들의 음주 및 흡연을 예방하고자 음주 및 흡연 예방교육프로그램을 개발하여 그 효과성을 살펴본 연구에 의하면 교육대상자들의 교육사전과 사후를 비교해볼 때 음주 및 흡연 사용에 대한 올바른 지식과 부정적 태도를 증가시키는 것으로 나타난 바 있는데, 본 사업결과와 일치하는 것이었다.

셋째, 본 사업에서 실험군은 음주 및 흡연 예방교육프로그램에 참여하였지만, 대조군은 같은 기간 동안 자기개념 향상을 위한 프로그램에 참여토록 한 바 있다. 이는 Newcomb(1992) 등이 높은 자기개념 등이 있으면 음주 및 흡연의 보호요인으로 작용한다고 하였을 뿐 아니라, 아동들에게 청소년기 이전에 자존감을 향상시켜주는 심리사회적 교육 프로그램을 실시하면 장차 청소년이 되어도 음주 및 흡연을 사용하는 또래 집단의 영향을 받지 않도록 하는데 매우 중요한 역할을 할 수 있다고 알려져 있어(김기태 외, 2005) 이러한 연구결과들을 고려해 실시한 것이었다. 하지만 대조군의 자기개념 향상 프로그램 사전과 사후의 음주기대 및 흡연태도 평균점수의 변화를 고려해볼 때 자기개념 향상 프로그램은 음주 및 흡연 예방 프로그램에 비해 아동들의 음주 및 흡연에 대한 기대나 태도 변화와 관련된 지식과 기술함양에는 직접적으로 영향을 미치지는 못하는 것으로 조사되었다.

2) 발전방향에 대한 논의

첫째, 본 사업 대상자에 대한 프로그램 실시를 위한 사전 실태조사에서 음주 및 흡연을 처음 경험하는 연령이 초등학교 저학년과 같이 저연령대에서 나타나고 있으며, 관련연구검토에서 음주 및 흡연과 같은 약물사용의 결과에 대한 기대와 약물의 유해성에 대한 인식은 아동의 약물 사용에 대한 신념과 태도를 형성해 주는 것으로 보고한 연구결과(김용석 외, 2001) 등을 고려할 때 초등학교 저학년의 눈높이에 맞춘 예방 프로그램의 개발이 필요할 것이다.

둘째, 사회양극화 심화, 해체위기가정의 증가 등으로 사회적 돌봄이 필요한 아동청소년의 수가 늘어나는 상황이므로, 아동·청소년 정신보건사업의 우선 및 주요대상인 저소득층 아동을 대상으로 한 프로그램들이 활성화되어야 할 것이다.

셋째, 지역사회에서 음주 및 흡연 예방 프로그램을 계획할 시 우선 고려해야 할 프로그램은 음주 및 흡연지식과 태도를 향상시키기 위한 프로그램이며, 자원동원이 가능하다면 자존감을 향상시킬 수 있는 프로그램이 함께 제공되어 진다면 예방적 접근이 보다 큰 성과를 거둘 수 있을 것으로 사료되었다. 이러한 점은 관련 연구인 McNeece & DiNitto(1998)에서는 일반 아동 및 음주 및 흡연 남용 아동에 대한 예방적 접근을 할 때에는 자존감과 자기효능감을 증진시켜주는데 초점을 두어야 한다고 강조한 바 있지만, 본 사업결과에서는 음주흡연 예방교육에 참여한 아동이 자기개념 향상 교육에 참여한 아동에 비해 음주흡연 예방교육의 효과가 더 높아 음주흡연에 대한 지식과 태도를 함양시키데 우선 초점을 두어야 함을 보고한데 기인한 것이다.

넷째, 저학년 아동을 대상으로 한 프로그램의 경우 아동의 문자해독력이 낮거나 사고력 등의 한계로 교육의 효과가 제대로 나타날 수 없을 것을 대비하여 저학년 아동의 눈높이에 맞춘 다양한 예방교육기법도 개발되어야 할 것으로 사료되었다. 특히 저소득층 아동의 경우 빈곤 등의 이유로 학습경험이 또래 아동들에 비해 적을 수도 있기 때문에 담당자들이 면담 및 사전 평가단계에서 아동들의 기초학습능력 및 주의력결핍 등 인지행동상의 문제들을 면밀히 관찰하고 평가하여 프로그램진행에 반영할 필요가 있다.

다섯째, 지역사회 저소득층 아동의 음주 및 흡연 문제에 개입하고 이들의 원만한 성장을 도모하기 위해서는 개별 아동에 대한 접근 뿐 아니라 가족에 대한 교육이나 상담이 수반되어야 할 것으로 사료되었다. 특히 음주 및 흡연의 경우 부모의 사용습관이 아동들에게 모델링이 될 수 있다는 점에서 부모나 주보호자가 함께 음주 및 흡연교육에 참여할 수 있도록 프로그램화하는 방안도 필요할 것이다. 이 밖에도 본 사업대상자들인 지역아동센터를 이용하는 아동의 취약한 경제적 상황에 대한 지원 뿐 아니라 부모들이 가족의 재생산 기능을 제대로 수행하기 위한 사회복지기관과의 연계 상담서비스가 제공되어야 할 것이다.

여섯째, 자기주장을 적극적으로 표현할수록 또래 아동들의 사용압력으로부터 벗어날 수 있기 때문에 효과적으로 자기주장하는 방법을 습득하면 음주 및 흡연 등 약물남용으로부터 보호된다는 것을 본 사업결과에서 알 수 있었다. 따라서 음주 및 흡연 예방 프로그램을 계획할 시 교육과정에서 효과적인 자기주장기법들을 습득할 수 있도록 다양한 개입기술들이 활용되어야 할 것이다.

일곱째, 직접 예방 활동에 종사할 담당자를 대상으로 한 사전훈련이 필요하다고 하겠다. 예방 프로그램이 효과를 나타내기 위해서는 프로그램 교육 교재를 질 높게 제작해야 함은 말할 것도 없고 이 프로그램을 직접 운영할 담당자는 좋은 의사소통 기술, 충분한 집단 상담 경험 등을 갖추어 집단전체를 다루는 데 익숙하여야 한다. 따라서 예방 프로그램의 담당자는 사전 훈련과정에서 잘 훈련되어진 다음에 프로그램 내에서 보조진행자 및 주진행자로 활동되어져서 진행자의 효과에 의해 교육의 성과가 크게 달라지는 일이 없어야 할 것이다.

참고문헌

1. 김기태·안영실·최송식·이은희(2005). "알코올중독의 이해". 서울 : 양서원
2. 김선경·정구철(2006). "대학 신입생의 흡연예방교육 프로그램 개발 및 효과 분석" 청소년학연구. 13(3), pp.1-24.
3. 김소야자·김선아·공성숙·김명아·서미아(1999). "청소년 약물남용 예방교육 프로그램의 효과". 대한간호학회지, 29(1), pp.150-160.
4. 김소야자·남경아·서미아·박정화(2001). "흡연 청소년을 위한 집단 금연프로그램의 적용 효과". 정신간호학회지, 10(2), pp.164-175.
5. 김소야자·서미아·남경아·박정화(2001). "청소년 약물남용 예방교육 모델 개발 및 효과". 정신간호학회지, 10(1), pp.66-75.
6. 김용석·윤혜미·김정우·김성천(2001). "학교 중심 청소년 음주 예방 프로그램 개발 및 효과성 평가", 보건복지부.
7. 김진희(2005). "초등학생의 '친구들과 사이좋게 지내기 집단상담 프로그램개발 및 효과검증". 연세대학교 교육대학원 석사학위논문
8. 김진숙·최은영(1997). "청소년약물남용 예방교육프로그램 개발 연구". 문화체육부 청소년상담정책기관 청소년대화의 광장
9. 박웅섭·김상아·강우경(2006). "2006 강릉시 지역사회 음주실태와 대응전략". 서울: 보문각
10. 보건복지가족부정책통계담당관(2008). "보건복지가족백서 2007". 브건복지가족부
11. 보건복지부보건정책팀(2005). "국민건강영양조사 제3기 2005 : 아동 및 청소년의 건강수준 및 보건의학행태. 보건복지부
12. 윤혜미(2003). "학교중심 청소년 음주예방 프로그램". (재)한국음주문화연구센터
13. Bronfenbrenner, U. (1986). Ecology of the family as a context for hyman development : Research perspectives. Developmental Psychology, 22(6) : 723-742.
14. Germain, C. B. & Gitterman, A. (1986). The life model approach to social work practice. In F. J. Turner, Social Work Treatment. New york : Free Press.
15. Windle, M. (1999). Alcohol Use among Adolescents. Thousand Oaks, CA : SAGE Publication.

[제 3 장]

노인 보건복지 통합서비스 사업[1)]

| 전라남도 장성군 |

【독거노인 10명중 4명 "자살 생각 해봤다"】

홀로 된 노인 10명 가운데 4명이 자살을 생각해본 적이 있는 것으로 나타나 독거노인에 대한 세심한 관심과 지원이 요구되고 있다.

4일 익산 노인종합복지관에 따르면 최근 익산시에 거주하는 독거노인 1천149명을 대상으로 설문조사를 한 결과, 전체 응답자의 42%(482명)가 '죽고 싶다는 생각을 한 적이 있다'고 답했다.

▲ 노인학대와 ▲ 우울증·스트레스 등 노인성 질병 ▲ 경제적 빈곤에 따른 현실 도피 ▲ 가족과 자녀에 대한 보복 등이 자살을 생각하게 된 주요 원인으로 지적됐다.

학대를 받거나 우울증을 겪는 독거노인일수록 자살 생각을 자주 한데 반해 비록 혼자 살지만 가족의 결속이 강한 노인은 자살 생각의 빈도가 낮았던 것으로 조사됐다.

익산 노인종합복지관 최광현 기획연구실 부장은 "대부분 경제적 빈곤과 우울증을 겪거나 학대를 받는 노인의 자살 경향이 높은 것으로 나타났다"면서 "홀로 사는 노인을 상대로 한 생활지원 프로그램을 만들고, 이를 지속적으로 시행해야만 노인 자살을 최소화할 수 있다"고 말했다.

(2009년 6월 4일 연합뉴스 보도 내용)

1 배 경

1) 사업의 필요성

21세기는 지금껏 경험해보지 못한 고령화 사회로서, 노인들의 만성퇴행성 질환 및 장애가 가장 중요한 사회문제로 대두될 것으로 전망된다. 즉 거동할 수 없는 노인이나 치매환자와

---

1) 이정애(전남의대, jarhee@jnu.ac.kr), 정은경(전남의대, ekcmedu@chonnam.ac.kr)

같이 일상생활을 하는데 있어서 누군가의 도움에 의존해야 하는 노인들이 증가하게 된다. 의존적인 노인들의 대부분은 복합적인 욕구를 가지고 있을 뿐 아니라 이러한 욕구가 장기화되는 경향이 있어 보건의료서비스와 사회복지서비스를 동시에 필요로 하게 된다. 노인의 복합적인 욕구에 대응하기 위해서는 보건의료와 복지서비스가 하나의 통합된 패키지로 전달되어야 한다. 그럼에도 불구하고 우리나라는 기존의 서비스체계는 각각 상이한 관할부처 및 운영주체, 전문적 지침, 전문가 집단, 서비스 구조를 가지고 있기 때문에 서비스의 단편성, 조정의 부재, 비연속성, 중복성 등의 많은 문제를 가지고 있다. 또한 재가노인을 위한 건강보호 및 복지서비스의 부족으로 초래되는 건강문제와 경제적 부담, 삶의 질 저하문제의 심각성이 잘 인식되지 않고 있다. 따라서 본 사업은 2002년부터 전남 장성군의 노인인구를 대상으로 하여 보건복지욕구를 조사함과 더불어 농촌 노인에 적합한 보건복지통합서비스 사업을 위한 모형개발 연구에서 시작되었다. 이러한 모형은 중앙정부나 다른 지역사회에도 중요한 정책적, 실천적 함의를 제공할 것으로 기대된다.

2) 장성군 현황

(1) 지리적, 지역적 특성

장성군은 전라남도 북쪽에 위치하고 있으며 동쪽은 담양군, 서쪽은 영광군과 함평군, 남쪽은 광주광역시 광산구, 북쪽은 전라북도 정읍시와 고창군, 순창군에 접하고 있다. 전체 면적은 518.77km^2이며 동서 약 20km, 남북 약 36km의 크기를 가지고 있으며, 전남 면적의 4.3%를 차지한다. 총면적의 63%가 임야이며, 산악이 중첩하고 산지가 많은 지역이다. 영산강 최상류를 형성하고 있는 하천은 맑고 깨끗한 수자원 이용이 가능하며, 홍길동 축제, 필암서원, 편백나무 숲길 등 관광지로서의 여러 조건을 갖추고 있다.

(2) 사업시작 당시 인구학적 특성과 노인인구 현황

장성군은 1996년 58,440명의 인구를 정점으로 계속 감소하여 2000년에는 56,223명인 반면에 65세 이상 노인인구는 1996년 7,182명(12.3%)에서 2000년 8,487명(15.1%)으로 계속 증가하였다. 1999년 이미 노인인구 14%를 넘어 고령사회로 진입하였다(표 3-1).

장성군은 1개 읍과 10개 면, 286개 행정리와 120개 법정리가 있다. 2001년 통계에 의하면 10개 면 중에서 진원면 등 3개 면은 노인인구 20%를 상회하는 초고령사회였다(표 3-2). 노인인구의 가구형태는 30.6%가 노인이 홀로 사는 가구이며, 노인부부가구도 26.0%나 되어 전국

평균에 비해 노인부부 또는 단독가구 비율이 높다(표 3-3).

또한 노인관련 보건의료 및 복지기관의 현황은 재가복지기관이 6개, 시설복지기관이 2개, 공공보건의료기관이 19개, 민간병의원이 39개 등 전라남도의 다른 군에 비해 비교적 인프라가 골고루 잘 갖추어져 있다.

표 3-1. 장성군 세대와 인구의 변화추이(1994~2000) (단위 : 명, %)

구분 / 연도	세 대 수	인 구 수	세대당 인구	65세 이상 노인	
				인구수	구성비(%)
1994	17,706	57,384	3.3	6,794	11.8
1995	18,894	58,964	3.1	7,046	11.9
1996	19,310	58,440	3.0	7,182	12.3
1997	19,655	57,841	2.9	7,378	12.8
1998	19,640	57,157	2.9	7,661	13.4
1999	19,657	56,647	2.9	7,986	14.1
2000	19,835	56,223	2.8	8,487	15.1

자료 : 장성군 기획실, 2001년 주민등록인구통계

표 3-2. 장성군 읍면별 노인인구 (단위 : 명, %)

구분 / 지역	전체 인구(A)	65세 이상 노인인구(B)	노인인구 비율(B/A)
장 성 읍	14,480	1,949	13.5
진 원 면	3,537	896	25.3
남 면	4,161	748	18.0
동 화 면	2,745	537	19.6
삼 서 면	3,854	841	21.8
삼 계 면	8,617	943	10.9
황 룡 면	5,918	915	15.5
서 삼 면	2,013	389	19.3
북 일 면	2,076	449	21.6
북 이 면	3,969	698	17.6
북 하 면	3,158	618	19.6
계	54,528	8,983	16.5

자료 : 장성군 기획실, 2001년말 주민등록인구통계

표 3-3. 장성군 노인인구의 가구형태별 분포와 전국과의 비교

<table>
<tr><th>구분</th><th>장성군</th><th>전국</th><th>읍면부</th></tr>
<tr><td>노인단독가구</td><td>30.6</td><td>20.1</td><td>23.6</td></tr>
<tr><td>노인부부가구</td><td>26.0</td><td>21.6</td><td>27.5</td></tr>
<tr><td>15세 미만 아동과 동거하는 노인가구</td><td>6.1</td><td rowspan="2">58.3</td><td rowspan="2">48.9</td></tr>
<tr><td>15세 이상 자녀와 동거하는 노인가구</td><td>37.3</td></tr>
<tr><td>계(가구수)</td><td>100(6,966)</td><td>100(1,958)</td><td>100(705)</td></tr>
</table>

1) 자료 : 장성군 내부자료, 2001
2) 한국보건사회연구원, 1998년도 전국 노인생활실태 및 복지욕구조사, 1998

2 이론적 배경

1) 개념정의

(1) 사례관리의 정의

① Moxley(1989) : 복합적인 욕구(need)를 가진 사람들의 기능화와 복지를 위한 공식적, 비공식적 지원과 활동의 네트웍을 조직 · 조정 · 유지하는 것

② Moore(1978) : 일상적 기술과 옹호기술이 요구되는 새로운 실천분야로서 클라이언트의 욕구 충족을 위해 개별적으로 서비스를 기획 · 조정하고 전달체계를 통합하는 방법

③ 본 연구사업 : 복합적인 욕구나 문제를 가지는 클라이언트(본 연구에서는 노인)를 대상으로 다양한 기관 및 지역사회의 자원을 동원하여 지속적이고 효과적이며 효율적인 서비스를 제공하기 위한 통합적 실천방법

(2) 보건 · 복지 통합의 개념

Agranoff 등(1979)은 서비스 통합의 개념을 광범위하게 “클라이언트의 욕구를 보다 종합적으로 다루기 위해 둘 이상의 서비스 공급자들을 함께 묶는 것”이라고 정의하였다. Morris와 Lescohier(1978)는 서비스 통합의 2가지 방법으로서 조직을 묶어서 완전히 새로운 단일서비스 조직구조를 만들어내는 완전통합과 각 조직이 자신들의 인적, 물적 자원 및 구조 등은

계속 독립적으로 유지하면서 서로 간의 관계를 보다 밀접하게 개선하고자 하는 조정의 역할을 하는 것으로 구분하였다. 즉 통합에는 조직간(재정 포함) 통합을 의미하는 개념이 있는가 하면 서비스의 조정에 더 가까운 의미의 통합 개념도 있다. 이를 영어로 표현하면 전자는 integration, 후자는 coordination에 가까운 것이다. 이 중에서 본 연구에서 사용하는 통합의 개념은 보건조직과 복지조직의 조직간 통합이라기보다는 사례관리를 통한 보건서비스와 복지서비스의 coordination의 의미가 더 크기 때문에 integration보다는 coordination에 더 가깝다고 말할 수 있다.

2) 보건복지서비스 통합을 위한 실천방법으로서의 사례관리

서비스의 단편성을 극복하고 보다 통합적인 서비스 패키지를 제공하려는 시도들이 이루어지는 것은 전 세계적인 추세이다. 하지만 국가들마다 이에 대응하는 방법들은 매우 다양하며, 단일한 경로를 따르고 있지는 않다. 예를 들면, 스웨덴은 아델(Adel) 개혁을 통해 보건, 복지의 관리주체를 일원화하였다. 즉 보건서비스와 복지서비스의 재정 및 관리 책임을 지방자치체로 일원화함으로써 제도적 통합을 시도하였던 것이다. 그리고 독일과 일본은 장기요양보험제도를 도입함으로써 장기요양보호를 위한 보건 및 복지서비스 재정을 통합하였다.

반면 영국은 1990년 지역사회보호법을 통해 보건서비스와 복지서비스의 재정 및 관리에 대해서는 별도의 분리체계를 유지하되[2] 서비스 제공단계에서 보건서비스와 복지서비스의 통합을 위해 사례관리 기제를 도입하였다. 즉 영국은 사례관리를 상이한 보건 및 복지서비스 제공자 간의 구조적 장벽을 극복하면서 욕구에 따른 서비스 제공을 가능케 하는 방법이라고 인식하였고(OECD, 1996), 영국의 여러 지역에서 지역사회보호의 활성화를 위한 보건·복지서비스 통합방식으로 채택하여 여러 가지 시범사업을 통해 성공적인 평가를 받아 검증되었다. 대표적인 성공적 시범사업으로 평가된 바 있는 Kent and Gateshead 모델, Darlington 모델을 소개하면 다음과 같다.

(1) Kent and Gateshead 모델

이 모델은 영국에서 개발된 사례관리의 초기 실험으로서 1980년부터 약 10년 동안 Kent대학의 대인사회서비스연구단과 Gateshead 사회서비스국과의 협동적 작업으로 이루어졌다.

---

2) 최근에는 영국도 보건서비스 조직과 복지서비스의 조직적 통합을 시도하고 있다. 즉 1999년에 NHS는 보건서비스와 사회서비스의 연합을 위해 PCGs(Primary Care Groups)를 만들고, 2004년까지는 이를 다시 PCT (Primary Care Trust)로 바꿀 예정이다. Rummery, Colerman(2002).

이 모델에서는 한 worker가 사례관리자로서 사례관리의 핵심과업을 모두 통합하여 수행하도록 하였다. 사례관리자는 사회서비스국에 고용되어 있고, 사례관리를 위한 자원에 대한 상당한 통제권을 위임받고 있다.

(2) Darlington 모델

이 모델은 1984년부터 달링톤 지역에서 이루어진 것으로서 Kent and Gateshead 모델을 발전시킨 것이다. K & G 모델이 사회서비스국 중심인데 비해, 이 모델은 보건 및 복지기관간 연합으로 추진되었으며, 한 사람의 사례관리자 밑에 다목적 가정봉사 보조원(home care assistants)을 두고, 클라이언트의 복합적 욕구에 대해 한 사람의 다목적 워커가 보건 · 복지 통합적 서비스(가정봉사와 간호)를 제공하는 형태이다. 사례관리자 1인이 18명의 클라이언트를 담당하고, 1개 팀은 18명의 다목적 워커로 구성되어 있다(석재은, 2000).

영국의 보건복지서비스 통합프로젝트는, 사례관리라는 실천방법이 사례관리자라는 한 지점의 접촉을 통한 서비스 수급을 가능하게 함으로써 대상자 중심의 서비스를 제공하는데 기여하였을 뿐 아니라 시설입소를 줄이고, 기존의 시설보호 방식에 소요되는 비용보다 크지 않은 비용으로 노인 및 가족의 삶의 질 개선을 가져올 수 있었던 것으로 평가된다(석재은, 2000). 즉 영국의 경험은 보건 및 복지 분야의 제도적, 재정적 통합이 어려운 상황에서 사례관리라는 방법을 통해 양자의 통합이 가능하다는 것을 보여줌으로서 우리에게도 현실성 있는 대안이 될 수 있는 시사점을 주었다.

3) 서비스통합의 성공 요인

(1) Bayley 등(박경숙, 1996, 재인용)은 서비스통합의 성공요인을 3가지로 정리하였다.

① 구조적 혹은 조직적 요인으로 지역에 독립적인 공간을 가진 프로젝트 사무실을 따로 두어 일을 추진함으로써 주민들의 접근도를 향상시키고 틀에 잡히지 않은 서비스 전개를 가능하게 했다. 즉 서비스 제공구역이 전문가 위주가 아닌 지역 위주여야 한다.

② 핵심 팀요원들에게 제공되는 서비스 통합과 프로젝트 내용에 대한 교육을 통해 요원들의 태도가 변화되고 협동 촉진과 창조적 사고를 촉발해야 한다.

③ 관련 일선요원들의 정기적 모임을 통해 외부로부터의 무관심에 대응할 수 있도록 목적의식과 방향을 유지하고 서로를 지원하는 만남의 장이 되도록 한다.

(2) Hardy 등(2000)은 파트너십 6가지 원칙을 제시하였다.

① 파트너에 대한 필요성 인식, ② 파트너의 목적의 명확성과 현실성, ③ 파트너에 대한 수용과 ownership 인정, ④ 상호신뢰의 발전과 유지, ⑤ 분명하고 견고한 협력체계 수립, ⑥ 모니터링, 검토와 조직적인 학습 등이다.

(3) 박경숙(1996)은 여러 제시된 통합 성공요인들을 종합하여 다음과 같이 정리하였다.

① 필요성 인식이 가장 중요하다. 파트너십이나 통합 의미에 대한 정의를 공유해야 한다.
② 정부의 강제규정과 정책적인 틀이 필요하다. 통합을 개인 차원에 남겨두어서는 안되며, 기관 차원의 통합이 필요하다.
③ 공통된 가치와 철학이 공유해야 한다.
④ 기관간 통합절차를 정립해야 한다. 명확하고 신뢰할 만하고, 일관성 있어야 하며, 역할 분담이 명확하고, 특히 관리자급에서 진행되어야 한다.
⑤ 기관간 통합 훈련이 필요하다. 이는 지식과 기술만이 아니라 가치와 역할, 차별, 감정, 갈등해소 등에 관한 내용이 포함되어야 한다.
⑥ 기본적 서비스시설이 확립되어야 한다.
⑦ 지도감독을 통해 실무자의 실무, 판단, 감정, 편견 등을 구조적으로 알 수 있어야 한다.
⑧ 서비스 질 관리 과정이 필요하다.
⑨ 직원보호가 중요하다. 즉 기관이 직원의 자아정체감, 효과성, 의미, 소속감, 성장 등에 관심을 가지고 있다는 것을 보여주어야 한다.

4) 서비스 통합이 어려운 이유

Gates(1980)에 의하면 서비스 통합이 어려운 이유는 다음과 같다.

① 개별 기관들의 자원 동원이 각기 독자적으로 이루어지고 책임성도 개별적으로 지고 있으므로 기관들의 전달체계 내에서의 통합에 대한 정치·경제적 필요성이 크지 않다.
② 조직들의 "자기 영역(turf)"이 주요 장애가 된다. 조직들은 개별적인 독자성을 강화해야만 생존하는데 유리하기 때문에, 자신들의 독특한 영역을 확대하려고 하고, 그로 인해 전달체계 전체적으로는 접근성이나 연속성이 저해된다.
③ 조정과 통합을 위해서는 많은 시간과 비용이 필요하다. 개별화된 조직구조들을 연결하는데 드는 비용이 자칫 통합으로 인한 효과에 비해 지나치게 크게 나타날 수 있다는 점을 지적하였다.

3 노인 보건복지 통합서비스 사업

1) 전반적인 사업진행과정 요약

2002년 건강증진기금 지원으로 노인 보건복지통합서비스 사업을 시작하였는데, 먼저 장성군에 거주하는 노인 중 읍 · 면별로 65세 이상의 인구비율을 참고하여 지역별로 계층적 표본추출을 하여, 전체 노인의 약 4.5%에 해당하는 405명을 기초조사를 위한 연구대상으로 농촌지역 재가노인의 건강 및 사회적 욕구를 파악하였다. 기초조사의 분석결과를 통해, 본 연구기준에 적합한 복합적 요구를 가지고 있는 노인들을 사례관리 및 비교집단 대상자로 선정하였다. 그 선정기준은 만성질환과 기능장애가 있는 노인으로 혼자 살거나 혹은 가족 수발자가 있으나 역할을 제대로 못하는 경우, 그리고 국민기초생활보장 수급권자인 노인들로 한정하였다. 사례관리대상자를 위한 사정도구와 관리양식을 개발하였고, 사례관리를 통한 보건 · 복지 통합 프로그램을 개발하고 운영하였으며, 프로그램을 지원하는 지역사회자원의 연계체계를 구축하였다. 6개월간의 사례관리 실시이후에 사례관리 대상자의 기능 및 삶의 질에 변화가 있었는지를 파악하기 위해 사전, 사후평가를 실시하였으며, 특히 사례관리를 제공하지 않은 비교집단과의 비교분석을 실시하였다. 또한 본 프로그램 참여자(사례관리자, 보건의료원장, 가정봉사원파견센터 소장 등)를 대상으로 본 프로그램 참여로 인한 본인과 대상자에 대한 변화, 프로그램의 문제점과 개선점 등에 관해 조사하였다. 이를 토대로 최종적으로 「농촌형 재가노인의 사례관리 기반 보건복지 통합프로그램의 모형」을 제시하였다.

그러나 이는 장성군 일부 지역에서의 시범사업이었으므로 장성군 전 지역으로 확대하기 위한 준비로 2004년에는 「사례관리(care management)를 기반으로 하는 보건복지서비스 통합프로그램의 모형 확대 및 실용화 연구」를 실시하여 장성군 전체에 확대하였다. 그 결과로 확대 전략의 모색 및 많은 교육과 훈련의 경험을 통하여 2005년도부터는 장성군이 자체적으로 운영하게 되었다(표 3-4).

표 3-4. 장성군 노인보건복지 통합서비스 사업 개요

년도	사업 내용	예산	보고서
2002년 (시범사업 시작)	· 사업 조직 및 운영위원회 구성 · 기초조사실시/대상자 선정 · 사정도구 및 관리양식 개발 · 지역사회자원 연계체계 구축 · 사례관리자 선정 및 교육 · 일부 지역 보건복지 통합프로그램실시 · 프로그램 효과평가 실시	건강증진기금	2003년 건강증진 연구사업 보고서
2003년	· 장성군 노인보건복지 5개년 계획 수립	장성군 자치 예산	장성군 노인보건복지 5계획 보고서
2004년 (장성군 확대사업)	· 장성군 전체 사업 확대를 위한 준비 · 5개 권역으로 나누어 권역별 진행 (사례관리팀 구성과 교육 실시) · 주 1회 사례관리자 회의(staff meeting) · 월 1회 사례관리팀 case conference · 지역자원 개발 및 networking 구축 · 자체적으로 운영할 수 있는 조직 구축	건강증진기금	2005년 건강증진 연구사업 보고서
2005년 이후	· 장성군 5개 권역별 자체 사업실시 · 매분기별 권역별 통합사례회의 실시 · Case conference는 연2회 · 사업관련자 전체 모임은 연 1회 개최 · 지역자원 networking 강화	장성군 자체 예산	

2) 농촌지역 재가노인의 건강 및 사회적 요구도 조사(2002년)

(1) 조사내용 및 항목

노인들의 건강 및 사회요구도를 조사하기 위한 내용과 항목은 표 3-5와 같다.

표 3-5. 조사내용 및 항목

조사내용	설문지 내용
대상자의 일반적 특성	성, 연령, 교육수준, 종교, 국민기초생활보장 수급권자 여부
가족과 친구관계	가족의 구성형태, 동거가족수, 자녀수, 따로 사는 자녀와 만나는 빈도 및 연락 주고받는 빈도, 형제자매/친척과 만나는 빈도 및 연락 주고받는 빈도, 친한 친구와 이웃의 수, 이웃과 친한 정도

경제상황	현재 하는 일, 현재 일을 하는 가장 큰 이유, 현재 일을 하지 않는 이유, 수입, 수입원, 월 지출, 부담이 되는 지출항목
건강 및 의료이용실태	주관적 건강상태, 현재 앓고 있는 질환, 아플 경우의 대처방법, ADL, IADL 수행능력, 도와주는 사람
주택상황과 욕구	주거상태, 주택의 형태, 주택의 문제점, 필요한 서비스
복지서비스 이용현황과 욕구	· 복지기관 및 사업인지도와 만족도 · 가정봉사원파견사업 : 인지도, 이용경험, 이용시 서비스 빈도, 종류, 만족도, 이용의향, 원하지 않는 이유, 적절한 유료비용 · 주간보호시설 : 인지도, 이용경험, 서비스 만족도, 이용의향, 적절한 유료비용 · 단기보호시설 : 인지도, 이용경험, 서비스 만족도, 이용의향, 원하는 기간, 적절한 유료비용 · 노인양로시설과 요양시설 이용의향, 원하지 않는 이유
여가활동 현황과 사회교육 욕구	하루시간 사용방법, 활동단체, 희망 활동분야, 관심분야, 프로그램 참여희망정도(학습프로그램, 건강증진프로그램, 스포츠/레저프로그램, 자격증취득프로그램, 취미/여가프로그램)
복지서비스의 우선순위	가장 받고 싶은 서비스

(2) 대상자의 일반적 특성, 건강 상태 및 복지서비스 요구도

* 기초조사 분석결과에서 주요 사항의 일부분만을 정리하여 제시하였다.

조사대상 노인의 평균 연령은 73.3세였으며, 57.7%에서 교육을 받은 경험이 없었으며 51.5%에서 종교를 가지고 있지 않았다(표 3-6).

표 3-6. 대상 노인의 일반적 특성

구 분		명	%
성별	남	169	41.7
	녀	236	58.3
연령	65~74세	255	63.0
	75~84세	128	31.6
	85세 이상	22	5.4
	평균연령	73.3세	
교육수준	글자 모름	130	32.2
	글자 앎	103	25.5
	초등졸 이하	125	30.9
	중졸 이하	22	5.4
	고등졸 이하	20	5.0
	대학 이상	4	1.0

구 분		명	%
기초생활보장구분	기초생활보장 수급권자	83	20.5
	수급권자 아님	321	79.5
종교	없음	207	51.5
	불교	95	23.6
	유교	16	4.0
	기독교	65	16.2
	가톨릭	18	4.5
	기타	1	0.2

대상 노인들의 만성질환 유병률 및 보유질환 수를 보면 평균 1.9개의 질환을 가지고 있었으며, 전체 평균 86.9%가 만성질환을 앓고 있었다. 성별 만성질환 유병률은 여성 노인에서 96.2%로 남성 노인 74.0%보다 훨씬 높았다(표 3-7). 또한 흔한 10대 만성질환 종류를 보면 관절염, 고혈압, 요통과 디스크, 소화성 궤양, 당뇨병 등 순으로 나타났다(표 3-8).

표 3-7. 성별, 연령별 만성질환 유병률 및 보유질환 수 (단위 : %)

	전체	성별		연령별		
		남성	여성	65~74세	75~84세	85세 이상
있음	86.9	74.0	96.2	83.9	91.4	95.5
1개	32.8	39.1	28.4	30.2	35.9	45.5
2개	29.4	19.5	36.4	29.4	28.9	31.8
3개	15.1	9.5	19.1	14.5	18.8	-
4개	5.4	3.0	7.2	5.5	3.9	13.6
5개	3.0	1.8	3.8	2.7	3.1	4.5
6개	1.2	1.2	1.3	1.6	0.8	-

보유질환 평균 개수 : 1.9개

노인들은 만성질환이나 장애로 인해 기능저하가 쉽게 나타나서 일상생활을 수행하는데 어려움이 수반되며 동시에 삶의 질에도 영향을 준다. 일상생활수행능력의 정도를 조사한 결과, 제한이 있다고 하는 경우가 전체 46.7%에서 있었으며 특히 여성 노인에서 52.1%로 남성 노인 39.1%보다 높았다. 가장 기능 저하가 높은 항목은 걷기였으며 반면에 식사하기는 가장 높은 가능한 기능이었다(표 3-9).

표 3-8. 성별, 연령별 10대 만성질환 유병률 (단위 : %)

질환명	전체	성별		연령별			명(N)
		남성	여성	65~74세	75~84세	85세 이상	
관절염	54.7	35.6	68.1	51.8	59.2	61.9	216
고혈압	23.0	16.6	27.6	23.7	22.4	19.0	91
요통, 좌골통	17.5	8.6	23.7	16.1	19.2	23.8	69
디스크	17.5	11.0	22.0	19.3	10.4	38.1	69
소화성궤양	9.9	8.0	11.2	10.0	11.2	-	39
당뇨병	7.6	5.5	9.1	8.0	7.2	4.8	30
만성신장질환	5.1	3.1	6.5	4.0	6.4	9.5	20
치과질환	5.1	4.9	5.2	3.6	7.2	9.5	20
백내장 등 안질환	4.3	2.5	5.6	4.4	4.8	-	17
중풍, 뇌혈관 질환	2.8	2.5	3.0	2.4	4.0	-	11

표 3-9. 일상생활수행능력(activity of daily living, ADL) 정도와 제한여부 (단위 : %)

제한여부	전체	성별		항목(가능함)	전체	성별	
		남성	여성			남성	여성
없음	53.3	60.9	47.9	목욕하기	84.2	87.0	82.2
있음	46.7	39.1	52.1	옷갈아입기	90.4	92.3	89.0
1개	14.8	13.6	15.7	식사하기	92.3	92.3	92.4
2개	13.3	11.2	14.8	앉거나 눕기	65.3	73.4	59.6
3개	7.4	5.3	8.9	걷기	61.5	68.6	56.4
4개	3.5	3.0	3.8	화장실 이용	84.0	87.6	81.4
5개	1.2	0.6	1.7				
6개	6.4	5.3	7.2				

수단적 일상생활수행능력을 보면 전체 41.2%에서 제한이 있다고 응답하였으며, 대체로 모든 항목에서 약 30%에서 제한이 있음을 보였다(표 3-10).

표 3-10. 수단적 일상생활수행능력(IADL) 정도와 제한여부 (단위 : %)

제한 여부	전체	성별		항목 (가능함)	전체	성별	
		남성	여성			남성	여성
없음	58.8	68.0	52.1	시장보기	71.0	79.8	64.8
있음	41.2	32.0	47.9	전화걸기	79.5	83.3	76.7
1개	11.6	11.2	11.9	교통수단이용	70.3	78.6	64.4
2개	8.4	3.6	11.9	집안일하기	76.2	79.9	73.6
3개	10.6	8.9	11.9				
4개	10.6	8.3	12.3				

노인보건복지사업 인지율을 보면 보건소를 알고 있는 경우(95.8%)가 가장 높았으며 현재 이용률(37.5%)도 역시 보건소가 가장 높았다. 다음은 경로당으로 인지율 87.1%, 현재 이용률 31.6%였다(표 3-11).

표 3-11. 노인보건복지사업 인지도 · 이용경험률 · 향후 이용희망률 · 만족도 (단위 : %)

사업(프로그램)	인지율	이용경험률		이용 희망률	만족도				
		현재 이용중	이용 경험 있음		만족	그저 그렇다	불만족	계	(명)
노인전문병원	16.8	1.2	1.0	54.1	80.0	10.0	10.0	100	10
보건소	95.8	37.5	46.9	76.3	55.5	34.3	10.2	100	344
경로당	87.1	31.6	19.5	67.7	68.3	27.9	3.8	100	208
노인대학, 노인학교	44.7	2.0	5.7	17.5	90.6	6.3	3.1	100	32
노인복지회관	34.4	3.5	4.4	35.8	70.6	20.6	8.8	100	34
무료양로시설, 요양시설	31.6	0.7	0.2	24.9	75.0	25.0	-	100	4
실비양로시설, 요양시설	19.5	-	-	4.9	-	-	-	-	-
유료양료시설, 요양시설	21.0	-	-	4.9	-	-	-	-	-

장성군은 재가복지사업을 하는 가정봉사원파견센터(프란치스꼬의 집, 장성군 효도)가 2곳이 있다. 이곳에 대한 인지율과 이용률을 보면 년도가 달라 직접 비교하기는 어렵지만 전국에 비해 장성군에서 인지율과 이용경험률이 높은 편이었다(표 3-12). 노인들이 희망하는 가정봉사원 서비스의 요구를 조사한 결과, 전체적으로 가사지원 서비스(36.3%)가 가장 높았으며 다음은 건강검진 및 병간호(30.4%)의 보건의료 문제, 말벗, 외출 동행의 순으로 나타났다(표 3-13).

표 3-12. 가정봉사원서비스 인지율, 이용경험률, 향후 이용희망태도 (단위 : %)

구 분	본 조사	전국(1998)	읍면부(1998)
인지율	22.6	18.5	11.7
이용경험률	1.3	0.6	0
향후 이용희망률	25.9	25.2	20.7
N(명)	397	2,217	813

표 3-13. 노인 특성별 희망하는 가정봉사원 서비스 (단위 : %)

구분		입욕 및 대소변 수발	건강검진/병간호	가사 지원	병원이용/외출시 동행	말벗	복지서비스정보제공	행정 업무 대행	기타
전체		2.0	30.4	36.3	10.8	11.8	3.9	1.0	3.9
성	남성	2.2	28.3	28.3	13.0	15.2	4.3	2.2	6.5
	여성	1.8	32.1	42.9	8.9	8.9	3.6	-	1.8
연령대	65~74세	1.7	28.8	35.6	8.5	11.9	6.8	1.7	5.1
	75~84세	2.6	31.6	36.8	13.2	13.2	-	-	2.6
	85세 이상	-	40.0	40.0	20.0	-	-	-	-
가구형태	노인부부	2.3	31.8	25.0	15.9	15.9	4.5	2.3	2.3
	노인혼자	2.9	17.6	55.9	8.8	8.8	2.9	-	2.9
	자녀동거	-	50.0	20.0	5.0	10.0	5.0	-	10.0
	기타	-	25.0	75.0	-	-	-	-	-
주관적 건강상태	매우 좋다	-	100.0	-	-	-	-	-	-
	좋은 편이다	-	9.1	36.4	9.1	27.3	9.1	-	9.1
	보통이다	5.6	33.3	16.7	11.1	16.7	5.6	5.6	5.6
	약간 나쁘다	2.8	38.9	36.1	5.6	11.1	2.8	-	2.8
	아주 나쁘다	-	25.0	47.2	16.7	5.6	2.8	-	2.8

3) 사업조직 및 운영위원회 구성

(1) 보건복지 통합프로그램 운영위원회 구성

사업을 위해 우선적으로 중요한 일은 조직체계를 구축하는 것이다. 이를 통해 지역리더 및 주민들에게 사업에 대한 홍보 및 주민의 적극적 참여를 유도할 수 있다. 운영위원회는 대학 연구팀, 장성의료원장, 장성병원장, 군 사회복지과 과장, 프란치스꼬의 집 시설장, 그외 노인복지기관의 장으로 구성하였다. 위원회의 역할은 사업 전반적인 계획과 협조사항에 관한 일들을 협력하고 조정하는 일이다.

(2) 사례관리자 및 사례관리팀 구성

2002년 시범사업 시작 당시에는 사례관리자 총 7명을 선정하였으며, 즉 장성군 보건의료원 가정방문간호사 1명, 보건지소 간호사 2명, 보건진료소 간호사 2명, 효도 가정봉사원파견시설 및 프란치스꼬의 집 등 사회복지사 각각 1명씩이었다. 사례관리자는 각각 사례관리팀을 구성하였는데 사례관리자, 가정봉사원, 상담요원, 기타 보건요원 등으로 구성하였다(그림 3-1).

본 사업을 평가한 후 사업의 효과가 있음이 나타나 장성군 전체로 확대하기로 하고, 2004년에는 장성군을 5개 권역으로 나누고 권역별로 사례관리자와 사례관리팀을 다시 확대 정비하였다. 사례관리팀은 대상지역의 대상자를 위한 서비스 계획을 세우고 이 계획을 수행할 책임을 가지게 된다. 사례관리팀은 통합보건요원, 보건진료소장, 읍면 사회복지전담공무원, 가정봉사원파견센터의 담당자 등으로 북이면 4명에서 삼서면 7명 등으로 권역 특성에 따라 구성되었다. 사례관리자는 사례팀원 중에서 선정되었으며 직접 서비스를 제공하면서 팀원간 서비스를 조정하고 모니터링하는 역할을 수행하였다. 사례관리과정에서 대상자 사정(assessment)과 서비스계획(care plan)시 간호사와 사회복지사가 반드시 함께 참여토록 하였으며, 월 1회

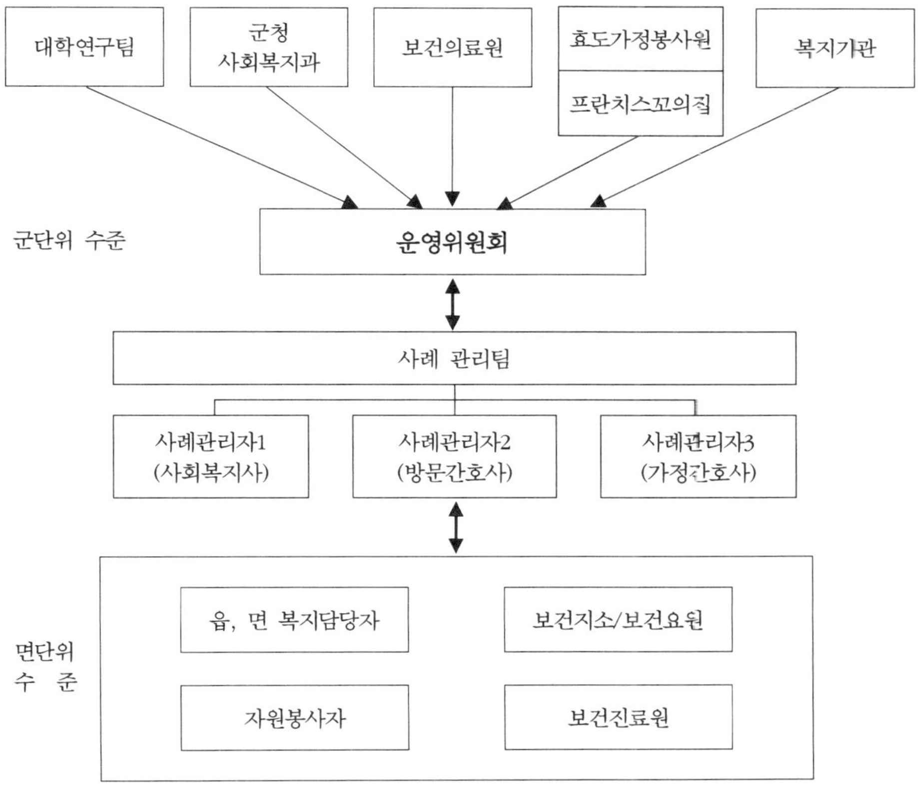

그림 3-1. 운영 조직체계

사례관리팀 case conference를 통해 문제점들을 논의하여 해결해 나가도록 하였다.

4) 사례관리 대상자의 사정도구 개발

사례관리 대상자들의 보건복지 문제점들을 알아보기 위한 사정도구를 개발하였다(표 3-14). 대학 연구팀에서 기본 안을 마련한 후 현장에서 일하는 간호사와 복지사의 의견을 수렴하여 수정 보완한 것은 다음과 같다. 즉 대상자의 일반적 특성, 가족사항, 기능상태 평가

표 3-14. 사정도구 내용 및 항목

<table>
<tr><th colspan="2">사정내용</th><th>사정항목</th></tr>
<tr><td colspan="2">대상자의 일반적 특성</td><td>성, 연령, 교육수준, 결혼여부, 직업, 종교, 국민기초생활보장 수급권자 여부, 경제상황, 의료보장상태</td></tr>
<tr><td colspan="2">가족사항</td><td>가족관계, 동거가족수, 특이한 가족력</td></tr>
<tr><td rowspan="4">기능상태 평가</td><td>정신건강</td><td>사회적 기능, 인지 양상, 정서와 행동 양상</td></tr>
<tr><td>일상생활 기능수행</td><td>일상생활활동 측정 : 옷입기, 세수하기, 목욕, 식사하기, 이동, 화장실 사용, 대소변 조절
도구적 일상생활활동 측정 : 몸단장, 집안 일, 식사준비, 빨래하기, 근거리 외출, 교통수단 이동, 물건사기, 금전관리, 전화사용, 약 챙겨먹기</td></tr>
<tr><td>감각</td><td>의사소통/청력 양상, 시력 양상</td></tr>
<tr><td>건강문제 및 증상</td><td>신장, 체중, 영양상태, 현재 앓고 있는 질환, 음주, 흡연, 낙상빈도 및 원인</td></tr>
<tr><td colspan="2">서비스 이용</td><td>현재 받고 있는 공식적인 서비스의 종류, 제공기관, 제공횟수, 서비스 시간</td></tr>
<tr><td colspan="2">지원서비스</td><td>수발자와 동거여부 및 관계, 수발자의 도움의 영역, 수발자로부터 도움을 받는 시간 및 횟수, 수발자의 상태</td></tr>
<tr><td colspan="2">주거상황</td><td>주거상태, 주거형태, 난방 및 화장실 상태, 주택의 문제점</td></tr>
<tr><td rowspan="2">필요한 서비스</td><td>사회적 서비스</td><td>가사 : 세탁, 부엌일(식사준비), 집안청소, 식사배달(반찬제공), 생필품 구매
개인 및 일상생활 : 식사수발, 옷갈아입기 수발, 이·미용서비스, 용변, 목욕, 전화 대행
이동 : 외출동행, 행정업무, 금융업무, 등록대행, 병원동행, 시장동행
결연 : 결연후원, 긴급현물, 의형제, 의부모
교육 : 사회교육, 학습지도, 수발자에 대한 상담 및 교육
기타 : 영정사진, 보장구, 주간보호, 단기보호, 주택수리, 우애서비스, 상수도시설</td></tr>
<tr><td>보건의료 서비스</td><td>내과적 서비스 : 약물치료, 주사, 식이요법, 혈압 및 혈당 측정
외과적 서비스 : 소독, 욕창 예방 및 관리, 인공항문 간호
요법 : 운동요법, 작업치료, 물리치료, 재활치료
간병 : 병간호, 병수발, 투약관리
기타 : 병원 후송 및 차량 지원, 가족에 대한 교육 및 상담, 타병원에 의뢰, 의사의 왕진/외래방문</td></tr>
</table>

(정신건강, 일상생활수행능력, 감각 등), 필요한 서비스 내용(사회적 서비스, 보건의료 서비스) 그리고 수발자 유무 및 주거상황 등이다.

5) 사례관리 대상자의 관리양식 개발

대상자들을 지속적이고 체계적으로 관리하기 위해서 사례관리 계획표(care plan), 사례관리 일지를 개발하여 사용하였다. 자세한 내용은 〔실제 예〕에 제시하였다.

6) 지역사회 자원 개발 및 네트워크 구축

지역사회 자원 연계구축(network)이란 보건의료서비스나 사회복지서비스 제공 조직(기관)들 사이의 협력(연계)을 말하는데 각각의 조직(기관)들이 그들의 조직적 자율성을 유지하면서 대상자의 복합적 욕구를 해결하기 위해 필요한 자원 조달을 목적으로 공식 또는 비공식적으로 협력해 가는 시스템을 말한다. 사실 노인들의 다양하고 복잡한 욕구를 만족스럽게 해결하기 위해서는 단일 서비스 조직(기관)으로는 현실적으로 불가능하기 때문이다. 따라서 다양한 지역사회 조직들을 파악하고 상호간의 협력체계를 구축하는 일은 서비스를 효과적이고 효율적으로 제공할 수 있기 때문에 반드시 필요하고 매우 중요한 일이다.

지역사회자원의 개발과 연계 구축에서 장성군의 경우, 크게 두 가지의 자원으로 분류한다.

① 비공식적인 자원 : 가족구성원, 친척, 친구, 이웃, 자원봉사자 등

② 공식적인 자원 : 보건의료기관(장성군 보건의료원과 장성병원), 복지기관(2개의 가정봉사원파견센터와 노인전문요양시설인 프란치스꼬의 집), 주간 및 단기보호시설, 민간 장성병원의 나누리회 의료봉사회, 장성경찰서, 장성소방파출소(119 무선페이징), 여성자원봉사회 등

그림 3-2는 사례관리자가 지역사회 자원과 연계한 상황을 나타낸 것이며, 그림 3-3은 사업의 결과로서 장성군 공공과 민간, 보건의료와 사회복지기관간의 연계체계를 도시해 놓은 것이다.

이러한 네트워크를 구축하고 운영하기는 생각보다 어렵고 힘든 것이 사실이다. 처음에는 운영위원회에서 지역의 기관장들의 회의를 통해 사업에 대한 설명을 하고 협조를 구하였으며, 실제 서비스를 제공하는 사례관리자는 각 기관의 실무자와 한두 차례의 모임을 통해 서로의 연락처와 협조사항에 대해 공유하였다. 이와 같은 공식적인 자원 외에도 서비스하는

도중에 필요한 자원이 있을 경우에는 바로 타 지역의 자원을 찾아 활용하기도 하였다(예, EBS 주택개선 사업 등).

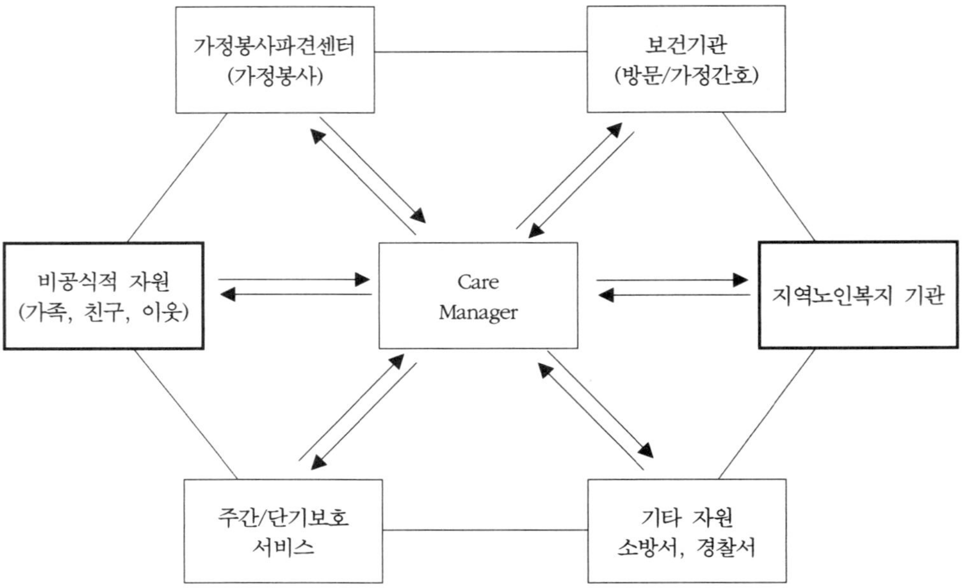

그림 3-2. 지역사회 자원간의 연계

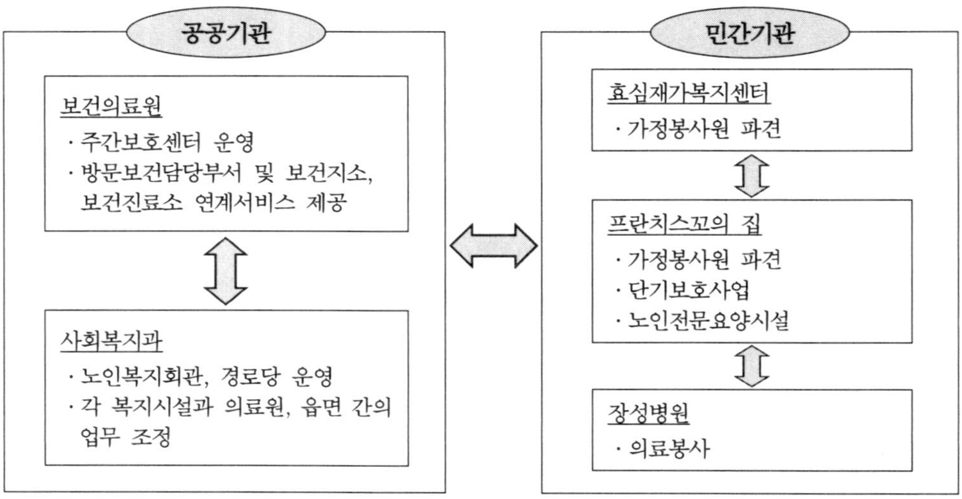

그림 3-3. 장성군 공공과 민간, 보건의료와 사회복지기관간의 지원체계

7) 사례관리를 통한 보건복지 통합 프로그램 운영

(1) 사례관리자 교육 및 정기적 회의

사례관리 서비스에 참여하는 인력에 대한 사정(assessment)과 서비스계획(care plan)에 대한 교육과 훈련을 실시하였고, 사례관리 이론뿐 아니라 서비스에 필요한 지식과 기술(의사소통) 등도 교육하였다. 또한 주 1회 사례관리자 회의(staff meeting)와 월 1회 사례관리팀 case conference를 통해 문제점들을 논의하여 해결해 나갈 수 있도록 처음에는 연구팀들과 함께 진행하면서 경험을 쌓토록 지도하였다.

(2) 사례관리 과정

그림 3-4와 같은 순서로 사례관리 과정은 진행되었다.

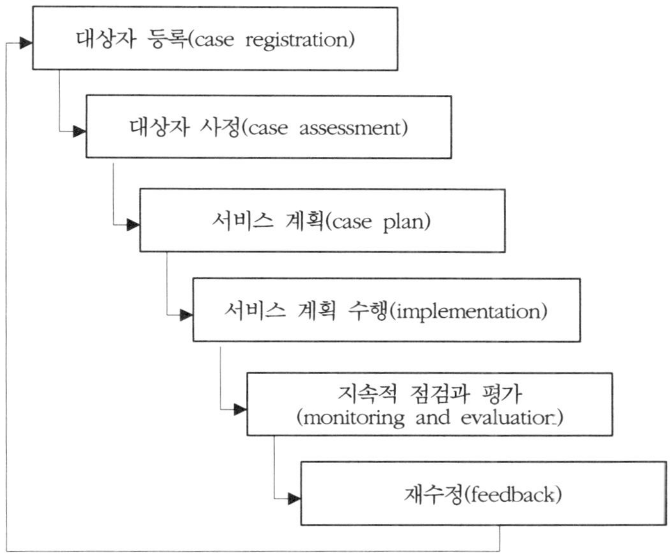

그림 3-4. 사례관리 과정

① 대상자 등록(case registration) : 사례관리팀별로 사례관리대상자로 선정된 노인들을 등록시켰다.

② 대상자 사정(case assessment) : 대상노인들을 본 연구에서 개발된 사정도구를 이용하여 건강 및 사회생활상의 전반적인 관점에서 다양한 문제점과 욕구를 진단하였다. 이때 반드

시 간호사와 사회복지사가 함께 동행하여 자기분야의 대상자 사정을 하도록 했고, 기존 서비스를 제공하고 있는 경우라고 할지라도 새로운 문제나 욕구를 파악하기 위해 대상자의 자조능력이나 정서적 문제, 그리고 가족, 이웃, 친구 등과의 관계에 초점을 두고 조사하도록 하였다.

③ 서비스 계획(care plan) : 이는 사례목표의 설정과 구체적인 사례계획의 작성과정인데, 이때에는 사례관리팀이 모두 모여서 논의하였다. 대상자 사정결과에 나타난 문제들을 해결하기 위해 주요한 문제의 우선순위(problem priority)를 먼저 결정하고 이에 따라 사례목표를 세웠다. 그 다음으로 각각 대상자에 맞춘 개별화된 계획을 수립하기 위해 제공할 서비스 내용, 일정, 횟수, 제공자, 그리고 지원해 줄 사회자원들에 대해 면밀히 검토한 후 중복되지 않도록 주간 일정표를 작성하였다.

④ 서비스 계획 수행(implementation) : 계획된 일정대로 서비스를 제공하였다.

⑤ 의뢰 및 반송(referral system) : 서비스를 제공하는 동안 대상노인의 건강상태의 변화 또는 정밀 검사가 필요시에는 연계 기관간의 협조를 통하여 의뢰하고 그 결과를 통보받았다.

⑥ 지속적 점검과 평가(monitoring and evaluation) : 서비스가 계획대로 잘 수행되고 있는지, 상황의 변화에 따라 욕구가 변화하지 않았는지의 여부를 파악하기 위하여 지속적으로 체크하였다. 이를 위해 서비스제공자로부터 사례관리자는 활동보고를 받고 자세히 기록하도록 하였다.

⑦ 재수정(feedback) : 지속적 점검과 평가에 따라 서비스가 충족되지 않았거나 욕구변화가 있어서 계획의 수정이 필요할 때는 사례관리팀의 전체 회의를 거쳐서 수정하였다. 예를 들어 집수리 등 주거환경의 개선이 계획일정에 맞지 않고 늦추어졌거나, 노인이 건강상 문제로 단기보호나 병원에 잠시 입원해야 하는 경우이다.

⑧ 종결(case closure) : 이사를 간 경우, 사망한 경우, 본인이 사례관리 중단을 요구하는 경우, 사례목표가 달성된 경우 등이 이에 해당된다. 그러나 본 연구기간 중에 이에 해당되는 경우가 발생한 적은 없었다.

8) 사례관리 [실제 예]

다음 사례는 대상자를 사정도구에 의해 제대로 평가한 결과 자료는 지면관계로 생략하고 여기에서는 간략히 그 내용을 정리하여 실었다. 제일 먼저 문제를 발견하고 그 문제를 해결하기 위해 목표를 세우고, 그 다음에는 구체적인 서비스계획을 세운 후에 서비스를 제공한다. 또한 사례관리 일지를 기록하여 사례관리팀 회의 때에 서로 어려운 상황인 경우 그 해결 방안을 논의한다.

김 노인(93세, 여성)은 6.25때 남편과 사별하고 슬하에 두 아들이 있다. 남편 생존시에도 구타 및 폭언으로 힘든 생활을 하였다고 한다. 큰아들은 원만치 않은 결혼 생활로 현재 별거중이며 광주에서 근근히 생활하고 있다. 형제간의 우애가 좋지 않아서 왕래가 거의 없다고 한다. 김 노인은 관절통증이 심하고 알코올 중독으로 건강이 좋지 않아 지속적인 치료가 필요한 실정이다. 현재 둘째아들과 동거하고 있으나 둘째아들은 정신질환과 교통사고의 휴우증을 앓고 있어 수발자로서의 역할을 하기는커녕 오히려 김 노인이 아들의 수발과 병간호를 해야 하는 처지이다. 또한 주거환경이 매우 열악하였는데 물도 나오지 않는 낡은 가옥에서 생활하고 있어 개인위생이 불량하며, 마루가 높고 경사도 심해 낙상의 위험이 크고 일상생활 수행상의 어려움이 있다.

사례관리자는 김 노인과의 면접과 면밀한 사정을 통해 김 노인의 생활상의 어려움과 보건복지 욕구를 종합적으로 파악하고 다음과 같은 계획을 작성하여 서비스를 제공하도록 노력했다.

사례관리 계획표(care plan)

대상자 성명 : 김○○ 작성일자 : 2002. 7. 24 작성자 : 김○○

1. 문제 파악 및 목표 설정

		문제 1	문제 2	문제 3	문제 4	문제 5
문제 및 욕구		구가옥으로 낙상의 위험 및 일상생활의 어려움이 있다.	노인성질환(관절염) 및 음주로 질환관리가 필요한 실정이다.	일상생활 유지능력이 저하됨으로 인해 영양의 불균형을 이룬다.	자조능력의 저하 및 목욕시설 미비로 개인위생이 불량하다.	수발자의 역할 상실(건강악화) 및 주민들과의 관계가 원활하지 않음으로 인해 삶에 대한 스트레스가 심하다.
목표	일반목표	주택개량사업으로 주거환경을 개선한다.	지속적인 통증관리로 신체기능회복을 도모한다.	균형있는 영양공급과 결식 예방으로 올바른 식습관을 정착한다.	신체청결로 개인위생을 강화한다.	대화를 유도 및 삶에 대한 지지로 스트레스를 경감시킨다.
	하위목표	1. 후원자 발굴 2. 주택 개량사업	1. 차량봉사원 발굴 2. 방문진료 및 간호 3. 물리치료 4. 119무선 페이징확보 5. 의료봉사 활동연결	1. 밑반찬 지원 2. 가사지원 서비스 3. 결연사업	1. 이동목욕 2. 이·미용 서비스	1. 말벗 2. 단기보호 활용 3. 112 사랑의 안부 살피기 4. 상담 및 교육
기대효과		쾌적한 주거환경으로 개선하여 안전 및 생활의 불편을 덜어줄 수 있다.	신체적 기능을 회복하여 일상생활기능을 향상 및 유지하고 나아가 삶의 질을 향상시킬 수 있다.	지속적인 식생활개선으로 질병예방 및 건강증진을 도모한다.	개인의생을 강화하여 건강한 생활을 할 수 있다.	정서적 지지를 강화하여 사회적 방치를 예방할 수 있다.

2. 서비스 내용 계획

우선순위		서비스 내용	제공자	제공기간	제공횟수	기존/추가	비고
1	주거환경 개선	상수도 공동사용					
		방1, 부엌의 개・보수	사회복지 공동모금회	9월경	1회	추가	
		방2, 옥외 화장실	삼서면사무소	8월경	1회	추가	
2	유급 봉사원	차량지원, 외출시 부축동행 병원동행	윤경화 (프란치스꼬의 집)	8월~	주1회	추가	
3	방문진료 및 간호	복약지도 및 관리(관절염약, 영양제, 파스지원)	김경숙 (장성군 보건의료원)	1월~	주1회	기존	
4	물리치료	전기핫팩, 안마, 저주파치료	프란치스꼬의 집	7월~	주1회	기존	
5	119무선페이징확보	전화기 및 목걸이(장성소방파출소에 의뢰)	장성소방파출소	미정		추가	
6	장성 병원	진료, 약처방, 물리치료, 한방치료, 임상병리검사, 간식제공	나누리 의료봉사회	8월~	격월	기존	
7	밑반찬 서비스	밑반찬지원	프란치스꼬의 집	1월~	주1회	기존	
8	가사 지원	청소 및 정리정돈, 세탁	박영자, 오종희 (프란치스꼬의 집)	1월~	주1회	기존	
9	이동 목욕	신체청결, 이・미용서비스	김종석 (프란치스꼬의 집)	8월	월1회	추가	
10	우애 서비스	말벗, 안부전화, 생활상담	박영자, 오종희 (프란치스꼬의 집)	1월~	주1회	기존	
		112사랑의 안부살피기	삼서면 파출소				
11	단기보호 활용	한방치료, 물리치료, 건강검진	보건의료원	1월~	격월	기존	
12	상담 및 교육	수발자교육 및 개인상담 (심리치료)	전문상담기관	8월	월1회	추가	
13	경제적 지원	결연사업	한국복지재단	1월	월1회	기존	
		생필품지원(의류, 이불 등)	프란치스꼬의 집	1월	필요시	기존	

3. 일정표

시간/요일	월요일	화요일	수요일	목요일	금요일	토요일
오전	■ 가사지원서비스 ■ 우애서비스 ■ 밑반찬서비스 ■ 물리치료 (9 : 50 ~ 12 : 00)	■ 주택개량 사업		■ 유급봉사원 활동 (1시간 30분)	■ 112 사랑의 안부 살피기	
오후		■ 방문진료 및 간호 (20분)	■ 상담 및 교육	■ 이동목욕 (2시간)		■ 장성병원 의료봉사 활동(30분)

사례관리 일지

대상자 성명 : 김○○
일 시 : 10 월 5 일
사례담당자 : 김○○ (확인)

서비스 내용	특이사항
* 주거환경개선 개선중임	- 한국전력공사 사원모임 : 큰방, 부엌, 전기배선 후원자들의 일정으로 마무리에 차질이 있음
* 제공서비스 종류	* 각 서비스별 담당자
- 가사지원서비스	- 가정봉사원 : 박영자, 오종희
- 우애서비스	- 프란치스꼬의 집, 삼계면 파출소
- 밑반찬서비스, 간식전달	- 프란치스꼬의 집
- 식수공급	- 프란치스꼬의 집
- 노인의 날 기념 (찰밥 제공)	- 장성병원 나누리 의료봉사회
- 생필품 지원(TV정리대)	- 가정봉사원 : 박영자
* 전문봉사원 방문	- 말벗, 생활상담

어르신 건강상황
* 9/27 : 아들의 반응에 대해 매우 민감해 하시며 어려운 행동을 피력하심. 아들은 봉사원들에게 약간 부드러운 태도를 보이심 * 9/30 : 제공되는 모든 서비스에 대해 감사하심(춤을 추며 좋아하심)

서비스 계획
* 정서적 지지 강화 * 전문상담을 통한 심리치료 * 진료의뢰서 발급(아들)

사례관리자 의견
제공되는 서비스로 인해 주변환경이 개선되고 이를 체험하시면서 춤을 출 정도로 매우 홍겨운 행동표현을 보면서 어르신의 정서적 안정에 조금은 도움이 되었다는 생각이 듬

사례관리 결과 정리

1. 김 노인에 대한 통합서비스 실시 전후의 서비스 내용상의 변화

통합서비스 실시 전	통합서비스 실시 후
· 방문진료 및 간호 · 물리치료 · 장성병원의 의료봉사 · 밑반찬서비스 · 가사지원 서비스 · 우애서비스 · 한국복지재단과 결연지원 · 생필품 지원(프란치스꼬의 집)	· 주거환경 개선 · 유급 가정봉사원 방문 · 방문진료 및 간호 · 물리치료 · 119무선페이징 확보(비상연락시) · 장성병원의 의료봉사 · 밑반찬서비스 · 가사지원 서비스 · 이동목욕 서비스 · 우애서비스 · 개인 및 수발자에 대한 상담 · 한국복지재단과 결연지원 · 생필품 지원(프란치스꼬의 집)

2. 김 노인에 대한 지역사회자원 개발 및 연계

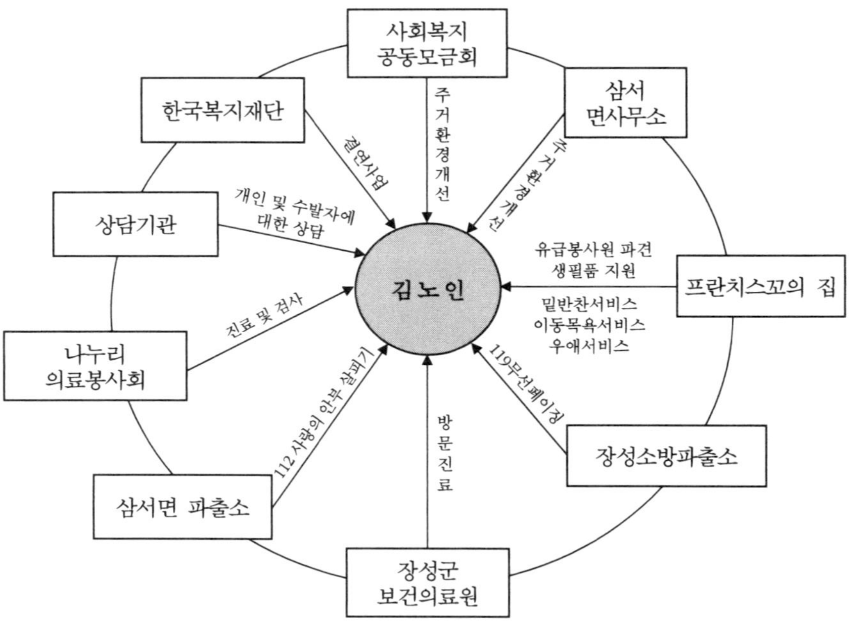

4 사업수행 결과

1) 농촌형 재가노인의 사례관리 기반 보건복지서비스 통합프로그램 모형

(1) 사례관리 기반 보건복지 통합프로그램 모형과 궁극적 목적

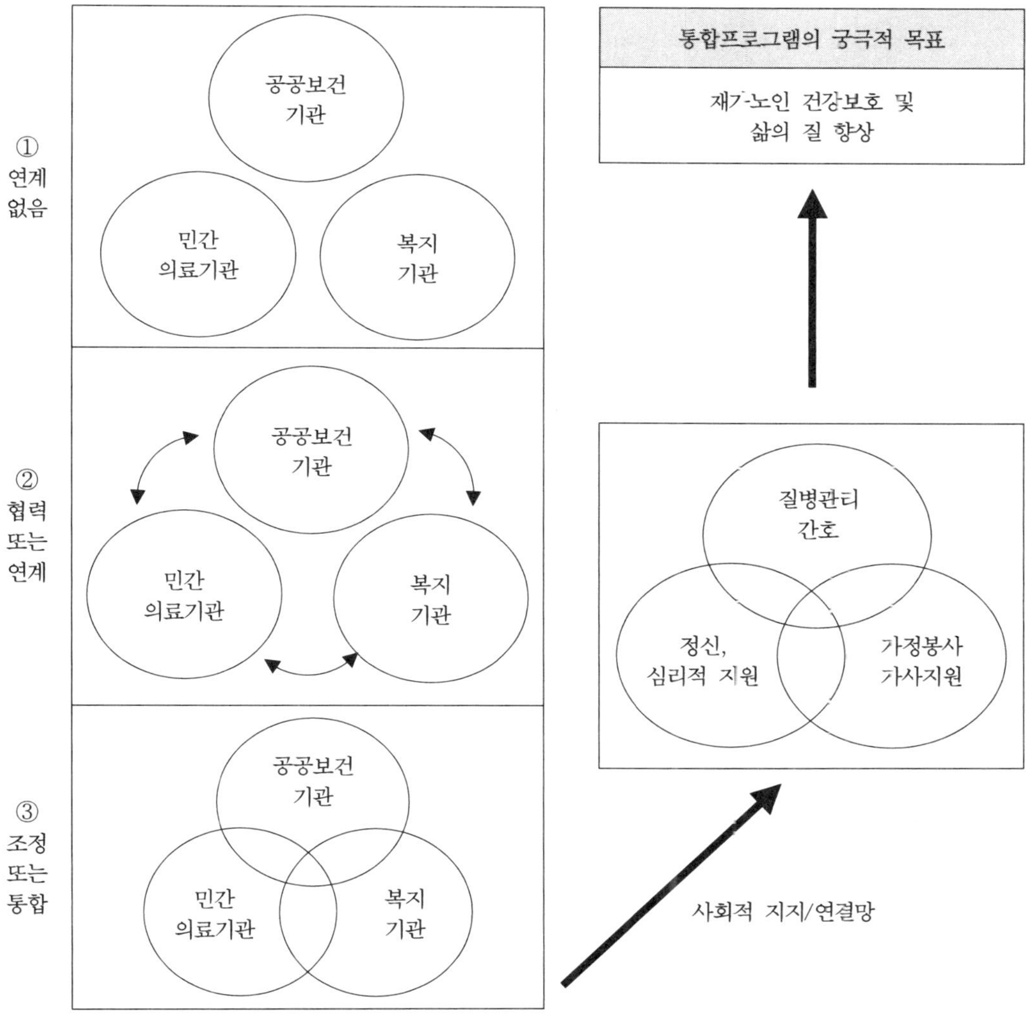

그림 3-5. 사례관리 기반 보건복지 통합프로그램 모형과 궁극적 독적

그림 3-5에서 ①은 서로 다른 조직간 연계하지 않는 경우, ②는 비공식적 협력관계를 하는 경우, ③은 공식적으로 연계체계를 구축하여 서비스를 조정 또는 통합하는 경우를 그린 것이다. 본 사업에서도 서로 다른 기관 또는 조직간 서비스에 대한 완전한 통합을 통해 지역사회 노인의 건강보호 및 삶의 질 향상에 기여하고자 하였다.

(2) 운영 조직체계 구축 및 기능/역할

① 보건복지 통합프로그램 운영위원회

연구팀, 장성의료원장, 장성병원장, 군 사회복지과 과장, 프란치스꼬의 집 시설장, 그외 노인복지기관의 장으로 구성하였다. 위원회의 역할은 사업 전반적인 계획과 협조사항에 관한 일들을 협력하고 조정하는 일이다.

② 사례관리자 및 사례관리팀 구성

사례관리체계는 개별 사례관리자가 대상자를 위한 서비스계획을 세우고 이 계획을 수행할 책임을 가지게 된다. 사례관리자는 총 7명이며, 장성군 보건의료원 가정방문간호사 1명, 보건지소 간호사 2명, 보건진료소 간호사 2명, 효도 가정봉사원파견시설 및 프란치스꼬의 집 등 사회복지사 각각 1명씩으로 하였다. 1명의 사례관리자가 3~5명의 대상자를 관리하도록 하며, 1명의 대상자를 위해 3~5명으로 구성된 사례관리팀〔사례관리자(간호사 또는 복지사), 가정봉사원, 상담요원, 기타 보건요원〕을 구성하여 운영하였다.

그리고 다음과 같이 역할들을 설정하였다.

사례관리자의 역할은 ① 사례관리를 통한 서비스 제공에 대한 책임을 갖는다. ② 정기적 회의를 주재한다. ③ 사례관리활동의 monitoring 및 평가 등을 실시한다.

사례관리팀의 간호사의 역할은 ① 대상자의 건강을 증진, 회복, 유지시키는 것은 물론 비용효과적인 방법의 제공에 초점을 둔다. ② 사례를 찾거나 구분해내며 대상자의 문제 및 요구를 파악하고 대상자 적합성 여부를 평가한다. ③ 대상자의 건강상태, 기능정도, 지적상태, 환경 등 전인적 평가조사(기초자료 구축)를 실시한다. ④ 서로 동의된 목표를 결정하고, 계획을 수립한다. ⑤ 적절한 의료서비스를 제공하며 또한 보건과 복지서비스를 조정한다. ⑥ 서비스를 평가하고 체계적인 감시를 한다. ⑦ 문제 목록 및 관리 표준서식에 따른 서비스진행과정을 체크한다.

사례관리팀의 사회복지사의 역할은 ① 대상자가 일상생활을 자립적으로 영위할 수 있도록 다양한 사회적 지지서비스를 제공하는데 초점을 둔다. ② 사례를 찾거나 구분해내며 대상자의 문제 및 요구를 파악하고 대상자 적합성 여부를 평가한다. ③ 대상자의 개인과 지역사회 지지체계 등을 평가한다(기초자료 구축). ④ 서로 동의된 목표를 결정하며 서비스 계획을 수립한다. ⑤ 적절한 의료서비스와 사회서비스간의 조정을 도모한다. ⑥ 서비스의 평가 및 체계적인 감시활동을 한다.

(3) 사례관리 기반 보건복지 통합프로그램의 흐름도

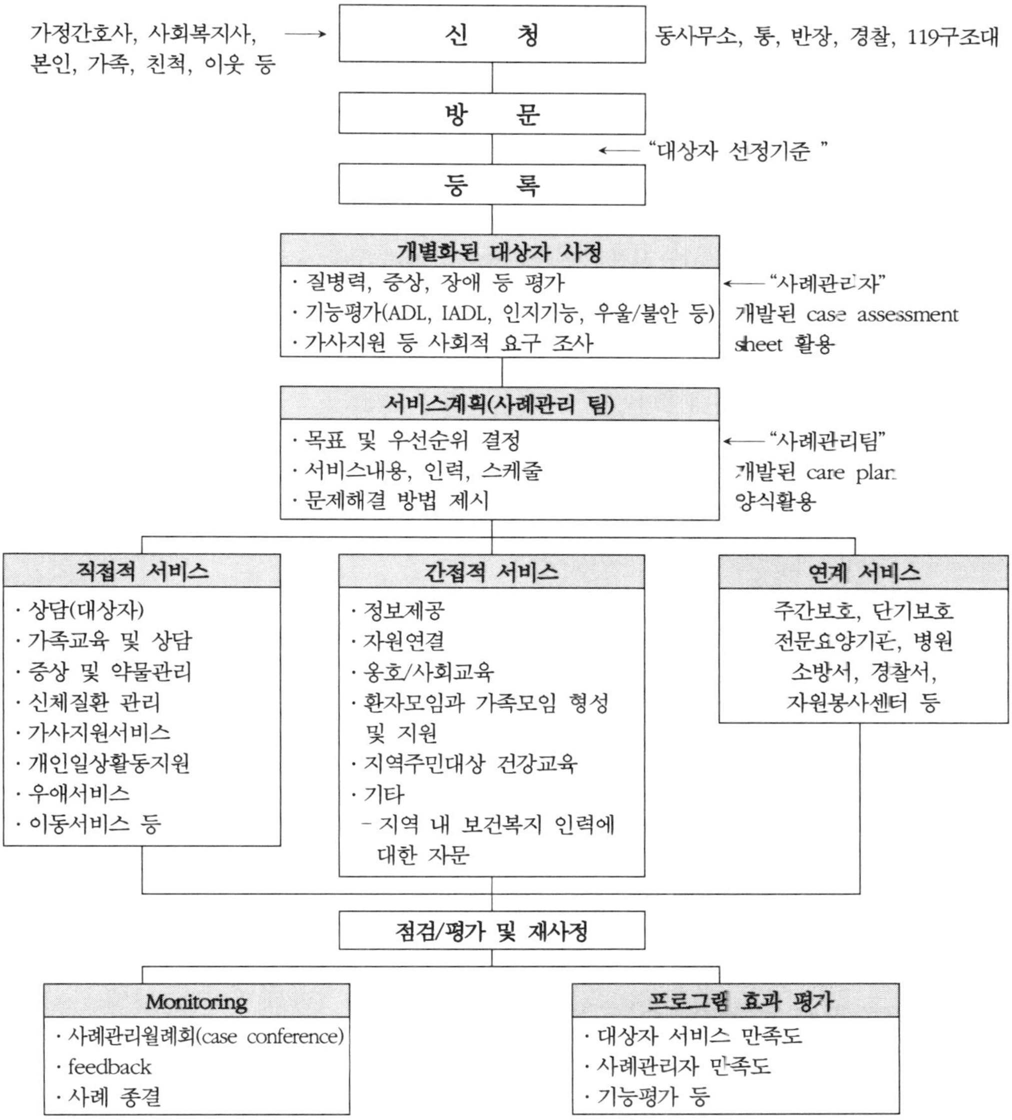

그림 3-6. 사례관리 기반 보건복지 통합프로그램의 흐름도

5 사업의 평가와 발전방향

1) 프로그램의 효과성 평가

2002년 처음 시작한 시범사업연구의 대상지역 노인은 삼서면, 삼계면, 북하면, 북이면 4개 면에 거주하는 노인 중에서 다음과 같은 세 가지의 선정기준에 부합되는 경우로 한정하였다. 첫째, 만성질환과 기능장애가 있는 노인, 둘째, 독거노인이거가 혹은 수발자로부터 수발을 제대로 받지 못하는 경우, 셋째, 기초생활보장 수급권자의 기준을 적용하여 선정하였다. 사례관리팀으로 구성된 방문간호사와 사회복지사가 직접 방문 조사하였고, 몇 차례에 걸친 대상자 선정회의를 통해 최종적으로 19명을 선정하였다.

노인의 개별적 특성을 고려한 사례관리 기반 보건복지 통합프로그램을 7월 20일부터 6개월간 실시한 후에, 본 프로그램의 효과성을 3가지 측면 즉 프로그램을 통한 서비스 내용상의 변화 분석, 사례관리 대상노인의 기능 및 삶의 질 평가, 그리고 보건·복지 통합프로그램 참여자에 대한 의견을 평가하였다.

다음은 평가 결과의 주요 부분만을 간략히 정리하였다.

사례관리군과 비교집단군의 일반적 특성을 보면 사례관리군의 평균 연령은 78.8세이고, 비교집단군의 평균 연령은 74.8세로 통계적으로 유의한 차이가 없었다.

표 3-15. 사례관리군과 비교집단군의 일반적 특성

특 성		사례관리군 (n=19)	비교집단군 (n=31)	p-value
성(명(%))	남자	3(15.8)	11(35.5)	0.132
	여자	16(84.2)	20(64.5)	
연령(평균±표준편차)		78.84±8.02	74.84±6.73	0.064

(1) 통합프로그램으로 인한 서비스 내용상의 변화

표 3-16은 통합프로그램으로 인한 서비스 내용상의 변화를 전체적으로 보여준 것이다. 우선은 서비스의 종류가 다양해지고 증가하였다는 점이다. 이것은 타 기관과의 연계서비스가

활발히 이루어졌다는 것을 의미한다. 또한 커다한 변화중의 하나는 주거환경에 대한 관심이 증가했다는 것인데, 대상 노인을 직접 방문하여 세밀히 조사하는 과정에서 열악한 주거환경이 노인의 건강과 일상생활 수행에 매우 부정적인 영향을 미친다는 점이 발견되었다. 따라서 사례관리자를 중심으로 주거환경 개선과 주택개량을 위한 다양한 자원을 개발하여 서비스를 제공하기도 하였다. 결과적으로 통합서비스로 인해 보건의료와 복지분야 사례관리자들이 정기적인 회의를 통해 노인의 문제나 욕구를 적절하게 대처하고자 하는 서비스 전달의 책임성이 향상되면서 지역 자원을 개발하고 활용하게 되었다.

표 3-16. 보건 · 복지 통합프로그램 실시 전후의 서비스 내용

통합서비스 실시 전			통합서비스 실시 후		
보건의료	복지	기타	보건의료	복지	기타
방문진료/간호 물리치료 의료봉사 당뇨관리	밑반찬서비스 가사지원 우애서비스 결연/생필품지원 도시락서비스 차량봉사자발굴 이동목욕	112사랑의 안부살피기	방문진료/간호 의료봉사 수발자전문기관 의뢰 당뇨관리 당뇨합병증관리 우울증진단 재활운동 구강관리 보청기지원 금연교육 백내장수술	밑반찬서비스 가사지원 유급봉사원파견 이동목욕 우애서비스 상담 및 교육 결연/생필품지원 시설내목욕 이동목욕 도시락서비스 차량봉사자발굴 수발자교육/상담 간식제공 주간보호	주거환경개선 119무선페이징 주택(부엌, 화장실) 개량 112사랑의 안부살 피기 마을주민(1:1)의 안부살피기

(2) 사례관리 대상노인의 기능 및 삶의 질 평가

보건 · 복지 통합프로그램의 효과성을 평가하기 위해 사용된 지표로는 일상생활활동(ADL) 및 도구적 일상생활활동(IADL), 인지기능, 삶의 질이었다. 일상생활활동 및 도구적 일상생활활동과 인지 기능은 사례관리군의 사례관리 전, 후 비교와 비교집단과의 비교에서 유의한 차이를 보이지 않았다. COOP Charts를 이용하여 삶의 질을 측정한 결과 사례관리군의 사례관리 전, 후 비교와 비교집단과의 비교에서 모두 유의한 차이를 나타내어 삶의 질에 영향을 준 것으로 나타났다. 본 프로그램이 6개월이라는 짧은 기간 내에도 노인의 삶의 질을 향상시킬 수 있다는 고무적인 결론에 도달하였다(표 3-17).

표 3-17. 노인의 기능 및 삶의 질의 집단간 변화

변 수	통합프로그램 후-전(Mean±SD)		p-value
	사례관리군	대조군	
ADL	0.37±2.54	-0.16±1.19	0.403
IADL	1.58±3.69	0.94±3.92	0.568
K-MMSE	2.21±5.87	-0.81±5.93	0.086
Coop 총점	2.11±3.78	-1.57±5.20	0.011

(3) 보건 · 복지 통합프로그램 참여자에 대한 조사

보건 · 복지 통합프로그램 참여자에 대한 조사에서는 프로그램이 통합의 목적이나 방향에 대한 인지와 통합 필요성 인식에 긍정적인 영향을 준 것으로 나타났다. 또한 상대 전문직 업무에 대한 이해, 경험의 폭, 상대방 업무에 대한 신뢰감 면에서 모두 긍정적인 발전을 보였음을 알 수 있다(표 3-18).

표 3-18 보건 · 복지 통합프로그램 참여자의 인식 변화 통합프로그램에 대한 인식 변화

(단위 : 명(%))

구 분	항 목	통합프로그램 제공 전	통합프로그램 제공 후
통합프로그램에 대한 인식 변화	보건의료와 복지서비스의 통합 필요성 인식	11(68.8)	16(100.0)
	통합의 목적이나 방향에 대한 인지	7(43.8)	15(93.8)
	통합의 책임이 양 쪽 모두에게 있다고 인식	12(75.0)	16(100.0)
	통합을 위해 양쪽의 경쟁보다 합의가 더 중요하다고 인식	12(75.0)	16(100.0)
상대 업무에 대한 인식 변화	상대 전문직 업무에 대한 이해가 커짐	4(25.0)	14(87.5)
	상대방 업무에 대한 경험의 폭이 넓어짐	5(31.3)	15(93.8)
	상대방 업무에 대한 신뢰감이 커짐	5(31.3)	13(81.3)

2) 향후 발전방향

본 연구에서는 우리나라의 보건복지 조직이 분리되어 있어 조직간 연계나 통합이 쉽지 않은 점을 감안하여 '사례관리' 방식을 도입하여 보건복지서비스 통합을 시도하였다. 사례관리는 상이한 보건복지서비스 제공자간의 구조적 장벽을 극복하면서 욕구에 따른 서비스제공을 가능하게 할 수 있는 방법으로서 특히 복합적인 욕구나 문제를 가진 농촌노인들을 대상으로

보건기관과 복지기관 및 지역사회 자원(공식적, 비공식적)의 협력을 통해 지속적이고 효율적인 서비스를 제공하는 데에도 효과적인 것으로 평가된다.

본 연구 모형의 장점은 다음과 같다.

① 보건 및 의료와 복지서비스가 분리되어 제공되어 온 것을 사례관리라는 방법을 통해 통합적인 서비스로 제공하였다.

② 여러 학문적 전문요원들이 팀이 되어 포괄적이고 다양한 양질의 서비스를 제공하였다.

③ 인력 부족 등으로 주 1회 또는 월 1~2회 방문했던 소극적 서비스에서 여러 요원들의 팀 접근으로 주 1회 이상의 on-going(지속적인) 관리가 가능하게 되었다.

④ 사무실 중심이 아닌 생활의 장에서 직접 서비스를 제공하여 친밀감 또는 시기 적절성 등의 효과를 증대시켰다.

⑤ 정보를 공유할 수 있어 대상자를 적극적으로 찾아내고 접근하는 outreach가 가능하여 대상노인에게 서비스의 접근성을 높일 수 있었다.

어느 지역사회이거나 보건복지 통합서비스를 시행하기 위해서는 우선적으로 지역사회 자원을 파악하여 연계조직(네트워크)을 구축하는 것이 매우 중요하다.

이러한 네트워크를 구축하고 운영하기는 생각보다 어렵고 힘든 것이 사실이다. 그러나 2003년 6월 사회복지사업법 개정이 이루어지면서 지역사회복지협의체를 전국 시군구에서 운영하도록 되었다. 장성군도 통합서비스 운영위원회를 지역사회복지협의체로 이름을 바꾸고 네트워크로 활용하였다. 본 사업경험을 통한 통합서비스의 성공요소는 사례관리자 역량, 업무에 대한 자발적 동기 유발 및 유인, 업무의 지속적 유지(빈번한 인사발령은 금물), 그리고 보건과 복지 전문가의 상호간 인격적 관계 형성이었다. 그러므로 실제로 현장에서 서비스를 제공하는 인력들의 주기적 모임을 통해 동일한 목표와 전략을 함께 논의할 수 있는 장을 만들어야 한다. 일은 역시 사람이 하는 것이므로 인력에 대한 사례관리교육과 지속적 관리가 중요하였다. 통합서비스사업 실시에서 보건과 복지 전문가들의 상호관계 원칙으로는 ① 경쟁보다는 합의를 위해 노력하는 것, ② 상호존중, 이해, 신뢰하며 서로 공유하는 목표를 개발할 것, ③ 서로 권위와 성공을 위한 책임성을 공유할 것, ④ 의사결정을 위해 개방적이고 빈번한 의사소통을 할 것 등이었다.

보건의료환경의 변화와 함께 노인, 장애인의 니드의 복잡성과 다양화, 가족의 개호부담 증가, 지역사회 서비스의 효과와 효율의 증대, 또한 경제적 문제에 대응하기 위해서 보건, 의료, 복지 자원 연계를 통한 one-stop서비스가 이루어져야 한다. 시범적으로 실시된 통합서비스가 다른 지역에도 도움이 되었으면 한다.

참고문헌

1. 노인장기요양보호정책기획단. 노인장기요양보호의 종합대책 수립방안 연구. 보건복지부, 한국보건사회연구원, 2000
2. 대한노인병학회. 노인의 일상생활 장애 정도의 표준화 및 판정기준 절차 마련 연구. 연구보고서, 2001-4, 2001
3. 박경숙. 사회복지전문요원과 복지관, 보건소의 서비스 연계에 영향을 미치는 요인들-중소도시, 농촌의 사회복지전문요원을 중심으로-. 한국사회복지학, 35 : 107-131, 1996
4. 석재은. 영국의 지역사회보호와 사례관리를 통한 보건 · 복지서비스 통합. 보건복지포럼, 한국보건사회연구원, 2000
5. 선우덕. 지역보건복지체계의 효율적 운영방안. 사회복지정책 제6집, 1998
6. 이정애. 농촌 재가노인의 건강보호를 위한 사례관리기반(case management-based) 보건복지 통합 프로그램 모형개발. 연구보고서, 전남대학교 의과대학(건강증진기금사업지원), 2003
7. 이정애. 재가노인의 건강증진을 위한 보건복지 통합프로그램의 실용화 및 확대전략에 관한 연구. 연구보고서, 전남대학교 의과대학(건강증진기금사업지원), 2005
8. 정순돌 : 재가노인을 위한 사례관리 네트워크 분석. 한국사회복지학, 46 : 404-426, 2001
9. 조추용, 권현주 역 : 사례관리의 이론과 실제. 유풍출판사, 서울, 2000
10. 한혜경, 이정애, 정은경. 사례관리를 통한 보건복지 통합프로그램이 농촌 노인의 기능과 삶의 질에 미치는 영향. 한국사회복지행정학, 8 : 115-133, 2003
11. 한혜경, 이정애. 장성군 노인보건복지 5개년계획 연구. 연구보고서, 2004
12. Agranoff R, Pattakos, Alex. Dimensions of Services Integration. Washington D.C. : Project Share, Human Services Monograph Series. 1979
13. Bayley M, Seyd R, Tennant A. Local health and Welfare : Is Possible? - A Study of the Dinnington Project. 박경숙, 1996, pp 53-54에서 재인용
14. Gates. Bruce. Social Program Administration: The Implementation of Social Policy. Englewood Cliffs, NJ : Prentice-Hall. 1980
15. Hardy B, Hudson B, Waddington E. What makes a good partnership? A partnership assessment tool. Leeds : Nuffield Institute for Health/NHS Executive Trent, 2000
16. Moore S. T. A Social Work Practice Model of Case Management : The Case Management Grid. Social Work, Vol. 35, 1990

17. Morris R, Lescohier I. Solutions to Welfare Dilemmas. Sarri R & Hasenfeld Y(eds). The Management of Human Services, New York, Columbia Univ., 1978
18. Moxley D. The Practice of Case Management. Sage Publications, 1989
19. OECD. Caring for Frail People. Policies in Evolution, 1996

제 4 장

담배연기 없는 성북 만들기 사업[1)]

【불황 스트레스… 담배 더 핀다】

흡연 인구가 늘고 있다. 지난해 하반기 남성 흡연율은 43.1%, 여성 흡연율은 3.9%로 상반기(남 41.1%, 여 3.6%)보다 각각 2.0% 포인트, 0.3% 포인트 증가했다.

보건복지가족부는 지난달 전국 성인 남녀 3000명을 대상으로 흡연 실태를 조사해 이 같은 결과를 얻었다고 5일 밝혔다.

정부는 연간 280억원의 예산을 투입해 금연 정책을 적극 펼치고 있지만 남성 흡연율 증가 추세를 잡지 못하고 있다. 남성 흡연율은 경기 침체가 본격화된 2008년 하반기 40.9%로 오른 뒤 지난해 상반기 41.1%, 하반기 43.1%로 계속 상승하고 있다.

지난해 상·하반기 흡연율은 20대(21.1→25.6%)의 상승폭이 가장 컸으며 여성 흡연 인구는 50대(1.2→4.5%)가 가장 많이 늘었다.

담배를 피우는 이유는 '습관 때문'이 59.1%로 가장 많았고 '스트레스가 많기 때문'이 32.6%로 뒤를 이었다. 흡연자의 72.1%는 금연을 시도한 경험이 있었고 '건강이 나빠졌기 때문'에 금연을 시도했다는 응답이 64.8%로 가장 많았다. 조사 당시 담배를 피우지 않는 사람 가운데 21.1%는 최근 금연 중이었고, 그 가운데 55.6%는 금연을 처음 시도했다고 답했다.

복지부 구강생활건강과는 "흡연율을 낮추기 위해 흡연 경고 그림을 도입하고, '마일드' '라이트' 등의 문구를 쓰지 못하도록 규제를 강화하겠다"고 말했다.

(국민일보, 2010. 01. 05)

1 배 경

흡연은 오늘날 세계에서 두 번째로 중요한 사망원인이다. 20세기에 흡연으로 인한 사망자 수는 전 세계적으로 100만 명에 달했다. 21세기에 시급한 조치가 취해지지 않는다면 그 숫자

1) 황원숙(서울성북구보건소, minerba319@sb.go.kr), 남미경(서울시립은평병원, kim2nam1@seoul.go.kr)

는 1억 명에 달할 것이다. 사망의 80%는 개발도상국에서 일어나고 있으며, 전 세계 흡연자들의 3분의 1은 서태평양 지역에 거주하고 있는데, 담배와 관련된 질병으로부터 매분마다 2명이 사망하는 것으로 추정되고 있다. 흡연으로 인한 사망은 다양한 형태를 띠고 있다. 전 세계 8대 주요 사망 원인 중 6번째 사망원인의 위험 요소이기도 하다. 흡연은 흡연자의 삶 자체만을 위협하는 것이 아니라 아이들과 비흡연자들까지도 간접흡연으로 인한 희생자가 되는 경우가 종종 있다. 최근의 연구에 의하면 서태평양 지역 모든 젊은이의 50% 이상이 그들의 집안에서 담배 연기로 인한 건강 위협에 정기적으로 노출되어 있다는 사실이 밝혀졌으며 도시 거주민들의 담배와 관련된 질병으로 인한 사회경제적 부담이 점점 늘어나고 있는 것으로 나타나고 있다(WHO, 2008).

우리나라는 2003년 5월 WHO 담배규제기본협약 체결을 계기로 건강에 대한 국민들의 관심이 고조되었고 흡연이 각종 질병의 원인이라는 인식이 널리 퍼지면서 국가차원의 금연정책이 수립되어 전개되는 시점으로 중앙정부와 지역사회를 연결하여 금연운동을 수행하고 확산시킬 지방자치단체 차원의 금연사업이 개발되고 시행되었다. 한편, 성북구는 이미 2002년부터 특정건물을 절대금연구역으로 지정하는 등 지방자치단체로써는 최초로 금연사업을 핵심 사업으로 선정하여 3S((Stop Smoking in Seongbuk)운동을 시행하였다.

2 국내외 현황

1) 국내 금연정책

OECD의 Health Data 2007(표 4-1)에 따르면 OECD 평균 흡연율은 24.61%이며, 우리나라의 평균 흡연율은 25.3%이다. 우리나라의 남성 흡연율은 OECD 남성 평균 흡연율인 29.94%보다 16.66% 높은 46.6%이며, 여성은 4.6%로 OECD 평균인 19.69%보다 낮게 나타내고 있다. 이에 우리나라의 금연정책을 살펴보면, 1986년 담배사업법에 의해 담뱃갑 경고문구 표기 및 담배광고의 제한으로 시작되었으며 본격적인 금연정책은 1995년 국민건강증진법 제정에 의해 금연구역 설정 등 흡연을 규제하면서 부터이다. 2001년 1월 대통령의 '금연 종합대책마련' 지시에 따라 금연에 관한 정부의 관심이 높아지기 시작하여 2002년에는 담배성분 중 타르와 니코틴 성분을 공개토록 하였으며, 2003년 4월에는 게임방 · PC방, 대형음식점, 만화방, 정부청사, 보육시설로까지 금연구역을 대폭 확대하였고, 2004년에는 담배 자동판매

표 4-1. 2005년 OECD 국가별 성인 흡연율 국제비교 (단위 : %)

국 가	남 성	여 성	전 체
그리스[1]	46	31.3	38.6
헝가리[2]	36.9	24.6	30.4
룩셈부르크	27	19	23
터키[2]	51.1	17.8	32.1
네덜란드	35	26	31
한국	46.6	4.6	25.3
일본	45.8	13.8	29.2
스페인[2]	34.2	22.4	28.1
덴마크[1]	29	23	26
폴란드[1]	33.9	19.3	26.3
프랑스[1]	28	19	23
벨기에	23	16	20
아일랜드[3]	28	26	27
스위스[3]	31	22.8	26.8
멕시코[3]	39.1	16.1	26.4
노르웨이	26	24	25
영국	25	23	24
뉴질랜드	22.5	22.5	22.5
독일[2]	29.8	19.1	24.3
슬로바키아[3]	25.5	22.5	24.3
이탈리아	28.7	16.4	22.3
체코	29.6	19.4	24.3
아이슬란드	19.5	19.5	19.5
핀란드	26.0	18.2	21.8
오스트레일리아[1]	18.9	16.5	17.7
스웨덴	13.9	18	15.9
미국	19.1	14.9	16.9
캐나다	19.1	15.5	17.3
OECD 평균	29.94	19.69	24.61

※ 주)1 : 2004년, 2 : 2003년, 3 : 2002년, 15세 이상 매일 흡연자 기준

※ 자료 : OECD. Health Data. 2007.

기에 성인인증장치를 부착토록 하였다. 또한 2003년 7월 21일에는 WHO 담배구제기본협약에 서명하였고 2005년 5월 16일에 비준하였으며 2006년에는 공장, 지자체청사, 실내작업장까지 금연구역이 확대되었다.

현 KT & G는 2001년에 한국담배인삼공사로 민영화되었고, 미약하나마 1994년 이후 7차

례의 담배가격 인상이 있었으며, 정부 금연사업 예산은 1998년부터 금연 교육 및 홍보를 중심으로 7억 규모에서 2004년 80억 규모로 증가되었으며, 2005년에는 금연클리닉, 2006년에는 금연상담전화 등 흡연자 지원 프로그램이 운영됨에 따라 사업예산도 312억으로 증가되었고, 2008년에도 전년도 수준인 312억이 편성되었다.

정부의 금연정책 목적 및 목표를 흡연예방, 흡연자의 금연촉진, 비흡연자를 보호하는 환경조성에 두고 있으며, 이의 달성을 위한 추진방향으로는 흡연예방 및 흡연율 감소를 위한 교육 · 상담 · 치료 등 금연정책 강화, 비흡연자의 건강과 권리보호를 위한 제도 보완으로 간접흡연 노출 감소, 금연 환경조성을 위한 전 국민을 대상으로 한 금연 홍보의 다양화를 들 수 있다. 제주도의 경우 2006년 제주특별자치도 금연구역 지정 및 운영에 관한 조례안을 입법예고했고, 2007년부터는 장병 1인당 구매가능 면세담배 양을 10갑에서 5갑으로 줄였으며, 식품의약품안전청은 의약품등의 품목허가 · 신고 · 심사 규정에 의해 궐련형 금연보조제의 타르 및 일산화탄소 허용기준을 유럽연합 담배 지침과 동일하게 1개비당 각각 10㎎ 이하로 정하였다.

2) 국외 금연정책

아시아 각국의 금연정책을 살펴보면, 일본의 경우 2005년부터 담뱃갑과 포장지에 표시되는 "흡연자는 폐암에 의해 사망하는 위험성이 비흡연자에 비해 약 2~4배 높다", "임신부가 담배를 피우면 태아의 발육장애 및 조산의 원인이 될 수 있다" 등 흡연 경고문의 내용을 강화하였다. 홍콩은 2007년 식당, 술집 등 모든 실내 사업장과 해변, 운동장, 공원, 체육관 등 50만 곳을 금연구역으로 지정하고 위반자는 60만원 벌금, 업주는 징역 2년형을 법제화하였다. 싱가포르는 2006년 야외식당을 금연구역으로 확대 시행하고 2007년 가라오케, 나이트클럽을 금연구역으로 확대하였다. 유럽 중 스페인과 영국은 담배를 구입할 수 있는 법정 연령을 현행 16세에서 18세로 상향 조정하고 있으며, 2006년 영국은 밀폐된 공공장소 내 흡연금지 조치를 시행하였으며, 웨일스지역에서 펍, 레스토랑, 상점, 극장, 사무실, 대중교통시설 등 밀폐된 장소에서 전면 금연을 시행하였다. 독일 또한 공공건물, 식당, 병원, 학교, 대중교통시설에서의 흡연을 금지하였다. 미국은 2006년 하와이주 비흡연자들을 간접흡연으로부터 보호하는 금연법을 발효하여 모든 직장의 실내, 식당, 바, 나이트클럽, 공항, 쇼핑몰 등에서 금연을 시행하였으며 그해 9월에는 담배 한 갑당 $5에서 $6.66로 인상하였다. 네바다주 또한 주유소나 편의점, 슬롯머신이 설치된 슈퍼마켓에서의 금연법을 발효하고, 유타주는 식당을 포함하는 모든 직장에서 금연법을 실시하였다. 또한 콜로라도주는 식당, 술집, 모든 직장으로 금연구역을 확대하는 법안을 통과시켰다. 2007년에는 워싱턴 D.C가 바와 나이트클럽 등으로 금연조치를 확대 시행하였으며 필라델피아도 금연 도시를 선언하여 모든 직장의 실내, 공공장소, 식당, 바 등에서 금연을 실시하게 되었다. 그 외 국가의 금연정책은 표 4-2와 같다.

표 4-2. 최근의 세계 금연정책변화

국가	연도	정 책
벨기에	2007	ㅇ 유럽에서 처음으로 담뱃갑에 글자만이 아닌 그래픽 또는 사진을 담은 금연광고를 2006년 10월부터 실시(시체와 종양, 잿빛 폐와 썩은 이 등 흡연의 해로움을 경고하기 위한 사진)
스페인	2006	ㅇ 술집을 제외한 모든 직장에서 흡연 금지 및 크기가 100m² 이상의 바, 식당 중 흡연시설을 따로 두지 않는 곳은 전면 금연 실시 ㅇ 담배광고 완전 금지, 담배를 살 수 있는 연령을 16세에서 18세로 상향 조정하는 등의 법적 규제를 포함
우루과이	2006	ㅇ 식당과 바를 포함하는 모든 직장 실내에서 금연법 발효
인도	2005	ㅇ 영화에서 흡연 장면의 방영을 금하는 법 발효
	2006	ㅇ 담뱃갑 전면의 50%에 해당하는 공간을 이용하여 그림 경고를 하도록 함. 그림 경고에는 어머니의 흡연으로 아기가 간접흡연의 고통을 받는 장면과 무서운 암의 그림 등 포함
체코	2006	ㅇ 담뱃갑에 그림문구 사용
캐나다	2007	ㅇ 담배소매상에서 담배를 눈에 잘 띄게 전시하지 못하도록 규제하는 법을 입법 예고 - 담배 판매소에서의 담배 전시 금지 : 담배를 외부에서 보이지 않도록 하고 청소년들이 볼 수 없는 곳에만 전시 - 담배의 판매와 가격에 대한 표시는 밖에서 보이지 않도록 한다. 단 표시의 크기, 개수, 내용은 법으로 정함
태국	2005	ㅇ 무서운 그림경고 사용 - 담배갑 앞뒷면 면적의 50%를 이용. 그림과 경구를 써 넣게 하는 강력한 금연법을 제정한 바 있다. 경고문에는 충격을 주는 그림, 성분, 질병 그리고 금연방법에 대한 정보를 포함
프랑스	2007	ㅇ 공공장소 흡연 규제 ㅇ 금연프로그램 참가 경우 비용 1/3 지원 ㅇ 2008년 1월부터는 금연구역 확대 : 식당, 나이트클럽, 바 포함
호주	2006	ㅇ 3월부터 모든 담뱃갑에 기재하는 경구를 그림으로 하여야 한다. 예를 들어 폐암, 폐기종, 썩어가는 발가락, 막힌 동백, 심장병, 말초혈관벽 등 14가지 그림을 돌려가면서 기재함 - 아울러 매년 흡연으로 인한 사망자의 수 그리고 호흡기를 착용한 어린이의 모습 등의 그림과 도표도 포함 - 그림은 담뱃갑 앞면의 30% 그리고 뒷면의 90%를 차지

3 사업개요

1) 추진배경 및 목표

세계보건기구(1997)의 'Tobacco or Health : A Global Status Report'에 따르면 세계 각국의 15세 이상 성인의 흡연율 순위에서 한국 여성은 6.7%로 69위였으나 남자는 68.2%로 1위를 차지하여 세계에서 가장 흡연율이 높은 국가군에 속하였으며, 2001년 "서울시민 보건지표" 조사 결과 성북구의 성인남성 흡연율은 서울시 25개 자치구 평균 55.31%보다 특히 높은 59.80%로 나타나 이를 개선하고자 공공장소에서의 금연이 제도화되기 이전인 2002년 10월 15일 구청사와 동 주민자치센터를 절대금연구역으로 우선 지정하고 담배와의 전면전을 대내외에 알리는 3S운동 출범식을 시작으로 지방자치단체로는 최초로 금연사업을 구의 핵심보건사업으로 추진하게 되어 보다 주민 가까이에서 주민과 함께 성장하기 위한 실질적이고 구체적인 금연프로그램에 대한 주민 기대에 부응하고자 성북구 특성에 적합하도록 장기적 계획을 수립하여 추진하였다. 3S 금연 운동은 담배연기 없는 환경조성을 위한 지방자치단체 차원의 정책적 지원방안을 수립하고 어린이 및 청소년의 흡연 예방프로그램을 전개하며 흡연자를 대상으로 금연 클리닉을 운영하여 흡연으로 인한 건강위험요인을 감소시켜 주민의 건강수준을 높이고 삶의 질을 향상시키는데 그 목적이 있다. 또한 성북구 20세 이상 성인남성 흡연율을 2001년 56.4%에서 2010년까지 30%로 낮추는 것이 목표이며 궁극적으로는 민간주도의 지속가능한 금연사업을 정착시켜나가는 것이다.

2) 추진방향

(1) **1단계(2002년~2006년)** : 기초조사 및 공공 정책적 금연 환경조성

① 금연 및 흡연예방사업의 평가기준과 방향설정을 위한 기초조사

② 조례제정을 통한 정책적 지지기반 조성으로 사업의 지속성 확보

③ 사회적 금연 분위기 확산을 위한 다각적 홍보활동 전개

④ 지역사회 내 핵심지도인력 양성

(2) **2단계(2007년~2010년)** : 지속적인 실천운동전개 및 점진적 민간운동전환

① 민간운동으로 이끌어 가기 위한 지역사회 핵심인력의 조직화 및 역량강화

② 금연조례에 따른 금연구역 확대 및 계도활동으로 금연실천분위기 확산

③ 흡연자에 대한 직접적 금연유도를 위한 무료 금연클리닉 운영

④ 금연홍보 거리를 활용한 주제별 금연캠페인으로 지속적인 금연유도

⑤ 매년 흡연율과 인식도 등을 조사하여 사업을 평가 · 보완하고 올바른 방향 모색

⑥ 성북구에 적합한 금연프로그램 개발을 위한 지속적인 연구활동 수행

(3) **3단계(2011년~)** : 민간운동으로 전환

① 지역사회 중심 금연지지 프로그램 보급

② 민간주도의 금연클리닉 운영 지원 및 평가

③ 지역사회 주민으로 구성된 금연 서포터즈의 자율활동 지원

④ 지속적인 흡연율 모니터링 및 제도적 개선방향 모색

4 사업수행 현황

1) 금연 환경조성

(1) 금연 환경조성 및 지원에 관한 조례제정

성북구에서는 대한민국 지방자치단체로서는 최초로 사업수행의 법적근거인 금연조례를 제정(2003. 6.)하여 금연구역 확대 권고와 금연사업 지원환경 조성을 위한 토대를 마련하였고 이러한 노력은 국가차원의 상위 법률을 변화시켜 나가는 계기가 되었으며 금연을 개인의 문제에서 가정과 사회의 문제로 끌어내는데 기여하였다. 조례의 기본 방향은 다섯 가지로 정리할 수 있는데 첫째, 규제 · 제한보다는 금연을 실천하기 위한 환경조성에 중점을 두었고 둘째, 금연운동 실천가를 위한 지원 근거를 마련하였고 셋째, 금연운동이 지역사회에 정착할 수 있도록 홍보 및 분위기 고취를 위한 물리적 · 형태적 공간을 확보하고 넷째, 청소년 보호를 위하여 담배판매에 대한 부분적 제한 규정을 두었고 다섯째, 주민의 금연성공에 소요되는 경비 확보의 근거를 마련하였다.

(2) 금연관련 국민건강증진법령 이행실태 조사

2004년도부터 성북구에서는 지방자치단체 차원의 금연조례에 근거하여 지역주민으로 구성된 금연 서포터즈를 활용하여 해당 건물 및 업소에 금연 스티커를 부착하면서 계도활동을 실시하고 금연시설 및 금연구역 조사표와 영업장 전경 사진자료로 구성된 관리카드를 작성하여 관리해왔으며 사회적 분위기가 성숙되지 않은 상태에서의 무리한 규제는 역효과를 가져온다는 판단아래 2007년도까지 관련 법규를 알리는 계도활동 위주의 관리방식을 유지해왔다(그림 4-1). 2008년 상반기에는 그간의 계도활동으로 금연에 대한 주민의 인식이 어느 정도 성숙되었다는 판단아래 보육시설, 의료기관, PC방 등을 중심으로 해당 협의체의 도움을 받아 599개소에 금연관련 법규안내 소책자와 자율 점검표를 배부하여 주민 스스로 법규준수 활동에 참여하는 방식으로 진행하였다. 자가 체크리스트인 자율 점검표는 197개소로 부터 송부 받아 32.8%의 회수율을 보였고 직접 찾아오거나 전화를 하여 법규내용을 확인하고 금연스티커를 가져가서 붙이는 등 처음으로 시도하는 방식임에도 주민들의 적극적인 참여를 이끌어 내었고 금연관련 규정을 세세하게 알리는 이중의 성과가 있었다. 연면적 150제곱미터 이상의 음식점 250여개 소는 금연 서포터즈가 직접 방문하여 간접흡연으로부터 안전한 금연음식점인 클린에어존((Clean Air Zone) 참여를 독려하고 설문지를 통해 의견을 수렴하였다. 2009년에는 일자리사업과 연계하여 희망근로자 3명을 전담요원으로 배치하여 성북구 내 금연관련시설에 대한 국민건강증진법령 이행실태 전수조사를 실시하고 있으며 분석결과

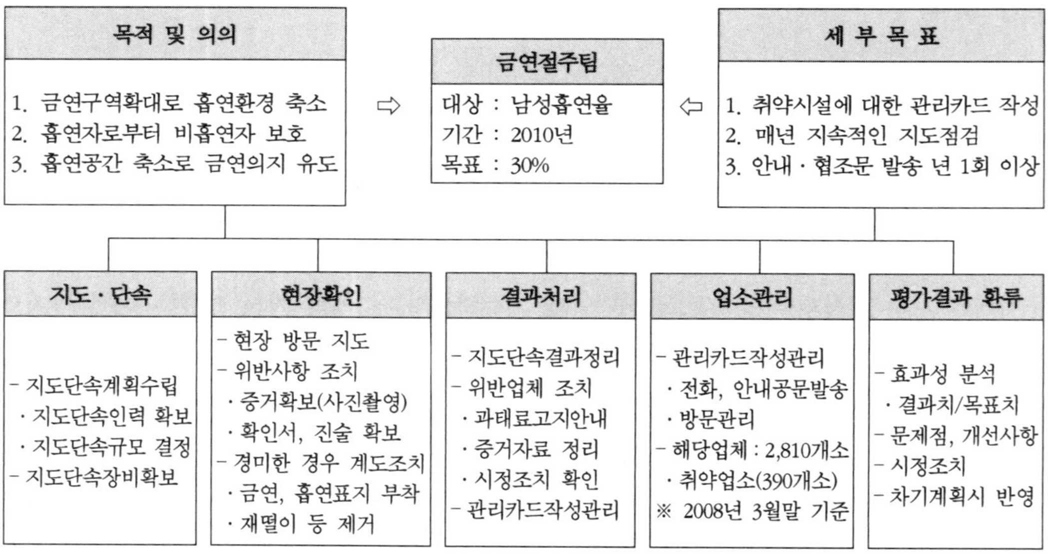

그림 4-1. 금연관련 법령이행실태 모니터링 운영기준

에 따라 2010년부터는 취약시설 위주의 집중 계도활동을 펼쳐나갈 것이다.

(3) 하나로 금연홍보거리 조성

하나로 거리는 성북구에서 여성 및 청소년의 유동인구가 많은 대표적인 지역으로 거리를 통행하는 주민들에게 상시 시각적 접촉을 통한 금연 메시지 전달로 흡연의 폐해를 알림으로써 증가하는 여성과 청소년의 흡연율을 감소시키고 금연실천 분위기를 확산시키고자 다양한 형태의 금연홍보 조형물을 설치하여 관리하고 있는 전국 최초의 금연홍보거리로 2003년 12월 준공하였다. 2009년 1월에는 성북구 금연사업에 대한 주민의 인지도가 2010년 목표치인 40%를 넘은 것으로 나타남에 따라 금연홍보거리를 금연거리로 선포하고 금연홍보 시설물 위주의 관리방식에서 흡연자 위주의 관리방식으로 개선하여 운영함으로써 실재적 흡연율 감소와 거리흡연으로 발생할 수 있는 간접흡연의 피해 및 보행사고 예방을 위해 노력하고 있다. 유동인구가 많은 길거리에 금연홍보 시설물을 설치하였기 때문에 시설물 관리에 특별히 관심을 기울여 왔는데 가로등에 부착되어 있는 금연홍보 배너기는 테마를 달리하여 교체하였으며 금연홍보용 바닥조형물, 전시열주, 간이의자 위의 타일 금연포스터 등 금연유도 전시물은 정기 및 수시순찰시 문제가 발견되면 토목과, 감사과, 건설관리과, 청소행정과 등 해당 부서와 연계하여 정비하였다. 금연홍보거리에서 매년 금연테마 행사를 개최해왔는데 연초 새해다짐 금연캠페인, 연말 크리스마스 가족사랑 금연캠페인, 세계금연의 날 기념 캠페인은 정기적으로 실시하여 정착 단계에 이르렀고 건강한마당 축제, 성북구민의 날 기념 아리랑 축제 등 구차원의 행사도 부분적으로 하나로 금연홍보거리에서 개최하여 금연홍보거리를 알리고 금연실천 분위기를 조성하는데 기여하였다.

(4) 공공기관 금연건물 지정

중앙 정부차원의 법률 시행규칙이 개정되기 이전인 2002년 8월부터 성북구에서는 "금연환경 조성 및 지원에 관한 조례" 제정에 앞서 보건소장 명의로 금연건물 지정 취지문을 발표하고 구청 청사 금연건물 현판식을 시작으로 주요 관공서 37개소를 잇달아 "절대 금연건물"로 지정하여 건물 내에서의 금연을 전면 금지함으로써 공공기관을 찾는 주민과 비흡연자를 담배연기로부터 보호해 오고 있다. 현재는 전국 대부분의 관공서 건물이 금연건물이거나 흡연실을 따로 설치하여 공무원들의 근무 중 사무실내 흡연이 사라졌지만, 2002년경 한국사회의 흡연에 대한 의식은 비교적 관대하여 사무실에서의 근무 중 흡연에 대한 거부반응이 젊은 직원들을 중심으로 조심스럽게 제기되고는 있었지만 사회적인 지지를 받지는 못하고 있었다. 구청 청사 금연건물 현판식을 시작으로 각동 동사무소 30개소, 경찰서 2곳, 소방서 1곳, 등기소 1곳, 세무서 1곳, 구의회 사무국 1곳, 보건소 1곳을 잇달아 "절대 금연건물"로 지정하여 건물 내에서의 금연을 전면 금지함으로써 공공기관을 찾는 주민과 비흡연자를 담배연기로부터 보호해 오고 있다. 이후 중앙 정부차원의 법률 시행규칙이 개정되면서 현재는 대부분의 지방자치단체 청사 및 관공서들이 실내 금연을 실천하고 있다. 현재 성북구의 절대금연건물 지정 관리현황은 구청 및 주요 관공서 28개소, 보육시설 233개소, 의료기관 505개소, 초 · 중 · 고등학교 60개소이며 대학교 및 지하철역사, 백화점 등도 실내 금연을 모범적으로 잘 시행해 나가고 있다.

(5) 청소년에게 담배 · 술 판매행위 모니터링

2008년에는 성북구 소재 담배 · 술 판매 업소에 '청소년 담배 · 술 판매행위 모니터링'제도의 시행 및 취지를 알린 다음, 공개모집을 통하여 선정된 자원봉사 청소년을 활용하여 청소년이 직접 백화점이나 편의점, 슈퍼마켓 등에 들어가 담배 · 술 구매를 시도하게 하여 50개소의 업체를 적발, 이들 업소의 업주들에 대해서는 1차로 개선명령을 내리고 일정시간 계도교육을 이수하도록 하였다.

청소년보호법에 따라 19세미만의 청소년에게 담배 · 술을 판매하는 것이 위법임을 알리는 홍보와 단속활동을 지속적으로 실시하였음에도 불구하고 이런 행위가 근절되지 않아 청소년에게 담배 · 술을 판매하지 않는 업소를 선정하고 청소년사랑 실천 모범업소임을 알리는 스티커를 부착하여 격려하였다.

(6) 담배꽁초 없는 깨끗한 성북거리 조성

2007년부터 기초질서 지키기의 일환으로 담배꽁초 무단투기를 단속하여 깨끗한 성북거리 만들기를 시행해 오고 있는데 1차 년도에 강제성이 강한 단속 및 계도활동 시 발생한 주민반발을 최소화하고자 2차 년도인 2008년도에는 담배꽁초 안 버리기 문화정착과 담배꽁초를 안 버릴 수 있는 환경조성에 중점을 두고 주민의 자율적 참여를 위한 홍보에 주력하면서 사업을 진행하였다. 담배꽁초 안 버리기 문화정착을 위한 활동으로는 보행 중 금연실천하기 캠페인, 각동 직능단체에 의한 특별관리 지역 및 인근 지하철역 출입구에서 담배꽁초 안 버리기 약속 서명운동 전개가 이루어졌으며 담배꽁초를 안 버릴 수 있는 환경조성으로 흡연자에게 휴대용 재떨이를 무상 보급하였고 금연구역에서 일정 거리를 두어 적정위치에 가로 휴지통을 재배치하고 노후된 휴지통은 교체하였다. 단속방법도 개선하였는데 과태료의 현장부과 규정이

폐지되고 위반행위자에 대한 10일간의 의견청취를 거쳐 과태료를 부과하게 되어 단속과정에서의 사소한 마찰이 줄어들었다. 주민의 자율적 참여를 유도하고 담배꽁초 줍기 자원봉사에 동참할 수 있도록 각동 직능단체, 아파트단지, 관공서, 기업체 등에 사전안내문을 발송하고 홍보문구를 구청사 전광판, 버스 정류소, 관내 대학신문, 각동 공동주택 게시판, 일간지 및 지역신문 등에 게시하였으며 매주 수요일 클린 성북의 날 행사시에는 담배꽁초가 많이 발생하는 지역을 대상으로 안내문을 배포하고 가두 캠페인을 실시하였다.

(7) 자발적 주민 금연 봉사조직인 금연 서포터즈

금연 서포터즈는 3S 금연운동의 활성화를 위한 건강생활 실천단으로 흡연율을 저하시켜 쾌적하고 건강한 환경을 조성하여 살기 좋은 지역사회를 구축하기 위한 자발적 주민참여 조직이다. 성북구 전체를 5개 권역으로 나누어 권역별 팀장체제로 운영되고 있으며 이들은 금연의 사회적 분위기 조성에 앞장서며 금연홍보물 보급 및 금연관련 행사참여, 금연지도자로서의 금연교육, 청소년에게 담배, 술 판매행위 계도, 금연관련 건강증진 법령 이행실태 모니터링 참여, 서포터즈 모임 결성 등의 역할을 수행하고 있다. 2003년부터 3S운동에 동참하여 자원봉사 활동을 하고자 희망하는 주민들 중 일부를 금연 서포터즈로 위촉하고 연 2회의 정기교육을 실시하여 지역사회 민간운동 전환을 대비한 금연사업의 핵심세력으로 양성해오고 있으며 현재 200명이 등록되어 활동하고 있다.

(8) 이웃을 위한 배려 금연 버스정류소

2007년 9월 1일을 기점으로 서울시 전체 버스 정류소를 금연구역으로 이끌기 위하여 버스 정류소에 금연유도 포스터 및 금연클리닉 안내문을 부착하는 대대적인 금연캠페인을 서울시 주도로 실시하였다. 성북구에서는 관내 가로변 정류소 232개소에 금연 버스정류소 안내 포스터를 부착하였고 성북구내 순환버스 8개 노선 53대에 내부 중앙문과 차량외부에 금연홍보물을 부착하였으며 금연 서포터즈 40명과 각동 직능단체 회원 300명이 34곳의 정류소에서 금연캠페인을 집중 실시하여 금연 버스정류소 만들기에 동참하였다. 2009년에는 대한노인회 성북구지회와의 업무연계를 통하여 정류장 기초질서지킴이 어르신 8명을 중앙버스 차로 내 버스정류장 4개소에 배치하여 간접흡연 제로 서울프로젝트의 일환으로 버스정류장이 금연권장구역으로 지정되었음을 알리는 활동을 하고 있다.

(9) 간접흡연의 피해로부터 안전한 클린에어존

국민건강증진법 9조 4항에 따라 연면적 150m^2 이상의 일반 · 휴게 음식점은 영업장의 1/2

이상을 흡연구역과 구분되는 금연구역으로 운영하여야 하며 위반시 300만원 이하의 과태료를 부과하고 있으나 성북구에서는 이와 별도로 『성북구 금연 환경조성 및 지원에 관한 조례』 제5조에 의하여 음식점에 상시 근무하는 종업원과 이용자의 간접흡연 피해를 예방하기 위하여 음식점 규모와 상관없이 시설 전체를 금연구역으로 지정하는 클린에어존 제도를 2004년도부터 음식점 업주의 자발적 참여신청을 받아 시행해오고 있다.

(10) 아래층 위층 함께 건강한 금연아파트

금연이 더 이상 개인만의 문제가 아니고 지역사회가 함께 고민하고 해결해 나가야할 사회공동의 문제로 인식됨에 따라 직접흡연 못지않게 간접흡연 또한 건강에 심각한 영향을 끼친다는 주장이 점차 설득력을 얻어가고 있어 개인을 주 대상으로 하던 기존의 금연사업 접근방식을 탈피하여 생활터 중심의 접근전략을 시행해오고 있다. 최근 재개발 및 재건축이 활발하게 추진되고 있는 가운데 성북구민의 주거형태는 공동주택인 아파트로 급격히 변해가고 있어 2007년도에는 아파트 단지를 생활터로 선정하여 금연, 절주, 운동, 영양이 한 팀이 되어 찾아가는 건강한 아파트 만들기 행사를 개최하면서 주민들 사이의 보이지 않는 벽을 허물고 건강을 주제로 함께 어우러지는 분위기를 조성하는데 노력을 기울였다. 2008년에는 5,000세대의 월곡동 두산위브 아파트의 사전 입주민을 대상으로 금연아파트에 대한 설문조사를 실시하여 금연시범아파트로 선정하였다(526세대 중 금연아파트 추진 찬성 93.7%). 이후 입주자 대표회의에 참석하여 금연아파트에 대한 설명회를 개최하고 관리사무소가 중심이 되는 추진위원회를 구성하였으며 이동금연클리닉과 흡연 예방 공개 강좌를 실시하였고 금연캠페인을 실시하여 금연의 중요성을 부각시키면서 흡연자를 배척하지 않고 배려하는 분위기 속에서 점진적으로 금연아파트로 만들어 갈수 있도록 노력하였다. 실내주차장과 엘리베이터, 계단 등 실내 공용구역을 금연구역으로 우선 지정하고 관리사무소를 금연건물로 선포하였으며 아파트 내 7개소의 어린이 놀이터를 금연구역으로 지정하였다.

(11) 어린이 사랑 금연 · 금주 청정공원

가족의 여가활동 및 건강증진을 위한 휴식 공간인 공원을 금연 청정구역으로 조성해 나감으로써 어린이 및 청소년의 흡연을 예방하고 실외 공공장소에서의 금연실천 분위기를 확산 · 정착시키고 간접흡연으로부터 안전한 환경을 조성해 나가고자 2005년 성북구 관내의 대표적인 공원 3곳을(개운산 근린공원, 범바위 어린이공원, 삼선 어린이공원) 선정하여 금연공원 안내판을 설치하고 금연공원으로 지정하였으나 금연 공원 내 흡연행위가 사라지지 않아

2009년 1월 30일에는 성북구 조례에 따라 성북구 관내 전체 어린이공원 및 근린공원 23개소 전체를 금연·금주 청정공원으로 지정하였으며 노인 일자리사업과 연계하여 65세 이상 어르신 68명을 금연·금주 청정공원지킴이로 위촉하였다. 금연·금주 청정공원지킴이는 2~3명이 1개조로 편성되어 총 30개조가 활동 중이며 금연금주를 솔선 수범함은 물론 공원 내 흡연자 및 음주자 계도활동, 담배꽁초 및 빈병수거, 보건소 금연클리닉홍보, 청소년 계도활동 등을 수행하고 있다.

(12) 담배연기 없는 직장 만들기

"담배 100일간의 이별"이라는 슬로건으로 2004년도에 구청직원을 대상으로 금연희망자를 모집하고 100일간 금연하는 직원에 대하여 펀드자금 및 금연성공 포상금, 표창을 지급하는 프로그램을 진행하였다. 금연 펀드 프로그램 참가자는 10만원의 참가비를 펀드에 기탁하고 운영기간 중 3번의 소변을 통한 니코틴 검사를 실시하여 탈락자를 결정하며 탈락자는 참가비를 금연프로그램 기금으로 기부하고 프로그램 종료시 성공자들이 적립된 기부금을 나누어 가졌다. 운영결과 13명이 신청하여 9명이 성공하였고 이후 금연클리닉이 활성화되어 프로그램이 지속되지는 못하였으나 금연 성공자가 금연 지지자로 변화되어 동료들의 금연을 유도하고 가까이서 금연을 축하하는 등 직장 내 금연 분위기 형성에 기여하였다. 2005년에는 건설관련 업체인 삼성물산, 2006년과 2007년도에는 운송업체인 상진운수와 연구기관인 KIST 및 국방연구원, 환화제약을 2008년도에는 고려대학교를 비롯한 관내 대학교, 2009년에는 삼성물산 아파트 공사현장을 담배연기 없는 사업장으로 선정하여 금연이 중심이 되는 건강증진 프로그램을 시행하였다.

2) 흡연예방 교육 및 금연 프로그램

(1) 상설 금연클리닉 운영

2003년 관내 개업약국 약사들을 대상으로 금연상담센터 개설을 위한 워크숍을 실시하고 권역별 거점 약국이 중심이 되는 금연상담센터를 자체 운영하였으며 2004년 10월에는 보건복지부의 금연클리닉 시범 자치구로 선정되어 보건소 내에 의사와 전문상담요원이 상주하는 상설 금연클리닉을 개설하였고 한편, 2005년에는 국가 정책으로 전국 보건소에 금연클리닉이 개설되었다. 현재는 보건소 본소와 삼선 보건 분소에 독립된 공간을 갖추고 의사 2인과 전문 상담요원 6명이 상시 근무하고 있다. 직장인들을 위하여서는 야간금연클리닉, 토요 휴일 금연클리닉을 운영하고 있다. 2007년 신규 등록자수는 2,751명이였으며 여성등록자가 19.6%, 의료급여수급자가 10.1%인 가운데 총 등록자 중 6개월 금연 성공자는 48.8%였으며 약물요법이 아닌 상담 및 행동요법만을 시행한 경우는 20%였다. 2008년도부터는 약물요법을 줄이고 행동요법을 강화하는 방향으로 금연클리닉을 운영해오고 있다(그림 4-2).

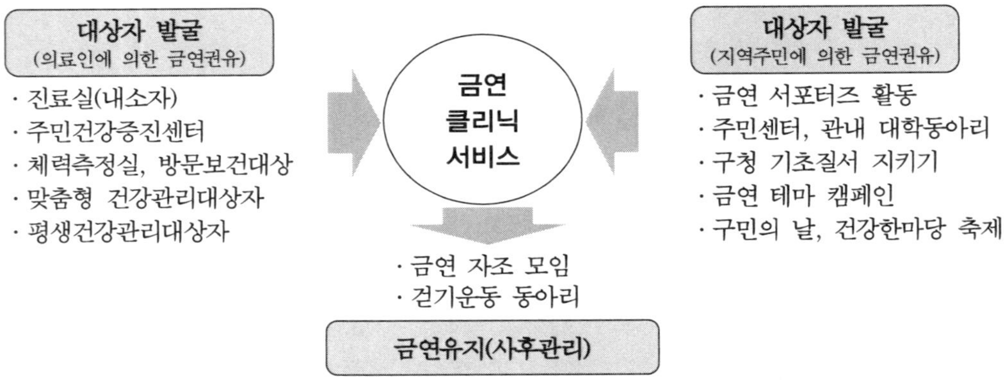

그림 4-2. 금연클리닉 운영 모형도

(2) 이동 금연클리닉 운영

금연클리닉 방문이 어려운 직장인과 상대적으로 흡연자가 많고 금연에 대한 의지가 부족한 취약계층 거주시설을 대상으로 찾아가는 이동 금연클리닉을 운영해오고 있으며 금연사업이 필요한 곳이면 어느 곳이든 각각의 특성에 맞추어 찾아가는 서비스를 제공해 오고 있다.

관내 50인 이상 사업장에는 각 사업장 특성에 맞는 금연홍보(사내정보망, 현수막, 공고문 게시, 설문지 등)로 금연을 유도하면서 각 사업장별 6주간의 금연클리닉을 운영하였고, 관내 8개 대학교의 학생 및 교직원을 위해 유동인구가 많은 장소 및 시간대(점심시간에 식당 앞, 축제 시 캠퍼스)에 금연홍보를 실시하여 등록자를 확보한 뒤 개별 일정을 잡아 이동금연클리닉 서비스를 제공하였다. 취약계층은 방문간호 사업과 연계하여 관내 주민센터 · 사회복지시설 · 노숙자 쉼터 · 청소년 쉼터 · 사회복지병원 등을 정기적으로 순회하면서 이동금연클리닉을 운영하였으며 거동이 불편한 장애인 및 의료급여수급자 중 금연을 희망하는 대상자에게는 가정방문을 실시하였다. 특히 관내 성 매매 집결지인 월곡동 88번지에는 여성전용 상담실을 개설하여 자율정화위원회와 함께 여성건강검진 안내문에 금연홍보 전단지를 끼워 각 업소마다 배부하고 이른 오전 시간대에 금연홍보 패널을 전시하여 금연 실천분위기를 조성하면서 이동금연클리닉을 운영해오고 있다.

(3) 중 · 고등학교 금연교실 운영

흡연이 건강에 해롭다는 것에는 동의를 하면서도 금연을 실천하는 것에 대한 동기부여가 다른 어떤 집단보다도 어려운 청소년들의 마음을 움직이기 위하여 다양한 시청각자료를 활용하여 학생들이 참여할 수 있는 금연교실을 운영하였다. 2004년에서 2006년까지는 전체 학생을 대상으로 금연교육을 시행하였고, 2007년부터는 비 흡연학생은 흡연과 음주에 관한 예방교육을 실시하고, 흡연학생은 금연교육, 금연연극, 흡연자와 비흡연자의 폐 모형을 비교관찰하고 느낌 말하기, 금연 다짐 엽서쓰기, 개별 상담을 포함한 6주간의 금연교실을 운영해 오고 있다. 2008년도에는 담배 없는 학교 만들기 프로젝트를 기획하여 중학교 3개교에는 니코프리스쿨 프로그램을 시행하였고 고등학교 1개교에는 중학교와는 차별화된 프로그램을 한국금연운동협의회와 함께 개발 · 시행하였다.

(4) 초등학생 흡연 · 음주예방 체험교실 운영

2006년도 까지는 흡연 연극을 관람시키는 것으로 진행되었던 초등학교 흡연예방 프로그램을 2007년부터는 흡연과 음주 예방에 대한 코너 순환식 체험 교실을 운영하고 희망하는 학교에는 교구를 대여해주고 있다. 프로그램은 흡연음주예방 동영상 교육, 흡연실험, 가상음주체험, 금연절주 OX퀴즈, 사랑의 엽서쓰기 코너로 구성되어있고 각 코너별로는 담당 강사가 배치되어 진행하고 각 학급별로 담임교사 인솔하에 학생들이 코너를 순환하면서 체험할 수 있도록 하였다.

3) 금연캠페인

흡연으로 인한 사회적 경제적 손실을 고려할 때 금연은 더 이상 흡연자 개인의 기호에 따른 선택의 문제로 남겨둘 수 없으므로 흡연의 폐해를 적극적으로 알리고 주민의 동참을 유도하여 금연분위기를 성북구 전 지역으로 확산시켜 나가고자 금연거리에서 하는 새해 금연다짐 캠페인을 시작으로 대학교 입학철 캠퍼스 집중금연 캠페인, 매년 5월 세계 금연의 날 기념 캠페인, 휴가철 금연실천캠페인, 연말 가족사랑 금연캠페인 등 금연홍보 캠페인을 주제별로 다양하게 시행하여 정착시켜왔다.

(1) 세계 금연의 날 기념 캠페인

WHO에서 제정한 5월 31일 세계 금연의 날을 알리고 그 뜻에 동참하기 위하여 기념행사를 구청 및 하나로 금연홍보거리에서 시행해 오고 있다. 2003년도에는 "금연! 가족과 이웃사랑의 표현입니다"라는 주제로 구청 광장에서 이틀간 행사를 진행하였으며 2004년도에는 금연홍보거리 준공 1주년과 세계 금연의 날을 기념하며 금연 퍼포먼스, 청소년 힙합댄스공연, 건강체험 등으로 구성된 대규모 행사인 "금연! 함께해요 하나로 홍보거리 금연 & 건강 페스티벌"을 개최하였다. 2005년에는 세계금연의 날을 맞이하여 "담배연기 없는 성북" 선포식 3주년을 기념하고 거리 금연문화 조성을 위하여 "하나로 금연 홍보거리 건강증진페스티벌"을 건강도시 선포식과 겸하여 실시하였다. 2006년에는 "담배는 어떤 형태이든, 어떻게 위장하든 치명적이다"라는 주제로 행사를 진행하였고 2007년에는 "WHO가 지정한 담배연기 없는 환경"을 주제로 행사를 진행하였다. 2008년에는 제21회 세계 금연의 날을 기념하여 WHO가 지정한 "담배로부터 안전한 청소년"이라는 주제로 관내 2개교의 중학생들과 성북구 홍보대사가 함께 참여하여 하나로 금연홍보거리 내 금연홍보 조형물 준공식과 길거리 금연캠페인을 실시하였다. 2009년에는 제22회 세계 금연의 날 주제인 "흡연경고 그림을 통한 금연실천유도"에 맞추어 금연 선도학교 교내 금연포스터 경진대회 입상 작품을 하나로 거리에 전시하여 거리통행 주민들의 작품평가 결과에 따라 우수작품 5점을 선정하여 학교장 시상이 이루어지도록 하였다.

(2) 캠퍼스 내 금연홍보

관내 8개교의 대학생 금연연합동아리 구성을 목표로 한성대학교 학생복지회가 중심이 되는 연간 캠퍼스 금연홍보 활동을 진행하고 있다. 입학 시즌 집중 금연홍보 캠페인 활동에는 학생들이 직접 만든 홍보물을 나누어주면서 선후배들의 금연동참을 유도하였고 캠퍼스 내 대형 건물 전면에 금연홍보 현수막을 연중 게시하고 정문과 식당 앞에는 금연의 폐해를 알리는 홍보패널을 전시하였고, 대학 홈페이지를 통하여 금연캠퍼스 만들기에의 동참을 유도 하였으며 이동 금연클리닉을 대학교 보건실에 개설하여 학생 및 학교 직원들의 금연을 지지하였다.

(3) 새해, 연말 금연캠페인

2005년부터 매년 크리스마스를 기념하며 "크리스마스 선물은 금연으로. 가족사랑 실천 약속"이라는 주제로 연말 가족사랑 금연캠페인을 실시해오고 있으며 2007년과 2008년도에는 금연 서포터즈 일변도의 금연캠페인을 탈피하여 관내 어린이집과 연계하여 어린이들과 함께 하는 금연캠페인을 실시하여 금연홍보거리를 지나가는 주민들의 시선을 사로잡았다.

2008년과 2009년도에는 새해를 맞이하여 "2008년 금연다짐의 해" "2009년 금연! 다시 한번…"라는 주제의 금연캠페인을 하나로 금연홍보거리에서 1월과 2월 6주에 걸쳐 시행하였다.

(4) 구민참여 행사장 금연캠페인

성북구에서는 2000년부터 매월 넷째주 토요일을 구민 걷기의 날로 지정하여 성북구 전역을 8개 권역으로 나누어 권역별 구민 걷기대회를 실시해오고 있는데 2003년부터는 걷기대회 전후 체조를 위한 집결지에 흡연의 폐해를 알리는 판넬을 전시하고 금연관련 홍브물을 배부하여 건강을 위한 금연의 중요성을 알리는 금연캠페인을 매회 지속적으로 실시하여 어느덧 걷기대회 행사의 일부로 자리 잡았다. 2008년에는 3일 동안 열린 성북구민 아리랑축제 및 구민체육대회 일정에 맞추어 금연 서포터즈가 행사장내에서 금연계도활동을 실시하여 구민 행사가 금연행사로 진행될 수 있도록 하였다.

(5) 의료인과 함께하는 금연캠페인

2005년부터 매년 성북구 간호사 협회와 공동으로 유동인구가 많은 지하철 역사에서 건강상담을 겸한 금연캠페인을 실시해오고 있으며 2008년에는 흡연예방과 금연의 필요성에 대한 의료인에 의한 금연권유 활동의 일환으로 고려대학교 병원 호흡기 내과 및 성북구 치과의사 협회와 협력하여 성북구내 치과 병원 150개소에 금연클리닉 안내 홍보물을 비치하여 보건소 금연클리닉과의 대상자 연계서비스 체계를 유지해오고 있다.

(6) 홍보매체를 활용한 금연캠페인

주민에게 금연사업을 올바르게 알리고 이해와 동참을 유도할 수 있는 지방정부 차원의 특색 있는 홍보 전략에 대한 필요성이 대두되어 2004년 성북구의 특색인 주거중심도시, 대학문화, 역사문화, 아리랑 영화의 거리를 주제로 금연홍보 이미지 및 슬로건을 개발하여 피켓, 어깨띠, 리플렛, 열쇠고리, 금연엽서, 금연달력, 금연 홍보책자, 행사용 홍보부스 등에 활용해오고 있으며 지역주민을 대상으로 금연수기, 금연표어, 금연 포스터 공모전을 기획하여 당선된 작품을 시상하고 하나로 금연홍보거리 조형물 디자인으로 활용하였다. 구청 전광판, 주민센터 게시판, 성북소리, 보건소 소식지, 지역방송 등을 통하여 주민들이 생활 속에서 자연스럽게 금연의 중요성을 느낄 수 있도록 저예산의 지속적인 금연홍보활동을 하였고 대상별 눈높이를 고려하여 어린이용, 청소년용, 여성용, 일반인용으로 리플렛을 달리 제작하여 활용하였다. 매년 연말에는 탁상용 금연달력을 제작하여 배포하였고 2007년에는 성북구 금연클리닉을 이용하여 금연에 성공한 주민이 직접 참여하여 금연성공 동영상을 완성하고 전국 시군구에 2,000개를 배포하여 흡연 극복 모델을 제시하였다. 또한 2008년에는 어린이 및 청소년들을 대상으로 활용할 새로운 디자인의 금연새싹이 캐릭터를 개발하였다.

4) 평생 금연실천의 기틀마련

(1) 금연새싹이 지도자 양성

건강생활습관을 형성하는 기초단계에 있는 초등학교 입학 전 유아들의 연간 교육과정에 흡연예방교육을 포함시킬 수 있도록 한국보건복지인력개발원에서 개발한 만화와 동영상, 구연동화로 구성된 유아용 금연교육 교재를 활용하여 유치원 및 어린이집 교사들에게 6주간의 금연새싹이 지도자 교육을 실시하고 금연 새싹이 지도자로 활동할 수 있도록 유아용 금연교육 교구(플래쉬 CD, 플립챠트)를 제공하였다. 2008년에는 제1기 금연새싹이 지도자를 배출하였으며 교육과정 종료 후 교육 참여자를 대상으로 한 설문조사 결과 교육 프로그램에 대한 만족도가 32명(91.4%)으로 높게 나타났다. 유아를 대상으로 하는 교육은 유아의 건강생활습관을 형성하는 것과 더불어 부모들에게로의 전달효과가 크고 궁극적으로는 부모들을 금연사업 체계로 끌어들일 수 있는 장점이 있다.

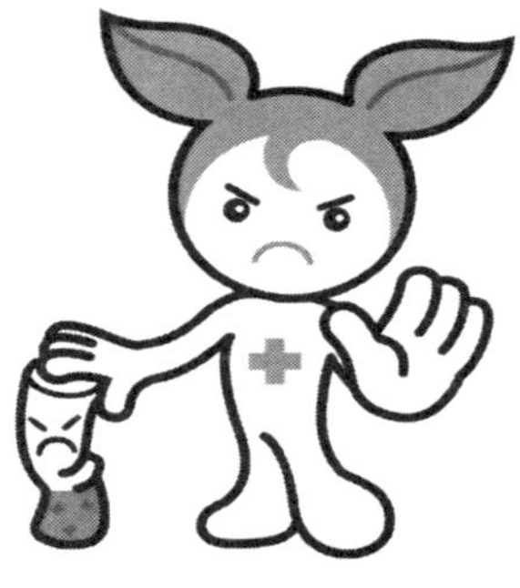

그림 4-3. 금연새싹이 캐릭터

(2) 취학전 아동 흡연예방 교육

2007년과 2008년에는 흡연시작 연령이 점차로 낮아지고 있고 청소년 흡연율 또한 증가하고 있는 추세에 맞추어 평생 금연 실천의 기틀을 마련하고자 2007년 4월 성북교육청과 관내 유·초·중학생 금연교육 활성화를 위한 업무협약을 체결하였으며 흡연예방 교육 대상 연령을 초등학교 입학 전 아동으로 까지 낮추고 대상별 눈높이를 고려한 흥미와 체험위주의 참여하는 프로그램을 기획하여 시행하였다. 2008년에는 유치원 및 어린이집 아동들을 대상으로 흡연예방 뮤지컬을 2회 공연하였으며 2009년에는 금연새싹이 지도자 과정을 운영하는 한편 어린이집 8개소를 대상으로는 찾아가는 흡연예방교육을 실시하고 있다. 담배와 일반식물 비교실험, 담배에 대한 어린이동화 구연, 빨대실험, 간접흡연에 대한 해로움 알기, 거절하기, 가족의 금연에 대한 이야기 나누기 순으로 구성되어 있다.

5) 3S운동 업무 프로세스 구축

현재는 중앙정부 차원의 금연사업안내 지침과 금연클리닉 운영 매뉴얼이 보급되어 금연사업에 대한 체계가 어느 정도 정착되었지만 금연사업이 전국적으로 확산되는 초창기에 앞장서서 금연사업을 수행해온 성북구에서는 3S 금연사업이 지향하는 주민참여에 의한 자발적이고 지속적인 사업수행 단계인 민간이전 단계에 이르기 위한 금연사업 지침 및 전략 수립의 일환으로 ISO 품질경영 인증 시스템을 담배연기 없는 성북사업에 도입하여 금연사업 업무 프로세스를 구축하였으며 그에 따라 업무의 질을 관리해 왔다. 2004년 8월에 성북구가 획득한 인증규격은 ISO 9001 : 2000 KS A 9001 : 2001 분야로 인증범위는 "담배연기 없는 성북을 위한 금연사업"이며 변화와 경쟁의 도입, 주민의 요구와 기대에 대한 반영, 행정의 생산성 향상과 지속적인 개선을 통한 신뢰받는 행정 서비스 창출이라는 상호 연관된 프로세스 접근 방법으로 모델을 제시하여 금연서비스에 대한 제반활동(품질경영시스템)과 문서화과정(금연 서비스 경영매뉴얼) 등에 대한 인증서를 받았다. 이후 2008년 상반기까지 매년 2회씩 ISO 한국지사를 통해 금연사업 수행 전반에 관한 사후 심사를 실시하여 지속적인 업무개선과 주민 만족을 추구하는 품질경영 시스템을 유지해 오고 있다. 금연사업 업무 프로세스 구축내용은 다음과 같다.

(1) **금연운동 메뉴얼**(총 8장) : 금연운동방침, 프로세스연관도 및 절차서, 용어의 정의, 금연운동 경영시스템, 경영책임, 자원의 관리, 금연서비스 실현, 측정 · 분석 및 개선
(2) **금연운동절차서**(총 15종) : 주민불만처리절차서 외 14종의 업무절차서
(3) **금연운동지침서**(총 9분야) : 주요 금연사업에 2010년 사업 년도까지의 세부 추진목표 설정, 주요 금연사업의 업무 프로세스 정리
(4) **금연운동양식**(총 18종) : 금연사업 추진과 관련한 각종양식 정리

6) 흡연율의 변화

국제적, 국가적 차원의 흡연율 관련 조사 자료만으로는 대표성과 관련요인 파악에 한계가 있어 2002년 기초조사 자료에 이어 매년 성북구 자체적으로 성북구 주민의 흡연율을 조사하였으며 흡연관련 요인에 대한 연구 · 분석 활동을 통하여 금연정책을 개선하여 발전시켜 오고 있다. 2002년부터 현재까지 매년 성북구 주민 약 1,000여명을 대상으로 자체 흡연율 조사

결과, 남자 흡연율은 52.2%에서 39.3%로 감소하였으며, 여자 흡연율은 3.02%에서 4.2%로 증가하였으나 점차 감소하는 것으로 조사되었다. 2008년에는 최소 10년 이상의 장기적 비전을 가지고 성북구 주민의 흡연관련 요인의 변화 흐름과 상관관계를 파악하여 답보상태를 보이고 있는 흡연율을 감소시킬 수 있는 대처방안을 마련하고자 "건강면접 패널조사 기법을 활용한 지역사회 흡연 관련요인 추이분석 및 해결방안 연구"를 시작하였다.

표 4-3 연도별 성북구 주민 흡연율 변화

구 분	'97	'01	'02	'03	'04	'06	'07	'08	'09
전 체	35.15	27.65	27.70	26.30	22.00	23.60	21.80	25.40	20.80
남 성	64.4	59.80	52.20	50.40	42.00	44.40	40.20	48.60	39.30
여 성	5.9	4.53	3.02	3.80	2.30	2.80	4.20	3.20	2.60
조사기관		한국보건사회연구원	고려대학교	고려대학교	인포서치	인포서치	고려대학교	고려대학교	KDN
금연사업	3S 금연사업 시행 전		3S 금연사업 시행 시기						

5 사업의 평가와 발전방향

1) 사업의 평가

성북구의 "담배연기 없는 성북" 정책은 민간 운동으로의 전환을 위한 금연 환경기반 조성에 중점을 두고 시행한 사업으로, 이와 관련된 성과를 포함하여 몇 가지로 나누어 제시할 수 있겠다.

첫째, 지역주민에게 적합하고 주민의 요구를 반영한 합리적이고 범국민적인 금연정책을 추진하고 이를 제도적, 정책적으로 뒷받침하기 위한 금연조례를 우리나라 최초로 제정한 것이다. 금연조례의 제정은 금연구역 확대권고와 금연사업 지원환경 조성을 위한 토대를 마련한 것이고 이러한 노력은 지방자치단체 중심의 금연사업의 첫 출발점이었고 상위 법률을 변화시켜온 계기가 되었기 때문에 그 의미가 매우 크다고 본다.

둘째, 금연실천 환경조성의 일환으로 2003년에 금연홍보거리를 조성하여 여성과 청소년에게 시각적 접촉을 통한 흡연예방 교육의 기회를 제공하였고 길거리 금연을 성숙한 시민행동으로 정착시켜 나가는데 기여하였고 다양한 매체를 활용하여 주제별로 집중적인 금연캠페인 활동을 전개하여 흡연의 위해성에 대한 인식전환과 금연실천 분위기 확산의 성과를 거두어 오고 있다.

셋째, "담배연기 없는 성북"을 위한 금연사업이 21C 경쟁과 변화의 시대적 요구에 적절하게 부응하고 있는지를 점검 · 검토하여 주민의 요구와 기대에 알맞은 체계적인 금연사업 수행 프로세스를 갖추고자 ISO 9001 : 2000 국제 인증을 통하여 금연사업의 매뉴얼을 개발하여 제시함으로써 금연사업을 평가하고 관리해나가는 금연사업 전반에 대한 매뉴얼화에 기여하였다.

넷째, 민 · 관 · 학계 부문 간 협력체계가 구축되었다. 금연운동협의회, 한국 소비자연맹 등 금연운동 단체의 금연운동에 관한 각종 자료지원, 교수들로 구성된 자문단의 금연정책 방향에 대한 조언, 지역 의료인, 학교 및 직능단체의 금연사업 동참, 주민 자원봉사 조직인 금연 서포터즈의 금연홍보활동, 구청 각부서의 금연관련 업무 지원 및 협조가 조직화되어 지방정부 정책인 3S운동 금연사업에 대한 확고한 지지기반을 확립하였다.

다섯째, 2003년 지역사회 약국중심으로 성북구에서 시작하였던 금연상담센터가 2004년 보건복지부 시범사업 과정을 거친 뒤 전국 250개 보건소 금연클리닉의 모형으로 확산되어 정착되었다.

여섯째, 성북구 성인 남성 흡연율을 2002년 52.2%에서 2007년 40.20%로 감소시켰으며 흡연이 권위의 상징이기도 하였던 사회적 분위기를 바꾸어 중 · 노년층을 중심으로 금연을 유행시키는데 기여하였다.

2) 발전방향

성북구의 흡연율을 낮추기 위한 금연사업 정착을 위하여 집중적으로 추진해 나가야할 사항을 정리해 보면 다음과 같다.

첫째, 성인 남성의 흡연율이 줄어들고 있는데 반해 청소년의 흡연율은 지속적으로 증가하고 있으므로 기존의 어린이 및 청소년대상 흡연예방 프로그램을 유치원 및 학교의 교사와 학생이 함께 자체적으로 이끌어갈 수 있는 창의 혁신적인 프로그램으로 개선하여 확대 시행하고 담배회사의 광고 및 후원 활동을 전면 차단할 수 있는 방안을 강구하여 잠재적 흡연인구를 줄여 나갈 것이다.

둘째, 금연사업의 핵심인력이라 할 수 있는 금연 서포터즈가 중심이 되는 민 · 관 · 학 네트워크 활동을 강화하고, 금연클리닉을 점진적으로 민간이 운영할 수 있도록 지원하여 민간조직의 금연사업 참여를 확대시켜 나갈 것이다.

셋째, 간접흡연으로부터 비흡연자가 보호될 수 있도록 공공장소의 완전한 실내 금연을 유도하기 위하여서는 음식점을 대상으로 실시해오고 있는 클린에어존 지정을 금연 취약시설인 PC방 등으로 확대하여 나가고자 한다.

넷째, 길거리 담배꽁초 무단투기 단속, 금연공원 지정 및 운영을 통하여 실외 금연분위기를 확산시키고, 삶의 터 중심 접근 방식인 금연아파트 선정 및 지원을 확대해나갈 것이다.

다섯째, 대도시 지역사회 중심 금연사업의 성공모델이 된 자치구로서 흡연율 및 관련요인에 대한 지속적인 모니터링을 실시하여 문제점을 개선시켜 나감으로써 실제 흡연율에 있어서도 모범이 되도록 할 것이다.

참고문헌

1. 고려대학교. 서울특별시 성북구 지역사회 건강면접조사. 2007
2. 고려대학교. 성북구 건강증진(금연)프로그램 개발 지원 및 사업평가에 관한 연구. 2003.
3. 고려대학교. 성북구 주민/공무원 흡연 및 음주실태 설문조사. 2003
4. 고려대학교. 패널조사 기법을 활용한 성북구 주민 흡연 관련요인 추이분석 연구. 2008
5. 금연길라잡이(http://www.nosmokeguide.or.kr)
6. 대한의사협회 금연정책포럼. 세계의 담배규제 및 금연정책과 우리의 과제. 2008
7. 보건복지가족부. 국가 흡연예방 및 금연 사업안내. 2008
8. 보건복지가족부. 흡연예방 및 금연클리닉 사업안내. 2009
9. 서울특별시, 한국보건사회연구원. 2001년 "서울시민 보건지표" 조사. 2001
10. 서찬교. 금연정책과 지방자치단체의 역할. 2006.
11. 성북구보건소, 고려대학교. 생애 주기별 금연을 위한 변화단계 이행영향요인 분석. 2006
12. 인포서치. 성북구 주민 흡연 및 음주실태 설문조사. 2004
13. 인포서치. 성북구 주민/공무원 흡연 및 음주실태 설문조사. 2006
14. 한국금연운동협의회. 한국금연운동협의회 20년사. 2009.
15. 한국보건사회연구원. 담배규제를 위한 단계별 금연구역확대 정책 수립방안. 2007
16. KDN. 성북구 어린이 · 청소년 흡연, 음주 실태조사. 2008
17. KDN. 성북구 주민 동별 흡연 및 음주 실태조사. 2008
18. WHO. The first WHO Report on the Global Tobacco Epidemic, 2008
19. WHO. Tobacco or Health : A Global Status Report, 1997

제 5 장

옥천군 건강증진사업[1)]

고혈압, 대뇌혈관질환, 골관절염 3대 질환의 진료비가 노인진료비의 20%를 점유하는 것으로 나타났다. 2010년 11월 7일 국민건강보험공단(이하 건보공단) 건강보험정책연구원은 '2010년 상반기 건강보험 65세 이상 노인 진료비지출 분석' 결과 이같이 나타났다고 밝혔다. 분석 결과에 따르면 노인진료비는 전년동기 대비(6조 308억원) 14.9% 증가한 6조 9,276억원으로 늘어났으며 전체 진료비 21조 4,861억원의 32.2%를 점유했다. 노인진료비 지출은 고혈압이 5,274억원으로 가장 많았고 대뇌혈관질환 4,960억원, 골관절염 3,341억원 순이었다.

진료비 상위 3개 질환(고혈압, 대뇌혈관질환, 골관절염)의 진료비는 1조 4,026억원으로 전체 노인진료비(6조 9,276억원)의 20.2%를 점유하고 전체 진료비(21조 4,861억원)의 6.5%를 점유하는 것으로 나타나 진료비 지출에 많은 영향을 주고 있는 것으로 분석된다. 진료 실인원당 진료비를 보면 월평균 환자 1인당 908,558원 지출하는 신부전이 가장 부담이 큰 질환이었다. 요양기관종별로 구분하면 요양병원이 6,680억원으로 전년대비 증가율이 30.3%로 가장 높았고 상급종합병원은 1조 1,316억원으로 20.9%, 병원은 5,668억원으로 15.8% 증가했다. 반면에 한방병원(2.7% 증가)과 보건기관(4.9% 증가)은 평균증가율 14.9%에 미달한 것으로 조사됐다.

건강보험정책연구원 박종연 연구위원은 "효율적인 건강보험 재정관리를 위해 노인진료비 지출 추이에 주목하고 증가억제를 위한 관리 대책이 시급하다"고 강조했다. 또한 "지역별 질환별 진료비 차이의 원인분석 등을 통하여, 효율적인 급여관리는 물론 노인의 질병예방과 건강증진, 의료이용행태 개선 등이 필요하다"고 덧붙였다.

(메디컬투데이, 2010. 11. 7)

1 사업의 개요

우리나라의 건강증진사업은 1995년 국민건강증진법 제정을 시작으로 1998년과 1999년도

1) 이무식(건양의대, mslee@konyang.ac.kr)

표 5-1. 우리나라 건강증진사업의 전개과정 요약

연도	내 용
1995년	국민건강증진법 제정
1998년	18개 보건소 건강증진 거점보건사업 실시
2002~2003년	100개 보건소 확대 실시
2004년	156개 보건소 확대 실시, 금연클리닉 시범사업 실시
2005년	건강증진사업 및 금연클리닉 사업 전국 보건소로 확대 실시, 4가지 필수사업으로 추진
2008년	지역간 차별화된 지역 특화 건강행태개선사업으로 실시
2011년	보건소 건강생활실천 통합서비스 및 흡연자 금연지원사업 추진

18개 보건소 거점보건사업, 1996년 고혈압, 금연, 운동 등 10개 분야 건강증진 목표와 전략 수립 발표, 2002년 10월부터 2003년도 100개 보건소로 확대 건강생활실천사업을 시행, 2004년 전국 156개 보건소로 확대 시행, 2004년 하반기 금연클리닉 시범사업, 2005년 금연, 운동, 영양 및 절주분야의 4가지 필수사업을 중심으로 한 건강증진사업, 금연클리닉 사업 전보건소 확대실시 그리고 주민건강증진센터 시범사업 실시, 2008년부터는 지역간 차별화된 지역특화 건강행태개선사업을 추진 중에 있다(표 5-1). 또한 2005년도 현재 중앙건강증진사업지원단을 확대 개편 운영하고, 광역자치단체별도 건강증진사업지원단을 구성, 운영토록하고 있으며, 광역 및 지방자체단체의 건강증진업무 담당자에 대한 FMTP(Field Management Training Program) 교육훈련을 시행하고 있다. 이와 별도로 광역 및 지방자치단체별로 건강도시(healthy city) 사업이 시행되고 있다. 최근 서태평양지역에서 WHO 건강도시연맹에 가입한 나라는 호주를 비롯한 110여개 도시로서 세계적으로 건강도시 건설에 깊은 관심과 노력을 보이고 있는데 그중 우리나라는 50개 도시가 가입이 되어 있으며 국내 "대한민국건강도시협의회"에는 49개(정회원 41개, 준회원 8개) 회원도시로 구성되어 있다. 2006년 9월 국내 회원 도시간의 네트워크 강화를 위해 대한민국건강도시협의회가 창설되어 운영되고 있다.

지역 보건소의 건강증진사업의 전개 또한 이러한 국가 정책의 변화 속에서 다양하게 적응하고 변화해왔다. 충청북도 옥천군은 1999년부터 2001년 6월까지 3년간에 걸친 제1기 건강증진 거점보건사업, 2002년부터 2004년까지 제2기 건강증진사업의 전개, 2005년 이후 전국 보건소와 함께 추진된 건강증진사업 및 금연클리닉사업 등을 실시하고, 사실상 2005년 이후 2009년 현재까지 만성질환관리사업와 연계된 통합 건강증진사업이 추진되고 있다.

그간의 옥천군 건강증진사업에서는 실무과 이론을 근거로 하여 거점보건소 역할이자 임무인 지역 보건소를 중심으로 한 건강증진사업의 모형개발과 확산전략을 개발하였으며, 사실상 중앙정부에서 추진한 지역 보건소 중심의 건강증진사업 전개의 기초적인 방향제시를 위한 자료를 제공하였으며, 사업 확산을 위한 다면적 평가모형에 따른 평가와 지역사회 중재 프로그램 평가 등을 실시하였다.

2 사업의 추진 현황

충청북도 옥천군은 1읍 8면으로 구성된 전형적인 농 · 산촌 지역으로 인구 55,610명(2008년 현재)으로 65세 이상 노인인구가 18.4%를 차지하는 고령사회이다. 보건사업 조직으로 보건소와 보건지소 8개, 보건진료소 21개소가 있다.

옥천군 보건소는 1999년부터 2001년 6월까지 3년간에 걸친 건강증진 거점보건사업을 수행하였다. 이 기간은 사실상 새로운 건강증진사업의 도래에 많은 고민과 준비를 하였던 기간이라고 할 수 있겠다. 이 기간은 우리나라 건강증진사업의 초기단계로 우리나라에 적합한 건강증진사업의 전략개발과 확산을 위한 건강증진 사업평가에 대한 구체적인 논의와 이론적 개념 정립 그리고 실제적인 평가도구 개발 등에 대한 노력이 있었다. 사업 초기 2년 동안은 뇌졸중 예방을 위한 금연, 운동 프로그램 등의 지역사회 접근방식의 중재를 추진하였다(그림 5-1). 옥천군 건강증진사업은 옥천군의 사망원인 1위인 뇌졸중을 예방하기 위하여 뇌졸중 위험요인인 고혈압, 흡연, 운동, 비만, 스트레스, 고지혈증 등을 줄이기 위한 다면적인 보건사업 프로그램을 적용하여 궁극적으로 뇌졸중 이환율과 사망률을 감소시킬 목적으로 시행되었다. 이에 대한 근거로 첫째, 뇌졸중을 포함한 순환기계질환은 우리 나라 사망원인의 1위이고, 전체 사망의 15%를 점하고 있었다. 이러한 양상은 옥천군에서도 동일한 형태를 보이고 있다. 또한 인구의 고령화로 뇌졸중의 원인이 되는 여러 만성퇴행성질환의 유병률 증가로 계속적인 증가 추세를 보일 전망이기에 이에 대한 보건학적 관심 및 효과적인 관리 대책이 시급한 실정이다. 둘째, 뇌졸중의 연령별 유병수준은 꾸준히 증가하는데 40세 이후부터는 10세 증가시 유병률이 배가되는 양상을 보이며 성별로는 남자의 유병률이 여자보다 높은 것으로 되어있다. 뇌졸중은 일단 발병하면 1년내 사망률이 67%로 매우 높을 뿐 아니라 사회생활에 복귀가 가능할 정도의 기능회복은 소수에서만 가능하고, 심한 장애로 인한 환자 본인의 사회경제생활이 어려워지고 가족들에게도 부담이 되어 사회경제적 측면의 손실이 크다. 셋째, 뇌졸중 예방은 고혈압, 당뇨, 흡연, 비만, 심장병 등 발생의 위험요인과 원인질환에 대하여 효과적으로 예방할 수 있을 뿐만 아니라 이들 요인은 만성퇴행성질환 발생에 관여하고

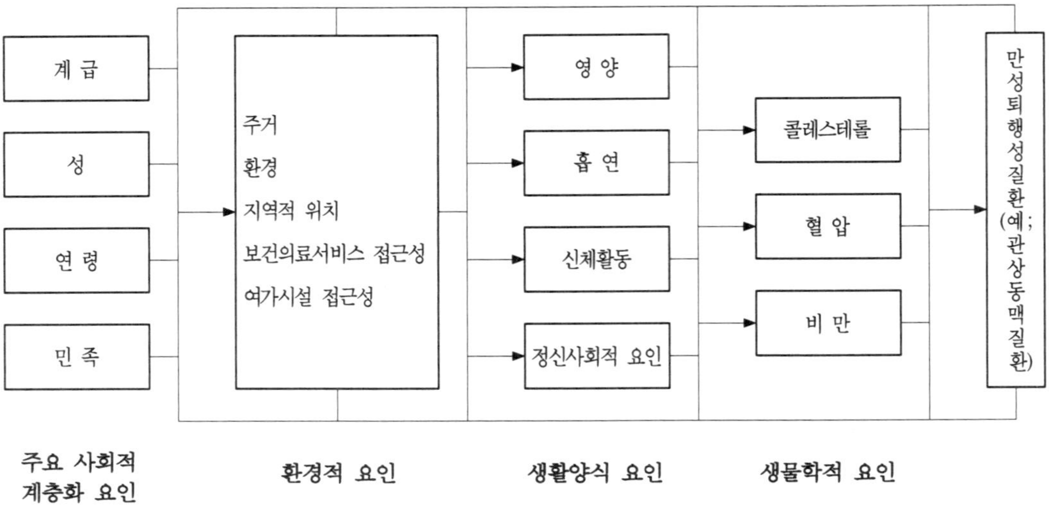

그림 5-1. 주요 만성퇴행성질환과 관련 위험요인들 간의 관계 및 진행과정
(자료 출처: 제니 나이두와 제인윌스 저, 지역보건연구회 역. 건강증진 이론과 실제, 계축문화사, 2001)

있어 금연, 체중조절, 규칙적인 운동 등의 건강생활 실천운동으로 다른 악성종양이나 만성퇴행성질환의 발병도 줄일 수 있다. 넷째, 또한 고혈압은 뇌졸중의 임상 유형에 상관없이 모든 뇌졸중의 가장 분명한 위험요인으로 고혈압 관리는 직접적으로 뇌졸중 발생 및 사망 수준을 낮출 수 있는 것으로, 외국(미국, 일본)의 경우 뇌졸중 발생 예방전략의 일환으로 고혈압 관리사업이 추진되어 이의 효과가 있음을 보여줘 고혈압 관리의 중요성을 부각시켰다 등이다.

1999년도 1차년도 사업내용으로는 시범대상 지역 주민 및 전군민을 대상으로 지역사회진단으로 통한 건강증진사업 추진기반을 조성하고, 고혈압 예방과 진단으로 뇌졸중 예방사업을 전개하고, "건강옥천 2010" 건강축제 등 이벤트 행사를 실시하였다. 건강증진사업 추진기반 조성은 지역의 실정에 맞는 보건의료사업에 대한 계획을 수립하여 지역주민의 건강 요구에 부응하는 사업을 개발함으로써 보건소 조직의 활성화와 서비스의 질 향상 및 주민의 건강증진을 도모하고자 하였다. "건강옥천 2010"을 향한 건강증진사업에서는 지역사회진단을 시행하고 사업의 성과를 평가할 수 있는 과정과 결과지표를 최대한 적용하여 평가하는 것을 목표로 한다. 이를 위해서 본 사업에서는 지역사회진단과 각 사업별 기준시점의 현황과 문제점, 성과 평가의 구체적인 방법과 내용을 추진하였다. 연구사업은 본 사업에 참여하는 전 인력과 유관 대학의 교수와 연계하여 추진되었다. 연구사업의 범위는 옥천군 군정 발전계획에 부합되는 보건의료 부문의 목표 설정, 지역보건의료계획의 중장기 목표 설정, 기초 조사

(baseline survey), 사망, 상병 및 의료이용도 지표조사, 각종 보건통계자료 생성, 사업성과 평가모형 개발, 사업성과 평가지표 및 적용방법 개발, 사업의 세부 추진계획 및 전략 개발 등이었다.

뇌졸중 예방사업(고혈압 예방 프로그램을 통한)은 뇌졸중에 영향을 미치는 원인은 사회, 물리적 환경과 흡연, 식이 등을 포함하는 개인적 행동요인, 생물학적 위험요인 등으로 상당 부분 밝혀졌으며 이를 통하여 사망원인의 감소가 가능하다. 따라서 다양한 원인으로서 다각적인 사업전략이 필요하다 하겠으나, 고혈압 예방과 관리 프로그램을 통한 고위험 연령군을 대상으로 실시하고 지역의 유병률 수준을 고려하여 추진하였다.

"건강옥천 2010" 건강축제를 실시하였다. 전체 군민들의 건강 행태를 개선하고 질병예방을 위한 생활실천 사업에 일차적인 역점을 두었다. 따라서, 본 사업은 전체 군민을 대상으로 지역단위의 홍보 및 여건 조성을 위한 다양한 사업들을 각 단위별로 추진하였다. 본 사업에서 설정한 "건강옥천 2010" 슬로건은 건강생활실천 사업의 가장 강력한 추진기반이 되는 개념이 되었다.

2000년 2차년도 사업은 첫째, 건강증진사업 추진기반 구축으로 보건소 리엔지니어링을 통한 생산성 향상, 건강증진사업(보건사업) 활성화를 위한 구조조정, 지역사회 「건강옥천 네트워크」 구성, 인력 교육 및 훈련 등이었다. 보건소 리엔지니어링은 보건소 활성화에 걸림돌인 인력운영의 문제를 해결하고 새로운 보건사업의 효율적 수행을 위하여, 경직된 조직구조와 사업 수행방식을 개선하여 주민에게 One-stop service를 제공하고 업무과정 및 서비스 제공 process를 새로이 정비하며 이와 부합되는 보건소 정보시스템을 구축하여 건강증진사업의 구조적 기반을 마련함으로써 보건소의 생산성을 향상시키는 것을 목적으로 하였으며, 인력 교육 및 훈련은 "건강옥천 2010"을 효과적으로 수행하기 위해 요구되는 필수 지식과 기술을 교육함으로서 능동적이고 진취적인 보건전문가의 자질을 갖도록 함과 동시에 건강증진사업을 성공적으로 추진하고자 함이었다.

둘째로, 뇌졸중 예방사업으로 금연과 운동을 중심으로 한 건강생활실천사업, 고혈압 및 위험요인 발견 및 등록관리 사업, 사업평가 등으로 이루어졌는데 이는 '건강옥천'을 향한 건강증진사업을 통하여 보건소가 질병예방과 건강증진을 중추적으로 수행할 수 있도록 지역 중심적 모형을 개발하고 직접 지역사회에 적용하여 군민들의 삶의 질을 향상시키기 위한 조직의 시스템을 개발함을 목적으로 하였다. 또한 뇌졸중의 고위험요인으로 볼 수 있는 고혈압, 당뇨병, 고지혈증 등 만성질환자들이 자신의 앓고 있는 질환에 대한 정확한 지식을 가지고 관리하는 것이 단기적으로 뇌혈관 질환 이환율과 사망률을 낮추는 방법이며, 이중 가장 중요한 위험요인인 고혈압 관리로 치명적인 뇌혈관 질환을 예방할 수 있도록 하여 사망률을 낮추는데 기여한다는 것을 근거로 하였다. 셋째, 건강증진 행사로 새 천년 새해맞이 건강걷기 대회, 군민 건강증진 대회(보건의 날)를 실시하였다.

1999년부터 2001년 사이의 시범사업은 연구디자인에 의한 중재전략적 접근으로 실행되었다. 건강증진의 지역사회 접근 및 개인적인 접근방법으로 적용된 지역사회 프로그램의 효과를 측정하기 위한 것으로 솔로몬의 4집단 연구설계 모형에 의하여 실시하였다. 대조군 지역은 비중재 지역 중에서 선정하였다. 이 기간 동안 보건소 건물의 신축, 지속적인 건강증진사업 관련 교육훈련과 조직구조와 업무과정의 리엔지니어링 등을 통하여 일차적으로 보건소를 중심으로 한 지역 건강증진사업의 기반은 구축되었다고 판단하였으며, 그간의 경험을 바탕으로 좀 더 구체적인 추진전략과 접근법을 도입하고자 시도하였다. 특히, 농촌지역의 건강증진사업의 추진전략을 구체화하고 지역 학교 청소년 중심의 건강증진사업 및 일반주민 대상의 운동사업 추진전략을 개발하고 모형을 도출하는 핵심적인 과제를 수행하였다.

2002년부터 2004년까지 제2기 건강증진사업에서는 흡연예방 및 금연사업은 초등학교 및 중·고등학교를 목표집단으로 설정하였으며, 운동사업은 제한된 시범지역에 직접 서비스 제공과 체력진단 및 운동처방 중심의 사업 운영을 기획하였다. 2003, 2004년도에는 흡연예방 및 금연사업 그리고 신체활동 증진 및 운동사업을 중심으로 사업활동이 전개되었으며, 당초 계획되었던 운동사업 부문의 운동처방 부문은 기본적인 인프라 즉, 운동처방실 및 장비시설 등의 구비를 준비하였다. 또한 건강증진사업의 영향 및 효과지표를 비교분석하였으며 추후 사업의 지속 및 확산전략에 기본적이고 필수적인 결과를 도출하여 이에 따른 구체적인 전략을 유도하며, 바람직한 사업의 발전전략을 모색하고자 하였다.

옥천군 건강증진사업의 일반적 흐름은 중재 대상집단에 대한 진단 및 평가, 이를 토대로 관리 대상집단을 구축하며, 지역사회 참여의 유도, 사업조정 및 대상자 조정, 전략개발을 통하여 사업을 실시하며, 평가하며, 관련대학 및 교육청, 도청, 군청 등과 유기적인 협조체제를 유지하며, 주기적 및 최종적인 평가를 실시토록 하였다(그림 5-2, 3).

지역 자원으로써 지역대학에서 옥천군 건강증진사업을 사업 초기부터 지속적으로 지원체계를 유지하였는데 자문대학의 역할과 기능에 대하여 많은 논의가 있었다. 보건사업에서 지역대학의 역할에 대하여 많은 이견이 있을 줄로 알지만, 보건소와 지역사회 내에서 적절한 관계를 유지하고 지역주민을 위한 많은 수년에 걸친 지원을 통하여 얻은 값진 경험이라고 판단되어 소개하였다.

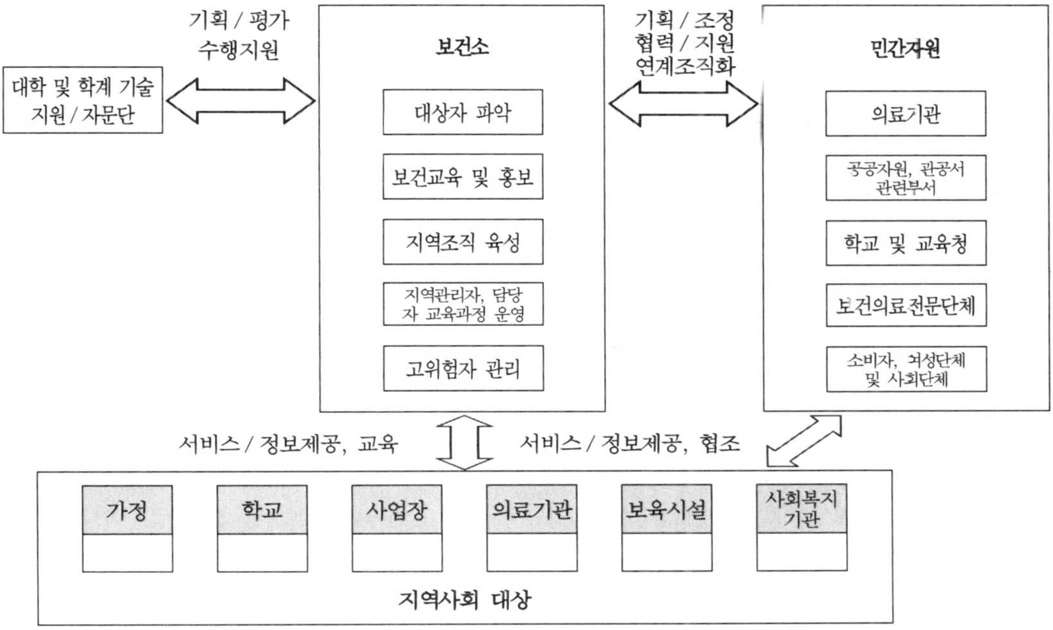

그림 5-2. 보건소 중심의 지역 건강증진사업 체계

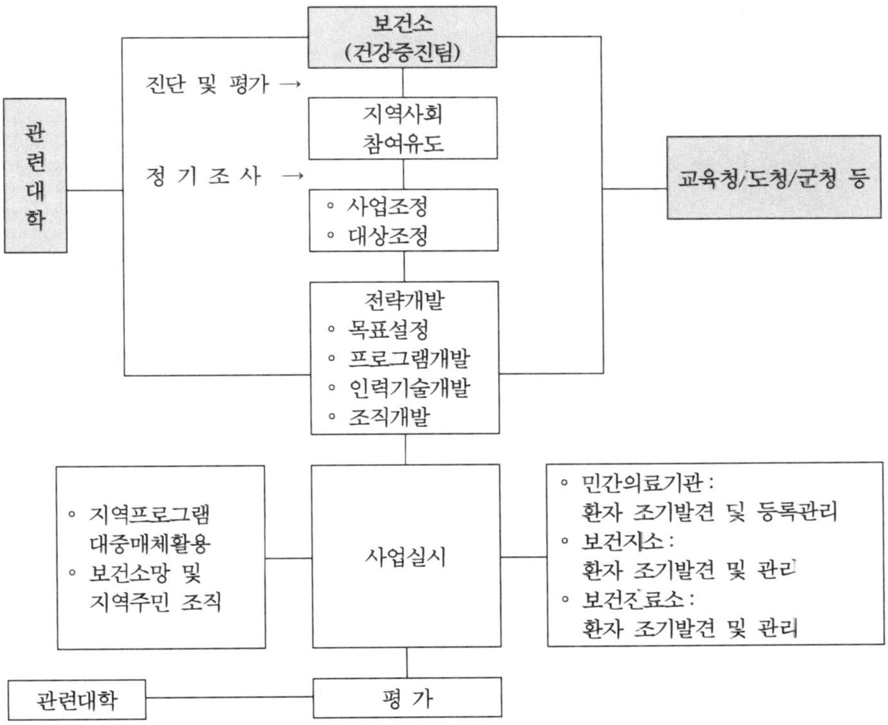

그림 5-3. 옥천군 건강증진사업 추진도

자문대학의 역할

1. 세부주제별 연구의 설계
   (1) 연구대상집단의 선정
   (2) 사업 참여자들에 대한 기초교육 및 방향 설정

2. 사업진행 및 내용에 대한 기술적 자문
   (1) 각종 기술적 자문활동
   (2) 기초조사표 및 양식의 개발 등에 관한 자문

3. 각종 자료의 입력 및 분석
   (1) 자료의 입력
   (2) 자료의 분석을 통한 통계정보의 생산 등

4. 사업의 평가
   (1) 수집된 정보에 의한 향후 사업방향 설정
   (2) 기초조사의 평가
   (3) 사업관여 인력과의 토의 등

3 사업의 평가

지금까지 우리나라의 상황에 적절한 건강증진의 개념 및 정의, 건강증진사업의 방향 또는 추진전략의 불명확성으로 인하여 추후 진행된 사업의 방향과, 구체적인 사업내용 및 추진방법, 평가 나아가 확산전략 및 모형개발에 이르기까지 혼란을 가져왔다고 생각된다.

건강증진사업의 평가에는 매우 다면적이고 다원적인 모형이 적용되고 있는데 이를 살펴보면

① 1980년 후반－1990년 초반의 일반적인 보건사업의 평가틀(즉, 구조, 형성/과정, 영향, 결과평가 등)

② 그 후의 건강증진 프로그램 개발모형〔미공중보건협회(APHA, 1987), Nutbeam의 건강증진결과모형, 1998〕에 의한 틀

③ 접근 전략에 따른 평가〔healthy people 2000, 2010 ; 주제별/분야별 접근(방법, 사업영역, 대상별) 평가틀 ; 개입방법에 따른 평가틀 ; 우리나라 보사연의 교육적, 사회제도적, 환경, 예방적 수단의 접근전략 모형 ; 세계보건기구의 오타와 선언에서의 5가지 실행분

야(1986) 및 1989년의 실천에 대한 요구(A call for Action), Beattie의 모델을 이용한 실천활동 분류(Beattie, 1991, 1993), 건강증진의 4가지 이론적 테두리 혹은 전망들(Caplan과 Holland, 1990), Tannahill의 건강증진 모형 등에 따른 평가틀

④ 기타 프로그램진행 단계별 평가모형의 적용(예, Green 등의 PRECEDE-PROCEDE 모형) 등이다.

따라서 어느 한 가지 틀 또는 한 면에서의 평가를 한다는 것은 다른 중요한 면을 놓칠 수도 있으며, 매우 큰 오류를 범할 수도 있다. 각 평가모형별로 목적하는 바에 따라 체계화가 되어 있으므로 적어도 건강증진거점보건소에서는 각 사업소별 또는 국가단위로 다양한 건강증진 평가틀이 동시에 사용되어 평가되어져야 했다.

이러한 많은 이론과 평가틀 중에서도 2가지를 강조하면 첫째, 많은 건강증진 이론 및 평가모형을 종합해볼 때 건강증진사업의 내용에는 세계보건기구의 오타와 선언(1986)의 내용을 다시 한번 깊게 생각해볼 필요가 있다. 이 내용에서 강조하는 바와 같이 지역여건 및 환경에 대한 즉, 건강증진추진 기반조성 부분이 매우 강조되고 있음 알 수 있다. 따라서 건강증진사업의 평가에서 특히 우리나라에서의 건강증진사업의 초기임을 고려할 때 더욱 더 이러한 추진기반에 대한 평가가 강조되어야 할 것이다. 둘째, 1987년 미공중보건학회에 건강증진 및 보건교육 프로그램 개발을 위한 5가지 기준을 제시한 내용 중에서 위험요인에 대한 목표 설정(즉 risk reduction)이 반드시 포함되어야 한다는 것을 상기하여야 한다. 따라서 사업의 내용과 평가에서도 위험요인에 대한 적극적이고 핵심적인 위치를 할애해 주어야 할 것이다.

옥천군 건강증진사업의 평가모형은 기본적으로 건강증진의 결과모형(Outcome Model for Health Promotion)을 수정하여 사용하였다(표 5-1). 옥천군 건강증진사업 기획시 사업평가틀로 고혈압 및 위험요인(흡연, 운동)을 중심으로 이루어진 평가이다. 물론 다양한 보건사업 평가틀을 활용하였는데 Holland의 평가틀을 활용하여 형성평가(Formative Evaluation) 및 총괄평가를 실시하였으며, 건강증진 프로그램 개발모형에 따른 평가(APHA, 1987), 다양한 접근전략에 따른 평가(주제별/분야별 접근, 개입방법, 보사연 모형, 세계보건기구 등) 등도 적용하였다.

옥천군에서 약 2년간 집단 및 개인별 접근 방법에 의한 뇌졸중 예방을 중심으로 한, 특히 금연과 운동에 중점으로 두어 실시한 건강증진사업의 중재효과를 측정하기 위하여 중재전후 및 솔로몬의 4집단 연구 디자인에 의해 평가하였다. 사업전 사업목표였던 흡연율에서는 남성, 여성 모두에서 흡연이 거의 변화가 없는 결과를 보였으나 금연 및 흡연의 행동 변화단계

표 5-1. 옥천군 건강증진사업 평가틀

건강 및 지역사회적 결과 평가
■ 자가인지 건강상태 - 신체, 정신, 사회적 안녕, 삶의 질 등 총체적 건강상태 측정 ■ 뇌혈관질환과 다른 순환기 질환에 의한 유병률, 발생률, 합병증률, 치명률 및 사망률
중간적 결과 평가
■ 건강생활 습관 ▶ 흡연 습관 - 흡연(매일 흡연자 비율, 하루 흡연량, 기타 기준행동수정단계별 분포, 주민 일인당 담배 소비량) ▶ 음주 습관 - 음주(매일 음주자율, 1회/주 이상 음주율, 1회 음주량, 기타 기준, 행동수정단계별 분포, 주민 일인당 알콜 소비량) ▶ 운동량 및 활동량 - 횟수 3회 미만/주, 1회 30분 미만 비율 등 기타 기준(운동빈도, 양/규칙성, Work, Sports, Leisure-time activity 또는 free- time activity 등) ▶ 식생활 조사 - 규칙성, 아침식사, 채식, 육식, 과일, 고염식, 우유, 커피 식음 등 영양조사 ▶ 체중 - 비만도(BMI), 비만 인지도, 과체중률 등 ▶ 수면/휴식시간 - 하루 몇 시간, 규칙성 여부 ▶ 스트레스 관리 - 운동, 취미생활 등 ■ 보건서비스 이용 평가(질병관리사업) 고혈압 측정률, 정기 측정률, 기초검사율, 치료경험률, 지속치료율/관리율, 혈압 변동 정도, 혈압 정상조절률 등

건강증진 결과 평가
■ 고혈압 지식 인지율 ■ 고혈압 위험요인(흡연, 운동)에 대한 지식/태도 - 인지도, 정확도, 태도 등 KAP/행동수정단계 모형 ■ 건강증진 결과 평가의 기타 예 ▶ 건강 문명 ① 관심이 있는 문제에 관련한 지식 ② 정의된 임무와 관련한 자신감 ③ 자기노력 ④ 태도와 행태 ⑤ 미래 방향 ⑥ 건강증진 프로그램에 참여 ▶ 사회적 동원/운용(Mobilization) ① 사회적 수용능력 ② 사회적 노력 ③ 사회적 자산 ④ 사회적 연결 ⑤ 사회적 기준 ⑥ 공공의견 및 정책 활동을 위한 공공의 집행 ⑦ 건강증진사업의 주체 ▶ 공공 정책과 조직적 활동 ① 정책 기술(statement) ② 입법화 및 규제법규 ③ 조직적 과정, 법률, 행정적 구조 ④ 관리 활동 ⑤ 재원의 할당 ⑥ 건강증진 프로그램의 제도화
건강증진 활동 평가
■ 주민 ▶ 사업인지도, 수용도/만족도 ▶ 접근 용이성 ▶ 경험률, 이용도 예방보건서비스 이용률(접근)/의뢰율, 교육상담 참가율, 지식획득 추구, 도구 획득 추구, 사회참여, 사회적 지지

에서는 1단계 11.1%의 감소, 6단계 8.8%의 증가를 보이는 등 각 단계별로 긍정적인 변화를 보여 당초 목표수준을 초과 달성한 것으로 평가된다. 운동에서는 남성 비운동자가 86.8%에서 71%로 감소하였으며, 여성은 90.6%에서 81.9%로 감소하여 사업목표를 초과 달성하였다. 또한 운동의 행동변화단계 변화 또한 1단계는 84.5%에서 44.0%로 40.5%나 증가되었으며, 6단계도 약 3배 이상인 23.0%로 증가되는 등 각 단계별로 매우 긍정적인 결과를 얻었다.

사업평가 계획에 따른 평가지표 범주는 중재효과 및 반응의 민감도에 따라서 건강증진 활동평가, 건강증진 영향 평가, 중간적인 결과 평가, 건강 및 지역사회적 결과 평가로 나누었다. 건강증진 활동평가로 사업인지도는 중재지역과 비중재지역이 약 20% 이상 차이나는 결과를 보였으며, 프로그램 만족도도 중재지역이 비중재지역보다 우수한 것으로 나타나 사업의 긍적적인 결과를 보였다. 건강증진 프로그램 참여실태에서는 중재지역에서 일부 프로그램에서만 높게 나타나 프로그램별로 균형있는 중재가 필요함을 시사하였다. 건강증진 영향평가로 고혈압 지식도를 보았는데 전년도에 비해, 비중재지역에 비해 약간 증가하긴 하였으나 중재효과로 보기엔 미흡한 결과를 보였다. 건강증진 중간적 결과 평가는 흡연/금연, 음주/금주, 운동의 행동수정 변화단계별로 분포변화를 보았는데 운동의 행동변화가 가장 큰 긍정적 변화를 보였으며, 흡연/금연과 음주/금주는 비슷한 효과를 보여, 건강증진 영역에서 운동중재가 주민의 수용도 및 파급도가 큰 것으로 여겨진다. 기타 식생활, 비만도 및 체중조절, 스트레스 수준의 변화에서는 변화가 없거나 변화가 있어도 미미한 변화 또는 혼재된 결과를 보여 중재효과를 판단하기엔 다소 무리가 있다고 생각된다. 질병관리 행태 및 보건서비스 이용평가에서도 뚜렷한 변화가 없거나 미미한 변화, 혼재된 결과를 보였다. 고혈압 관리지표에서도 그러한 양상을 보였는데 고혈압 인지율과 고혈압 관리율, 약물 치료율은 약간 증가된 결과를 보이나 측정경험률과 효과적인 치료율 역시 약간 낮은 결과를 보였다. 마지막으로 건강 및 지역사회적 결과 평가에서는 자가인지 건강상태와 주요질환 유병률을 보았는데 포함된 지표 모두에서 개선된 변화는 없어 건강증진 중재 프로그램의 결과를 평가하기엔 약 2년이라는 짧은 중재기간이었다는 제한점이 주요한 영향을 주었을 것으로 판단된다.

위와 같은 결과를 Holland의 평가모형에서 과정부분(Process)의 형성평가(Formative Evaluation)를 제외하고 종합평가(Summative Evaluation)해 보면 영향평가(Impact)에서는 매우 긍정적 결과가 얻어졌으며, 결과평가(Outcome)는 다소 혼재되고 모호한 결과가 도출되어 여러 가지 요인을 고려하고 추후 장기간 효과(long-term effect)를 측정할 필요가 있을 것으로 판단되며, 결과지표의 긍정적인 개선효과가 기대된다.

Holland(1983)의 보건사업평가에서의 일반적 구분에 따른 형성 평가를 실시하였다. 형성

평가는 옥천군 건강증진사업팀(대학교수 포함)에서 토론을 거쳐 자체평가한 결과이다. 평가는 프로그램의 성과측면을 강조하여, 적절성 평가와 진행(과정)평가를 중심으로 이루어졌다. 전반적으로 운동효과는 신체적, 정신적 건강상태와 혈압저하에서는 긍정적이었으며, 혈중 지질상의 변화를 판단하기에는 다소 미흡하였다. 운동 프로그램의 참여율 향상과 대상자의 확대 추진전략이 추후 프로그램의 추진에서 해결되어야 과제로 도출되었다. 옥천군 지역사회에 보급한 운동 프로그램의 효과는 긍정적임이 확인되었다. 추후 지역사회의 운동 프로그램을 지속적으로 이끌어 나갈 지도자급 자체인력을 조직하여 운영체를 운영함으로써 사회적 지지체계를 개발하고 자체역량을 강화하며, 사업의 확대추진기반을 조성하고, 인접한 지역으로의 프로그램 확산을 위한 인적, 물적 지원 등 개발전략이 요구된다. 이를 위하여 교육, 홍보자료의 개발과 운영이 시급하다고 판단된다. 운동효과를 위한 지속적인 프로그램의 운영을 위한 교육을 강화하고, 자원봉사자들의 개발과 동원을 모색하여야 한다. 또한 추후 연구과제로 장기간의 효과를 검정할 수 있도록 지속적인 평가연구가 시행되어야 하며, 특히 혈압과 혈중 지질상의 개선에 중점을 둘 필요가 있다고 판단된다.

4 발전방향

건강증진 및 건강행태 이론은 여러 분야의 학문적 토대와 실제 경험으로부터 산출된 지식 등을 토대로 지속적인 발전을 해 왔는데, 특히 지난 십여 년 간 많은 변화와 발전이 있었다. 이는 1980년대 중반 건강증진에 대한 개념이 정립되고 세계적으로 건강증진사업이 활발히 전개되면서 생태학적 개념 등 새로운 개념이 추가 보완되었기 때문이다. 그 이전에는 개인이나 집단의 행태 변화에 초점을 맞추어 개인이나 집단 수준의 심리적, 행동적 건강행태 결정요인에 관한 행동과학적인 접근이 주로 이루어졌는데, 이러한 한계를 넘어서 건강과 환경과의 상호 연관성을 새롭게 규명하고 건강과 행태에 영향을 미치는 여러 수준의 요인에 대한 인식과 이해를 넓히면서 생태학적 개념을 적용한 생태학적인 접근이 이루어졌으며, 이에 따라 지역사회 및 사회 전체차원에서의 접근에 관한 새로운 이론이나 모형이 많이 개발되었다(이명순, 2004).

개인의 행태 변화에는 많은 결정요인들이 관여하므로 개인이나 집단의 건강관련 행태 변화를 위한 효과적인 건강증진사업을 전개하기 위해서는 그 주요 원인적 연관성이 있는 결정요인들에 대한 충분히 포괄적이며 체계적으로 계획된 접근이 필요하다. 따라서 건강행태 및 환경과 그 주요 결정요인들 간의 상호연관성을 설명해주는 건강행태 및 건강증진 이론 등을 통하여, 대상집단의 특정 건강행태 발생을 이해하고 이를 토대로 대상집단 중심으로 적절하게 건강증진사업을 기획하고 전개할 수 있도록 검토, 반영되어야 한다.

보건소 건강생활실천은 건강위험행태 즉, 흡연, 음주, 운동 및 영양 등의 위험요인이 통합 또는 연계 개선되지 않을 경우, 다른 건강행태에 영향을 주게 되므로 사업의 효율적, 효과적 전개를 위한 프로그램의 연계 및 통합 등을 통한 포괄적 접근이 이루어져야 할 것이다.

옥천군 건강증진사업의 전개과정 즉, 연도별 건강증진사업의 발전방향과 사업전략으로 논의되었던 것으로 연차별 보고서의 내용을 정리하여 제시하면 다음과 같다.

1) 2001년

(1) 옥천군 주민에게 실질적 도움이 될 수 있는 사업으로 개발한다.
(2) 보건소 조직개발을 추진하고, 팀 접근별 사업 수행조직으로 전환한다.
(3) 지역내 조직, 민간(학계포함) 및 공공기관의 협력 체계를 구축한다.
(4) 지속사업으로 정착될 수 있도록 학계 등 민간은 지원단체로 하며 지역내 조직과 자원 활용을 극대화한다.
(5) 지역사회중심의 보건사업을 주 사업으로 한다.
(6) 건강생활습관 실천을 위한 홍보, 교육사업을 주 사업 내용으로 한다.
(7) 정기적으로 사업을 개선하고 효과를 평가한다.

2) 2002년

(1) 보건소 조직관리 체계 개선

옥천군 보건소의 경우, 건강증진사업의 주무부서는 주민건강팀이나 건강증진업무의 특성상 보건소 조직의 전 조직원의 적극적인 참여를 필요로 하였다. 사업초기에 건강증진사업의 주무부서인 주민건강팀에서 전담하는 형태를 띠게 되어 사업 추진과정에서 전문적 식견의 부족으로 관리조직이 가지는 관료성과 잦은 마찰을 빚기도 하는 문제 등이 발생하기도 하였으나 사업시행이 시작되면서 전 직원의 건강증진사업에 대한 이해와 동의를 얻으면서 주민건강담당의 전문성을 제고, 보건소 전 부서의 협조와 참여로 원활한 사업추진에 도움이 되었다. 추후 사업성과 즉, 목표량, 실적 평가를 통해 추가적인 인센티브를 제공할 계획이 설계되고 이의 적극적인 시행으로 보완하려 한다. 또한 건강증진사업의 일부 개별 업무에서 조직관리체계나 사업 시행을 놓고 업무분장과 관련하여 담당자들의 내부 갈등이 표출되는 문제가 예상되며 사업의 조정이 일부 필요할 것으로 판단된다.

(2) 사업부서 인력의 전문성 제고

현재 대부분의 보건소의 공통적인 문제라고 판단되는 것으로 사업참여 인력의 전문성이 낮아 동 사업을 추진하기 위해서는 인력의 자질을 높일 수 있는 훈련과 교육이 반드시 요구된다고 판단된다. 특히, 사업초기에서는 건강증진에 대한 개념과 사업에 대한 이해와 구체적인 전략에 대한 전문적인 지식이 부족하여 어려움과 한계점에 부딪혔으나 대학 자문단의 활용과 중앙단위의 전문화 교육을 통하여 일부 그 제한점이 해소되었다. 그러나 기존의 건강증진 담당 인력의 전문성 제고를 위하여 자문대학의 교수진과의 밀착된 보건교육 활동이 필요하며, 지역단위의 건강증진사업 협의체의 구성 및 운영, 중앙 및 광역단위 또는 다양한 관련기관의 교육 훈련에 대한 기회 제공을 강조할 필요가 있다.

(3) 건강증진 개별프로그램의 추진을 위한 인력보강 필요성

건강증진사업은 실제 개별 서비스를 직접 제공하면서 개인 혹은 집단의 행태변화를 유도하고 질병의 조기 발견 등을 추구하기 때문에 참여하는 인력, 예를 들면 방문보건요원 등이 상당수 보강이 되어야 한다. 지금까지 옥천군에서 이루어진 사업의 내용들은 기반구축과 사회적 지원환경의 조성에 관련한 프로그램의 주 사업의 내용이 수행되었으며, 시범사업의 일환으로 대학 및 지역 유관기관의 협조 등으로 프로그램을 진행하여 어려움을 극복하였다. 따라서 추후사업의 프로그램의 진행을 위한 인력보강(예를 들면 운동처방사, 영양사, 보건교육사 등)이 불가피하다고 할 것이다. 이에 따라 개별 사업의 서비스 제공 강화로 예산이 쓰일 수 있도록 사업비 집행의 조정이 요구된다.

(4) 예산의 확보 및 확충

현재 지방비 예산의 지원이 되고 있지만 본 사업의 중요도를 고려할 때 다소 적은 것으로 판단된다. 지금까지 시범사업의 형태로 진행되어 이러한 문제는 극복되었으나 향후 사업을 본격적으로 추진할 때 점차 지방비 배분을 늘려 나가도록 조정할 필요가 있다. 현재 본 사업 외에도 전산화 사업, 지역 계획사업 등이 연계되어 있어 이를 모두 통합 조정하여 포괄적으로 지방자치단체와 협의할 필요가 있다.

3) 2003년

(1) 사업의 총괄적 부문

① 사업목표 설정 및 전략개발

기개발 내용을 중심으로 구체적인 기본목표를 새로이 개발하고, 기본목표에 따른 전략개발이 있어야 한다. 이를 위하여 지속적인 보건의료적 환경평가와, 정책적 조건, 건강증진사업의 경제적 파급효과, 전략의 실현가능성 등이 모니터링되고 개선되어야 한다.

② 사업활성화 전략개발

옥천군 건강증진사업의 모형이 개발되어야 한다. 다면적이고 다양한 유관기관과 환경을 고려한 모형이 개발되어야 한다. 건강증진사업을 위한 사회적 분위기 조성 재활성화가 필요하다. 건강생활실천사업, 각종 군 행사 등을 건강증진과 연계한 분위기 조성, 지역별 중점사업과 연계가 필요하다.

(2) 흡연예방 및 금연사업

흡연예방 및 금연사업은 초 · 중 · 고등학생을 목표집단으로 하고 중학교 이하의 저학년을 위주로 한 흡연예방사업 중심으로 이루어져야 한다. 청소년 금연사업의 효과는 미약하거나 없는 것으로 보고되고 있으므로(Garrison MM et al., 2003), 지속적이고 체계적이고 과학적인, 순환적 기획에 의한 교육 및 홍보를 중심으로 한 흡연예방사업 중심으로 전개되어야 한다.

(3) 신체활동증진 및 운동사업

신체활동증진 및 운동사업은 사회적, 물리적 지원환경 조성 등을 중심으로 전개하며, 보건소를 중심으로 한 운동사업은 지역 공공기관 및 민간기관 등과 연계하여 프로그램을 연동하며, 홍보 및 교육은 지역의 운동단체 및 기관, 각급 학교 등과 협력하여 운동에 대한 관심을 고취하고 운동을 생활화하는 프로그램을 시행토록 한다.

4) 2004년

(1) 프로그램별 접근에서 건강행태 중심의 팀적 접근으로

현재 건강행태 몇 가지 요인에 중심으로 둔 사업의 전개를 통합 또는 연계된 형태의 사업 모형을 개발하고 건강행태 즉, 금연, 절주, 운동 및 영양 등의 프로그램을 중심으로 팀적 접근을 통한 사업 전개가 필요하다. 또한 사업의 접근전략이 비슷하고 사업요소들의 결합될 수 있는 예를 들면 흡연과 음주, 운동과 영양 프로그램이 통합운영 될 가능성도 매우 높다고 판단된다.

(2) 기존의 다양한 보건사업을 연계, 통합 실시토록

현재 전개되고 있는 건강생활실천사업의 프로그램들이 기존의 모자보건사업, 방문보건사업, 학교보건사업 등 다양한 사업에 업무가 추가되거나 협조되는 것이므로 타부서의 사업 및 팀과 협조하고 지역사회의 연계체계 구축 등 사업의 연계 및 통합이 필요하다. 예를 들어 기존의 모자보건사업과 건강증진사업을 통합하여 전개할 경우, 보건소 내원자의 건강문제를 수준별로 등록, 관리하여 건강증진 및 건강보호서비스를 필요로 하는 대상자를 담당하고 필요할 경우 다른 조직팀에 의뢰함으로 건강증진서비스와 모자보건서비스가 통합, 접근된 사업을 실시하도록 하는 것이 바람직하다.

또다른 예로 만성질환자의 경우 장기적인 질병의 영향으로 신체기능이 제한되고 사회·심리적 문제가 복합되어 있는 경우가 많으므로 보건의료와 사회복지서비스가 연계되어 종합적으로 서비스를 제공하여야 한다. 일본의 경우, 개호보험으로 인한 많은 추가비용의 발생은 보건사업과 복지사업의 효율적인 연계 및 통합문제의 심각성을 여실히 드러낸 대표적인 사례라 하겠다.

건강증진사업은 기존 보건사업과 차별화 되는 새로운 사업으로 이해되기 보다는 기존에 보건소에서 제공하던 서비스의 방향을 개선하는 방법론적인 변화로 이해되어야 한다. 건강증진사업은 기존의 보건사업과 연계된 사업이라는 점에서 기존 보건사업과 차별화 되는 별도의 새로운 사업영역이 아니라 보건소에서 제공하던 서비스 내용을 새로운 방법론으로 수행하기 위한 노력이다.

(3) 공통적인 사업내용을 통합 실시할 것

사업의 기획에서부터 교육훈련, 지역연계체계 구축, 홍보 및 캠페인, 이벤트, 평가 및 모니터링 등은 프로그램의 내용을 잘 연계하여 일련의 목표를 동시에 성취할 수 있도록 해야 한다.

(4) 집단 또는 부문별 접근으로

사업의 전개방식은 건강행태의 다양한 프로그램 중심으로 전개하기 보다는 어린이, 청소년, 노인, 여성, 산업체 등 집단 또는 부문별로 전개하는 것이 더 효율적일 수 있다. 실제사업에서 집단별 접근이 어렵다면 제한된 지역 또는 명확한 목표대상의 설정이 중요할 것이다. 그럼에도 불구하고 지역사회 중심의 지원적 환경조성이라는 측면, 건강증진의 다차원적인 접근 등의 건강증진의 개념에 비추어 볼 때 비판받을 가능성이 남아 있다.

(5) 건강생활실천사업의 지침 개정 등 근거 마련

이러한 건강행태에 대한 통합적, 부문별 접근을 위하여 근거있는 연구와 시범사업, 지침서의 개발 등을 통하여 보건소 건강생활실천사업의 표준화된 근거를 제공함이 필요하다.

건강행태는 건강이라는 하나의 관점에서 연속적인 관점, 포괄적인 개념으로 접근해야 한다. 하나의 건강행태문제를 해결하지 못할 경우 다음의 건강행태가 영향을 받게 될 것이며, 이에 따라 보건사업의 전체적인 효과에 지대한 영향을 가져올 것이 자명하다. 조한 한정된 보건소 자원을 효율적으로 활용하여 사업의 효과를 제고하고, 수요자 중심의 지속적이고 포괄적인 one-stop service의 추진체계로 이용자의 만족도와 호응도를 제고할 수 있는 방향으로 추진되어야 한다.

따라서 금연, 운동, 영양 및 절주 등 보건소 중심 건강증진서비스는 통합 또는 연계되어 제공됨으로써 보건소 자원의 중복 투입요인을 제거하고 인력 및 시설, 장비 등 자원의 효율적 활용을 통하여 보건소 역할 및 기능이 강화되어야 한다. 이러한 구체적인 움직임으로 주민건강증진센터 또는 클리닉의 개념으로 접목, 발전시킬 필요가 있다 할 것이다. 또한 기존의 보건소내 다양한 사업을 함께 통합, 연계시키는 모형의 개발이 필요할 것이다. 이러한 통합된 건강증진(integrated health promotion) 방향은 1986년 오타와 헌장에의 건강증진의 정의에서 살펴볼 수 있으며, 광범위한 건강의 결정요인에 대한 접근이 필수적이다.

5) 2005년

옥천군 건강증진사업은 그간 개발된 목표와 전략 및 모형을 지속적으로 유지, 활성화할 필요가 있다. 더 나아가 현재의 건강증진팀의 건강증진사업에서 보건소의 차원의 건강증진사업, 지역사회의 건강증진사업(다양한 보건사업, 특히 방문보건사업 등과의 통합, 연계추진), 건강도시/마을(Healthy City, Healthy Village)로의 발전으로 추진되어야 한다.

건강증진사업을 통하여 보건소는 새로운 비전을 설정할 필요가 있다. 그간 옥천군은 사업의 전개가 상당히 장기간 진행되었으므로 보건소 진단 및 지역사회진단을 새로이 실시할 필요가 있다고 판단된다. 1999년부터 개발된 건강증진사업의 성과와 경험을 중심으로 구체적인 기본목표를 새로이 개발하고, 기본목표에 따른 전략개발이 있어야 한다. 이를 위하여 지속적인 지역사회진단과 환경평가, 정책적 조건, 건강증진사업의 경제적 파급효과, 전략의 실현가능성 등이 재모니터링, 평가되고 개선되어야 한다.

금연, 운동, 영양 및 절주 등 보건소 중심 건강증진서비스는 통합 또는 연계되어 제공됨으로써 보건소 자원의 중복 투입요인을 제거하고 인력 및 시설, 장비 등 자원의 효율적 활용을 통하여 보건소 역할 및 기능이 강화되어야 한다. 이러한 구체적인 움직임으로 주민건강증진센터 또는 클리닉의 개념으로 접목, 발전시킬 필요가 있다 할 것이다. 또한 기존의 보건소내 다양한 사업을 함께 통합, 연계시키는 모형의 개발이 필요할 것이다. 이러한 통합된 건강증진(integrated health promotion) 방향은 1986년 오타와 헌장에의 건강증진의 정의에서 살펴볼 수 있으며, 광범위한 건강의 결정요인에 대한 접근이 필수적임[2)]을 알 수 있다. 또한 이러한 새로운 움직임 중에 하나가 건강도시 또는 건강마을의 개념이다.

2004년도에 흡연예방 및 금연사업은 초 · 중 · 고등학생을 목표집단으로 하고 중학교 이하의 저학년을 위주로 한 흡연 예방사업 중심으로 이루어졌다. 그 결과 고교생에서의 흡연율이 매우 높게 상승하여 고교생에서의 흡연예방 및 금연사업의 강화가 다시 필요한 것으로 판단된다.

신체활동 증진 및 운동사업은 사회적, 물리적 지원환경 조성 등을 중심으로 전개하며, 보건소를 중심으로 한 운동사업은 지역 공공기관 및 민간기관 등과 연계하여 프로그램을 연동하며, 홍보 및 교육은 지역의 운동단체 및 기관, 각급 학교 등과 협력하여 운동에 대한 관심을 고취하고 운동을 생활화하는 프로그램을 시행토록 한 전략을 지속 강화토록 하여야 할 것이다.

---

2) http://wwwhealth.vic.gov.au/healthpromotion/.......Victorian Government Health Information, 2004.

참 고 문 헌

1. 이명순 : 건강행위의 중요성 및 행동변화 이론 – 건강행태와 이론의 활용, 질병관리본부, 연수교재, 2004.
2. 이무식, 김대경, 김은영, 나백주, 성태호. 일부 농촌주민에서 사회적 지지, 사회조직망과 건강행태와의 관련요인 분석. 보건교육 · 건강증진학회지 2002 ; 19(2) : 74-98.
3. 이무식, 김일곤, 나백주, 김건엽, 김은영. 지역건강증진사업 모니터링 및 평가, 발전전략 개발연구. 건양대학교 의과대학, 옥천군보건소, 2004년 12월
4. 이무식, 나백주, 김건엽, 김은영. 건강증진사업 평가 및 전략개발연구, 건양대학교 의과대학, 옥천군보건소, 2005년 12월
5. 이무식, 나백주, 김일곤, 김건엽. 지역 건강증진사업 전략개발 연구. 건양대학교 의과대학, 옥천군보건소, 2003년 12월
6. 이무식, 나백주, 전경자, 김일곤, 이건세, 이영성, 윤석준, 이꽃매. 지역 건강증진사업 전략개발 연구, 건양대학교 의과대학, 옥천군보건소, 2002년 12월
7. 이무식, 이영성, 신현화, 이건세, 윤석준, 정기현, 김은영, 천병철. 행동수정의 단계적 변화모형에 의한 일부 농촌 성인의 흡연, 음주 및 운동형태 분포와의 상호 관련성. 한국농촌의학회지 2000 ; 25(1) : 113-131.
8. 이무식, 이영성, 이건세, 윤석준, 전경자, 정기현. 건강증진사업 평가, 확산모형 및 전략개발 - 옥천군 건강증진거점보건소사업 제3차년도 보고서. 건양대학교 의과대학, 옥천군보건소, 2001년 6월
9. 이무식, 이영성, 이건세, 윤석준, 전경자, 정기현. 건강증진사업 평가, 확산모형 및 전략개발, 건양대학교 의과대학, 옥천군보건소, 2001년 6월
10. 이무식, 전경자, 윤석준, 권영대. 보건소 지역담당제 운영방안 및 조직혁신방안에 관한 연구. 건양대학교 의과대학, 옥천군보건소, 2002년 12월
11. 이영성, 이무식, 윤석준, 이건세. 옥천군 건강증진을 위한 운동 프로그램 개발연구. 충북대학교 의과대학, 옥천군보건소, 2002년 12월
12. 이영성, 이무식, 윤석준, 전경자, 이건세, 정추자, 정기현. 옥천군 건강증진사업 추진기반 연구 – 사회적 지지 및 사회조직망 지원에 관한 기초연구. 충북대학교 의과대학, 옥천군보건소 2000년 12월
13. 이영성, 이무식, 이건세, 윤석준, 정기현. 옥천군 건강증진사업 평가에 관한 연구. 충북대학교 의과대학, 옥천군보건소, 2000년 12월.

14. 이영성, 이무식, 이건세, 윤석준. "건강 옥천 2010" 건강증진사업 기반 조성에 관한 연구 - 건강증진시범사업 1차년도 조사연구. 충북대학교 의과대학, 옥천군보건소. 1999년 12월
15. 제니 나이두와 제인윌스 저, 지역보건연구회 역. 건강증진 이론과 실제, 계축문화사, 2001.
16. APHA. Model standard : A guide for community preventive health services. 2nd ed. APHA, Washington, DC. 1987
17. Beattie, A. Knowledge and control in health promotion : a test case for social policy and theory. In : Gabe, J., Calnan, M., Bury, M. (eds) The Sociology of the Health Service. London : Routledge/ Taylor and Francis. 1991
18. Caplan R, Holland R, Rethinking health education theory. Health Education Journal 1990 ; 49 : 10-12
19. Downie RS, Tannahill C, Tannahill A. Health promotion : models and values, 2nd ed. Oxford Medical Publications, Oxford. 1996
17. Garrison MM et al., : Smoking Cessation Interventions for Adolescents, A Systematic Review. Am J Prev Med 2003 ; 25(4) 363-367.
18. Green LW, Kreuter, MW. Health Promotion Planning : An Educational and Ecological Approach, 3rd edition. Mountain View, CA : Mayfield. 1999
19. Kar SB, Colman W, Bertoli, J, Berkanovic. Indicators of individual and community action for health promotion. Health Promotion 1988 ; 3(1) : 59
20. Nutbeam D. Evaluating health Promotion-progress, problem and solution. Health Promotion International 1998 ; 13(1) : 27-44
21. U.S. Department of Health and Human Services. Healthy People 2010 : Understanding and Improving Health. 2nd ed. Washington, DC : U.S. Goverment Printing Office, November 2000.

제6장

학령전기 아동 건강관리 사업[1)]

| 충남 연기군 시범사업 |

【신종플루 휴교·휴원 확산… 맞벌이 '초비상'】

"출근은 해야 하는데… 아이는 어디에 맡겨야 하나요" 신종플루로 인한 학교와 유치원, 어린이집 등의 휴교와 휴원이 확산되면서 맞벌이 부부들이 좌불안석이다. 충북 제천에 사는 회사원 A씨(35, 여)는 월요일인 26일 아침부터 말그대로 '동분서주'해야 했다. 딸(5)이 다니던 어린이집에서 3명의 신종플루 환자가 발생하면서 이날부터 휴원에 들어갔기 때문이다. 10여 km 떨어진 친정집에 아이를 맡기고 다시 직장으로 향하면서 보통 20~30분이었던 출근 시간이 1시간으로 늘었다. 어린이집 측은 아이를 맡길 곳이 없는 맞벌이 부부를 위해 공간을 따로 마련하고 교사를 배치해 아이들을 돌볼 채비를 갖췄지만 A씨는 불안한 마음에 아이를 맡길 엄두가 나지 않았다.

그나마 의지할 언덕이 있는 A씨는 상황이 나은 편이다. 맡길 곳이 전혀 없는 맞벌이 부부는 이웃집에 부탁을 하거나 단기 보모를 동원해야 하는 처지다. 일단 28일까지 휴원하고 철저한 소독작업을 거쳐 정상 가동한다는 것이 어린이집 측의 설명이었다. 그러나 A씨는 "신종플루가 발생한 어린이집이어서 다시 보내기가 쉽지 않을 것 같다"고 말했다.

(제천 = 뉴시스, 이병찬 기자)

1 배 경

사회 구성원의 건강은 이미 학령전기 아동 시절부터 가꾸는 것이 중요하다. 현대는 만성병의 유병률이 매우 높은 시대인데 이러한 만성질환의 주요 발병 위험 요인은 대부분 음주, 흡연, 운동부족 등 건강생활습관으로 지적되고 있으며 이러한 생활습관은 제2의 천성이라

---

1) 나백주(건양의대, skqw@konyang.ac.kr)

할 정도로 쉽게 수정되지 못하여 치명적 질병을 결과하는 경우가 흔하다. 따라서 바람직한 건강생활습관을 어린 시절부터 교육하고 습관화하도록 하는 것이 필요하고 이는 향후 예상되는 사회적 질병부담을 조기에 예방하는 유력한 방법이라 할 수 있다. 학령전기 아동의 건강문제는 손상예방, 위생 등 문제에서부터 간접흡연, 비만, 성장발달 등 매우 다양하므로 종합적 접근이 필요하다.

하지만 학령전기 아동은 스스로 판단하고 행동할 만큼 성숙한 존재가 아니므로 가족 및 보육시설 그리고 학교와 지역사회의 입체적인 관심이 매우 중요하다. 따라서 단순히 어린이에 대한 교육 내용을 개발하는 것만으로는 어린이들의 건강증진 효과가 만족스럽지 못하며 오히려 이를 지지하는 가정 및 보육시설, 지역사회의 기능과 역할을 개발하고 연계할 수 있도록 하는 사업이 병행되어야 한다.

학령전기 아동은 신생아가 아니므로 직접적인 모자보건사업의 관심대상도 아니고 학교를 다니는 시기도 아니므로 학교보건의 관심대상도 아니다. 따라서 현재 보건의료시스템에서 사각지대에 놓여있다고 할 수 있다. 하지만 이들 연령계층에 대한 건강생활습관 형성 교육은 평생의 생활습관 형성에 중요한 시기이므로 비상한 관심이 요구된다. 최근 정부는 양질의 보육이 이루어지도록 보육시설에 대한 대대적인 지원을 약속하고 일부 시행이 되고 있다. 하지만 이에 상응하는 어린이 건강을 위한 구체적인 프로그램과 체계가 수립되어 있지 않은 상태이며 일선에서는 주먹구구식의 사업을 전개할 수밖에 없어 이를 극복하기 위한 지역사회 차원의 전략개발 요구가 높다.

2 이론적 배경 또는 국내외 현황

학교에 다니기 전 아동을 학령전기라고 하지만 일반적으로 유아교육법에 의한 유치원 교육이 적용되기 전단계 즉 6세 미만 아동을 학령전기 아동이라고 정의하였다. 특히 본격적으로 집단시설에 참여하는 3세 이상 5세 미만 아동을 주된 대상으로 학령전기 아동이라고 정의하였다.

1) 학령전기 아동의 보육시설 및 유아교육시설 이용 현황

우리나라 6세 미만 영유아는 일반적으로 가정에서 양육되지만 3세 무렵부터 본격적으로 영유아 보육법에 의한 놀이방, 어린이집 등 보육시설과 유아교육법에 의한 유치원 및 학원 등에 보내지기도 한다. 최근 여성의 경제활동 참여 확대 및 핵가족 위주의 변화 등으로 보육시설의 확충과 보육서비스 질 향상에 대한 사회적 욕구는 증가하고 있다. 보육시설, 즉 어린이집과 놀이방은 80년대 중후반부터 맞벌이 가정의 증가와 여성의 사회적 참여가 높아지면서 가정 내에서 해결하기 어려운 아동 양육의 문제를 사회적으로 지원하기 위해 빈민지역이나 공단지역의 민간비영리단체 중심으로 등장했으며 1991년 영유아보육법 제정이후 본격화되어 2003년 현재 우리나라의 보육대상 아동의 수는 약 100만이며 이중 21,000여 개의 보육시설에서 보육되고 있는 어린이의 수는 약 77만명(2002. 6월 기준)에 이른다(김유호 : 2003).

2) 학령전기 아동의 건강 문제

통계청 사망통계에 의하면 학령전기 아동의 사망률은 신생아 시기를 제외하고 매우 낮은 편이다. 하지만 이시기 발생한 사망의 원인을 분석하면 주된 사인이 사고로서 교통사고나 화재 그리고 익사 등의 사고가 대부분을 차지한다. 특히 이 시기 교통사고 사망비율은 OECD 국가들 가운데 최고 수준을 보이고 있다.

보육 아동이 시설내에서 질병을 호소할 경우 지역내 협력의료기관을 정하여 관리하도록 되어있다. 혹은 보호자에게 연락하여 직접 의료기관을 데려가 치료받도록 하기도 하며, 보육시설에서 대증요법을 이용하기도 한다. 아픈 어린이가 등원을 할 때는 보호자로부터 약과

표 6-1. 3~6세 아동의 다빈도 사망원인(1995년~2001년 통계)

분 류	빈도(백분율)
교통사고사	1,286(13.9%)
익사	549(5.9%)
심장기형	164(1.8%)
뇌성마비	157(1.7%)
폐렴	154(1.7%)
뇌암	76(0.8%)
결핵	9(0.1%)
천식	7(0.1%)
기타	:
계	9,238(100%)

자료원 : 통계청

함께 복용방법을 인수인계 받아 보육교사가 어린이를 관리하게 된다. 하지만 건강검진이나 건강상 문제가 생겨 자문을 구하고자 할 때 협력의원을 구하기도 어려울뿐더러 설상 협력의원으로 지정이 되었다 할지라도 근무시간에 빠져나오기 어려운 민간의료기관이 대부분이어서 협력의원의 취지를 충분히 살릴 수 있는 왕진 등은 거의 불가능한 실정이다(김유호 : 2003).

보육시설의 영양관리 현황을 살펴보면 많은 보육시설에서 실제로 배식되는 급식과 간식은 인스턴트 식품, 편의식 사용이 두드러지게 높으며, 보육시설의 점심 및 간식의 영양소 공급량은 대체로 1인분 배식량이 너무 적어 대부분의 열량을 포함한 영양소가 유아의 1일 권장량에도 미치지 못하고 특히 칼슘, 철분, 나이아신, 비타민 A, 비타민 B1의 공급량이 적은 것으로 파악되었다. 보육시설이 영양, 급식관리에서 겪는 문제점은 전문인력의 확보나 지원 부족, 아동 영양관리를 위한 구체적인 지식과 기술 부족, 영양관리를 위한 정보 부족, 학부모와의 협조 연계 부족, 종사자에 대한 위생교육 부족 등을 꼽았으며 보건소와의 지원 및 협력을 매우 높게 희망하고 있었다(김혜련 : 2003).

영유아보육법 시행규칙 제33조에는 보육하고 있는 영유아 및 보육시설 종사자에 대하여 1년에 한 번 이상 건강검진을 실시하도록 되어 있지만 구체적인 시행 지침이나 규정이 마련되어 있지 않은 상태이다.

전염성 질환으로 밝혀지거나 의심되는 영유아는 시설로부터 격리 치료토록 조치하라고 명시되어 있으나 어떤 경우 전염성 질환으로 확진 혹은 의심되는지에 대한 세부 사항이 명시되어 있지 않은 실정이다. 또한 누가 전염성 질환으로 확진하고 어떤 경로를 거쳐 그러한 판정을 내리는 지에 대해서도 아무런 언급이 안 되어 있는 실정이고 더구나 일선에서는 전염성 질환으로 의심되어 격리를 하고자 할 때 부모가 맞벌이인 경우 격리할 시설이 안 갖추어져 있는 상황이어서 아무데도 아이를 맡길 수가 없어 매우 곤란하게 여기고 있다.

이외에도 보육시설의 안전 및 위생관리에 대한 사항은 비교적 세밀하게 기술되어 있으나 실내의 밝기나 소음 정도에 대한 사항은 지정되어 있지 않고 놀이터에 대한 안전규정이 미흡하고 특히 땅에서 흙 장난을 하면 기생충 감염이 되기 쉬운데 그러한 흙에 대한 기생충 유무 검사 등에 대한 사항도 언급되어 있지 않아 전체적으로 미흡한 형편이다.

보육과 관련한 보건교육 또한 중요하지만 보육과 관련한 보건교육 내용이 개발되고 적용방법에 대한 체계적인 검토가 되어 있지 않다.

유아교육법상 제17조에 건강검진 및 급식의 항목을 두었으나 건강검진 항목 및 사후관리에 관한 사항은 더 이상 구체적인 사항이 기록되어 있지 않은 형편이다.

보육시설 및 유치원의 건강관리 현황에 대한 구체적인 통계자료가 부족하여 없으며 그동안 보육사업 및 유아교육 내에서도 건강관리가 소홀히 다루어져 왔다(김혜련: 2003).

3) 보육시설 및 유치원의 건강관리 실태

2004년도 보건복지부에서 펴낸 "보육사업안내"에는 100인 이상의 아동을 보육하는 보육시설에는 간호사(간호조무사도 가능)를 의무적으로 채용하게 되어 있어 간호사가 어린이들의 건강관리 업무를 담당하고 있다. 그러나 약 80% 이상의 보육시설은 아동정원이 100명에 훨씬 미치지 못하고 있어 체계적인 관리가 어려운 실정이다(김유호: 2003).

보육시설의 간호인력 확보율은 간호사 6.3%, 간호조무사 14.0%로 전체적인 간호인력 확보율은 20.3%이다. 이들의 고용유형을 살펴보면 보육교사가 겸직하는 경우(자격증 소지자)가 40.5%, 시설장이 겸직하는 경우 23.8%이고 정규직 상근 간호인력을 가지고 있는 시설은 11.8%에 불과하였다.

보육시설의 영양사 확보율은 13.4%로 상근직, 겸무, 파트타임을 모두 합한 경우인데도 간호인력보다 낮았다.

보육시설 중 건강기록을 보유 관리하고 있는 보육시설은 71.2%를 나타내고 있으며 이러한 비율은 민간개인, 가정에서 운영하는 보육시설일 수록 낮아지는 경향을 보이고 있다. 더구나 건강기록을 수시로 갱신하는 시설은 51.4%에 불과하였다(김혜련, 2003).

보육시설에 입소시 모자보건수첩이나 예방접종기록을 제시하는 보육시설은 32.7%에 불과하였다. 보육시설이 겪는 아동 건강관리의 문제점은 건강관리를 위한 전문인력의 확보나 지원 부족, 건강관리를 위한 예산 부족, 교사진의 아동건강관리를 위한 구체적인 지식과 기술부족, 건강관리를 위한 정보 부족, 학부모와의 협조 및 연계 부족 등을 들 수 있다.

3 사업개요

이 시범사업은 충청남도 연기군 보건소를 중심으로 연기군 관내 보육시설과 연계한 건강관리 시범사업으로 총 2년간(2004~2005년) 시행되었다.

건양대학교 예방의학교실에서 연구진 2명(교수 1명 및 연구보조원 1명)이 참여하였고 보건소에서는 모자보건사업 담당 계장 및 실무 담당자가 주로 참여하였다. 본 시범사업에는 학계와 보건소 뿐 아니라 연기군 관내 보육교사협의회가 파트너로 참여하여 민관 합동 사업의 전형을 나타냈다.

연기군의 학령전기 아동 건강관리 사업은 학령전기 아동의 건강증진을 위한 전략 수립 모델을 설정한 후 이에 따른 각 세부 영역별 전략을 수립하였다.

1) 건강증진 모델 수립

학령전기 아동의 건강증진 전략은 광의의 개념으로 건강관련 전 영역에 대해 시행되어야 한다고 설정하였고 이는 건강이란 현재의 건강만 혹은 한 분야만의 건강만을 의미하는 것이 아니기 때문이다.

본 연구에서는 범위를 건강생활습관 개선(건강증진), 건강보호, 질병예방, 질병치료, 재활 등에 각각 특화시켜서 전략을 수립하였다.

건강증진	건강보호	질병예방	질병치료	재활, 적응
- 보건교육 - 캠페인 - 교육모델 - 건강환경 조성	- 안전점검 - 위생점검 - 캠페인 - 예방접종 - 건강위험 요인 파악	- 건강검진 - 조기발견 - 조기치료 - 건강자문 - 1차 구급	- 적기치료 - 희귀난치 질환비용	- 장애 등 재활 - 적응교육

그림 6-1. 학령전기 아동 건강관리 모델링

재활 및 적응 영역은 이번 연구에서 개발하지 못하였고 나머지 영역에 대해서는 모두 개발하였다. 재활 및 적응 영역은 추후 개발이 필요한 영역이다.

2) 건강증진 세부 전략 개발

(1) 질병에 이환된 어린이의 보육시설 차원 관리 방안 개발

우리나라는 질병에 이환된 어린이에 대한 보육시설 차원의 관리지침이 마련되어 있지 않은 상황이다. 하지만 미 소아과학회와 미 공중보건학회가 만든 국가 어린이 건강과 안전 업무 표준에는 어린이 질병 심각도 구분 및 이에 따른 관리지침이 잘 제시되어 있다. 그런데 이러한 어린이 질병관리지침은 보육시설만의 능력으로는 이루어지지 않고 지역사회 보건소 및 지역거점 공공병원의 협력과 참여가 필수적이다.

이러한 지침에 의하면 병원에 입원이 필요하지 않은 보육시설 환아는 질병 심각도를 크게 세단계로 나눌 수 있다(경증 ; 1단계 ; mild, 중등증 ; 2단계 ; moderate, 중증 ; 3단계 ; severe).

경증(mild) 질환 어린이는 질병이 회복기에 있으면서 증상이 소실되어 다른 정상 어린이들처럼 각종 프로그램에 충분히 참여할 수 있는 어린이로서 다만 추가적 회복시간이 필요한 경우로 정의하였다. 이 경우 시설에서의 약물투여는 필요치 않고 나이와 성장 수준에 맞추어 실내 및 실외에서의 적절한 활동이 요구된다고 되어있다.

중등증(moderate) 질환 어린이는 낮은 수준의 열, 질병의 초기, 질병의 빠른 회복기에 있으면서 증상이 있다. 이 경우 적절한 활동은 미술공예, 퍼즐 맞추기 등 실내에서 자유롭게 활동할 수 있도록 하고 있다.

중증(severe) 질환 어린이는 정상 활동을 방해하는 증상이 있는 경우로 수면이나 휴식이 필요하고 가벼운 음식이나 유동식이 요구되며 이야기나 음악을 들려주는 수준의 활동이 적절하다고 되어있다.

이외에도 전염성 질병을 앓고 있는 어린이에 대한 보육시설 조치의 원칙은 첫째 전염성 질환의 전파 방지가 주된 목적이다. 둘째는 질병이 있는 어린이들은 자신이 다니던 시설에서 보육 프로그램에 지속적으로 참여하는 것이 일반적으로 권장된다. 하지만 높은 전염력이 있는 상기도감염, 중이염, 설사, A형간염, 피부질환 등 일부 질환은 표준지침에 따라 일상적 보육시설 활동이 제한되어야 하고 대신 다른 대안 시설(어린이 본인의 집, 은퇴한 간호사가 운영하는 질병어린이 돌봄 집, 어린이가 다니는 보육시설의 부속 양호실, 보건소나 공립병원 등에서 운영하는 질병 어린이 주간 보호센터 등)에 보내질 필요가 있다고 되어 있다[2]. 호주의 경우는 이러한 시설을 지역공립병원 및 보건소에 두어 운영하고 있다[3].

물론 이러한 표준은 각 나라마다 다를 수 있고 실제 이러한 기준을 정하는 것은 어려운 작업이다. 하지만 소아과나 전염병학을 전공한 사람들이 협동작업에 의해 최근의 연구결과를 반영하여 만들 수 있다. 하지만 이렇게 만들어진 표준이 있다하더라도 질병에 이환된 어린이에 대해 조치를 취할 때는 의사에게 자문을 구하는 것이 바람직하다.

2) 미국의 NASCD(National Association for Sick Child Daycare)는 병든 어린이의 치료와 관련된 연구를 수행할 뿐만 아니라 지역마다 병든 어린이의 낮 치료 센터 설립을 지원하고 있음.

3) 호주 NSW주의 카이아마 지역 병원(Kiama District Hospital) : Illawarra 주의 Kiama 지역에 설치된 병원으로서 보건소 역할을 함께 수행하고 있음. 병원에서 퇴원한 환자나 보육시설에 가기 어려운 환아들에 대한 단기 입원 서비스와 재활, 노인보건, 지역사회보건서비스 제공의 역할을 수행하고 있음.

○ 다음은 전염성 질환에 대해 어린이의 일상활동을 제한해야 할 기준이다.

① 이러한 기준은 전염성 질환의 전파 방지가 주된 목적이다.

② 어린이는 다음과 같은 상황에 처해 있을 때 일상활동을 제약한다.

㉠ 열 ; 다른 행동변화나 다른 증상 및 증후가 동반될 때

㉡ 다음의 심각한 질병을 시사하는 증상이나 증후를 보일 때

· 무기력(피곤함 이상), 지속적 기침, 설명이 안 되는 보챔이나 지속적 울음, 호흡곤란, 천명 등

㉢ **설사와 수양성 대변** ; 단지 식사의 변화와 연관되어 있지 않고 어린이 스스로 조절되지 않을 정도의 잦은 빈도를 보일 때. 일반적인 어린이 설사의 감염원은 일반적으로 증상만 심하지 않는다면 보육시설의 복귀를 허용하는 경우가 많지만 Salmonella typhi, Shigella, E. coli O157 : H7의 경우는 예외임. 특히 Salmonella typhi는 3번의 대변배양 검사상 음성 소견을 보여야 함

㉣ **혈변** ; 식이습관 변화와 복약, 단단한 대변 등으로 설명되지 않는 때

㉤ **구토**(최근 24시간 동안 2~3차례 이상) ; 호전되지 않는 경우와 의료인이 전염성이 아니라고 선언하거나 탈수 증상의 위험을 보이지 않을 때까지의 경우

㉥ **지속적인 복통**(최근 2시간 이상 지속) ; 열이나 기타 증상과 동반된 간헐적 통증 시에도 제약

㉦ **침흘림 증상이 동반된 구강내 염증성 상처** ; 의료인이 전염성이 아니라고 판정할 때까지의 경우

㉧ **열이나 행동변화가 동반된 발진** ; 역시 의료인이 전염성이 아니라고 판정할 때까지의 경우

㉨ **삼출성 결막염**(분홍 혹은 붉은색 결막과 동반된 하얗거나 노란 분비물)이 치료가 시작되기 전까지의 경우 ; 비삼출성 분홍 결막염의 유행시에는 단지 보건당국의 권유에 의해서도 어린이의 보육시설 참여가 제한되어야 함

㉩ **이**(머릿 이) ; 등원한 날 파하고 집에 가서 처음 치료가 시작될 때까지

㉪ **옴** ; 치료가 끝날 때까지

㉫ **결핵** ; 의료인이나 보건당국이 "이 어린이는 적절히 치료받고 있으며 일상적 보육활동이 가능함"이란 판단을 내릴 때까지

㉬ **농가진** ; 치료가 시작되고 24시간 이내까지

㉭ **연쇄상구균 아구창 혹은 연쇄상구균 감염** ; 최초의 항생제 치료 시작 후 24시

간 이내까지이거나 발열이 중단된 경우까지

㉮ **수두**(Varicella Zoster) ; 모든 염증성 상처가 마르고 가피가 형성될 때까지

㉯ **백일해** ; 적절한 항생제 치료(erythromycin의 14일 연속처방)가 5일이 지날 때까지

㉰ **볼거리** ; 이하선의 종창 발병 후 9일이 지날 때까지

㉱ **A형 간염** ; 황달 등 발병 후 1주 이내 때까지이거나 수동면역(immune serum globulin)이 주사된 경우는 보건당국의 지시에 의함

㉲ **홍역** ; 발진 출현 후 4일이 지날 때까지

㉳ **풍진** ; 발진 출현 후 6일이 지날 때까지

㉴ **Herpes 단순포진** ; 염증성 삼출물 처치를 하지 않는 치은구내염인 경우. 혹시 염증성 삼출물 처치를 하면서 증상이 가벼운 어린이의 경우는 등원이 허락될 수 있음(보건당국이나 보육시설 담당 의료인의 자문이 필요). 다만 다음의 행동은 주의해야 함

- 뽀뽀, 코를 문지르는 행동, 다른 어린이 혹은 보육교사와 음식 및 음료를 나눠 먹는 것, 염증 부위를 만지는 것은 하지 말아야 함
- 손은 자주 씻고, 피부염증부위에 붕대, 밴드 등 적절한 드레싱을 하여 덮어둘 것

㉵ 비특이적 호흡기 감염인 경우(감기, 인후염, 위막성후두염, 기관지염, 비염, 중이염 등의 증상과 발열이 없는 경우)는 다음의 사항에 해당되지 않는다면 보육시설에 보내지는 것이 금해져야 하고 시설내에서도 분리되는 것이 바람직함

- 위에 기술된 해당 표준에 해당되지 않음
- 보육시설 일상 활동에 편하게 참여하는데 질병이 방해되지 않는 경우
- 해당 질병이 다른 아이들의 건강과 안전을 위해하지 않으면서 더 악화되지 않을 경우
- 위의 사항에 해당되지 않고 항생제도 필요치 않는다면 그리고 보건당국에 의해 지시받지 않는다면 위의 비특이적 호흡기감염 어린이들은 보육시설에 가는 것이 권장됨[4)]

---

4) 이에 대한 근거로는 미국의 연구결과 가정 혹은 보육시설의 어린이들에게는 이러한 호흡기 감염이 흔하다는 것임. 처음 보육시설을 다니기 시작할 때 보통 집에 있을 때보다 더 감염이 늘어나는 것은 사실이지만 보육시설에 다니고 있는 아이들을 집으로 돌려보낸 후 이러한 흔한 호흡기 감염이 감소하거나 예방이 되는 특별한 가치를 발견하지 못했다고 함. 약 3세 아동이 경험하는 일반적인 호흡기 감염은 보통 바이러스에 의하며 일년동안 5~10회 겪으며 이들 대부분은 심각하지 않음. 이러한 감염은 보육시설내 일상적인 위생과 개인위생 이상으로는 효과적인 예방이 되지 않는다고 함. 또한 이러한 바이러스에 감염된 어린이들은 명백한 증상을 보이기 전부터 바이러스를 분비하며 일부 어린이들은 이미 바이러스에 감염되었음에도 불구하고 결코 증상을 보이지 않는 경우도 있음. 더구나 이러한 경우의 항생제 사용은 추후 항생제 내성을 출현시키게 되는 문제가 있을 수 있음.

(2) 건강검진 방안 개발

건강검진은 치료 및 조절 가능한 건강문제의 조기발견을 위해서 매우 중요하다. 이때 보육시설에서는 소속 아동들의 건강검진 결과를 기록하고 추적 관찰하는 것이 필요하다. 또한 어린이들을 위한 건강검진시 연령에 맞는 적절한 검사가 이루어져야 하는데 미국의 연령별 가이드라인은 다음과 같다.

표 6-2. 미 EPSDT(Early and Periodic Screening, Diagnostic, and Treatment) 권장 검사

	조기 학령전기 (Early childhood)		중간 학령전기 (Middle childhood)	
	3세	4세	5세	6세
History	●	●	●	●
키, 몸무게	●	●	●	●
머리둘레	●	●	●	●
혈압	●	●	●	●
시력	O	O	O	O
청력	S	O	O	O
발달 및 행동평가	●	●	●	●
예방접종	●	●	●	●
헤모글로빈	<-----------★---------->			
소변검사			●	
치과검진	●	●	●	●

●: 반드시 수행되어야 함　　★: 위험인자를 가진 아동에 한해 실시
S: 주관적인 판단에 의함　　O: 객관적인 측정도구를 활용하여 실시

미국의 EPSDT는 다음 5가지의 검진 항목을 권장하고 있다. 1) 포괄적인 건강력 및 성장력, 2) 탈의 신체검사, 3) 예방접종력, 4) 임상병리검사, 5) 검진시 상담 및 보건교육 이상 5가지 종류이다.

하나씩 구체적으로 살펴보면 건강력 및 성장력은 가족병력, 개인병력, 영양섭취력, 예방접종력, 환경조건(생활환경, 물, 애완동물, 가정내 흡연자 등), 가족내 약물중독 및 정신과력 등이다. 성장 발달에 관한 사항은 성장 발달 지체 여부, 학교적응 및 사회적응 정도, 정서문제 등을 파악하여 적절한 조치를 취하도록 하기 위해서이다. 탈의 신체검사는 얼굴, 머리카락 및 머리, 귀와 눈, 코와 인후, 입과 이빨, 목, 피부, 가슴과 등(청진기 사용), 배, 생식기, 근골

격계, 상하지, 신경계를 전체적으로 점검하도록 되어 있다. 이는 어린이가 학대를 받고 있는지 등을 확인하기 위한 목적도 있다. 이외에도 키와 몸무게, 두위(특히 2세 때 중요), 혈압(3세 이상)은 직접 측정한다. 영양섭취 상태와 식이습관에 대해서는 설문조사를 시행한다. 예방접종력은 나이에 맞는 접종이 이루어졌는지를 파악하고 있다. 임상검사는 출생시 phenylketonuria, hypothyroidism, galactosemia 등이 필요하고 출생 후는 납중독, 빈혈, 요검사, 간기능, B형 간염, 혈당, 콜레스테롤(영양지표), 요충검사가 권장된다. 시력 및 청력 검사는 주관검사 혹은 객관검사를 적절히 시행하고 치과검사는 3세가 되면 치과의사에게 보이도록 한다. 기타 결핵, 성병검사 등은 보호자가 원하거나 의학적으로 필요가 인정될 때 추가 항목 검사를 시행하고 있다.

이외에도 건강검진 주기는 적절해야 할 것을 권장하고 있다. 미국의 경우는 수행 주체에 따라 다양하다. 예를들어 1~5세 사이의 어린이에 대해 미 소아과학회는 총 6회, 캘리포니아는 5~6회, 코테니컷, 플로리다, 뉴욕은 6회, 위스콘신은 총 7회의 주기적 건강검진을 권하고 있다. 하지만 중요한 것은 이러한 주기에 따라 정기적인 건강검진을 하는 것이다. 특히 최초 시행 시기는 다를 수 있으나 일단 시행되면 정기적으로 수행되도록 노력한다는 점이 의미가 있다. 미국은 recall & remind(사전에 검사 시기를 알려주고 사후에 검사 시기에 검사받지 않았음을 알려줌)를 통해 처음 약속일의 30일 이내에 검강검진을 받도록 하고 있다.

이러한 미국의 상황을 참고하지만 한국의 여건에 맞는 검진항독 개발 및 검진 및 사후관리 체계를 개발하기 위해 국내 타 보건소에서 시범으로 수행하는 건강검진 체계를 조사 참고하였다. 또한 소아청소년과 의사와 협의하여 검진항목의 적절성을 검토하여 적합한 검진항목을 개발하였으며 보건교사 및 학부모 대표와 협의체를 구성하여 검진방법 및 사후관리 방안을 개발하였다.

일단 건강검진 항목에는 건강생활습관 항목을 추가하여 칫솔질 회수, 간접흡연 여부, 안전벨트 착용 여부, 식생활 및 운동 습관 등에 대해 학부모를 통해 조사하고자 하였다. 이는 향후 상담 및 보건교육 등 추구 관리에 활용하고자 하는 목표로 개발되었다.

그 외 출생력(출생시 체중, 모유수유 여부, 출생시 접종력), 본인의 질병력(결핵, 간염, 난치성 회귀질환), 가족력(동거가족의 만성병, 전염병, 유전병 등 특이질환)등을 조사하도록 하였다.

성장발달 항목은 정서적 및 신체적 성장발달을 스크리닝(Screening)할 수 있는 간이 검사항목으로 설문지 형태로 개발하였고 그 외 탈의 신체검사를 적용하여 신체발달 및 학대 유무를 점검하도록 하였다. 신체검사는 얼굴, 머리카락 및 머리, 귀와 눈, 코와 인후, 입과 이빨,

목, 피부, 가슴과 등(의사 : 청진기 사용, 비의사 : 흉곽 및 등 기형 유무 확인과 운동 시 호흡장애 유무 확인), 배, 근골격계, 상하지, 신경계를 점검하도록 하였다.

임상검사는 매년 요검사(요당, 요단백, 혈뇨), 요충 검사, 헤모글로빈 검사를 수행하도록 하였고 3년 마다 간기능, B형간염, 콜레스테롤, 전혈구수 산정(CBC)을 하도록 하였다. 시력검사는 가능한 연령부터 매년 시행하되 어린이용 원거리 시력표를 활용하고 색신 검사도 포함하였다. 청력검사는 순음청력검사를 시행하고 구강검사는 3세 이상 아동에 대해 최소 년 1회 이상 치과의사의 검사를 받도록 하였다.

이러한 건강검진은 보건소 및 관내 소아청소년과 등 의료기관에서 시행하도록 하였는데 기본적인 건강생활습관 및 예방접종력 등은 보육시설에서 조사 확인토록 하였고 임상적인 부분은 보건소 및 의료기관에서 시행한 후 전체 결과를 보육시설을 통해 보건소가 수집 분류하도록 하였다. 이때 보육시설별로 건강검진을 시행할 때는 정해진 양식(별첨 참조)에 맞추어 하도록 하였다. 특히 보건소는 보육시설에 다니지 않는 어린이 등 건강관리 취약대상을 선별하여 건강검진을 받지 않은 어린이들이 있는지 파악하고 건강검진 결과에 대한 사후관리가 적절히 이루어지도록 안내 및 모니터링하는 역할을 하도록 하였다. 특히 보건소는 민간의료기관과 협의하여 관내 검진 비율을 조사하여 검진 받은 어린이 비율을 높이기 위한 홍보행사를 일년에 2~3차례 시행하는 것도 필요하다.

어린이 건강검진을 관내 소아청소년과 등 의료기관에서 수행할 때는 단체검진 보다는 개별적으로 예약에 기반한 건강검진이 바람직하고 다만 매년 보건소는 각 보육시설별로 또한 의료기관별로 건강검진 수행 및 그 결과의 추후 관리 등에 대해 양적, 질적 평가를 시행하고 그 피드백을 하도록 하였다. 또한 보건소는 보육시설 혹은 가정단위로 건강검진의 중요성과 시기를 알리고 접근성이 낮은 보육시설이나 가정을 대상으로 찾아가는 건강검진을 수행하는 것이 권장된다.

① 건강검진 시행방법 개선

건강검진은 검진 항목도 중요하지만 건강검진 시행방법과 흐름을 합리적으로 편성하는 것이 필요하다. 특히 어린이들의 건강수준 및 건강요구에 따른 검진항목 개선과 검진결과에 대한 사후관리 등 일련의 절차를 적절히 배치하고 건강검진의 효과성을 높이도록 하여야 한다.

사업을 시행하기 전에는 체계적인 건강검진 및 후속관리가 되지 못하였다. 건강검진은 주로 보건소에서 하였는데 보육시설 마다 날을 정해 해당 보육시설의 전체 어린이들이 단체로 보건소를 방문하도록 하였다. 하지만 한꺼번에 너무 많은 어린이들이 방문하다보니 체계적인 문진이 어려웠고 또한 어떤 검사를 시행하는지에 대한 합의도 체계적으로 되지 않았다. 특히 신체검사 외에도 어린이의 건강습관 및 건강환경(예를 들어 간접흡연 환경 등)을 파악하여 대책을 취하는 고민도 함께 고려되지 않았다. 검사결과에 대한 후속관리 측면에서도 검사결과 수치가 정상이 아니면 무조건 2차검사가 필요하다는 판정이 내려졌는데 이는 어린이의 평소 건강행태와 관련해서 볼 때 일시적인 검사결과라고 판정할 수 있는 사항(예를 들어 약간의 빈혈 수치 등)도 포함되어 있어 문제가 있었다.

그러나 이 어린이 건강관리 체계화 사업을 시행하면서 검진항목의 설정, 검진방법의 개선, 검진 후 이상자 판정 시스템의 개선, 후속관리 및 그 결과 추적 등 전체적인 체계를 개선하였다.

우선 '건강검진 위원회'를 구성하고 운영하기 시작하였다. 대학병원의 소아청소년과 교수, 연기군내에 개원한 소아청소년과 의사, 예방의학 교수 등 학계 전문가와 보육시설 원장 및 보육교사 3~4인, 보건소장 및 보건소 모자보건 담당자 등이 참여한 건강검진 위원회를 구성하여 검진항목 선정과 건강검진 방법에 대해 토론하고 합의를 도출하였다. 또한 검진 결과 판정 및 검진 결과에 기초하여 향후 보건교육과 보건사업을 어떻게 진행할 것인가 하는 논의를 진행하였다.

아래의 그림은 학령전기 어린이 대상의 건강검진 시행 흐름을 개발한 것이다.

건강검진 항목 선정 및 보육시설 종사자 교육 →	가정내 건강검진 (보호자 직접작성) →	보육시설내 건강검진 (보육교사 작성) →	보건소 및 민간의료기관 검진 →	보건소 중심 사후관리
건강검진위원회 개최 - 지역사회 어린이 건강문제 현황 등에 대한 의견청취를 통해 설문조사 및 검진항목 선정 - 건강검진체계 및 방법 결정 - 검진 안내문 등 작성 - 절차 및 의의에 대해 보육시설 종사자 대상 교육	건강생활습관 실태 성장발달 사항 과거 질병력 가족력 키, 몸무게 시력, 청력(주관) 예방접종력	건강생활습관 확인 성장발달 사항 키, 몸무게(확인) 시력, 청력(확인) 예방접종력(확인)	의사문진 시력, 청력(객관적) 탈의 신체검사 예방접종력(확인) 소변검사 혈압 빈혈 요충 구강검사 혈구수, 간기능검사, 콜레스테롤 등(필요시, 보호자 요구시)	건강검진위원회 개최 - 소아청소년과 전문의, 정신과 전문의, 사회복지사, 보건소 담당자, 보건학 관련 전문가, 보육시설담당자, 학부모, 영양사 등으로 구성 - 검진 이상자 처리 방안 합의 및 의뢰. 추후 확인 - 검진결과를 통계처리하여 건강지표 모니터링

그림 6-2. 건강검진 흐름 개선안

개인별로 건강검진 결과는 건강관리기록부에 별도 기록 보관되거나 데이터베이스화 하는 것이 필요하다. 이때 건강관리기록부는 매년의 건강생활습관 변화 및 예방접종유무, 키와 몸무게를 포함한 성장발달 사항이 추적관리 될 수 있도록 고안되었다(부록 참고).

건강검진에서 가장 중요한 사항중의 하나는 이상자의 발견 및 이에 따른 후속 검진 등 추적 관리이다. 하지만 이상자의 발견이 단순히 검진 결과에 나타난 수치로만 해석되면 오류에 빠지기 쉽다. 따라서 이를 판정하기 위한 위원회(가칭 '건강검진 위원회')를 개최하여 반드시 소아청소년과 의사의 참여하에 이상자에 대한 추가 검사 혹은 추적 검사를 결정할 수 있도록 하는 것이 바람직하다.

'건강검진 위원회'는 소아청소년과 의사 외에도 가급적 정신과 의사나 보건학 전문가 및 사회복지사, 보건소 영유아 보건 담당자, 보육시설 담당자, 영양사, 어린이 보호자로 구성하여 운영하는 것이 바람직하다. 이 위원회는 검진 이상자 처리 방안 합의 및 의뢰, 그리고 이상자의 처리 결과를 추후 확인하며 전체 검진결과를 통계 처리하여 어떤 건강지표가 어떻게 변화하고 있는 지 등을 모니터링하여 추후 검진방향 선정 및 보건사업 방향 등을 정하는 역할을 수행하도록 하였다.

건강검진을 적절히 수행하기 위해서는 건강검진 필요성 및 건강검진 주의사항 등을 간단히 자료집 형태로 만들고 이를 보호자와 보육시설 종사자에게 사전에 적절히 안내해야 원만하게 건강검진을 수행할 수 있다.

본 프로그램이 시행되던 시기에는 도입되지 않았던 전국민 영유아 건강검진 프로그램이 2008년부터 국민건강보험공단에 의해 전국 생후 4개월부터 60개월 사이의 영유아를 대상으로 5차에 걸쳐 시행되고 있어 비용에 대한 부담이 해결 되었을 뿐 아니라 소아청소년과 의사들이 참여하여 건강검진 항목의 타당성을 전국적 차원에서 확보하고 있다.

표 6-3. 검진시기에 따른 국민건강보험공단 지정 검진 항목

검진시기		항 목
1차(생후 04~6개월)	건강검진	문진 및 진찰, 신체계측, 건강교육
2차(생후 09~12개월)	건강검진	문진 및 진찰, 신체계측, 발달선별검사 및 상담, 건강교육
3차(생후 18~24개월)	건강검진	문진 및 진찰, 신체계측, 발달선별검사 및 상담, 건강교육
	구강검진	구강문진 및 진찰, 구강보건교육
4차(생후 30~36개월)	건강검진	문진 및 진찰, 신체계측, 발달선별검사 및 상담, 건강교육
5차(생후 54~60개월)	건강검진	문진 및 진찰, 신체계측, 발달선별검사 및 상담, 건강교육
	구강검진	구강문진 및 진찰, 구강보건교육

하지만 지역의 풍토병 및 지역사회 주민의 관심 질환이 추가로 있거나 지역사회가 공통으로 관심가지고 있는 질환이 있을 경우 지방자치단체 차원에서 적절한 절차와 협의를 거쳐 일부 항목을 추가할 수 있어야 한다. 이를 위해서는 지역별로 '건강검진 위원회'를 구성하고 보건소가 일정한 역할을 수행하는 것이 필요하다.

(3) 연기군 보육시설 아동 건강검진 및 건강생활습관 조사결과

연기군 관내 보육시설 어린이 1,910명을 대상으로 한 정기검진에서 RH 음성 혈액형 4명, 빈혈의심 2명, 청력저하 의심 4명, 기관지 천식 의심 1명, 심잡음 등으로 인한 심장질환 의심 8명을 발견하였다. RH 음성 혈액형 4명에게는 학부모 통보와 희귀혈액형 동호회를 소개시켜 주었고 나머지는 모두 2차 검진을 통해 일부는 중이염, 심장기형으로 치료를 받았고 나머지는 모두 관찰 대상으로 지속적 증상 추적 관찰하기로 하였다.

이외에도 치료할 치아가 있는 어린이 653명과 칫솔질을 잘 하지 못하고 있다고 판단된 190명에 대해서는 모두 가정에 통보해 주었고 지속 관리하기로 하였다. 또한 체중과다 270명, 체중미달 108명에 대해서도 지속 관리하기로 하였다.

이러한 과정에는 물론 보건소 담당자, 보육원장 협의회 대표, 소아청소년과 의사, 보건학 전문가, 사회복지 공무원의 참여하에 '건강검진 위원회'를 구성 운영하였으며 이 위원회에서 모든 검진결과에 대해 토의하고 2차 검진 및 치료 의뢰 등 사후관리 방침을 결정하였다.

또한 건강생활습관에 대해서도 조사한 결과(설문지 부록 참고) 규칙적 운동실천율 44.2%, 하루 3회 과일, 야채 섭취율은 39.7%, 가정내 간접흡연 노출률 67.4%, 어린이 카시트 착용률 35.9%, 폴리오 추가접종률 29.4%, 엠엠알 추가접종률 55.9%, 1일 3회 잇솔질률 30.4%, 정기치과 검진율 43.9% 등으로 나타났다. 이러한 수치는 모두 목표치에 못미치는 것으로 적극적인 보건교육 등 보건사업이 요구되는 결과라고 할 수 있다. 특히 이러한 건강생활습관 문제는 당장 건강결과가 나타나는 것이라기보다는 성장에 따른 누적된 건강문제가 될 수 있어 개선이 시급하였다.

이러한 건강조사 실태에 기초하여 당시 검진 위원회는 간접흡연 노출 감소, 어린이 카시트 착용 비율 증가를 주된 보건사업 과제로 선정하여 중점 추진할 것을 결의하였다.

표 6-4. 우리나라 Healthy People 2010과 연기군 어린이 건강지표 비교

지 표	정 의	표준지표	연기군
운동실천			
규칙적 운동실천율	매일 1일 30분 이상	30%	44.2%
영양			
과일, 야채 섭취율	1일 3회 이상	50%	39.7%
간접흡연			
가정내 간접흡연율		20%	67.4%
사고발생			
안전벨트 착용률		100%	35.9%
추가예방접종			
폴리오 접종률	4~6세 추가접종	95%	29.4%
엠엠알 접종률	4~6세 추가접종	95%	55.9%
치아건강			
1일 3회 잇솔질률		90%	30.4%
정기치과 검진율	연 1회 이상	50%	43.9%

자료원: 학령전기 아동의 건강증진 전략 개발, 연기군보건소, 2004

(4) 보건교육 방안 개발

우선순위 선정 토의를 통해 가장 점수가 높게 나온 간접흡연, 카시트 착용에 대해 해당 분야 전문가들과 보건교육 시안을 작성하였고 이를 중심으로 먼저 보육교사를 대상으로 보건교육을 시행하기로 하였다. 또한 이러한 보건교육과정에서 나타난 지적된 문제점을 수정 보완하여 어린이용 보건교육 자료를 다시 만들어 보급하였다.

보건교육 주제 선정 및 교육 내용 개발과 관련해서는 보건의료전문가와 아동교육전문가 및 현장 보건교육 담당자가 함께 참여하여 개발하는 것이 바람직하다. 연구주관대학인 건양대의 의학과, 간호학과, 아동보육학과 교수들이 참여하고 보건소 모자보건사업 담당자 및 일선 보건교육 교사의 참여로 보건교육 교재 개발회의를 만들어 2~3차례 회의를 시행하였다.

어린이를 위한 보건교육에서 가장 중요한 방법은 매일 매일 건강행동에 대해 이야기하고 일상생활에서 활동으로 일어나도록 하며 성취에 대한 칭찬이 겸해지는 것이다. 모든 보건교육은 아동의 나이와 관심 수준에 맞추어 적절히 진행되어야 한다. 어린이들은 경험과 모범사례를 보면서 더 잘 배우기 때문에 특히 배움과 놀이가 상호 밀접히 관련되게 진행되면 학습효과는 배가된다.

하지만 보육교사나 보호자는 대부분 보건의료와 무관한 비전공자이기 때문에 그들이 수행하는 보건교육은 그 범위와 깊이에서 제한이 있는 것도 사실이다. 따라서 이들의 보건교육 수행역량을 높이기 위한 노력이 있어야 한다. 특히 보육교사에 대한 보건교육은 특히 중요한 의미가 있다. 보육교사에 대한 체계적인 보건교육이 되도록 전문가 및 보육교사 대표, 보건교사 등이 참여하여 매년 필요한 보건교육 내용을 정하고 일정과 강사를 섭외하는 등 일련의 기획과정이 필요하였다.

이러한 프로그램 기획 및 운영은 앞서 언급한 '건강검진 위원회'에서 운영하였다. 이때 보건교육 내용을 수립하거나 보건교육 내용을 개발할 때는 아동교육 전문가 혹은 아동간호 전문가의 자문을 얻어 수행하는 것이 바람직하다.

이외에도 보육시설별 보건교사의 보건교육 경연대회, 보호자의 보건교육 경연대회 등을 개최하여 취학전 아동을 대상으로 한 보건교육의 내용 뿐 아니라 강의 형식에 대해서도 아이디어를 풍부하게 하는 것이 필요하다. 이때 우수작은 포상하고 격려하여 좋은 보건교육의 확산을 도모하는 것도 권장되지만 이러한 사항은 수행되지 못하였다.

중점 보건교육 주제에 대한 주요 교육내용은 다음과 같다.

① 간접흡연 보건교육

㉠ **간접흡연 교육의 필요성**

ⓐ 간접흡연에 노출된 어린이는 감기, 기침, 폐렴, 기관지염, 중이염, 천식에 걸리기 쉬움.

ⓑ 간접흡연은 폐와 같은 인체에서 중요한 기관의 성장에 나쁜 영향을 주며 성인이 되어 폐암에 걸릴 확률이 높음.

ⓒ 간접흡연은 성장과 더불어 흡연을 배우기 쉬우며 흡연을 빨리 시작하고 흡연시 죄의식을 덜 느낄 가능성이 높음.

㉡ **간접흡연 교육의 목적**

ⓐ 간접흡연에 대한 교육활동을 통하여 유아에게 담배연기의 해로움을 인식시킴.

ⓑ 프로그램을 통하여 금연이 왜 중요한지 학부모들이 깨닫도록 함.

ⓒ 프로그램을 통하여 유아들이 있는 장소에서 어른들의 담배를 피우는 행동에 대해 유아들 스스로 담배를 피우지 말아줄 것을 요구하는 능력을 갖게 함.

ⓓ 간접흡연을 주제로 하는 활동을 통하여 프로그램의 고유 목표인 간접흡연에 대

한 지식 및 간접흡연 예방을 위한 태도 · 기술 · 성향 · 정서를 증진하게 함.

㉢ **간접흡연 교육활동 시 유의점**

ⓐ 아이들의 지속적인 흥미 유지

ⓑ 담배의 유해성에 대한 객관적인 인식 형성

담배가 해로운 것은 사실이나 담배의 부정적인 이미지를 '담배 피우는 사람은 나쁜 사람'과 같이 감정적으로 이입시키는 것은 바람직하지 못함. 이는 자칫 흡연에 대한 부정적인 이미지가 주변의 직접흡연자에 대한 이미지로 연계되어 갈등을 야기할 우려가 있기 때문이다. 따라서 유아들이 담배의 유해성 및 흡연에 대한 부정적 이미지를 객관적으로 인식시킬 필요가 있음.

ⓒ 유아의 발달수준에 적합한 정보 제공

ⓓ 견학 활동에 대한 적극적 지원

현재 간접흡연과 관련하여 유아들이 견학할 만한 장소를 찾기 힘듦. 견학이 힘들다면 전문가를 초빙하는 것도 좋은 방법임. 가까운 보건소나 관련 기관의 관계기관의 관계자를 초청하거나 흡연의 유해성과 관련된 모형이나 판넬을 빌려와서 아이들이 궁금해 하는 점을 함께 풀어나간다면 보다 풍부한 활동이 될 것임.

㉣ **보건소의 역할**

ⓐ 간접흡연 관련 교육용 교구 확보 및 순회 지원

ⓑ 간접흡연 관련 포스터 및 팜플렛 제작 홍보 지원(학계, 학부모, 보육교사 등 참여)

ⓒ 관련 교육 경연대회 종합 개최 및 우수작품에 대해 시상 지원

② 안전벨트 보건교육

㉠ **어린이용 안전벨트 착용 교육의 필요성**

ⓐ 어린이에게 있어 자동차 충돌사고는 치명적인 위험요소로서 많은 어린이가 사망 또는 상해를 입고 있음.

ⓑ 우리나라 어린이 사고사망률, 운수사고 사망률은 OECD국가 가운데서 최고 수준임.

ⓒ 특히 자율적인 신체조절능력이 미약한 취학 전 어린이의 경우 교통사고 시 보호작용의 미비 등으로 그 치사율이 높음.

ⓓ 자동차 소유자의 저령화, 젊은 어머니들의 운전면허 취득의 급증, 자동차 레저생활의 증가로 인한 가족단위 외출기회 증가 등으로 어린이를 동반한 자동차 이

용 기회가 많아지므로 어린이 승차자에 대한 보호책이 마련되어야 함.

ⓔ 우리나라는 OECD국가 가운데 어린이 교통사고 사망률이 1위의 불명예 국가로 올라있음. 세이프키즈코리아가 지난 2002년 통계청과 경찰청 자료 등을 분석한 결과를 보면 안전사고로 숨진 만 14세 이하 어린이 가운데 50.3%는 교통사고로 희생 되었으며 이 가운데 보행 중에 일어난 사고는 55.6%였고, 자동차를 타고 있다 일어난 사고도 36.1%나 되었음.

ⓕ 그런데 2001년 사망한 어린이 교통사고 환자 가운데 4세 이하의 영유아는 97.7%가 자동차 탑승시 사망했음(인용: WHO moratality database ; http://www3.who.int/whosis/menu.cfm?path=whosis,mort).

ⓖ 캐나다 컨슈머지(90년 NO.1)에 따르면 5세 미만 어린이 교통사고 사망자 70명, 부상자 4,000명 가운데 어린이용 안전시트의 사용으로 사망의 90%, 부상의 70%가 예방이 가능하다고 보고하였음(사고 피해 어린이의 2/3가 어른의 무릎에 앉은 형태로 탑승). 일본 교통사고 종합분석센터의 통계결과를 봐도 유아용 카시트를 사용하지 않으면 사망률이 두 배나 높은 것으로 조사되었음.

ⓗ 삼성화재 교통안전문화연구소에서 2000년 4월에 실시한 충돌 실험 결과에 따르면 안전시트를 사용하지 않으면 사용했을 때 보다 3배 이상 중상을 입는 것으로 밝혀졌고 이때 자동차의 속도는 겨우 시속 48Km이었음.

ⓘ 소비자보호원의 설문 조사 결과를 보면 어린이 보호장구를 가지고 있지 않은 이유에 대한 복수응답 결과, '필요성을 못 느낀다'가 51.1%, '단거리 운행이 많기 때문'이라는 이유가 44.6%, '아이들이 싫어해서'가 46.4%, '가격이 비싸다'라는 이유가 38.6%였다고 한다. 이 중에 68.4%는 지금도 그렇고 향후에도 자동차용 어린이 안전시트를 구입할 의사가 '없다'고 대답했다고 함.

ⓙ 역시 같은 조사에 따르면 38.1%가 자동차용 어린이 보호장구를 '보유'하고 있었지만, 차내에 설치해둔 '장착'률은 27.2%에 불과한 것으로 나타났고 고속도로 주행 중에는 62.5%가 보호장구를 반드시 사용하는 반면 시내주행에서는 35.4%만이 사용한다고 응답하였음.

ⓚ **유아에게 충분한 안전교육이 필요함**: 어른들이 인식을 잘하여 어린이들을 카시트에 앉히도록 하는 것이 중요하지만 어린이들이 스스로 카시트 착용이 불편해도 필요하다는 인식을 갖도록 하는 것이 필요함. 또한 어린이 교육을 통해 가정내 어른도 인식이 개선되도록 하는 것이 필요함.

㉡ 안전 교육에서의 교사의 역할

ⓐ 역할모델링

· 일상적인 안전벨트 착용 모범 보이기

· 안전지식과 실천에 관한 교육

ⓑ 교육하기

· 유아들에게 안전지식과 기술, 행동을 가르친다.

· 부모들에게 유아를 위해서 안전실천과 행동의 중요성을 가르친다.

ⓒ 대변자 및 감독자

· 안전과 관련하여 지역사회에 어린이를 대변하여 주장을 펼친다.

· 어린이 안전과 관련한 감독은 안전 증진, 위험 예방, 보호 제공의 모든 전략과 실제를 향상시킬 수 있다.

㉢ 안전벨트 착용 교육활동 시 유의점

ⓐ 유아는 뒷좌석에 승차: 안전시트 설치 위치는 운전석 뒷자리나 중앙이 가장 좋음. 절대 설치하지 말아야 할 곳은 바로 조수석이며 특히 에어백이 있는 차량은 더욱 위험함.

ⓑ 몸무게가 9~10Kg 정도인 영유아는 뒤를 보도록 안전시트를 설치하고 앉혀야 함. 스웨덴에서는 적어도 3세 이전은 항상 뒤를 보도록 안전시트를 설치해서 사용함. 어릴수록 머리의 무게가 전체 몸무게에서 차지하는 비율이 높기 때문에 앞으로 앉은 상태에서 사고가 나면 머리가 앞쪽으로 쏠리면서 약한 목 분에 골절을 입거나 큰 부상을 당할 가능성이 커짐.

ⓒ 안전시트를 좌석에 고정할 때는 단단하고 정확하게 설치해야 함. 조금이라도 느슨하다면 충돌시에 안전시트가 앞으로 밀리거나 흔들리기 때문임. 안전시트에 어린이를 앉히고 벨트를 채울 때도 주의해야 함. 벨트 윗 부분은 어깨에 반드시 걸치도록 하고, 아래쪽은 배가 아니라 배아래 부분으로 해서 엉덩이 뼈가 걸치도록 해야 함. 배에 걸치는 경우 충돌시의 강한 충격으로 내장이 파열될 수 있음.

ⓓ 아이들이 안전시트에서 잠드는 경우 작은 베게나 쿠션을 가지고 다니다가 받쳐주는 것이 좋음.

ⓔ 아이의 연령과 몸무게, 키에 맞는 안전시트를 사용해야 제대로 효과를 볼 수 있음.

ⓕ 무엇보다도 공인된 기관에서 실시한 안전테스트에 합격한 제품인지 반드시 확인해야 하는 것이 중요하고 한번 사고가 났던 안전시트는 절대 다시 사용하지 말아야 함. 눈에 보이지 않는 결함이 발생했을 가능성이 높기 때문임.

ⓖ 특히 어른들의 무릎에 앉히는 것을 피해야 함. 이럴 경우 어린이가 어른의 안전벨트 역할을 할 수도 있기 때문임.

㉣ **보건소의 역할**

ⓐ 어린이 출생시 발행하는 쿠폰가운데 반드시 영유아용 차량 안전시트를 구입할 수 있는 사항을 추가함.

ⓑ 각종 연령별, 몸무게와 키에 따른 표준안을 만들어 보급함(보육교사, 학부모, 학계 등 참여).

ⓒ 어린의의 성장에 따라 안전시트를 교환할 수 있는 물물교환 장터를 년 2회 개최하도록 함(어린이 보육건강 교육경연대회 혹은 보건의 날 등을 활용하여 개최함을 권장).

ⓓ 어린이 안전시트 착용 100% 달성 추진대회 등을 열어 적극적인 지역사회 참여 분위기를 고조시킴.

4 사업의 평가와 발전방향

보육시설 어린이를 대상으로 한 지역보건사업은 그 전례를 쉽게 찾아보기 어렵다. 보육시설 어린이 대상 지역보건사업은 모자보건과 학교보건의 사이에 있는 사각지대로서 행정적 뒷받침도 미약하고 전문가의 관심도 낮은 분야이다. 하지만 보육시설 어린이가 감염성 질병 등 건강문제에 처해 있을 때 체계적으로 돌봐줄 수 있는 시스템의 구축이 어린이 부모 특히 어머니의 사회생활에 중요한 기여를 하게 되며 나아가 어린이의 건강생활습관은 어린이의 미래 건강을 좌우하는 중요한 의미를 가지고 있다.

연기군 보건소와 함께 진행한 학령전기 아동을 위한 지역보건사업은 이러한 취지에서 많은 의미를 가지고 있었지만 약 2년 정도의 사업 진행 이후 지속적으로 진행되지 못하였다.

최근 건강보험공단에서 영유아 건강검진 프로그램이 체계적으로 시행되고 있지만 지역사회 어린이를 대상으로 한 접근성 높은 종합적 건강관리 서비스 제공에는 아직 미흡한 수준이라고 할 수 있다. 지역사회를 중심으로 어린이 '건강검진 위원회'의 설치 및 운영 등은 지역사회에서 보건소를 중심으로 실행되는 것이 바람직하다.

특히 건강검진을 받지 않은 어린이의 발굴 및 적절한 사후관리를 받지 않는 어린이의 관리, 좋지 않은 건강생활습관 실천율에 대해서는 보건사업을 통한 개입 등이 입체적으로 이루어져야 한다. 그러한 과정에서 보건소의 역할은 더욱 확대되어야 할 것이다.

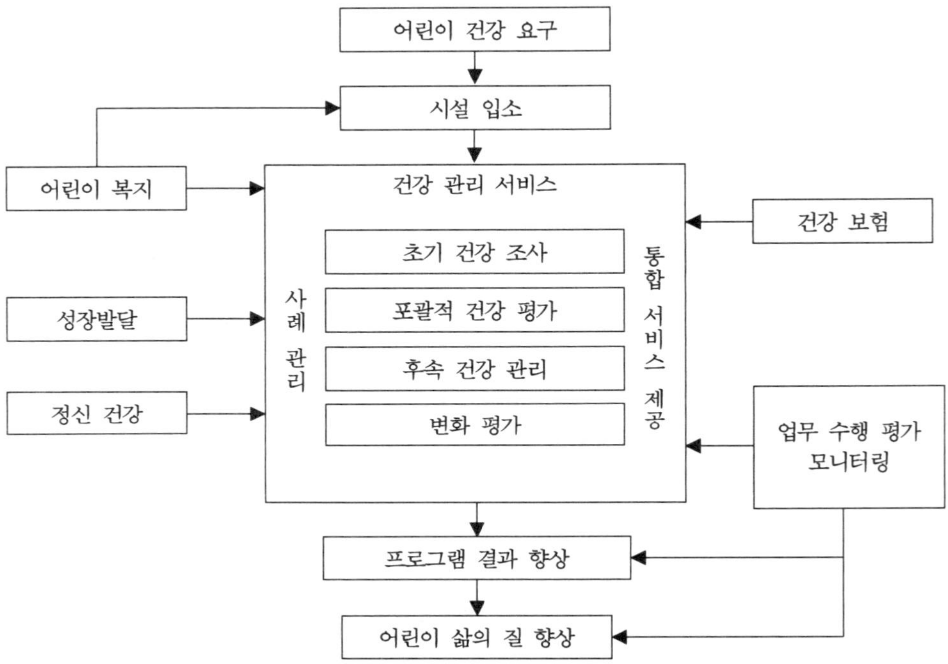

그림 6-3. 어린이 건강관리 흐름도

참고문헌

1. 구제옥, 1999, "영유아를 위한 영양교육의 방향", 대한지역사회영양학회 추계학술대회
2. 김귀연, 1997, "모자보건사업의 현황 및 개선방안", 「한국모자보건학회지」, 제1권 제2호.
3. 김유호 등, 2003. 2. "어린이집을 중심으로 한 아동의 건강관리 및 저소득 가정 아동의 건강지원", 인도주의실천의사협의회 / 한국보육교사회
4. 김혜련, 2001, "영유아 예방접종사업의 관리현황과 정책과제", 「보건복지포럼」, 제9권.
5. 김혜련, 2003, "보육아동의 건강 · 영양관리를 위한 보육서비스 개선과제", 「보건복지포럼」, 제11권.
6. 보건복지부, 2004년도 보육사업안내, 2004
7. 손영숙, 2000, "부모를 위한 유아 안전사고예방에 대한 연구", 「경남정보대학논문집」, 제28집.
8. 이삼식, 2001. 3. "모자보건실태의 변화와 정책방향", 「보건복지포럼」, 제9권.
9. 이재연 등, 2004, "보육시설 안전 · 영양관리 실태조사 및 정책방향 연구", 여성부
10. 황금복 등, 1998, "공공부문의 지역모자보건사업 기본모형 개발", 「한국모자보건학회지」, 제2권 제2호.
11. 황나미, 2001. 12. "인구자질 향상을 위한 모자보건사업의 발전방향", 「보건복지포럼」.
12. U.S. Department of Health and Human Services, Health Resources and Services Administration. Maternal and Child Health Bureau. 2002. "Caring for Our Children", National Health and Safety Performance Standard : Guidlines for Out-of-Home Child Care Programs(2nd ed.).

제7장

생활터 접근으로서 건강증진학교[1)]

학생들이 건강하고 안전한 환경에서 학습능력을 향상시킬 수 있도록 학교 교육환경개선과 건강프로그램을 이끌어 가는 '건강한 학교 만들기 프로젝트'는 성동구청 · 성동구보건소 · 한양대학교 · 시민단체 · 학생 · 학부모 · 교사가 함께 학생들의 건강위해 요인을 조사하고 건강 요구도를 파악해 학교 내 건강요인을 찾아 건강에 이로운 환경으로 만드는 환경개선, 보건교육, 보건서비스 등을 제공해 학교 건강증진을 제시하는 사업이다. 2005년 경일초등학교를 시작으로 마장초, 금북초, 행당초, 동마중, 한양사대부고, 성수중학교가 참여해 학교장, 교사, 학생, 학부모들이 건강한 학교에 대한 자부심과 자긍심이 향상돼 '가고 싶은 학교, 떠나고 싶지 않은 직장, 보내고 싶은 학교'로 학교의 선호도가 상승했고, 2010년 금호 · 성수초등학교의 동참으로 9개 건강한 학교가 탄생했다. 성동구 '건강한 학교 만들기' 프로그램 중 일부는 전국적으로 확산돼 학생들의 건강증진에 많은 기여를 하고 있다.

(대한매일신문 2010년 3월 26일)

1 들어가며

우리나라에서는 1995년 국민건강증진법 제정으로 건강증진에 대한 국가 정책이 처음으로 시작되었으나, 1997년 이후 국민건강증진기금 조성으로 재원이 확보되면서 실제적으로 지역보건소 중심의 건강생활실천사업(금연, 운동, 영양, 절주, 비만관리사업)이 제공되었다. 2002년 국가적 차원의 건강증진 정책인 '국민건강증진종합계획(Health Plan 2010)'이 제시되었고, 2005년부터 담뱃값 인상을 통한 건강증진기금의 대폭적인 확대에 따라 수정된 '새국민건강증진종합계획(New Health Plan 2010)'이 발표되어 현재까지 이르고 있다.

국민건강증진종합계획에서 제시된 학교보건의 목적으로는 첫째, 학교보건의 활성화 및 지

---

1) 김건엽(경북대 의전원, pmkky@knu.ac.kr), 안동현(한양의대, ahndh@hanyang.ac.kr)
본 원고는 박순우 교수님(대구가톨릭의대)께서 감수해 주셨습니다.

속적인 학교보건의 유지 및 증진, 둘째, 학생들로 하여금 건강의 중요성과 가치를 인식시키고, 건강관리를 위한 지식과 기술의 습득, 셋째, 학생들의 급·만성 질병의 예방 및 건강증진을 위한 건강한 보건행태의 습득과 실천, 넷째, 학교가 배우고, 가르치고, 생활하는데 건강하고 안전한 장소가 되도록 건강보호 환경을 조성하여 이를 바탕으로 평생건강의 기틀을 마련하여 건강한 성인기를 맞도록 하는데 있다. 이를 달성하기 위한 구체적인 세부추진계획을 보면, 교육인적자원부와 협력하여 학교보건 지원기구 설립, 건강증진학교 네트워크 구축, 보건교육 자료개발 및 DB화, 학생 건강관리 체계 개발, 학생 및 교직원의 건강 위험행태 감소사업, 학생영양 개선 및 증진사업, 학생 자살 예방, 학생의 개인위생 및 운동 실천율 개선, 학생 · 청소년 성건강 증진, 학교보건 관리를 위한 교사 역량 강화 등을 제시하고 있다(보건복지부, 2005).

학교에서도 1990년대 이후 학생들의 건강행태 개선 및 건강증진을 위한 학교건강증진사업이 학교 자체적으로 또는 지역 보건소와의 협력을 통해 꾸준히 진행되어 왔으나 일시적이고 단기적 사업 진행, 학생들의 신체적 건강 중심의 행동 변화만을 강조, 학생들의 건강에 영향을 미칠 수 있는 교사 및 학부모를 대상으로 한 프로그램 부족, 학교의 인적 물적 상황에 대한 고려 없이 획일적인 프로그램 적용, 건강의 포괄적 결정요인에 대한 접근 부족 등이 문제점으로 지적되었다(김혜경, 2007 ; 안동현 2009).

따라서 이를 해결하기 위해 학교 건강증진사업의 포괄적이고 총체적인 접근을 위한 기틀로 세계보건기구(WHO) 건강증진학교의 학교 현장 적용의 필요성이 제기되었고 최근 연구사업 및 시범사업을 통한 국내 건강증진학교의 경험이 있으므로 이를 통해 학교보건의 나아갈 방향으로 건강증진학교를 알아보고자 한다.

2 생활터 접근으로서 건강증진학교

1) 건강증진에서 학교보건의 중요성

우리나라는 1970년대 중반 이후 감염성 질환에서 만성퇴행성 질환으로 질병 양상이 변화되었는데, 이들 만성퇴행성 질환은 대부분이 잘못된 생활습관과 선행질환의 적절한 관리 미흡 등에 기인한다. 심뇌혈관 질환의 예를 보면, 청소년기에 형성된 흡연, 음주, 비만 등 건강위험행태는 청장년기까지 지속적으로 악화되며, 청장년기에 발생하는 고혈압, 당뇨, 고지혈

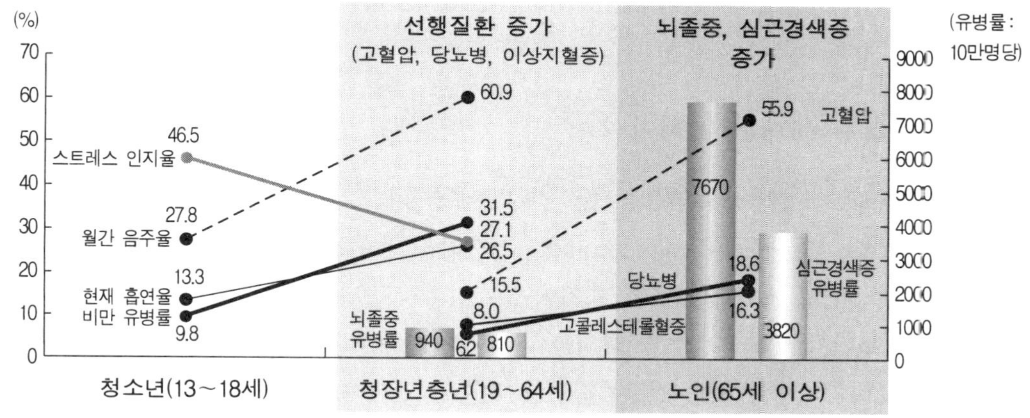

그림 7-1. 생애주기에 따른 만성질환 관리의 필요성(질병관리본부, 2007)

증 등 심뇌혈관 질환의 선행 질환은 노인기까지 지속적으로 악화되어 결국 뇌졸중 및 심근경색증을 일으켜 국가적인 질병부담을 유발한다(그림 7-1)(질병관리본부, 2007). 생애단계별 점진적 건강수준의 악화를 예방하기 위해서는 소아 및 청소년 시기의 건강한 생활습관이 중요하므로 학교는 건강증진에서 가장 중요한 생활터(setting)이다. 건강한 아동 및 청소년은 건강한 성인으로, 그리고 건강한 성인은 바로 사회의 중요한 인적자원이 된다.

우리나라 청소년들의(중 1 ~ 고 3) 건강위험 행태 실태 파악을 위해 2005년부터 약 8만명을 대상으로 매년 실시되고 있는 '청소년건강행태온라인조사' 2008년 결과를 살펴보면, 현재흡연율이 12.8%, 매일흡연율이 6.5%, 현재음주율이 24.5%, 비만율이 9.6%, 아침식사 결식률이 25.8%, 스트레스 인지율이 43.7%, 고위험 및 잠재적 인터넷중독이 16.3%로 나타나 건강하지 못한 생활습관을 가지지 못한 청소년들이 많음을 알 수 있다. 초등학생의 경우에도 보건복지가족부가 2007년에 실시한 '국민건강영양조사' 결과에 의하면 아침식사 결식률은 11.4%에 이르고, 7세~12세 아동의 비만율은 1997년에 비해 2배 이상 높아졌으며, 서울시교육청에 따르면 2007년 기준으로 서울시내 전체 초등학생의 비만율은 12.9%에 달해 이에 대한 적극적인 대책 마련이 필요함을 알 수 있다.

2006년 학교 내 탄산음료 판매 금지 이후 2008년 탄산음료 섭취율은 67.1%, 패스트푸드 섭취율은 56.1%로 2005년에 비해 각각 10.5%p, 14.2%p 대폭 감소한 것(2008년 청소년건강행태온라인조사)과 같이 적극적인 학교 보건 정책개입을 통해 청소년들의 건강행태를 개선시킬 수 있음을 알 수 있다. 소아 및 청소년기는 일생 중 가장 건강한 시기이지만 동시에 평생 건강관리에 영향을 미치게 될 습관 및 행태가 형성되는 중요한 시기이므로, 정확한 지식과 올바른 태도를 형성하여 실천에 이르게 할 수 있는 적극적이고 포괄적인 정책 및 사업을 통해 높은 예방효과를 얻을 수 있다.

2) 건강증진의 개념과 생활터 접근

지금까지 학교보건영역에서 건강증진은 건강행태중심으로 단편적인 사업, 프로그램 위주로 수행되어 왔다. '건강증진(health promotion)'이라는 용어는 사용하는 사람과 그 상황에 따라 너무나 다양하게 쓰이고 있는데, 초기에는 개인의 건강과 관련된 행동을 바꾸려는 활동이었다가 세계보건기구(WHO) 등의 회의를 거치면서 사회적 및 환경적 초점이 추가되어 재정립되었다. 오타와 헌장에서는 건강증진이란 '건강을 개선하도록 건강에 대한 관리 능력을 높이도록 능력을 부여하는 과정'으로 정의되어 있다. 또 신체적, 정신적 및 사회적으로 완전한 안녕 상태를 달성하기 위해서는 자신의 욕구와 열망을 찾아 실현하며 환경에 적응하거나 환경을 바꾸어 나가야 되므로, 건강이 추상적이고 객관적인 목표가 아니라 일상생활을 잘 할 수 있는 자원이라고 하여 건강을 신체적 능력뿐만 아니라 사회적이고 개인적 자원임을 강조하는 적극적인 개념으로 보았다. 따라서 '건강증진'은 건강한 생활습관 만들기를 넘어서 물리적, 사회적 환경을 바꾸고자 하는 적극적인 개념인 것이다(고광욱, 2010).

오타와 헌장에서는 '건강은 우리가 살고, 즐기고, 배우고, 일하는 일상생활 영역 안에서 만들어지기 때문에 건강증진 활동은 우리가 삶을 영위하고 있는 곳인 학교, 직장, 지역사회 등에서 이루어져야 한다'는 생활터 접근(setting approach)을 강조하고 있다. 이는 건강행태는 현재 생활하고 서로 상호작용하는 물리적 사회적 여건에 의해 결정되므로 대상자가 매일 살고 있는 그들만의 환경에서 포괄적인 접근이 가능하기 때문이다. 생활터는 단순한 물리적 공간만을 의미하지 않으며, 건강증진활동의 대상이 되는 사람들이 거주 및 활동하는 장소, 지역사회 자원이 투입되는 곳, 사람들 스스로 건강증진을 위한 동기의 부여와 활동이 이루어지는 곳, 건강증진사업을 직접 수행할 수 있는 장소, 주민들에게 건강정보를 확산할 수 있는 장소, 주민과의 교류의 장소, 사업의 문지기 역할을 할 주민을 만나는 장소, 전문가가 역할을 할 수 있는 장소이다(김건엽, 2008).

건강증진에서 다양한 생활터 접근이 시도되었는데, 1986년 건강도시사업(Healthy Cities Project), 1988년 건강증진병원(Health Promoting Hospitals Network), 1991년 건강증진학교(Health Promoting Schools Network), 1995년 건강한교도소만들기시범사업(Health in Prisons Project), 1998년 건강증진대학(Health Promoting Universities) 등이 있었다(그림 7-2). 국내에서도 건강도시를 수행하는 지자체에서 생활터 접근 전략을 채택하여 다양한 사업을 추진하고 있다(표 7-1).

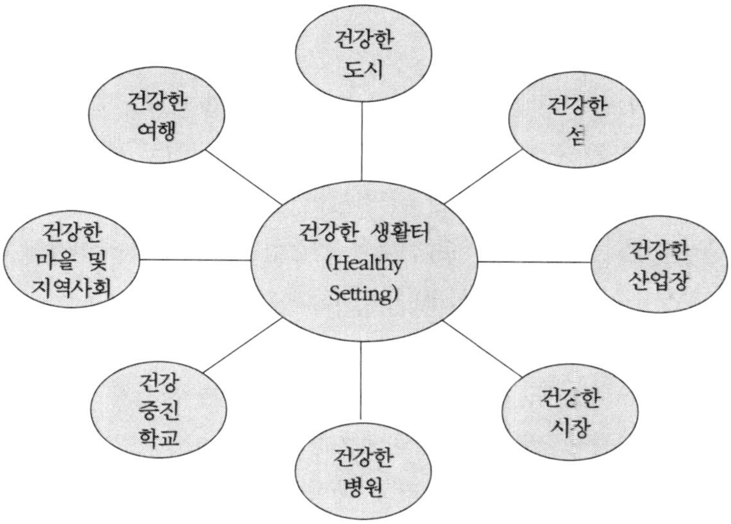

그림 7-2. 건강한 생활터(Healthy settings, WHO)

표 7-1. 국내 건강도시의 생활터 접근 사례

생활터 접근	내 용	국내사례
건강증진학교	· 건강한 학교환경 조성 · 어린이 대상 건강증진사업 · 어린이 보호구역 개선 · 청소년 금연 절주 사업	서울시 성동구, 강남구, 중구, 서대문구, 동작구(어린이집), 강동구, 창원시(건강한 대학) 경기도 광명시
건강한 시장	· 시장상인 대상 건강증진사업 · 식재료의 위생적인 취급 · 건강을 고려한 시장환경 개선	서울시 광진구, 금산군
건강한 직장	· 건강을 고려한 작업환경 개선 · 직장내 건강증진사업	서울시 도봉구, 구로구, 서대문구
건강증진병원	· 환자, 직원, 지역주민을 위한 건강증진사업 · 병원구조 및 환경의 개선	안동시, 부산진구
건강한 지역사회 (건강마을)	· 취약지역선정 및 건강증진사업 · 농촌마을 u-health 사업	원주시, 남해군, 진주시, 서울시 성북구, 서초구 부산 반송지역
건강 섬 만들기 프로젝트	· 취약계층인 도서지역 주민들의 건강을 위한 시범사업	충남 건강증진사업 지원단 (보령시 외연도)

3) 건강증진학교

1980년대 초반 세계보건기구는 건강증진학교(Health Promoting School)를 처음 제안하였으며, '학교 공동체의 모든 구성원들이 그들의 건강을 증진시키고 보호하는 통합되고 긍정적인 경험과 체계를 학생들에게 제공하기 위해 함께 일하는 하나의 장소'라고 정의하고 이를 위해 학교는 구성원들의 건강증진 역량강화와 건강한 학교 환경 구성을 통한 건강한 학교 생활터 구축을 추구하여야 한다고 하였다(WHO, 1996).

전통적인 학교보건사업과 세계보건기구에서 제시하는 건강증진학교는 건강과 보건교육에 대한 개념에서 차이가 있는데, 전통적 학교보건사업에서는 개인의 건강문제와 건강습관에 초점을 두고 있으며, 신체적 건강을 중요시하여 질병이 없음을 건강한 상태로 정의하는 반면에 건강증진학교는 공동체로서 학교 그리고 학교구성원 모두에 초점을 둔다. 또한 건강을 긍정적인 안녕(웰빙)으로 정의하여 삶의 질, 건강문제 예방 그리고 긍정적인 정신적 · 사회적 · 신체적 건강을 강조한다. 보건교육에 있어 전통적 학교보건사업은 행동변화를 위한 지식전달에 중점을 두는데 반해 건강증진학교에서는 학교 구성원들이 그들이 원하는 건강함을 얻기 위해 무엇을 어떻게 해야 할지를 자율적으로 의사결정하는 것을 중요시하고 건강지식뿐만 아니라 기술과 태도를 형성하여 궁극적으로 건강한 행동을 할 수 있는 능력을 기르는 것을 목적으로 한다. 교사의 역할과 제한된 물리적 환경에 관심을 갖는 전통적인 학교보건사업과는 달리 총체적 접근을 하는 건강증진학교에서는 교사의 정신적 · 사회적 · 신체적 건강을 강조하고, 교사건강증진 프로그램이 필수적임을 강조하고 또한 교실, 복도, 운동장, 화장실, 식당, 등하교길 등 학교의 모든 물리적 환경이 건강에 영향을 주는 요소로 고려된다. 지역사회와 연계에 있어 전통적 학교보건사업에서는 지역사회 인사나 학부모를 학교에서 요청시 도와주는 존재로 여겼던 것과는 달리 건강증진학교 접근에서는 지역사회 지도자와 학부모가 학교 건강증진사업에 적극적으로 참여할 것을 권장하고 유도한다. 전통적인 학교보건사업이 학생들의 행위 변화에 대한 평가를 했다면, 건강증진학교에서는 학생들의 사고, 약속, 비전을 포함하는 행동능력을 평가한다(표 7-2)(Gray GI et al., 2006).[2)]

세계보건기구의 건강증진학교 모형은 학교보건정책, 학교의 물리적 환경, 학교의 사회적 환경, 지역사회 유대관계, 개인건강기술, 학교보건서비스의 6가지 구성요소로 이루어져 있다(그림 7-3). 학교보건정책은 학교전반의 정책에서 건강을 지향하는 정책을 수립하고 실행하는 것, 학교의 물리적 환경은 학생들이 생활하는 다양한 공간에서 안전하고 건강한 환경을

---

2) 포괄적 학교보건 프로그램은 세계보건기구의 건강증진학교 외에 미국 질병관리본부에서 제시한 통합된 학교보건프로그램(Coordinated school health program) 등이 있음

표 7-2. 전통적인 학교보건사업과 건강증진학교의 차이점

		전통적인 학교보건사업	건강증진학교
건강의 개념	주요 초점	개인중심	장별 접근
	대상 건강문제	육체적 건강 중심	육체적, 정신적, 정서적, 사회적 건강 포함
	건강의 정의	질병이 없는 상태	삶의 질, 건강문제 예방 및 건강의 증진
	보건교육의 접근방법	원칙 및 가치관 부족	민주적, 형평성, 참여 등의 원칙에 입각
	시의성	특정 상황에 대한 단기적 대처	장기적, 발달단계에 따른 접근
보건교육의 개념	주요 초점	행태변화에 초점 : 획일성, 복종	방법과 정도에 대한 자율성 및 스스로의 의사결정
	교육방법	분리된 강좌	교육 전과정에 통합
	교육목적	지식전달	지식, 태도 및 기술교육을 통한 역량강화
	접근방법	설교식 : 교사중심 학생은 피동적	학생 참여 : 가르침(teaching)보다 배움(learning)이 중심
	강조점	부정적 메시지, 경고, 공포심 유발	긍정적 방법, 건강한 생활 선택시의 이득
학교 전반	교사의 위치	교사는 과정의 일부분이 아님, 교훈적 측면에서 역할 모형	교사의 정신적, 정서적, 사회적 건강도 학생만큼 중요, 교사연수가 필수
	물리적 환경의 개념	체육관, 보건실 등 일부 환경만 건강과 관련	학교의 모든 환경이 건강과 관련
	학교정책	일방적 결정(흡연금지 등)	교사, 학생, 부도의 참여하에 규정 개발
지역사회 연계	참여방식	지역사회 전문가가 학교사업이나 수업에 참여	학교와 학생이 지역사회 활동에 참여하여 기능 수행
	외부기관 연계	외부기관에서 문제학생의 의뢰 받음	외부기관이 전반적인 학교사업에 참여
	부모와 지역사회의 역할	무관심 혹은 지원요청을 받는 입장	적극적 참여
평가	평가내용	학생의 행태자체(흡연 여부 등)	학생의 활동 역량(인식, 의지, 미래에 대한 예측)
	활동근거	항상 이루어진 것 근거	이루어 질 가능성이 더 높은 것을 근거

자료 : 박순우. 한양대학교 학교보건연구센터의 학술회의(2007. 10) 발표자료에서 인용

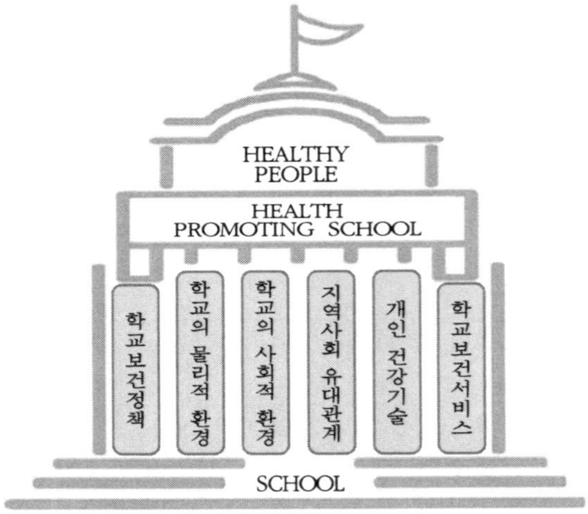

그림 7-3. 세계보건기구 건강증진학교의 6가지 구성요소

제공하도록 힘쓰는 것, 학교의 사회적 환경은 학생을 포함한 학교의 구성원 모두가 건강할 수 있도록 상호교류를 향상시키도록 힘쓰는 것, 지역사회 유대관계는 학교와 학생 가족들과의 연계, 학교와 지역사회단체 및 주민과의 연계를 활성화하는 것, 개인건강기술은 지식 중심이 아닌 본인 스스로 건강한 생활습관이나 질병예방을 할 수 있도록 건강교육을 제공하는 것, 학교보건서비스는 질병치료 및 예방과 건강서비스들을 제공하는 것을 말한다.

유럽건강증진학교네트워크(European Network of Health Promoting Schools ; ENHPS)는 건강증진학교의 12가지 기준에 대해서 아래와 같이 제시하고 있다.

① 모든 사람들이 학교생활에 기여할 수 있음을 보여줌으로써 학생들의 자기효능감을 적극적으로 증진
② 학교생활에서 교직원과 학생, 학생과 학생간의 좋은 관계 개발
③ 교직원과 학생을 대상으로 학교의 사회적 목적을 설명
④ 광범위한 활동을 통한 학생들의 도전의식 고취
⑤ 모든 기회를 활용하여 학교의 물리적 환경 개선
⑥ 학교와 가정 그리고 지역사회 사이의 우호적인 관계 개발
⑦ 일관성 있는 보건교육 교과과정 개발
⑧ 학교와 교직원의 건강과 웰빙을 위한 적극적인 활동 장려
⑨ 건강한 삶의 역할모델로서 교직원의 역할 고려
⑩ 보건교육 교과과정에 학교급식의 보완적인 역할 고려

⑪ 보건교육의 상담과 지원에 있어 지역사회 전문가에 의한 서비스 제공
⑫ 정례적인 건강검진의 수준을 넘어 교과과정 지원으로 나아가는 학교보건서비스의 교육잠재력 개발

유럽의 경우 건강증진학교는 1997년 37개 나라에서 유럽건강증진학교네트워크(ENHPS)에 가입한 이래 확산되고 있으며, 영국에서는 교육부와 보건국이 함께 건강증진학교 개념에 근거한 국가의 건강한 학교 기준을 개발하고 국가정책으로 건강증진학교 사업을 시행하고 있다. 또한 호주, 일본, 중국(홍콩) 등 아시아태평양지역(WPRO) 그리고 남아프리카 지역에서 건강증진학교 개념이 널리 도입되고 있다.

3 국내 건강증진학교 시범사업(성동구를 중심으로)

우리나라에 건강증진사업이 본격적으로 소개되고 정부에서도 국민건강증진법을 만들고 지역보건사업에 건강증진이라는 개념을 도입한지도 이미 십수년이 흘렀다. 그리고 건강증진학교의 경우 외국에서는 일찍이 건강증진학교 사업을 도입하여 국내뿐만 아니라 국가간의 네트워크까지 구성되어 있음에도 불구하고 우리나라의 건강증진학교 사업은 매우 때늦은 감이 있다. 다행히 최근 우리나라에서도 학교 건강증진사업에 대한 개념의 도입이 전문가들에 의해 제안되었고, 여러 지역에서 건강증진학교 시범사업의 경험이 있었다. 여기서는 시범사업의 사례로 서울 성동구의 건강증진학교 사업을 소개하고자 한다.[3)]

1) 사업추진 배경 및 목적

성동구의 경우 인구의 13.4%가 학생연령대이며, 성동구내 우선적으로 관심을 기울여야 할 분야에 대한 주민 설문조사(성동구 구정발전 5개년 계획)에서 교육이 23%로 가장 높게 나타났다. 전문가 의견, 지역사회단체, 구의원, 보건소를 포함한 구청공무원 등의 의견수렴을 거쳐 성동구 건강도시사업의 생활터 접근 전략으로 2005년 일개 초등학교를 대상으로 건강증

3) 성동구 '건강한 학교(Healthy School) 만들기' 프로젝트 보고서(2005)
성동구 보건소 건강도시 홈페이지(http://healthysd.or.kr/_new/041.html)
성동구 건강도시 계획서

진학교 시범사업을 추진하였다.

건강증진 생활의 장인 학교를 대상으로 학교 구성원들의 건강유지 및 증진을 위한 건강증진학교 시범사업의 구체적인 목적으로는 ① 세계보건기구(WHO) 건강증진학교 지침에 따른 성동구 내 건강증진학교 현황 파악, ② 성동구 내 학생들의 건강위해요인 및 건강문제 파악, ③ 주요 건강위해요인 및 건강문제를 해결하기 위한 프로그램 개발 및 실행, ④ 프로그램의 평가와 환류를 통하여 더욱 효과적인 프로그램 개발, ⑤ 개발된 학교건강증진 프로그램 확대 및 정착 등을 설정하였다.

2) 단계별 사업추진 방법

시범학교 선정을 위해 교육청 방문, 보건교사 간담회 등을 통해 건강증진학교 시범사업에 대한 설명회 및 설문조사를 실시하였고, 학교의 참여 의지가 높고 환경개선이 우선적으로 필요한 학교를 대상으로 하였다.

학교장을 포함한 교사, 학부모, 학교보건 전문가, 보건소 관계자 등으로 구성된 사업의 추진체계인 위원회를 구성하였다. 건강증진학교를 위한 요구도 및 학교 건강위해요인을 파악하기 위해서 ① 국내외 건강증진학교, 학교보건, 청소년 건강 관련 문헌 검토, ② 각종 연구 · 발표자료 조사(관련 세미나, 워크숍, 포럼 등 발표자료), ③ 사업대상 학교 현황조사 및 보건실 이용현황 등 객관적 실태자료 분석, ④ 학교 생활기록 작성 및 관리지침에 의한 결석일수/지각/조퇴, 특기사항 등 연간 출 · 결 상황 기록 분석, ⑤ 세계보건기구 건강증진학교 6개 영역별 설문 및 요구도 조사(교사, 학부모), ⑥ 건강위해요인 개선 프로그램별 건강행태 설문조사 및 직접조사 실시, ⑦ 사업대상 학교 태스크포스팀 회의를 통한 의견 등의 방법을 사용하였다. 학교에서 가장 필요한 건강증진학교의 사업 우선순위를 결정하는데 교사 및 학부모들의 의견 수렴을 거쳐 사업을 추진하였다(그림 7-4). 이를 통해 중점 해결과제를 선정하고 추진위원회 회의를 통해 확정하였다.

선정된 사업에 대해 전략 및 구체적인 실행계획을 수립하기 위해 문헌조사, 전문가 회의 등을 실시하였다(표 7-3). 사업을 수행하고, 사업의 평가를 위해 만족도 조사, 워크숍 등을 통한 의견수렴 등을 실시하였다. 2005년에 1개 초등학교로 시작한 시범사업은 2006년 2개 초등학교, 2007년 3개 초등학교, 2008년 총 6개 학교(4개 초등학교, 1개 중학교, 1개 고등학교), 2009년 총 7개 학교(4개 초등학교, 2개 중학교, 1개 고등학교)로 확산되었다.

순위	대상	환경개선	보건서비스	보건교육		급식/위생
				저학년	고학년	
1위	교사	학생의 체격에 맞는 책걸상교체	건강검진	안전사고 예방교육	집단 따돌림 예방교육	급식위생 및 안전성 검사
	학부모	학생의 체격에 맞는 책걸상교체	건강검진	안전사고 예방교육	집단 따돌림 예방교육	급식위생 및 안전성 검사
2위	교사	냉난방 시설확충	구강보건	올바른 식생활 및 영양교육	성교육	아침식사 안거르기 프로그램
	학부모	통학로 안전 확보	예방접종	집단 따돌림 예방교육	성교육	영양사, 조리종사원 위생교육
3위	교사	통학로 안전 확보	예방접종	손씻기 교육	안전사고 예방교육	
	학부모	정수기물 수질검사	구강보건	올바른 식생활 및 영양교육	스트레스 대처 프로그램	

그림 7-4. 성동구 건강증진학교 교사 및 학부모 대상 건강위해요인 및 요구도 조사 결과의 예

표 7-3. 성동구 건강증진학교 단계별 추진 방법

단계	내용
제1단계	○ 대상학교 선정을 위한 설명회 개최
제2단계	○ 사업 대상학교 선정
제3단계	○ 사업 추진위원회(태스크포스팀) 구성 및 운영 - 구성 : 학교장을 포함한 교사, 학부모, 협력대학교, 보건소 - 회의 : 정기 및 임시회의 - 내용 : 사업에 대한 목표설정, 요구도조사, 평가 등에 주체적 역할 유도
제4단계	○ 학교 건강위해요인 및 요구도 조사 - WHO 학교건강지침에 따른 학교현황 및 요구도 파악
제5단계	○ 추진위원회 회의를 통한 중점해결과제 선정
제6단계	○ 개선을 위한 프로그램 개발(방법 및 전략개발) - 건강 위해요인을 개선, 건강증진 프로그램 개발 - 학생들의 흥미를 유발 할 수 있는 방향으로 추진 - 초점집단(Focus group) 토론을 통하여 의견 수렴
제7단계	○ 프로그램 운영 - 개발된 프로그램 실행
제8단계	○ 과정평가 및 분석 - 진행과정과 프로그램의 실행정도 평가 - 프로그램 전·후의 조사결과 분석
제9단계	○ 사업평가 및 분석 - 사업효과 분석 및 환류

자료 : 성동구 건강도시 계획서(2009)

3) 추진 사업

성동구 건강증진학교 시범사업에서는 개인 단위 프로그램 뿐 아니라 학생의 건강에 영향을 미칠 수 있는 학교 내외 물리적, 사회적 환경의 개선을 포함하는 기존의 학교 보건사업과는 달리 포괄적인 접근을 시도하였다(표 7-4).

학교보건정책 차원에서 학교장을 포함한 교직원, 학부모, 지역전문가들로 구성된 태스크포스팀이 만들어져 학교보건의 우선정책을 선정하였고, 학교의 물리적 환경 차원에서 학생체격에 맞는 책걸상 교체, 통학로 안전사업, 학교 공원화 사업, 방역사업, 도색사업 등을 추진하였다. 학교의 사회적 환경 차원에서 학생들과 교사들 간의 유대관계 강화, 장애아를 위한 시설 및 프로그램 제공, 왕따 학생을 위한 친구사귀기 프로그램, 교사 건강증진 프로그램 등을 추진하였다. 지역사회 유대관계 차원에서 학교활동에 가족 및 지역사회를 참여시키기 위해 학교 건강의 날 행사 추진, 건강한 학교 만들기 보고회 개최, 건강검진에 학부모 자원봉사, 학부모 건강세미나 개최, 시민단체인 녹색소비자연대와 연계하여 어린이건강클럽 운영

표 7-4. 포괄적 접근을 통한 성동구 건강증진학교 프로그램 사례

학교보건 정책분야	물리적 환경개선 분야	사회적 환경개선 분야	지역사회 유대관계 분야	개인건강기술 분야(보건교육)	학교보건 서비스 분야
· 건강한 학교 지정 · 학교건강의 날 행사 추진 · 보건교육정책 수립 · 응급처치정책 수립 · 학생건강검진 정책 · 어린이건강클럽 구성 · 건강한 학교 현판 부착 · 니코프리스쿨 선포식	· 학생체격에 맞는 책걸상교체사업 · 학교공원화사업 · 학교주변미세 먼지 조사사업 · 학교도색사업 · 어린이안전통학로 확보사업 · 급식시설 개선 · 심리상담실 신설 · 양치교실 설치 · 교실조도 환경 개선을 위한 고목 정리	· 아동정신건강 프로그램운영 · 장애아를 위한 프로그램 운영 (축구교실 운영 지원) · 학생참여프로그램 운영(어린이건강 클럽) · 교사건강증진 프로그램 운영 · 집단따돌림 예방 프로그램 운영	· 지역주민과 함께 하는 바르게 걷기 행사 · 주말가족 프로그램 운영 · 성동구 생활체육 협의회와 함께 하는 음악줄넘기 실시 · 학부모 및 교사 대상 건강세미나 개최 · 탄산음료 없는 학교만들기 캠페인 실시	· 흡연예방교육 · 절주예방교육 · 어린이 성교육 · 신체활동 늘리기 · 구강보건교육 · 미세먼지 줄이기 교육 · 손씻기 교육 · 약물 오남용 교육 · 비만교실 운영	· 학생건강검진 · 교사건강검진 · 학생예방접종 · 족부변형 및 척추측만증 검사실시

자료: 성동구 건강도시 계획서(2009)

등을 추진하였다. 개인건강기술 차원에서는 비만예방 줄넘기 교실, 흡연예방교육, 구강보건 교육, 올바른 자세 및 바르게 걷기 교육, 건강한 식습관 교육 등이 있었다. 학교보건서비스 차원에서는 학생건강검진, 척추검진, 구강검진 등의 질병예방을 위한 서비스를 제공하였다.

취약계층 어린이를 위해서는 주민자치센터, 지역아동센터, 초등학교 방과후 교실 아동들을 대상으로 어린이 건강검진, 방학 중 어린이 웰빙 프로그램 운영(영양, 운동, 구강, 아동심리, 약물중독 등), 방과후 교실 대상 교사 연수(교육지도안 자료 개발 제공 및 운동 영양교육) 등을 제공하였다.

4) 건강증진학교를 위한 지역사회 연계 및 역할

참여한 지역사회 자원 및 조직으로는 학부모 등 지역주민, 교육청, 성동구청(보건소, 자치행정과, 가정복지과, 교통지도과, 공원녹지과 등), 의회, 대학교, 병의원, 시민단체(녹색소비자연대), 기타 지역사회 단체 등이었다(표 7-5).

4 마치며

5년이란 짧은 경험으로 우리나라 건강증진학교의 성과를 평가한다는 것은 쉽지 않은 일이다. 하지만 건강증진학교의 향후 발전 방향에 대한 전략 개발을 위해서 그 동안의 사업에 대한 평가가 매우 중요한데, 우리에게 필요한 것은 해당 학교에서 사업의 결과 학생이나 교직원의 건강행태가 어떻게 바뀌었는가 하는 결과평가보다는, 사업의 수행과정에서 나타났던 장애요인이나 문제점을 어떻게 극복하였고 아직 해결하지 못 한 것이 무엇이며 이를 앞으로 어떻게 해결할 수 있겠는가 하는 과정평가와 경험의 내용이 더욱 중요할 것이다. 또한 외부기관의 도움없이 자체적인 건강증진학교 운영을 위해서는 필요한 역량강화의 필요성과 건강증진학교 운영에 따른 이점(우선적으로 가시적인 효과)을 발견하여야 할 것이다.

건강증진학교를 처음 시도하는 경우 아마 학교 구성원들이 처음 느끼는 것이 업무 부담증가가 아닐까 생각된다. 그렇다면 우리나라는 지금까지 건강증진학교를 전혀 해 오지 않았는가 하는 점이다. 현재 우리나라의 각급 학교에서 실시하고 있는 보건사업이나 학생 생활지도 업무 혹은 교육활동이 상당부분 건강증진학교의 기준을 충족하고 있다. 문제는 각종 보건

표 7-5. 성동구 건강증진학교를 위한 지역사회 연계 체계

기 관		역할 및 협력내용
학 교	학교건강위원회 학교운영위원회(학부모) 학안단(학부모) 학교장회 보건교사회	사업 전반에 관한 주체 역할 학교 건강위원회 측면 지원 학교 건강·안전 위해 환경 개선 협력 사업대상학교 선정을 위한 설명회시 협조 사업대상학교 선정을 위한 설명회시 협조
교육청	성동교육청, 서울시교육청 (서울시학교보건진흥원)	사업대상학교 선정을 위한 설명회시 협조 홈페이지 메인화면 본 사업설명
성동구청 성동보건소	자치행정과 가정복지과 보건위생과 교통지도과 공원녹지과 의약과 지역보건과 보건지도과	물리적환경개선 분야 예산 지원 연계 학교주변 위해환경 관련 협의 사업 T/F팀 참여 학교환경위해요인 해결시 협조 학교안전환경 조성 학교공원화 사업 운동프로그램, 구강보건프로그램 연계 지원 정신보건프로그램 연계 지원 흡연, 절주예방 프로그램 연계 지원
의회	성동구의회	예산지원결정, 행사시 참여
대학교	한양대학교 예방의학교실 한양대학교 학교보건연구소 한양대학교 산업 의학연구소 한양대학교 식품영양학과 서울여자대학교 체육학과, 아동학전공 한양여자대학교 치위생학과	사업방향 및 추진에 관한 자문 사업자문 및 연계 협력 연구. 공동추진 물리적 환경개선분야 자문 및 협력 (미세먼지조사 및 결과보고회 추진협력) 올바른 식생활 개선 프로그램 자문 및 협력 운동 프로그램기술 지원 및 자문 구강교육프로그램 인력 지원
병의원	한양대학교병원 재활의학과 한양대학교병원 신경정신과 한양 재활의학과 의원	척추검진 지원 및 결과보고회 추진 협력 (검진비, 검사결과 통보, 인력 등 지원) 스트레스 관리프로그램 자문 및 운영 협력 척추검진 지원 및 결과보고회 추진 협력 (검진비, 검사결과 통보, 인력 등 지원)
시민단체	녹색소비자연대	어린이건강클럽 운영 추진
기타 협의회 등	한국금연운동협의회 생활체육협의회 마약퇴치운동본부	인력지원, 프로그램 개발 및 운영 운동 프로그램 운영, 강사 지원 약물오남용교육 강사 지원
민간기업	대웅제약	니코프리스쿨 재정지원, 멘토직원참여, 동아리 지원

자료 : 성동구 건강도시 계획서(2009)

안동현 외. 여러 생활터를 통합하는 건강증진 전략 및 사업 개발 - 지역사회 및 학교를 중심으로. 한양대학교·건강증진사업지원단, 2009

사업과 교육활동 간의 연계성을 확보하는 것이고 건강증진사업의 기본적인 개념을 융합시키는 것이다. 물론 건강증진학교의 초반에는 조직 구성과 계획 수립 등으로 인해 일시적인 업무 부담은 있겠지만 연계와 협조를 통해 궁극적으로 기존 보건사업 및 교육활동의 효율성을 제고하고 궁극적으로 전인교육의 목표 달성에 더욱 다가갈 수 있는 지름길이라는 것을 증명할 필요가 있다.

건강증진학교는 기존의 학교보건사업과는 차별화된 바람직하고 이상적인 학교보건사업의 방향으로 볼 수 있다. 하지만 우리나라의 현실적인 학교의 모습이나 학교보건의 위상을 볼 때 이를 정책화하고 구체적인 실행전략, 사업으로 만들기 위해서는 학교보건의 실무자를 포함한 학부모, 의사결정자의 이해와 많은 노력이 요구된다. 건강증진학교의 첫발걸음을 시작하는 것이 힘들지만 이를 지속가능하게 성공적으로 유지하는 것은 더욱 어렵다. 실제 성동구의 일부 초등학교의 경우 시범사업의 초창기에는 상당히 성공적이었고 타 학교 및 타 지역으로 확산의 선도적인 역할을 했지만, 최근 학교장, 교감, 보건교사, 보건소 담당자 등 건강증진학교 사업을 수행하던 핵심 멤버들이 모두 교체되고 지역사회 지원의 부족 등으로 사업의 수행이 저조하게 진행되었다.

하지만 이는 건강증진학교 자체가 효과가 없기 때문이 아니라 이를 시작하고 지속가능하게 하기 위한 정책, 제도, 전략, 자원 등 전반적인 체계가 부족하였고 사회적인 여건 마련 미비, 건강증진학교에 대한 올바른 이해 부족 때문이라는 생각이 든다. 건강증진학교는 단지 새로운 인력, 시설, 예산 투여를 통해 물리적, 사회적으로 건강친화적인 학교환경을 만드는 사업(프로젝트나 프로그램)만이 중요한 것은 아니다. 학교의 구성원들과 지역사회가 기존의 보건실내에서만 갇혀 있던 학교보건의 틀을 벗어나 '학교 및 학생건강'과 '건강증진학교'에 대한 인식을 바꾸고, 이를 위해 기존의 지역자원을 활용하여 학교라는 생활터가 건강한 지역사회 만들기 위한 운동(movement)에서 중요한 역할을 하여야 할 것이다.

건강증진학교를 수행하는 과정에서 수행 여부의 필요성 자체에 대한 논란부터 시작해서 역할 분담 등 많은 문제점이 나타날 것이라고 생각된다. 그러나 이 사업의 주체는 특정 집단이나 영역이 아니라 '우리'이고, 그 대상은 1만 2천여개 학교의 760만 학생이자 바로 우리 자녀이며 건강증진학교를 통해 전인교육 달성에 한 걸음 더 나아갈 수 있다는 생각을 하면 향후 좀 더 힘을 내어 추진할 수 있지 않을까 생각한다.

'우리의 현실에서 이것이 가능할까'라고 생각하지 말고 현실에서 가능한 부분부터 조금씩 계획하고 실행한다면 건강한 학교 만들기 사업이 우리의 주변부터 시작될 수 있을 것이라고 생각한다. 보건실에서 찾아오는 학생들을 치료하는 것을 넘어, 교실, 학교, 지역사회에 찾아가서 학생, 교직원, 지역사회 주민들의 건강을 증진시킬 수 있는 환경(개인적, 물리적, 사회적 환경)을 함께 만들고자 하는 지역사회 건강증진 허브의 역할을 건강증진학교에서 찾고자 하며 학교보건의 새로운 지향점으로 제안한다.

참고문헌

1. 고광욱. 건강증진사업, 10년을 회고하고 10년을 전망한다. 건강정책학회 Healthy Sphere 신년호. 2010
2. 김건엽. 지역사회의학(건강도시). 보문각. 2008
3. 김혜경, 고승덕. 우리나라 학교보건교육의 현황과 과제. 보건교육건강증진학회지 2007 ; 24(4) : 219-230
4. 박순우. 한양대학교 학교보건연구센터의 학술회의. 2007
5. 보건복지부. 국민건강증진종합계획. 2005
6. 성동구 '건강한 학교(Healthy School) 만들기' 프로젝트 보고서. 2005
7. 안동현 외. 여러 생활터를 통합하는 건강증진 전략 및 사업 개발 - 지역사회 및 학교를 중심으로. 한양대학교 · 건강증진사업지원단. 2009
8. 질병관리본부. 우리나라 주요건강이슈. 2007
9. 질병관리본부. 2008년 청소년건강행태온라인조사 보고서. 2008
10. Gray GI, Young I, Barneko V. Developing a health-promcting school, International Planning Committee of the European Network of Health Promoting Schools. WHO Regional Office for Europe. 2006(이은영, 최보율, 손애리, 안동현. 학교특성에 따른 건강증진학교 평가. 보건교육건강증진학회지 2009 ; 26(3) : 85-96에서 재인용)
11. WHO. Regional guidelines ; Development of health-promoting schools - a framework for action. WPRO. 1996

제 2 부

질 병 관 리

[제8장]

충남 천안시 고혈압환자 등록관리 사업[1)]

【고혈압 환자 절반이 혈압약 외면】

혈압강하제 292일 이상 처방 환자 44% 불과
치료 중단 21%달해… 교육·홍보 절실

날마다 약을 먹어야 혈압을 유지할 수 있는 고혈압 환자 4만 4,963명 가운데 292일 이상 혈압강하제를 처방받은 환자가 44%에 불과한 것으로 파악됐다.

건강보험심사평가원 심사평가정책연구소가 최근 4년(2005~2008년)동안 고혈압 환자들이 혈압강하제를 제대로 처방받고 있는지를 조사한 결과, 혈압약 복용 첫 해에 292일 이상(80%) 혈압강하제를 처방받은 투약순응군 환자는 44%에 불과했다. 두 번째 해에는 48%, 세 번째 해에는 51%, 네 번째 해에는 55%인 것으로 조사돼 지속적으로 혈압치료를 받는 환자는 전체의 절반정도에 불과한 것으로 나타났다. 혈압약을 처방받은 첫해에 혈압약 처방을 중단한 사람도 연간 21%에 달했다. 혈압으로 인허 발생하는 심뇌혈관 질환 및 사망률을 줄이기 위해서는 적절한 진료와 더불어 꾸준한 혈압강하제 복용이 필수적이다.

심평원은 고혈압을 제대로 관리하기 위해서는 혈압강하제를 먹기 시작했다가 아예 중단하거나 제때 복용하지 않는 환자들에 대한 교육과 홍보가 필요하다고 강조했다.

환자 특성별로 혈압약 처방 지속여부를 조사한 결과, 비교적 젊거나 여성 환자들이 혈압약 처방을 제대로 받지 않는 경향을 보였다. 농촌지역이거나 의료급여 환자들이 제때 혈압약을 처방받지 않을 가능성이 높은 것으로 파악됐다.

특히, 첫해에 혈압약을 제때 처방받지 않은 환자들이 다른 고혈압 환자에 비해 이후 3년 동안 계속 제대로 혈압치료를 받지 않을 가능성이 약 8배나 높았다. 혈압약을 지속적으로 복용해 고혈압을 잘 관리하기 위해서는 고혈압으로 진단받아 투약을 시작하는 초기 1년 동안 고혈압 환자에 대한 집중교육과 관리가 필요한 것으로 파악됐다.

심평원은 "혈압강하제를 지속적으로 처방받은 사람은 아닌 경우에 비해 심뇌혈관질환이 발생할 위험이 절반정도로 줄어드는 것으로 알려져 있다"며 "국민건강에서 혈압관리가 차지하는 중요성이 크기 때문에 건강보험에서는 모든 혈압강하제를 기간 제한 없이 필요한 만큼 급여하고 있다"고 밝혔다.

(의협신문, 2009. 11. 29)

1) 이석구(충남대 의전원, sgoolee@cnu.ac.kr), 김보경(관동의대, kbk907@kd.ac.kr)

1 배 경

지역사회 주민을 대상으로 할 수 있는 질병관리 및 건강증진사업 대상은 이루 다 헤아릴 수 없겠지만 발생률이나 유병률, 사망률을 감안하여 사회적으로 문제의 크기가 크거나 또는 많은 투자를 하지 않아도 큰 사업성과가 기대될 수 있는 질환이나 건강문제들이 있다.

고혈압은 유병률이나 증가율 등으로 미루어 볼 때 그리고 뇌혈관질환, 허혈성 심질환, 신장질환, 안저질환 등을 일으킬 수 있는 선행질환으로 매우 중요한 위치를 점하고 있으며, 우리나라 사망원인 중 거의 30%(예민해, 1998) 내외로 추정되고 있을 정도로 예방의학적, 의학적 관점에서 매우 중요한 질병이다. 고혈압의 위험요인으로는 성, 연령, 스트레스, 고지방식, 고염식, 비만, 운동부족, 가족력 등이 알려져 있다. 그러나 고혈압의 원인은 불확실하여 위험요인이 없어도 발생될 수 있을 뿐만 아니라 극단적으로는 이러한 위험요인을 모두 가지고 있어도 발생하지 않을 수 있다. 이러한 특성 때문에 고혈압 환자들은 위험요인을 제거하거나 줄이려는 동기가 약할 가능성이 높아서 적극적인 개입이 요구되는 질병에 속한다. 더욱이 혈압수준은 변이가 심하여 검사장소나 시간에 따라 달라질 수 있어 처음 진단이 용이하지 않으며, 진단기준이 시간이 지남에 따라 변하기 때문에 같은 의사라 하더라도 약물치료를 위한 혈압수치가 다를 수 있고 의학의 과학성이나 객관성에 대한 주민들의 신뢰가 낮을 수 있어 진단의 확실성에 의심을 가질 수 있기 때문에 이 또한 수용성이 낮은 이유가 된다.

고혈압의 관리방법으로 이런 위험요인들을 제거하는 것도 중요하지만, 고혈압이 다른 질병발생의 원인도 되기 때문에 약물을 이용한 적극적 관리도 매우 중요하다. 특히 혈압수준이 매우 높거나 당뇨병이나 심장질환과 같은 동반질환이 있는 경우에는 신속한 약물치료가 권고되고 있다. 약물치료에 있어 장애요인에 대한 연구는 매우 활발히 진행되어 왔으나 연구결과에 비하여 낮은 치료율을 향상시킬 수 있는 실천적 전략의 개발은 미흡한 편이다. 약물치료에 있어 약물에 대한 반응이 없거나 미약한 경우가 있다는 점이 환자들의 신뢰도를 떨어뜨리는 요인이 되기도 한다. 예를 들어 초기 약물치료에서 혈압이 정상화되지 않는 경우가 25%(보건복지가족부, 2009) 이상이라는 보고가 있다. 고혈압관리는 명확한 단일 원인이 없다는 것이 가장 큰 문제점 중 하나이므로 지속적 관리를 통한 적정 혈압의 유지가 가장 큰 치료목표가 될 수 있다. 이러한 이유 때문에 고혈압을 가진 사람들은 관리를 쉽게 포기하게 되고, 초기에는 질병에 의한 증상이 거의 없고 질병 경과가 매우 완만하기 때문에 시간이 경과함에 따라 더욱 급격히 관심을 잃게 될 개연성이 크다. 이후 연령이 증가하면서 신체적

허약과 함께 다른 질환의 동시 발생 등에 의해 고혈압에 대한 관심이 다시 생겼을 경우에는 이미 회복할 수 없는 불가역의 상태에 빠져있을 시기이므로 고혈압에 대한 적극적 개입은 매우 중요하다.

아울러 만성질환은 그 지역사회의 관습화된 생활양식이나 문화와 관련이 깊으며 이렇게 습관화되거나 규범화된 행동들은 바꾸기가 쉽지 않다. 고혈압은 진단기준이 명확하고, 치료 방침이 표준화되어 있으며, 환자들에게 적합한 다양한 약물이 개발되어 있음에도 불구하고 고혈압 관리가 어려운 이유(Clark LT, 1991)를 정리하면 다음과 같다.

① 질병의 경과가 증상이 없이 서서히 시작됨(필요성 인지부족)
② 약물에 의해 완치가 되지 않음
③ 약물에 의한 부작용
④ 약제비 부담과 긴 대기시간(방문소요시간)
⑤ 잦은 혈압변동: 질병에 대한 객관적 기준의 혼란
⑥ 행태변화의 요구: 습관이나 규범
⑦ 처방된 복용 약제의 수(관절염, 위장약, 고혈압약 등)
⑧ 질병(약물복용)에 대한 사회의 부정적 인식
⑨ 의사의 부적절한 의사결정(의사소통의 문제)
⑩ 망각(심각성이나 감수성에 대한 낮은 인식)

2 이론적 배경

1) 고혈압의 지역사회 접근의 필요성

고혈압은 직·간접적으로 우리 주변에서 흔히 접하게 되는 질병임에도 불구하고 여러 가지 사실들은 고혈압 관리의 어려움을 더욱 각인시켜 주고 있다. 더욱이 많은 사람들은 자신들이 고혈압이 있다는 사실을 인지하지 못하는 경우가 많고, 알고 있는 경우에도 적정 혈압 수준으로 관리하고 있는 경우는 매우 낮은 형편이다. 이에 보건학적으로 문제가 큰 고혈압 환자와 고혈압전단계 환자의 발견과 관리 업무 등을 수행하기 위한 지역사회 접근의 필요성을 강조하고자 한다.

첫째, 동기화가 부족한 집단이 존재하기 때문이다. 고혈압은 지역사회의 많은 사람들이 가지고 있는 매우 흔한 보건문제로 한 기관이나 부서만으로는 이들을 모두 관리할 수가 없다. 약물치료는 지역사회 모든 의료기관의 참여로 접근성과 통일성을 가져야 하며, 지역사회의 요구에 대한 의사들의 시간 투자가 있어야 하는데 이는 의료기관에서 관리하고 있는 고혈압 환자들은 치료에 대하여 동기화가 이루어져 있고 현실적으로 가장 많이 관리하고 있는 기관이기 때문이다. 그러나 증상이 없는 환자들의 경우는 오히려 치료로 인한 부작용으로 불편감을 느끼게 되므로 의료기관에서 다른 질병이나 증상을 가지고 있어 치료를 받는 환자들과는 다른 접근이 공공보건기관에서 시행될 필요성이 있다.

둘째, 지식의 적용과 실천과의 괴리를 들 수 있다. 고혈압에 있어 가장 중요한 문제 중의 하나는 고혈압에 대한 인식이 없거나 그 위험성을 간과하고 있다는 것이며, 안다고 해도 적절한 혈압관리나 추적관리가 이루어지고 있지 않다는 것이다. 중요한 점은 이러한 문제점을 알고 있으면서도 지식과 실천과의 간격을 줄이려는 시도나 노력이 매우 미흡하다는 것이며, 건강교육과 상담, 등록관리를 통한 주기적 회상/기억(reminder/recall) 서비스 제공 등 매우 개인중심적인 서비스가 필요하지만 의료기관에서 제공하기가 현실적으로 어렵거나 자원이 제한적일 경우에는 지역 내 다른 자원을 활용할 수 있는 대안을 마련해야 할 것이다.

셋째, 유효한 지역사회적 접근이 존재하기 때문이다. 혈압측정 경험률이 90% 가까이에 머물고 있지만 사업경험에 의하면 측정된 자신의 혈압에 대해 정확히 이해하고 앞으로 취해야 할 행동에 대해 알고 있는 경우가 매우 적다. 특히 고혈압 유병률이 연령증가와 밀접히 관련되어 있으며 노령층의 학력이 매우 낮다는 것을 감안하면 이러한 문제점은 더욱 명확해진다. 고혈압은 지역사회의 매우 광범위한 건강문제이므로 집단적 접근을 통하여 위험요인을 사전에 발견하고, 발견된 위험요인에 대한 정확한 의료전문가의 판단과 상담이 이들에게 연결되어야 올바른 고혈압 사업을 시작할 수 있다. 그러나 고혈압에 대한 포괄적 서비스를 받기 위해서 서로 다른 기관과 시간에 맞추어 가야 하는 것은 주민들의 순응도와 사업효과를 감소시키게 되므로 동일 기관과 동일한 시간에 모든 고혈압 관련 서비스가 제공되도록 하여야 하는데 이러한 측면에서는 보건소가 가장 이상적인 곳이며 이러한 보건소 모형을 의료기관이 받아들이도록 노력하고 재정적 지원을 하는 것도 필요할 것이다.

넷째, 습관화된 건강행태 때문이다. 대부분의 만성질환의 원인은 아직까지도 명확히 밝혀져 있지 않으며 거의 모든 생활영역의 요소들이 중첩되어 영향을 미치는 것으로 이해되고 있다. 한 사람의 일상생활은 사회환경이나 구성원들에 의해 영향을 받고 있으며 이는 넓은 의미에서 사회규범에 의한 영향이라고 할 수 있다. 따라서 고혈압을 비롯한 모든 만성병의 발생과 진행을 늦추기 위해서는 한 개인의 생활을 바꾸는 것보다는 사회환경이나 사회규범을 바꾸는 것이 훨씬 그 효과가 광범위하고 지속 가능할 것이다. 일반적으로 지역사회 고혈압관리의 목표는 혈압이 올라가 있음을 인식하고 이에 대한 적절한 치료를 받는 것인데, 주요 국가들의 고혈압 인식정도와 관리정도를 비교해 보면 표 8-1과 같이 아직까지도 고혈압 인식률은 낮으며, 치료율과 관리율 또한 매우 낮은 것을 알 수 있다.

표 8-1. 각국의 고혈압 인식률 및 관리율

국가	연도	연령	고혈압			치료받는 고혈압
			인식률	치료율	관리율	조절률
캐나다	1986~92	18~74	58.0	39.0	16.0	41.0
영국	1998	16~75	46.2	31.8	9.3	29.4
미국	1988~91	18~80	69.0	53.0	24.0	45.0
중국	1991	15~75	26.3	12.1	2.8	23.1
한국	2005	30세 이상	59.8	47.1	30.8	54.9

자료원 : Whelton PK, He J, Louis GT. Lifestyle modification for the prevention and treatment of hypertension. New York : Marcel Decker Inc ; 2003

2) 국내외 현황

2008년 보건복지가족부와 질병관리본부는 9월부터 11월까지 전국 253개 보건소에서 해당 지역에 거주하는 19세 이상 주민을 대상으로 "지역사회건강조사"를 추진하였다. 그간 지역사회에서 나름대로 실시한 보건사업 관련 조사들은 여러 측면에서 준비가 미흡하였으나, 금번 시행된 "지역사회건강조사"는 사전 단계에서부터 전문가, 대학, 그리고 지역 보건소의 협력으로 추진되어 정확하고 신뢰성 있는 지역사회 통계자료를 산출할 수 있게 되었다. 이에 산출된 보건지표는 지역보건사업의 수립과 시행, 그리고 평가에 큰 역할을 할 수 있을 것으로 사료되며 예방의학적 측면에서도 의미 깊은 기반을 마련한 계기가 되었다.

2008년 충청남도의 지역사회건강조사에 의한 고혈압 평생의사진단 유병률은 1,000명당 169.6명, 정기적 혈압조절약 복용률은 91.7%, 교육 이수율은 34.8%로 나타났다. 반면, 천안시의 고혈압 평생의사진단 유병률은 1,000명당 114.1명, 정기적 혈압조절약 복용률은 90.2%, 고혈압 관리교육 이수율은 6.0%로 나타나 유병률 부문에서는 도 전체보다는 나은 수치를 나타냈으나 약 복용률과 교육 이수율은 낮은 것으로 나타났다.

국외의 경우, 고혈압을 포함한 심혈관계 질환에 대한 예방과 관리를 위한 지역사회 기반프로그램은 1970년대 초 유럽과 미국에서 시작되었다. 핀란드 국립보건원(KTL)은 심혈관계 질환에 의한 사망률이 높아짐에 따라 노스카렐리아 프로젝트(North Karelia Project)를 수행하였는데, 이 프로젝트는 심혈관계 질환의 비용-효과 분석 등을 통해 보건정책 방향에도 영향을 미쳤다. 1980년대에는 심혈관계 질환뿐만 아니라 비전염성 질환에게까지 확대하여 여러 위험 요인에 대해 관리할 수 있는 기본적 원칙, 경제적 부담, 가이드라인들을 제시하고 있다. 아울러 미국은 국립보건원(NIH)의 National Heart Lung and Blood Institute(국립 심장폐혈액연구원)에서 1972년부터 국립 고혈압교육프로그램(National High Blood Pressure Education Program, NHBPEP)을 운영하여 고혈압 환자의 치료 및 고혈압 관리율 향상을 위해서 힘쓰고 있다. 아울러 NHANES(National Health and Nutrition Examination Survey) 1999~2000년 결과에서 산출한 미국의 고혈압 유병률은 남자 27.1%, 여자 30.1%로 보고하고 있어 한국인의 고혈압 유병률 보다 약간 낮은 것으로 조사되었으며, 기타 관련 연구는 표 8-2와 같다.

표 8-2. NHANES 조사 결과 미국의 고혈압 유병률 (단위 : %)

구분		NHANES III phase 1 1988~1991	NHANES III phase 2 1991~1994[3]	NHANES 1999~2000[4]
성별*	남자	24.9	23.9	27.1
	여자	24.5	26.0	30.1
연령	18~39	5.1	6.1	7.2
	40~59	27.0	24.3	30.1
	≥60	57.9	60.1	65.4

* 2000년 미국 인구의 연령구조로 표준화

자료 : Hajjar I, Kotchen TA. Trends in prevalence, awareness, treatment, and control of hypertension in the United States, 1988-2000. JAMA 2003 ; 290(2) : 199-206

표 8-3. 외국의 지역사회 고혈압관리사업의 예

사업(연구)명	사업 시작	사업 기간	사업대상 (참여)자	디자인	중재	평가	결과
North Karelia Project – Finland (Vartianen et al, 1994) (Kastarinen et al, 1998)	1972 1982	10년	25~59세 180,000명의 6.6% (11,880명)	· 중재그룹 (1개) · 대조그룹 (1개) – 후에 2개	· 전체 지역사회 중재 · 심혈관 위험요인감소 · 보건교육 · 고혈압약 제공체계 개선(무료약 제공) · 정보체계 구축	3개의 (후에 5개) 독립 집단 평가	· 고혈압 약물 순응도 5년 후 12% 증가 · 10년간 이완기 혈압 감소 (92 → 86mmHg) · 고혈압 유병률(0 → 5년후 → 10년후) – 남자 : 30 → 23 → 26, 여자 : 35 → 22 → 21% · 20년 후에 위험요인 감소 – 사업 시작 때보다 사망률이 더욱 감소 (15년 후에는 핀랜드의 다른 지역과 유사)
	1982 1987 1992 1997	15년	25~64세 27,623명	· 중재지역 (1개) · 대조지역 (3개) – Kuopio – Southwestern Finland – Helsinki – Vantaa	〈중재 지역 : North Karelia〉 · 전체 지역사회 중재 · 심혈관 위험요인감소	4차례 4개 지역 평가	· 평균 수축기 혈압 감소(Helsinki-Vantaa지역 남자 제외) 고혈압 유병률 감소(Helsinki-Vantaa 지역 남자 제외) · 평균 이완기 혈압 감소(핀랜드의 동쪽 지역 제외) · 고혈압을 인식하지 못하고 있는 율 – 남자 : 45.5% → 24.1% – 여자 : 27.2% → 15.7% · 고혈압환자 적정혈압 조절률(수축기 : 160mmHg, 이완기 95mmHg 미만) – 남자 : 9.4% → 23.5% – 여자 : 16.0% → 36.7%
Coronary Risk Factor Study (CORIS) (Rossouw et al, 1993)	1979	4년	15~64세 11,700명 (백인)	· 중재그룹 (2개) – 1개 : 낮은 강도 – 1개 : 높은 강도 · 대조그룹 (2개)	· 전체 지역사회 중재 · 대중매체와 개인접근 (높은 강도) · 콜레스테롤, 혈압, 흡연, 스트레스 감소 · 신체활동 증가	독립 집단과 동일 (cohort) 집단 – 중재 전, 후 평가	· 낮은 강도 중재 집단 – 높은 강도 중재 집단만큼의 위험요인 감소 효과 나타남 · 12년 후에 낮은 강도 중재 집단에는 여전히 위험요인이 유의하였음 · 높은 중재 집단의 위험 요인은 대조 집단과 유사하였음
Stanford Three Community Study – California town(3개) (Maccoby et al, 1977)	1972		인구 (3개 지역) – 12,000~15,000명	· 중재그룹 (2개) · 대조그룹 (1개)	· 중재 그룹 – 1개 : 대중매체로 보건교육 프로그램 – 1개 : 심혈관 질환의 위험을 가진 집단에 높은 강도의 프로그램(대중매체, 1 : 1의 사소통) · 대조 그룹 – 중재 없음		

사업(연구)명	사업 시작	사업 기간	사업대상 (참여)자	디자인	중재	평가	결과
Stanford Five City Project (Farquhar et al, 1990)	1980	5년	12~74세 122,800명	· 중재 그룹 (2개) · 대조 그룹 (2개)	· 전체 지역사회 중재 · 콜레스테롤, 혈압, 흡연, 체중 감소 · 신체활동 증가 · 1개 : 사망률과 이환율 모니터링 · 3개 : 지역사회 기반으로 하여 중재	2년 간격으로 독립집단과 동일(cohort) 집단 평가	· 위험요인과 총 사망률 위험 점수 : 15% 감소 (독립표본에서 통계적으로 유의하지 않음)
Minnesota Heart Health Program (Luepker et al, 1994)	1980	5~6년	성인 231,000명	· 중재 그룹 (3개) · 대조 그룹 (3개) - Minneapolis로부터 거리, 크기, 형태를 매칭하여 선정	· 학교 보건교육 · 건강관리자 훈련 · 대중매체 · 직장 금연 정책 · 지역사회 자문위원회와 학교, 직장, 지역사회 리더와 연합체 구성하여 중재	독립집단과 동일(cohort) 집단 평가	· 심혈관 질환 위험요인 감소는 성공적이지 못함. · 10년 후에 관상동맥 질환과 뇌졸중 이환율과 사망률(30~74세 연령 집단) 감소는 통계적으로 유의하지 않음 (Luepker et al, 1996). 〈중재 목표〉 · 건강행태 개선 : 콜레스테롤(7mg/dl), 혈압(2mmHg), 흡연(3%) 감소, 신체활동(50kcal/일) 증가, 심혈관질환 이환율 및 사망률 15% 감소
Pawtucket Heart Health Study (Carleton et al, 1995)	1981	7년	18~64세 42,000명	· 중재 그룹 (1개) · 대조 그룹 (1개)	· 지역사회 활동	형성 및 과정평가 6년(격년) 가계조사	· 콜레스테롤과 혈압의 감소는 통계적으로 유의하지 않음 · 심혈관 질환의 위험감소를 유지하는 것은 성공적이지 않음
Kentucky Health Study (Green et al, 1991)	-	5년	32,000명	· 중재 그룹 (2개)	· 등록관리 - 고혈압 환자 및 고위험군 직접 상담 - 약물치료 강화 - 위험감소 행태의 변화 - 주기적 혈압측정(보건기관, 의료기관 주기적 방문)	2개 지역 평가	· 5년 후 수축기 및 이완기 혈압 감소 · 약물 순응도 증가 · 고혈압성 질환의 감소

사업(연구)명	사업 시작	사업 기간	사업대상 (참여)자	디자인	중재	평가	결과
					· 건강행태 변화를 위한 사회적지지 - 간호사의 긍정적 강화 - 우편으로 정보제공 - 대중매체, 종교활동, 학교활동, 지역사회 모임을 통해 규범화		
Kilkenny Health Project (Shelley et al, 1995)	1985	8년	70,000명	· 중재 그룹 (1개) · 대조 그룹 (1개	· 전체 지역사회 중재	독립집단 평가	중재 그룹과 대조 그룹에서 위험 요인의 수준의 변화는 유사한 수준이었으므로 성공적이지 않음
German Cardiovascular Prevention Study (Hoffmeister et al, 1996)	1984	7년	25~69세 500,000명	· 중재 그룹 (6개) · 대조 그룹 (1개)	· 전체 지역사회 중재 · 콜레스테롤(3.5%), 혈압(1.5%), 흡연(7.5%), BMI(1%), 사망률(8%) 감소	3개의 독립집단 평가	· 위험요인이 통계적으로 유의하게 감소(BMI 제외), 위험 점수 감소 · 7년 후에 대조 그룹과 비교하여 볼 때, 중재 지역의 총 사망률과 심혈관 질환에 의한 사망률이 유의하게 감소하지는 않음
China -7개 도시 (Fang et al, 1999)	-	3.5년	35세 이상 18,786명 (대조 집단 - 18,876명)	· 중재 그룹 (2개) · 대조 그룹 (7개)	· 중재 지역에 있는 고혈압, 당뇨, 심장질환자 - 보건교육 · 고혈압 + 당뇨(or 심장질환) : 2주마다 방문 · 고혈압 단독 : 4주마다 방문 · 고혈압(boderline) : 8주마다 방문 - 주요 뇌졸중의 위험요인에 관한 정보제공(리플렛, 포스터, 스티커 - 의사 제작) · 대조그룹 : 제공안함	독립 집단과 동일 (cohort) 집단 평가	· 매년 뇌졸중 발생률 229에서 237(100,000명당) 정도임 - 3.5년 동안 누적발생률 0.93%(대조집단 - 1.34%)

사업(연구)명	사업 시작	사업 기간	사업대상 (참여)자	디자인	중재	평가	결과
China -Beijing(동쪽 지역) (Yan et al, 1991)	-	2년	15세 이상 39,765명	· 중재/대조 집단 (무작위 선정)	· 중재 집단 : 건강증진 프로그램, 실행(흡연 조절, 저염식, 중등도 운동, 고혈압 환자 관리) · 대조 집단 : 감시	독립 집단과 동일 (cohort) 집단 평가	· 중재 집단에서 흡연률 8.37% (1989~91) 감소(대조집단 - 0.83% 감소) · 수축기 혈압 : 160mmHg 이하가 1989년 46.7%에서 1991년 75.7%로 증가(대조집단 - 52.7%에서 50.0%로 감소) · 이완기 혈압 : 95mmHg 이하가 1989년 53.3%에서 1991년 81.1%로 증가(대조집단 - 52.8%에서 50.9%로 증가)

3 사업개요

충남 천안시의 "고혈압환자 등록관리사업"은 1998년부터 2007년까지 충남대학교, 천안시 보건소 건강증진팀, 주민건강증진센터가 중심이 되어 10년간 시행되었다. 천안시의 고혈압 환자 관리사업 1차년도(1998년)는 지역사회의 고혈압 유병률 측정, 위험요인 파악, 환자 관리방법 연구를 통한 기존의 고혈압 관련 서식 일원화 필요성과 여러 가지 경로를 통하여 고혈압으로 판명된 주민에 대한 전산 등록을 위한 프로그램 개발 필요성을 강조하였다. 2차년도(1999년) 사업에서는 고혈압 환자군과 고위험 집단의 사업대상자를 파악하고 건강관리 모형을 개발하여 실제 지역사회에 적용하였으며, 3차년도(2000년)에서는 1 · 2차 사업대상자 4,700여명에 대해 주기적 전화방문과 보건소에서의 직접 약물치료, 고혈압교실 · 상담실 운영, 기타 특별교육(영양 등)을 시행한 결과, 고혈압 환자들의 혈압수준이 기초조사에서는 수축기 혈압이 평균 152mmHg에서 139mmHg로, 이완기 혈압은 평균 99mmHg에서 86mmHg로 떨어져 사업의 효과를 가시적으로 확인할 수 있었다. 아울러 약물치료 이외에도 생활요법(운동, 금연, 절주, 저염식이, 체중관리)에도 관심을 가져 상당한 변화를 유도하는데 성공하였으며, 처음으로 자신이 고혈압임을 알게 된 고혈압 환자들의 경우에도 기존 고혈압 환자(70.0%)들에 비해서는 매우 작은 약물치료 순응도(20.9%)를 보였지만 기대 이상으로 빠른 순응도 향상을 보이고 있었다. 4차년도(2001년)에서는 그간의 고혈압관리 사업의 인지도와 목표 달성도, 약물 관리율, 생활요법 실천율, 대상자의 만족도, 전화방문사업 평가 등을 수행하였다.

5차년도(2002년) 사업은 그간 서면으로 관리하던 고혈압 관리기록부를 보건소 전산화사업 프로그램인 보건정보시스템의 만성퇴행성질환관리 프로그램을 사용하여 전산 등록하기 시작했으며(보건지소는 2004년부터 시행), 전산 등록된 고혈압 환자 3,002명 중 2,696명을 분석한 결과, 수축기 혈압은 남자에서 4년 동안 152.5mmHg에서 138.3mmHg로 감소하였으며 여자에서는 4년 동안 150.9mmHg에서 135.8mmHg로 감소하였다. 아울러 이완기 혈압은 남자에서 97.5mmHg에서 89.0mmHg, 여자에서 93.8mmHg에서 86.9mmHg로 감소한 것을 알 수 있었다. 6차년도(2003년)에는 고혈압 관리 중 전화상담 전략을 평가하고, 등록고혈압 환자들의 치료 순응도 평가 및 고혈압사업 평가 결과를 통한 사업계획 설계하였으며, 7차년도(2004년)에서는 보건지소도 서면으로 관리하던 고혈압 관리기록부를 전산 등록하였으며 고혈압등록환자의 지속적인 관리 필요성을 강조하였는데, 등록 환자 중 '04년 현재 건강관리를 받지 않는 사람의 비율은 21.6%로 나타나 등록연도가 오래될수록 탈락률이 더욱 높은 것을 알 수 있었다. 8차년도(2005년)에는 천안시에 주민건강증진센터가 설치되어 지역 주민들에게 적절하고 지속적인 보건서비스를 제공할 수 있는 기반이 마련된 해였다. 이듬해 9차년도(2006년)에는 중앙보건지소가 개소하여 지역 내 보건의료연계서비스가 가능해졌으며, 10차년도(2007년)에는 고혈압 치료 순응 관련원인을 고혈압 환자 개개인의 심층적인 면접을 통해 근원적인 원인을 개인차원에서 찾는데 목적을 두어 진행하였으며, 등록관리 대상자는 사망 시까지 관리하여야 한다는 것을 경험하였고, 보건소의 자원이 한정되어 있으므로 ① 처음

표 8-4. 년도별 연구과제명

차수	년도	연구과제명
1	'98	천안시 건강증진사업 개발을 위한 기초조사 연구
2	'99	지역사회 기반의 고혈압 및 위험요인 관리와 2차년도 사업결과
3	'00	지역사회 고혈압관리사업의 경험과 교훈
4	'01	건강증진 거점보건소사업 평가(지역사회 고혈압관리사업)
5	'02	고혈압관리사업 운영설계
6	'03	고혈압등록관리사업 운영과 평가
7	'04	고혈압 등 건강생활실천사업 연구
8	'05	주민건강증진센터 및 고혈압사업 평가 연구
9	'06	주민건강증진센터 시범사업 평가 연구
10	'07	주민건강증진센터 운영 및 고혈압사업 평가

진단받은 사람, ② 약을 먹지 않는 사람, ③ 생활양식을 변화하지 않은 사람, ④ 사회경제적 취약계층(방문보건사업대상자 등), ⑤ 관리를 받고 있으나 혈압이 적절히 조절되지 않는 사람 등으로 나누어 서비스를 제공하여야 할 필요성이 제기되었다.

4 사업수행 현황

천안시의 10년간 고혈압 사업 관리에 대한 사업수행 현황은 10년차(2007년) 사업을 중심으로 설명하고자 한다. '07.6월말 기준 천안시 인구는 527,257명(주민등록인구 기준, 외국인 제외)이였으며, 20세 이상의 인구는 376,837명(71.5%)으로 전체 인구의 71.5%를 차지하고 있었다. 이 중 '07. 11. 30일 기준으로 보건소 및 보건지소에 만성질환자로 전산 등록된 이는 총 23,049명으로 6.1%를 차지하고 있는데, 전산 등록한 장소별로는 보건소에서 총 16,761명(전체의 72.7%), 12개의 보건지소에서 총 6,288명(전체의 27.3%) 이였다. 전산등록 되어 있는 만성질환 중 단일질환의 고혈압 등록자가 가장 많아 전체의 68.3%를 차지하였으며 다음은 고혈압과 당뇨가 함께 있는 경우로 11.6%를 차지하였다.

표 8-5. 만성퇴행성질환관리 프로그램 전산등록 전체 현황(2007년 11월 30일 기준) 단위 : 명(%)

등록연도	고혈압	고혈압+당뇨	고혈압+고지혈증	고혈압+당뇨+고지혈증	당뇨	당뇨+고지혈증	고지혈증	계
1997년 이전	29(0.2)	2(0.1)	1(0.1)	-	4(0.2)	-	-	36(0.2)
1998년	178(1.1)	221(0.8)	-	1(0.2)	19(1.1)	-	-	220(1.0)
1999년	850(5.4)	143(5.3)	64(4.5)	45(6.9)	10(0.6)	-	-	1,112(4.8)
2000년	1,087(6.9)	136(5.1)	85(6.0)	37(5.7)	17(1.0)	1(0.5)	-	1,363(5.9)
2001년	274(1.7)	53(2.0)	32(2.2)	18(2.8)	17(1.0)	1(0.5)	-	395(1.7)
2002년	483(3.1)	73(2.7)	52(3.6)	21(3.2)	24(1.4)	2(1.0)	2(0.3)	657(2.9)
2003년	877(5.6)	156(5.8)	150(10.5)	88(13.6)	93(5.4)	20(9.9)	-	1,384(6.0)
2004년	3,980(25.3)	759(28.3)	241(16.9)	143(22.1)	381(22.2)	32(15.8)	-	5,536(24.0)
2005년	2,677(17.0)	388(14.5)	331(23.2)	117(18.1)	321(18.7)	52(25.6)	152(23.8)	4,038(17.5)
2006년	2,585(16.4)	480(17.9)	280(19.6)	97(15.0)	440(25.6)	56(27.6)	307(48.1)	4,245(18.4)
2007년	2,715(17.3)	467(17.4)	192(13.4)	81(12.5)	392(22.8)	39(19.2)	177(27.7)	4,063(17.6)
계	15,735(100.0) (68.3)	2,679(100.0) (11.6)	1,428(100.0) (6.2)	648(100.0) (2.8)	1,718(100.0) (7.5)	203(100.0) (0.9)	638(100.0) (2.8)	23,049(100.0) (100.0)
계	20,490(88.9)				1,921(8.3)		638(2.8)	23,049(100.0)

전체 전산등록 고혈압자는 남자 48.9%, 여자 51.1%로 여자가 약간 많았으며, 연령별로는 70대가 전체의 26.8%로 가장 많았으며 다음은 60대 25.8%, 50대 20.0%의 순이었다. 평균 연령은 62.8세이었으며 성별로는 남자 59.8세, 여자 65.7세로 여자가 약 5.9세 많았다.

표 8-6. 천안시 전산등록 고혈압자의 일반적 특성(전체) 단위 : 명(%), 평균±표준편차

구 분	남자	여자	계
29세 이하	129(1.3)	29(0.3)	158(0.8)
30 ~ 39세	686(6.9)	175(1.7)	861(4.2)
40 ~ 49세	1,739(17.4)	1,015(9.7)	2,751(13.4)
50 ~ 59세	2,194(21.9)	1,896(18.1)	4,090(20.0)
60 ~ 69세	2,430(24.3)	2,851(27.2)	5,281(25.8)
70 ~ 79세	2,181(21.8)	3,317(31.7)	5,498(26.8)
80세 이상	652(6.5)	1,199(11.4)	1,851(9.0)
계	10,011(100.0) (48.9)	10,479(100.0) (51.1)	20,490(100.0) (100.0)
평균연령	59.8±13.9	65.7±12.2	62.8±13.4

'07.11.30일 기준 고혈압 등록환자 중 현재 건강상담을 받으면서 고혈압 관리가 이루어지고 있는 사람은 2005년 이후 지속적으로 관리율이 높아져 '07년에는 등록된 3,455명 중 3,272명이 관리되어 94.7%의 환자에 대한 관리가 이루어지고 있다.

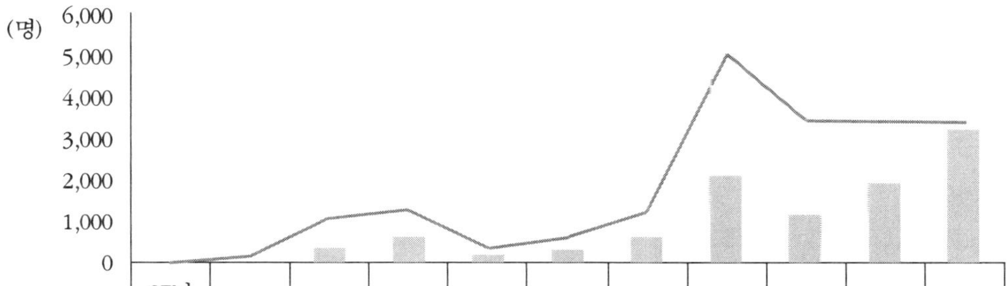

	97년 이전	98	99	00	01	02	03	04	05	06	07
현재관리자수	15	37	374	656	223	328	712	2,165	1,208	1,970	3,272
총등록자수	32	201	1,102	1,345	377	629	1,271	5,123	3,513	3,442	3,455

그림 8-1. 고혈압 등록환자 관리 현황

이를 기관별로 살펴보면, '07년 11월 기준 보건소의 그간 전체 등록환자 10,960명 중 현재 건강상담을 받으면서 고혈압 관리가 이루어지고 있는 사람은 총 8,223명으로 전산등록 고혈압자 대비 현재 관리율은 55.6%로 나타났으며, 보건지소의 경우는 총 2,736명으로 전산등록 고혈압자 대비 현재 관리율은 47.9%로 나타났다. 보건소가 보건지소에 비해서 현재 관리율이 7.7% 포인트 높게 나타났는데 이는 보건지소의 접근거리가 다소 멀기 때문에 방문하는데 어려움이 있어서 이러한 결과가 나타난 것으로 사료되고, 따라서 보건지소는 접근성 장애를 완화시키고, 추구 관리율을 높이기 위해서 전화상담에 더욱 노력을 기울여야 할 것이다.

보건소 및 보건지소 전산등록 고혈압자 중 2007년 고혈압 관리가 이루어지고 있는 사람들의 건강상담 유형을 살펴보면, 직접상담과 전화상담 모두를 받은 경우 27.4%, 직접상담만 받은 경우 36.3%, 전화상담만 받은 경우 36.3%이었다. 1인당 평균 건강상담 횟수는 2.7회이었으며 최소 상담 횟수는 1회이며, 최고 상담 횟수는 50회(1개월에 평균 4.5회)이었다.

표 8-7. 천안시 보건소 및 보건지소 등록 고혈압자 중 현재 관리자의 2007년 총 건강상담 현황

단위 : 명(%), 평균±표준편차

등록연도	현재 관리자수	1인당 평균 상담 횟수(최소 ~ 최고)
1997년 이전	15(0.1)	4.3±2.5(1 ~ 10)
1998년	37(0.3)	3.6±3.5(1 ~ 16)
1999년	374(3.4)	2.8±3.6(1 ~ 36)
2000년	656(6.0)	2.5±3.0(1 ~ 35)
2001년	223(2.0)	2.9±3.8(1 ~ 43)
2002년	328(3.0)	2.6±3.2(1 ~ 27)
2003년	712(6.5)	2.8±3.4(1 ~ 38)
2004년	2,165(19.8)	2.9±3.0(1 ~ 37)
2005년	1,208(11.0)	3.1±3.8(1 ~ 50)
2006년	1,970(18.0)	2.9±3.7(1 ~ 43)
2007년	3,272(29.9)	2.3±2.6(1 ~ 43)
계	10,960(100.0)	2.7±3.2(1 ~ 50)

그간의 혈압수준을 비교해 보면, '06년과 '07년 현재 직접상담을 받으면서 고혈압 관리가 이루어지고 있는 사람들의 혈압수준을 비교하여 살펴보면, 2기 고혈압으로 조절이 잘 되지 않은 경우가 '06년 14.2%, '07년 11.4%로 '07년이 2.8% 포인트 낮게 나타났으며, 평균 혈압

의 경우 '06년은 수축기 134.8mmHg, 이완기 85.3mHg이었고, '07년은 수축기 133.7mmHg, 이완기 84.5mmHg으로 수축기 혈압과 이완기 혈압 모두 '07년이 낮게 나타났다.

표 8-8. 천안시 보건소 등록 고혈압자 중 2006년과 2007년 현재 관리자의 혈압수준 비교

단위 : 명(%), 평균±표준편차

구 분	2006년 현재 관리자					2007년 현재 관리자				
	고혈압	고혈압+당뇨	고혈압+고지혈증	고혈압+당뇨+고지혈증	계	고혈압	고혈압+당뇨	고혈압+고지혈증	고혈압+당뇨+고지혈증	계
정상	250(6.4)	80(9.1)	52(8.5)	27(10.2)	409(7.2)	193(6.8)	70(8.2)	54(9.0)	34(10.4)	351(7.6)
고혈압전단계	2,028(51.7)	515(58.7)	388(63.6)	183(69.1)	3,114(54.9)	1,218(42.7)	506(59.6)	345(57.2)	210(64.4)	2,279(49.2)
1기 고혈압	982(25.0)	215(24.5)	102(16.7)	44(16.6)	1,343(23.7)	1,013(35.5)	227(26.7)	163(27.0)	69(21.2)	1,472(31.8)
2기 고혈압	661(16.9)	68(7.7)	68(11.1)	11(4.2)	808(14.2)	430(15.1)	46(5.4)	41(6.8)	13(4.0)	530(11.4)
평균 수축기	135.8±13.8	133.0±13.2	132.9±12.8	131.3±11.7	134.8±13.6	135.1±14.0	131.8±12.0	131.2±10.9	130.5±10.0	133.7±13.2
평균 이완기	86.5±10.1	82.1±8.9	84.6±9.7	80.9±8.3	85.3±10.0	85.8±9.6	81.8±8.0	83.7±8.5	8[illegible].1±7.9	84.5±9.3
계	3,921(100.0) (69.1)	878(100.0) (15.5)	610(100.0) (10.8)	265(100.0) (4.6)	5,674(100.0) (100.0)	2,854(100.0) (61.7)	849(100.0) (18.3)	603(100.0) (13.0)	326(100.0) (7.0)	4,632(100.0) (100.0)

주 : 정상(<120 and <80), 고혈압전단계(120~139 or 80~89), 1기 고혈압(140~159 or 90~99), 2기 고혈압(≥160 or ≥100)

5 사업의 평가와 발전방향

그간의 고혈압 등록관리 사업은 지속적인 등록률 향상과 각종 프로그램의 제공으로 추구관리가 이루어져 이를 이용하는 환자들의 만족도가 매우 높고 긍정적인 평가를 받고 있으며, 약물치료 순응률도 높고 혈압관리도 잘 되고 있다. 반면 전산 등록만 되어 있고 추구관리를 받지 못하는 사람들에 대한 서비스는 매우 제한적으로 이루어지고 있다. 전화로 상담을 제공받기는 하지만 한계가 많고 보건소나 지소를 지속적으로 방문하기에는 생계유지 때문에 어려운 사람들이 많다. 즉 전산 등록관리 사업의 한계점은 오는 사람만 계속 오는 것이 문제이다. 따라서 보건소나 보건지소에 오지 않거나 오지 못하는 환자들을 위한 체계적인 관리 전략을 수립하고 향후 발전 방향을 마련하는 것이 필요하다.

고혈압 등록사업은 고혈압 환자에 대한 이해를 우선으로 해야 한다. 그 이유는 90% 이상의 고혈압은 아무런 증상이 없는 상태에서 우연히 발견되며, 10%만이 심장질환이나 뇌혈관

질환 등과 같은 질환과 동반되어 나타나는 증상을 통해 발견되고 있기 때문이다. 고혈압의 등록관리 대상자는 평생을 관리하여야 하므로 등록된 모든 사람에 대하여 사망 시까지 관리하는 것이 논리적으로는 타당하다. 아울러 등록사업을 지속적이고 안정적으로 수행하기 위해서는 보건소와 보건지소의 자원이 한정되어 있으므로 다음 몇 가지의 발전 방향을 제시하고자 한다. 첫째. 신규 환자 발견을 위한 지역 보건소의 노력은 항상 게을리 하지 말아야 할 것이다. 신규 환자 발견은 지속적으로 일어나야 하므로 단기간이나 일회성의 행사보다는 일반 보건사업 과정 중에서 발견된 고혈압자들을 꾸준히 등록하는 것이 필요하다. 둘째, 고혈압의 등록관리 대상자는 평생을 관리하여야 하므로 등록된 모든 사람에 대하여 사망 시까지 관리하는 것이 논리적으로는 타당하나 보건소의 자원이 한정되어 있으므로 처음 진단받은 사람과 약을 먹지 않는 사람 등 세분화된 관리가 필요하다. 셋째, 효과적인 교육이 필요하다. 환자별 행태별로 그룹을 나누어 그 그룹에 맞는 교육이 필요하다. 약물치료 순응률이 높은 그룹에 대한 교육에서도 약물치료의 중요성을 계속 강조한다는 것은 교육의 초점을 맞추지 못하고 있어 환자의 교육 만족도를 떨어뜨릴 수 있다. 넷째, 고혈압 전산 등록자는 지속적으로 늘어나고 있으나 체계적인 관리프로그램은 다소 미흡하다. 고혈압 환자를 단순 등록시키는 것이 아니라 실제 등록된 사람을 대상으로 추구관리를 받는 사람, 추구관리를 받지 않는 사람, 혈압관리가 잘되는 사람, 그렇지 않은 사람 등 실제 관리를 할 수 있는 프로그램으로 개편이 필요하다. 다섯째, 보건복지부에서 발간하는 고혈압관리 상세지침서 등 매뉴얼 개발이 필요하다. 약물을 투여하는 의사들의 기준이 상이하여 상담하러 오는 환자들과 상담할 때 어려움이 있다. 보건복지부의 지침서가 있으면 이를 보여주면서 상담을 제공하면 훨씬 신뢰도가 높은 상담을 제공할 수 있을 것이다. 마지막으로는 현재 수행중인 이동상담을 통해서 조기발견을 실시하고 있으나 인력부족 등으로 어려움이 많으므로 직접적인 방법 보다는 간접적인 프로그램 개발로 효과적인 조기발견을 이루는 것이 필요하다. 예를 들면 금연상담실과 같이 운영하여 금연등록자 중 고혈압 환자를 같이 등록하여 관리하는 방법이나 개인별 혈압수준의 그래프를 직접 보여주면서 상담하고 혈압관리가 잘 되지 않는 경우 진료실과 연계하여 서비스 하는 것이다. 또한 고혈압 주간, 고혈압 관리의 달 등을 정해서 그 기간에는 고혈압 관리에만 전력을 다하는 기간으로 설정하는 것들이 좋은 예가 될 수 있을 것이다.

참고문헌

1. 보건복지가족부, 질병관리본부. 2009 만성질환 관리 및 조사감시 FMTP, 2009
2. 예민해 외, 질병예방과 건강증진, 계축문화사, 1998
3. 예민해 외, 질병예방과 건강증진, 계축문화사, 1998
4. Clark LT. Improving compliance and increasing control of hypertension : Needs of special hypertensive populations, American Heart Journal 1991 ; 121(2) : 664-669
5. Clark LT. Improving compliance and increasing control of hypertension: needs of special hypertensive populations, American Heart Journal 1991 ; 121(2) : 664-669
6. Hajjar I, Kotchen TA. Trends in prevalence, awareness, treatment, and control of hypertension in the United States, 1988-2000. JAMA 2003 ; 290(2) : 199-206
7. http://www.cvhpinstitute.org/links/northk.htm
8. Whelton PK, He J, Louis GT. Lifestyle modification for the prevention and treatment of hypertension. New York : Marcel Decker Inc ; 2003
9. Whelton PK, He J, Louis GT. Lifestyle modification for the prevention and treatment of hypertension. New York : Marcel Decker Inc ; 2003
10. 2008년 천안시 지역사회건강조사, 충청남도 천안시, 순천향대학교. 2009
11. 2009 만성질환 관리 및 조사감시 FMTP, 보건복지가족부, 질병관리본부. 2009

제 9 장

보건진료소 만성질환 예방사업[1)]

【농한기 건강 '자가관리교실' 운영】

제천시보건소는 농한기 농촌지역 주민을 위한 고혈압, 당뇨, 고지혈증 등의 성인병 질환에 대한 자가관리교실을 운영한다.

시보건소는 농한기인 1~2월에 송학면 송한진료소와 양화진료소, 화당진료소 등 3개 보건진료소 80여 명의 주민을 대상으로 심·뇌혈관 질환관리 및 합병증예방, 영양관리, 한의학적 중풍예방관리, 운동지도 등을 교육한다.

농한기 건강 자가관리교실은 산·학·관 협력으로 지난 8일 시작하여 2월 3일까지 진료소당 4회씩 방문하여 실시하고 있다. 강사진은 대원대학 간호학과 장미희 교수, 충주의료원 연제옥 영양실장, 김지훈 한방공보의, 세경대학교 경호태권도과 박승동 교수 등으로 구성되어 진행한다.

교육 후 설문조사를 통해 질환에 대한 정확한 지식 인지도를 확인하고 혈압, 혈당, 당화혈색소, 콜레스테롤 검사 등을 통해 합병증으로의 진행을 미연에 방지함으로써 의료비 감소는 물론 건강을 지키는데 목적을 두고 있다. 또한 겨울철에 발생하기 쉬운 농촌 어르신들의 낙상예방 요령도 병행하여 교육하고 있으며 겨울철 생활 및 건강관리요령에 대해서도 중점 교육하고 있다. 고혈압과 당뇨는 심장질환, 뇌혈관질환 등의 합병증을 동반하는 질환으로 제천시 보건소에서는 자가관리교실을 통해 올바른 예방법과 관리법을 교육하여 환자 스스로 실천할 수 있도록 하고 있다

(머니투데이 사회, 2010. 01. 21)

1 배 경

최근 우리 사회는 급격한 고령화 과정을 거치면서 심혈관계 환자들이 급증하고 있으면 이에 대한 의료비용도 기하급수적으로 늘어나고 있다. 통계청의 사망원인 통계에 의하면 2007년

---

1) 차경봉(관동의대, doctorcha@hanafos.com), 김영남(고성군성천보건진료소, hyae0211@hanmail.net)

사망률 중 악성신생물(암)이 인구 10만명당 137.5명으로 가장 높았으며, 그 다음으로는 뇌혈관 질환 사망률 59.6명, 허혈성 심장질환 29.5명으로 나타났는데 특히 허혈성 심장질환의 사망률은 1997년 대비 115% 증가한 것으로 나타났다. 이들 혈관성질환의 주요 원인이 고혈압이라는 것은 잘 알려진 바이며, 따라서 고혈압은 사망에 이르는 매우 중요한 인자라는 점에서 주목받고 있다.

고혈압은 일단 발병되면 완치되지 않으며 신체 내 변화에 대한 자각 증상이 거의 없어서 합병증이 갑자기 나타나 사망이나 불구에까지 이르는 경우가 많다(Kim & Yang, 1995). 특히 한국의 고혈압을 연구한 한 통계에 의하면 고혈압 환자의 30% 정도가 자기가 고혈압이라는 사실을 모르고 있으며, 30% 이하의 환자만이 적절한 관리를 받고 있다는 점이다. 세계 각국은 고혈압을 국가의 주요 질병으로 선정하여 고혈압의 유병률을 낮추기 위한 노력들을 꾸준히 경주하고 있으며, 특히 미국은 지난 20여년간 국가 고혈압 교육 프로그램(National Hypertension Education Program)을 통하여 고혈압의 조기발견과 예방, 치료 사업을 수행하여 왔으며 그 결과 고혈압 환자의 인지도와 치료 및 고혈압 관리율이 향상되었음을 보고하고 있다(Burt et al., 1995), 지난 2001년 국내에서도 기존의 연구자료와 전문가의 의견을 수렴하여 2010년 한국인의 고혈압 예방 및 관리를 위한 목표를 수립하고, 국가적인 차원에서 고혈압을 관리하기 위해 국민고혈압사업단이 발족하였지만, 현재까지 대부분의 고혈압 예방 및 관리사업은 보건소 등 공공의료기관과 몇몇 의과대학을 통해 지역사회 단위로 수행되고 있는 실정이다.

한편 질병관리본부가 국민건강영양조사 3기 검진조사(2005년)에서 '고혈압은 유병률이 높고 심뇌혈관 질환에 뚜렷한 영향을 끼치므로, 40대 이상 성인 중 저학력, 농어업 종사자 등의 인지율과 치료율을 높일 수 있는 선택적이며 집중적인 전략이 필요하다고 주장하면서 더불어 특히 국가차원의 지속적인 관심과 고혈압예방 및 관리사업이 병행 실시되어야 할 것'이라고 주장한 바 있다. 하지만 선진 외국에 비해 우리나라는 고혈압 환자의 건강행태에 대한 교육 및 상담보다는 약물치료를 중심으로 치료하고 있기 때문에 농촌지역 등 의료혜택이 도시보다 상대적으로 적은 지역에 설치된 보건진료소에서 지역주민을 대상으로 적용할 수 있는 체계적인 고혈압 관리사업은 더욱이 개발되어 있지 않다.

이에 지역적으로 주민들과 보다 가까이 있는 보건진료소를 중심으로 지역주민 개개인에게 적합한 맞춤형 고혈압 관리사업을 개발 보급하고 보건진료소 관할 농촌 지역 주민들의 고혈압 유병률과 고혈압 관리 향상 및 건강행태 및 사업실시 전후 변화를 통해 사업의 효과성을 사전에 파악하는 노력이 무엇보다 필요하다고 하겠다.

2 이론적 배경

1) 고혈압의 정의 및 관리

혈액이 혈관벽에 미치는 압력을 혈압이라고 하며 혈압이 정상균에 비해서 높은 경우를 고혈압이라고 한다. 고혈압의 진단기준은 2회 이상 방문 측정한 2회 이상의 혈압 측정치의 평균을 기준으로 결정하며 고혈압이라고 하면 수축기 혈압이 140mmHg 이상이면서 이완기 혈압이 90mmHg 이상일 경우를 말한다.[2] 고혈압은 합병증이 나타나기 전까지 증상이 거의 없으며 뇌졸중, 심근경색증, 심부전 등과 같은 심혈관 질환의 주요 위험인자로 알려져 있다. 고혈압 관리의 목적은 이환율과 사망률을 감소시키는 것으로 수축기 혈압을 140mmHg 이하로, 이완기 혈압을 90mmHg 이하로 유지시키고, 심혈관계 질환을 위해 수정 가능한 위험요인을 조절함으로써 이러한 관리 목적이 달성될 수 있을 것으로 보고 있다. 이렇게 해서 혈압이 잘 조절되면 뇌졸중을 예방하고, 신기능을 보전하며, 심부전을 예방 혹은 서서히 진행되도록 도울 수 있다(JNC, 1997). 따라서 고혈압의 치료는 혈압조절과 동시에 기타 심혈관계질환에 대한 위험요인의 중재가 필요하며 이때 생활습관 요인이 가장 중요하다. 다른 만성질환과 마찬가지로 고혈압의 발생과정에는 다양한 위험인자가 작용하고 그 기전이 완전히 밝혀지지는 않았지만 혈압과 위험인자를 적절히 조절하면 고혈압의 합병증을 줄일 수 있다(Williams et al, 1991).

미국의 고혈압의 발견 평가 및 치료에 관한 합동위원회의 6차 보고서에 의하면 고혈압 관리를 위한 국가적 프로그램(National High Blood Pressure Education Program)을 통하여 고혈압 환자의 치료 및 고혈압 관리율이 향상되었다고 보고하였다. 그러나 프로그램 초기에 보였던 성과는 시간이 지남에 따라 둔화되고, 치료율의 변화도 감소 경향을 보이고 있어 지속적인 고혈압 관리가 힘들고 중요하다고 하였다(JNC, 1997). 또한 고혈압과 관련된 선행연구들에 따르면 고혈압 환자에서 운동요법, 저염식이, 체중조절 등과 같은 비 약물요법이 혈중 지질대사와 혈압에 긍정적인 효과가 있음을 밝히고 있어(Heyden et al., 1985 ; Kostis et al., 1992), 이미 약물치료를 받고 있는 환자에게도 이와 같은 비 약물요법을 통한 생활습관의 개선이 필요하다는 점을 강조하고 있다(Silaste et al., 2000). 앞으로 고령인구의 지속적인 증가와 서구에 더 가까워지는 식생활문화 등으로 인하여 고혈압환자는 계속 증가할 것으

2) 국민고혈압사업단 홈페이지 http://www.hypertension.or.kr

로 전망되고 있다. 하지만 고혈압의 경우 무심코 지나는 경우가 많아 진단이나 치료가 쉽지 않고 질환이 있어도 방치되는 경우가 많다. 여기에 평소에 특별한 증상이 없어 치료율도 매우 낮은 편이다. 따라서 증가하는 고혈압환자를 관리하는 무엇보다 중요한 방법은 조기발견이며, 이를 통한 약물관리 및 일차적으로 일상생활 속에서의 건강한 생활습관이 형성 및 유지되도록 하는 것이 무엇보다도 중요하다.

2) 건강증진프로그램

(1) 국내 건강증진프로그램 현황

건강증진이란 국민의 건강을 향상시키기 위한 교육적, 사회적, 경제적, 정책적인 노력의 총합이라고 할 수 있는데, 보건교육과 건강증진 분야의 권위자인 Green과 Kreuter(1999)는 '건강증진이란, 개인, 집단, 나아가 지역사회의 건강을 증진시키는데 필요한 활동과 조건을 형성하는 교육적, 정치적, 정책적, 환경적, 조직적 지지의 계획적인 총합'이라고 정의한 바 있다(유승흠 외, 2005). 이와 관련하여 WHO에서는 오타와 헌장을 발표한 바 있는데 여기에는 건강증진의 주요 활동영역을 다섯 가지 영역에서 제시하고 있다. 첫째는 건강한 공공정책이 있어야 하며, 둘째, 건강에 지지적인 환경의 조성, 셋째, 주민들이 지역사회를 건강한 활동으로 만들 수 있는 역량을 강화하는 것, 넷째, 건강에 대한 정보 제공, 교육, 기술을 개발하여 개개인에게 스스로 건강을 가꾸어 나가는 능력을 주는 활동, 다섯째, 보건의료서비스의 제공방향을 재설정하는 것이다. 즉, 치료 서비스가 아닌, 예방 및 건강증진 서비스들이 해당된다.

국내에서는 정부가 1995년 건강증진법을 제정한 바 있으며, 건강증진 사업의 원활한 재원을 확보하기 위하여 1995년 의료보험 예방사업에 대한 건강증진 기금 부과 및 1997년부터 담배사업자로부터의 기여금 징수에 의해 건강증진기금을 설치하여 운영되기 시작한 이래로 계속 기금은 확대되어 왔다. 국민건강증진사업 영역은 중앙과 지방으로 구분하여 추진되고 있는데, 중앙단위의 경우 국가수준에서 전개하는 포괄적인 사업이 주를 이루며, 지방사업의 경우 광역자치단체의 사업의 기획, 보건소 사업 지원과 통계 산출 등의 사업이, 기초 자치단체의 경우 보건소 중심의 지역사회 건강증진사업이 운영되고 있다. 한편, "건강은 개인의 경쟁력이고, 건강한 국민은 국가의 경쟁력이다"라는 목적 아래 '건강수명 연장'과 '국민의료비 절감'이라는 비전을 갖고 '국민건강증진종합계획에서 제시하고 있는 부문별 목표를 달성함으로써 전체 국민의 건강수명을 연장하는 추진 전략을 가지고 있다. 특히 노인인구의 증가와 만성퇴행성질환이 증가됨에 따라 지역사회중심의 건강생활실천사업의 중요성이 더욱 강조되고 있다. 과거 개인적 책임의 영역에 속하던 흡연, 음주, 운동, 영양, 혈압관리, 스트레스 등을 단순한 개인의 책임이 아닌 국가개입이 필요한 정책적 책임의 영역으로 변화되면서 보건소를 중심으로 한 다양한 건강생활실천프로그램들이 현장에서 기획 및 시행되고 있다.

2002년에 발표한 국민건강증진 종합계획(Health Plan, 2010)은 크게 생활습관거선, 건강지원환경 조성, 질병예방 등 세 가지 분야로 나누고 있다. 또한 이 종합계획은 2010년의 국민건강 목표를 선진국수준인 75세 이상의 건강수명으로 정하고, 이를 위해 건강생활실천사업, 주요 질병관리사업, 건강증진사업 기반확충 등 국민건강증진에 필요한 전 분야에 걸쳐 구체적인 추진전략을 실현하기 위한 장기계획이며, 우리나라의 보건의료가 새로운 패러다임으로 전환하는 것을 의미한다. 더불어 이는 수동적이고 사후치료 위주의 보건의료서비스제공에 치우쳐 있던 보건정책을 보다 적극적 개념인 사전예방적 건강증진(Health Promotion) 정책으로 변화시키겠다는 국가의 의지를 담고 있다.

(2) 농촌지역 노인 고혈압프로그램

1996년 WHO의 보고에 의하면 전세계 성인의 고혈압 유병률은 약 20%정도이며 우리나라 성인의 고혈압 유병률도 15~20% 정도이다. 특히 농촌지역 주민의 고혈압 유병률은 29%로 더 높게 보고되고 있다(Jeon, 2003). 이 뿐만 아니라 건강보험심사평가원 자료를 보면 향후 고혈압 유병률이 2010년에는 27.3% 증가할 것으로 추정되고 있으나, 이미 일부 농촌지역의 유병률은 거의 30%에 이르고 있어(Kim et al., 1997 ; Ha et al., 2000) 고혈압 환자를 적극적으로 발견하고 지속적으로 관리하기 위한 효과적인 예방 및 관리사업이 요구되고 있는 상황이다.

농촌지역의 노인성 고혈압은 95% 이상이 본태성 고혈압으로 질병이 무증상 상태로 진행되기 때문에 잘 관리되지 않고 있다. 우리나라의 고혈압 인지율은 51.7%, 치료율은 28.7%이며 관리율은 7.0%로 보고되어 있으며(Kim et al., 2000), 농촌지역의 고혈압 인지율, 치료율, 관리율은 각 52.5%, 34.4%, 12.9%(Ha et al., 2000)로 과거보다는 고혈압의 관리수준이 개선되고는 있으나 아직도 미흡하다고 알려져 있다. 일부 농촌지역의 고혈압 관리 양상을 조사한 또 다른 연구에서는 고혈압 환자이면서 약물을 복용하는 비율은 76.1%로 높았으나 규칙적으로 운동하는 대상자는 30.0%로 매우 낮았고 음주자는 33.3%, 흡연자는 16.3%, 식습관에서 짜게 먹는 대상자는 23.5%로 나타난바 있다. 이는 현재 우리나라 고혈압 관리가 약물 치료 위주로 되어 있으므로 고혈압과 관련된 생활습관을 개선시켜 줄 수 있는 프로그램이 필요함을 시사한다. 특히 우리나라 농촌 주민의 커피 섭취률은 56.0%이었으며 즐겨먹는 커피 형태는 90% 이상이 커피, 설탕, 프림을 섞은 밀크커피이었다. 커피에 함유되어 있는 카페인과 커피에 섞어 먹는 설탕 및 프림은 고혈압을 유발하는 요인이 될 수 있다. 우리나라는 고혈압을 치료 위주로 접근하기 때문에 농촌지역 고혈압환자가 고혈압 합병증의 예방이나 자가 관리를 할 수 있도록 교육하는 프로그램이 부족한 실정이다. 특히 도시지역보다 의료시설 및 의료서비스가 취약하고 고령인구가 많은 농촌지역의 고혈압환자가 스스로 고혈압을 지속적으로 관리하면서 고혈압과 관련된 생활습관을 변화시켜 줄 수 있는 프로그램이 필요하다.

따라서 의료시설이 미흡한 농촌지역에서는 공공기관이 주도하여 고혈압을 조기에 발견할 수 있는 건강검진 제도와 함께 고혈압을 예방하고 적절히 관리할 수 있는 프로그램이 필요하다고 할 수 있다. 하지만 의료취약지역인 농촌지역에 주로 설치되어 있는 보건(지)소 및 보건진료소에서의 기존 고혈압 관리사업은 생활습관의 변화보다는 약물관리 수준에 머물고 있다는 지적이 있다(Kwon, 2003). 이러한 지적의 배경으로 보건소 등록 고혈압 환자대상의 연구에서 규칙적 약물 복용률은 76~77% 정도에 지나지 않는 것으로 보고되고 있는데, 보건지소나 보건진료소가 관할하고 있는 농촌지역은 그 비율이 30~60%로 더 낮아짐을 나타내고 있기 때문이다. 따라서 향후 농촌지역에서의 고혈압관리는 약물관리 뿐 아니라 생활습관의 변화를 위한 구체적인 프로그램시행 등으로 보다 다양한 접근이 요구되고 있다고 하겠다.

3 사업개요

1) 사업 대상

강원도 고성군 성천보건진료소 관할 5개 마을에 2004년 현재 거주하는 총 272세대, 734명 중 40세 이상으로 실제 거주하고 있는 주민 183가구 306명 전수에게 2004년 4월 21일부터 2004년 5월 10일까지 가정방문을 통해 1차 면접조사를 실시한 후 고혈압환자와 건강한 일반주민으로 나누고 생활개선을 위한 운동사업 및 보건교육 실시 및 고혈압환자들에 대해서는 등록관리사업을 통해 규칙적으로 약물투약을 받도록 하였다. 또한 2009년에 2차로 2004년 1차 면접조사와 동일하게 관할 5개 마을에 2009년 현재 실제 거주하는 40세 이상의 주민 전수를 대상으로 면접조사를 반복 실시하였다. 2차 면접조사 실시결과 2004년 및 2009년 5년 전후의 동일 조사자 207명의 패널자료를 확보하여 분석하였다.

2) 사업 프로그램의 구성

보건진료소에서는 2004년 1차 가정방문을 통한 면접조사결과 지역사회 고혈압 관리사업(이하 사업)의 문제점으로 인지율과 치료율이 낮음과 생활행태에 대한 개선이 부족함을 지적하고 이를 향후 5년간 고혈압 관리사업의 주된 사업내용으로 선정함과 동시에 다음과 같은 내용으로 프로그램을 계획하여 시행하였다. 고혈압 관리사업 프로그램은 '개인 및 집단 보건교육'으로 발견관리사업, 만성질환집단교육, 고혈압퀴즈풀이 등을 시행하였으며(표 9-1), '특수운동사업'으로 건강한 겨울나기, 타이치 운동, 걷기 맨토링, 기체조, 요가운동, 스포츠댄스를 시행하였다(표 9-2).

표 9-1. 성천 보건진료소 개인 및 집단 보건교육 현황

제목	내용	대상	횟수	연인원
발견관리사업 (2005년부터 시행)	내소 및 가정방문을 통한 개별 혈압체크 및 상담교육	성천리, 인홍1, 2, 3리, 원암리 등 5개 마을		1,500여명 (실인원은 350명)
만성질환 집단교육 (2005년부터 시행)	각 마을마다 방문하여 고혈압바로알기 이론교육실시	성천리	18회	228명
		인홍1리	12회	96명
		인홍2리	12회	143명
		인홍3리	10회	77명
		원암리	17회	202명
고혈압퀴즈풀이 (2008년, 2009년 시행)	각 마을마다 방문하여 고혈압퀴즈(OX정답맞추기)를 통한 잘못인지하고 있는 관리습관 수정	성천리	3회	65명
		인홍1리	1회	12명
		인홍2리	2회	37명
		인홍3리	1회	12명
		원암리	2회	55명

3) 사업 평가 도구

보건진료소를 중심으로 한 고혈압 자가 관리에 대한 연구의 지표리스트를 토대로 보건진료소 담당자 및 관련 전문가의 자문을 통해 설문지를 재구성하였는데, 완성된 설문지는 가정방문 시 연구대상자가 직접 작성할 수 있을 시에는 스스로 작성하도록 하였으며 글을 읽을 수 없거나 스스로 설문지를 작성할 수 없는 대상자는 면접자가 각 문항을 읽어준 후 응답하도록 하였다. 사업대상자는 혈압 측정 전에 안정을 취한 후 약 2분 간격으로 2회 이상의 혈

표 9-2. 성천 보건진료소 특수운동사업 현황

<table>
<tr><th>제목</th><th>내용</th><th>대상</th><th>주기 및 횟수</th><th>연인원</th></tr>
<tr><td rowspan="5">건강한 겨울나기</td><td>스트레칭체조</td><td rowspan="5">5개 마을 전체주민을 대상으로 하였으나 장소가 성천복지회관으로 성천리주민들이 주 대상이었음</td><td>1회(2002년 12월 ~ 2003년 2월)</td><td>520명</td></tr>
<tr><td>레크레이션</td><td>2회(2003년 12월 ~ 2004년 2월)</td><td>423명</td></tr>
<tr><td>사물놀이</td><td>3회(2004년 12월 ~ 2005년 2월)</td><td>420명</td></tr>
<tr><td>스포츠댄스</td><td>4회(2005년 12월 ~ 2006년 2월)</td><td>470명</td></tr>
<tr><td>치매예방운동</td><td>5회(2006년 12월 ~ 2007년 2월)</td><td>548명</td></tr>
<tr><td>타이치 운동</td><td>관절강화운동으로 초등학교 방학동안 공간을 활용하여 실시함</td><td>인홍2리</td><td>2006년 12월 ~ 2007년 2월</td><td>718명</td></tr>
<tr><td rowspan="5">걷기 맨토링</td><td rowspan="5">자가운동(개별, 부부, 그룹)을 하며 년 2회 진료소에서 보건교육 및 걷기관련 질의 간담회 실시</td><td>성천리</td><td rowspan="5">개별걷기를 만보기로 체크하여 관리하는 것은 2004년부터 시작하여 연중 실시하였으며, 걷기운동을 지원하기 위한 맨토형성은 2007년부터 연중 실시하였음.</td><td>18명</td></tr>
<tr><td>인홍1리</td><td>7명</td></tr>
<tr><td>인홍2리</td><td>10명</td></tr>
<tr><td>인홍3리</td><td>3명</td></tr>
<tr><td>원암리</td><td>16명</td></tr>
<tr><td rowspan="2">기체조</td><td rowspan="2">군보건소 건강증진사업의 일환으로 실시</td><td rowspan="5">5개 마을 전체주민을 대상으로 하였으나 장소가 성천복지회관으로 성천리주민들이 주 대상이었음</td><td>2006년 2월~2006년 4월(주3회)</td><td>432명</td></tr>
<tr><td>2007년 2월~2006년 4월(주3회)</td><td>398명</td></tr>
<tr><td>요가 운동</td><td>허리운동 등 주민요구에 의해 실시</td><td>2008년 10월~2008년 12월(주3회)</td><td>218명</td></tr>
<tr><td rowspan="2">스포츠 댄스</td><td rowspan="2">군보건소 건강증진사업의 일환으로 실시</td><td>2008년 2월~2008년 4월(주3회)</td><td>448명</td></tr>
<tr><td>2009년 2월~2008년 4월(주3회)</td><td>452명</td></tr>
</table>

압을 측정한 후 혈압 측정치의 평균을 산출하여 기준수축기 혈압이 140mmHg 이상이면서 이완기 혈압이 90mmHg 이상이 되는 지를 살펴보았다. 신장과 체중은 신장-체중기를 이용하여 측정하였다. 체중은 가능한 얇은 옷을 입고 같은 시간에 측정하였으며 신장은 신장기 위에서 몸을 곧게 펴고 선 상태에서 턱을 앞으로 약간 당기게 한 후에 측정하였다. 비만도는 체질량지수를 계산하는 공식〔체중(kg)/(신장(m))2〕을 이용하여 산출하였으며 20 미만은 저체중, 20~24는 정상, 25~30은 과체중, 30 초과는 비만으로 평가하였다. 고혈압 관련 지식정도와 행태는 Jeon(2003)이 개발한 도구로 측정하였다. 이 지식 정도 도구는 총 23문항 2점 척도로 정답은 1점, 오답은 0점으로 측정하는 도구이다. 개발 당시 도구 신뢰도는 .85이었으며, 고혈압 관련 행태 도구는 총 17문항 3점 척도로 그렇다 3점, 가끔 그렇다 2점, 아니다 1점으로 측정하는 도구이다. 개발 당시 도구 신뢰도는 .75이었다.

4 사업결과

1) 고혈압 관리사업 참여 분포

이 사업에 참여한 대상자들의 사업 참여 분포를 살펴보면 다음과 같다. 분석에 사용된 대상자 207명 가운데 사업 참여자는 155명(74.9%), 미참여자는 52명(25.1%)으로 다수가 사업에 참여하였으며, 이들 참여자 중 보건진료소 교육 및 프로그램에 참여한 사람들은 표 9-3과 같다.

표 9-3. 고혈압 관리사업 참여 분포

		대상자 전체		고혈압 환자	
		명수	%	명수	%
보건교육	미참여	52	25.1%	6	12.0%
	참여	155	74.9%	44	88.0%
보건진료소 교육	미참여	4	2.6%	20	45.5%
	참여	151	97.4%	24	54.6%
진료소프로그램	개인교육	111	73.5%	37	84.1%
	집단보건교육	83	55.0%	30	68.2%
	각종운동사업	51	33.8%	15	34.1%

2) 연도별 참여자 및 비참여자별 일반적 특성

사업 대상자들의 주요 일반적 특성을 살펴보면 먼저 연령에 있어서 2004년도 참여자군에서는 60대가 41.7%, 비참여자군에서는 40대부터 50대가 64.3%로 높은 분율을 나타냈다. 성별에 있어서는 참여자군에서는 여자가 63.6%를 차지하였으며, 비참여자군에서는 남자가 60.7%를 차지하였다. 학력의 경우 참여자군에서는 초등졸이 46.0%, 비참여자군에서는 초등졸이 33.9%로 가장 많은 분율을 차지하였다. 고혈압으로 진단된 사람은 2004년도 참여자군에서 29.1%였으나, 2009년도에는 참여자군에서는 55.6%의 분율을 차지하고 있었다(표 9-4).

표 9-4. 사업대상의 연도별 참여자 비참여자별 일반적 특성 (단위 : 명, %)

		2009				2004			
		참여자		비참여자		참여자		비참여자	
연령	40-59	32	21.2	25	44.6	62	41.1	36	64.3
	60-69	56	37.1	12	21.4	63	41.7	14	25.0
	70-89	63	41.7	19	33.9	26	17.2	6	10.7
성별	남성	55	36.4	34	60.7	-	-	-	-
	여성	96	63.6	22	39.3	-	-	-	-
교육	무학	10	6.7	2	3.6	-	-	-	-
	국문해독	21	14.0	4	7.1	-	-	-	-
	초등졸	69	46.0	19	33.9	-	-	-	-
	중졸	26	17.3	16	28.6	-	-	-	-
	고졸	19	12.7	15	26.8	-	-	-	-
	대학이상	5	3.3	0	0.0	-	-	-	-
지역	원암리	39	25.8	13	23.2	-	-	-	-
	인홍리	69	45.7	29	51.8	-	-	-	-
	성천리	43	28.5	14	25.0	-	-	-	-
의료보험 종류	의료급여	10	6.6	3	5.4	7	4.6	1	1.8
	건강보험	138	91.4	53	94.6	144	95.4	54	96.4
	의료보장 없음	3	2.0	0	0.0	0	0.0	1	1.8
BMI	저체중	17	11.5	7	13.0	19	12.5	2	3.6
	정상체중	93	62.8	34	63.0	92	60.5	44	78.6
	과체중 이상	38	25.7	13	24.1	40	26.5	10	17.9
음주여부		49	32.7	23	41.1	64	42.4	33	58.9
흡연여부		12	8.0	14	25.0	25	16.6	18	32.1
고혈압		84	55.6	17	30.4	44	29.1	6	10.7
BMI		23.6	3.0	23.2	3.3	23.1	2.8	23.5	2.8
혈압 (mmHg)	수축기	129.0	15.1	125.5	14.3	128.3	20.1	122.5	15.6
	이완기	78.7	9.4	78.7	9.4	83.1	10.9	79.5	12.3

3) 사업에 참여한 일반주민들의 고혈압관련 지식 변화 분석

사업에 참여한 일반주민들의 변수별 고혈압관련 지식에 있어서 변화를 분석하기 위해 paired t-test를 실시하였다(표 9-5). 먼저 연령에 있어서는 70대 이상이 평균 2.90점이 상승하여 다른 연령대에 비해 높은 평균점수의 변화를 통계적으로 유의하게 보고하였으며, 성별로는 여성이 평균 2.47점이 상승하여 남성의 평균 2.05점보다 높은 평균점수를 유의하게 보고하였다. 교육정도는 초등학교졸업학력자가 평균 2.80점 상승하여 가장 높은 변화를 유의하게 보고하였으며, 지역에 있어서는 인홍리에 거주한 일반주민이 평균 2.74점 상승하여 원암리 평균 2.03점, 성천리 평균 1.91점보다 높았으며 이 또한 통계적으로 유의하였다. 한편 전체 평균점수는 2.32점 상승하였으며 통계적으로 유의하였다.

표 9-5. 사업에 참여한 일반주민들의 변수별 고혈압관련 지식 변화 분석 (단위 : 점)

		2004		2009		변화량			
		평균	표준편차	평균	표준편차	평균	표준편차	짝지은 t값	유의확률
연령	40~59	8.06	2.60	9.84	1.92	1.78	2.76	3.66	0.001
	60~69	7.52	2.67	9.48	1.37	1.96	2.78	5.29	<.001
	70~89	5.48	3.24	8.38	2.54	2.90	3.87	5.96	<.001
성별	남성	6.85	2.79	8.91	2.45	2.05	2.90	5.25	<.001
	여성	6.74	3.28	9.21	1.91	2.47	3.50	6.91	<.001
교육	문맹	5.00	3.42	7.65	3.24	2.65	4.43	3.32	0.002
	초등졸	6.48	3.06	9.28	1.73	2.80	3.16	7.35	<.001
	중학이상	8.44	1.85	9.74	1.17	1.30	2.15	4.28	<.001
지역	원암리	6.92	3.37	8.95	2.39	2.03	3.24	3.90	<.001
	인홍리	6.36	3.29	9.10	2.05	2.74	3.62	6.29	<.001
	성천리	7.33	2.43	9.23	2.01	1.91	2.73	4.58	<.001
의료보험종류	의료급여	5.50	2.92	8.10	3.03	2.60	3.13	2.62	0.028
	건강보험	6.84	3.12	9.15	2.05	2.31	3.35	8.12	<.001
	없음	8.33	2.08	10.00	1.73	1.67	0.58	5.00	0.038
전체		6.78	3.10	9.10	2.12	2.32	3.29	8.65	<.001

4) 사업 참여별 일반주민들의 고혈압관련 지식 변화량 분석

사업 참여 일반주민과 비참여 일반주민들에 있어서 고혈압관련 지식 변화량에 차이가 있는지 여부를 분석한 결과, 일반주민 참여자의 전체평균점수는 2.32점, 비참여 일반주민의 전체 평균 점수는 1.64점으로 나타났으나 통계적으로 유의하지 않았다(표 9-6).

표 9-6. 사업 참여별 일반주민들의 변수별 고혈압관련 지식 변화량 분석 (단위 : 점)

		참여자		비참여자		t-값	유의확률
		평균	표준편차	평균	표준편차		
연령	40~59	1.78	2.76	1.68	3.08	-0.13	0.897
	60~69	1.96	2.78	1.50	3.21	-0.51	0.611
	70~89	2.90	3.87	1.68	3.09	-1.26	0.212
성별	남성	2.05	2.90	1.53	2.88	-0.83	0.408
	여성	2.47	3.50	1.82	3.36	-0.79	0.430
교육	문맹	2.65	4.43	2.17	5.15	-0.24	0.815
	초등졸	2.80	3.16	2.79	2.62	-0.01	0.992
	중학이상	1.30	2.15	0.84	2.65	-0.86	0.393
지역	원암리	2.03	3.24	1.31	2.66	-0.72	0.474
	인홍리	2.74	3.62	2.28	3.12	-0.60	0.549
	성천리	1.91	2.73	0.64	3.15	-1.45	0.153
의료보험 종류	의료급여	2.60	3.13	5.00	4.36	1.08	0.305
	건강보험	2.31	3.35	1.45	2.91	-1.64	0.102
	없음	1.67	0.58	-	-	-	-
전체		2.32	3.29	1.64	3.05	-1.34	0.183

5) 사업에 참여한 고혈압환자들의 고혈압관련 지식 변화 분석

사업에 참여한 고혈압환자들에 있어서 변수별 고혈압관련 지식의 변화를 분석하기 위하여 paired t-test를 실시한 결과. 먼저 연령에 있어서는 60대가 평균 3.43점이 향상되어 40~50대의 평균1.38점, 70대의 평균 1.93점보다 높은 평균점수의 변화량을 보고하였으며 남성이 평균 3.30점으로 여성의 평균 3.63점보다 높은 평균점수의 변화량을 보였으며, 문맹인 고혈압

환자들에서 다른 학력군보다 높은 평균 4.22점을 보였다. 마지막으로 모든 개별변수들의 변화량의 평균은 2.48점으로 나타났으며 이 또한 통계적으로 유의하였다(표 9-7).

표 9-7. 사업에 참여한 고혈압환자들의 변수별 고혈압관련 지식 변화 분석 (단위 : 점)

		2004년		2009년		변화량			
		평균	표준편차	평균	표준편차	평균	표준편차	짝지은 t-값	유의확률
연령	40~59	8.00	2.94	9.38	1.80	1.38	3.43	1.46	0.17
	60~69	6.13	3.27	9.57	1.16	3.43	3.01	5.47	<.001
	70~89	6.29	2.95	8.21	2.81	1.93	4.08	1.77	0.10
성별	남성	6.00	2.68	8.69	1.74	2.69	3.30	3.26	0.01
	여성	6.97	3.33	9.35	2.04	2.38	3.63	3.83	0.00
교육	문맹	5.00	3.32	8.33	2.74	3.33	4.22	3.06	0.01
	초등졸	6.43	3.03	9.67	1.32	3.24	3.14	4.72	0.00
	중학이상	8.79	1.76	9.21	1.58	0.43	2.31	0.69	0.50
지역	원암리	7.30	2.98	9.20	1.32	1.90	3.11	1.93	0.09
	인홍리	5.54	3.54	9.38	1.41	3.83	3.45	5.45	<.001
	성천리	7.94	1.91	8.75	2.86	0.81	3.12	1.04	0.31
의료보험종류	의료급여	6.67	3.51	9.00	1.00	2.33	3.06	1.32	0.32
	건강보험	6.66	3.16	9.15	2.01	2.49	3.55	4.81	<.001
	없음	-	-	-	-	-	-	-	-
전체		6.66	3.14	9.14	1.96	2.48	3.49	5.02	<.001

6) 사업 참여별 고혈압환자들의 고혈압관련 지식 변화량 분석

사업에 참여한 고혈압환자와 참여하지 않은 고혈압환자들의 고혈압관련 지식 변화량의 전체 평균점수의 변화를 보면 사업에 참여한 고혈압환자들의 전체 평균점수가 2.89점 향상된 것과 비교하여 참여하지 않은 고혈압환자들의 전체 평균점수는 0.50점이 낮아지는 등 유의한 차이를 보였다(표 9-8).

표 9-8. 사업 참여별 고혈압환자들의 변수별 고혈압관련 지식 변화량 분석 (단위 : 점)

		참여자		비참여자		t-값	유의확률
		평균	표준편차	평균	표준편차		
연령	40~59	1.64	2.94	0.00	7.07	-0.60	0.558
	60~69	3.41	3.08	4.00	-	0.19	0.853
	70~89	3.09	3.51	-2.33	3.51	-2.37	0.035
성별	남성	3.17	2.89	1.25	4.50	-1.01	0.331
	여성	2.78	3.31	-4.00	2.83	-2.82	0.008
교육	문맹	4.23	3.49	-2.50	4.95	-2.44	0.030
	초등졸	3.42	3.04	1.50	4.95	-0.81	0.425
	중학이상	0.58	1.56	-0.50	6.36	-0.24	0.850
지역	원암리	2.50	3.12	-0.50	2.12	-1.26	0.243
	인흥리	3.78	3.52	5.00	-	0.34	0.738
	성천리	1.54	2.03	-2.33	5.51	-1.20	0.347
의료보험종류	의료급여	2.33	3.06	-	-	-	-
	건강보험	2.93	3.21	-0.50	4.59	-2.31	0.026
	없음	-	-	-	-	-	-
전체		2.89	3.17	-0.50	4.59	-2.32	0.024

7) 사업에 참여한 고혈압환자들의 고혈압 관리행태 변화 분석

사업에 참여한 고혈압환자들에 있어서 변수별 고혈압 관리행태의 변화를 분석하기 위하여 paired t-test를 실시한 결과, 먼저 연령에 있어서는 40~50대가 평균 6점이 향상되어 60대의 평균 5.42점, 70대 이상의 평균 3.80점보다 높은 평균점수의 변화량을 보였다. 또한, 모든 개별변수들의 변화량의 평균은 5.18점으로 나타났으며 이 또한 통계적으로 유의하였다(표 9-9).

표 9-9. 사업에 참여한 고혈압환자들의 변수별 고혈압 관리행태 변화 분석 (단위 : 점)

		2004년		2009년		변화량			
		평균	표준편차	평균	표준편차	평균	표준편차	짝지은 t-값	유의확률
연령	40~59	14.17	2.48	20.60	1.82	6.00	2.35	5.72	0.005
	60~69	15.15	2.58	2.15	17.0	5.42	3.75	5.00	<.001
	70~89	15.71	3.95	18.20	1.10	3.80	3.70	2.30	0.083
성별	남성	13.25	1.50	20.25	2.63	7.00	3.46	4.04	0.027
	여성	15.63	3.11	20.06	2.04	4.78	3.37	6.01	<.001
교육	문맹	15.44	4.22	19.00	1.85	4.38	3.96	3.12	0.017
	초등졸	15.33	2.29	20.78	2.11	5.44	3.13	5.22	0.001
	중학이상	14.60	1.82	20.60	2.07	6.00	3.46	3.87	0.018
지역	원암리	13.25	1.50	21.75	1.71	8.50	2.89	5.89	0.010
	인홍리	15.83	2.79	19.45	1.69	4.18	2.89	4.80	0.001
	성천리	15.29	3.82	20.14	2.54	4.86	3.67	3.50	0.013
의료보험 종류	의료급여	13.00	1.41	20.50	3.54	7.50	2.12	5.00	0.126
	건강보험	15.43	3.06	20.05	2.04	4.95	3.47	6.38	<.001
	없음	-	-	-	-	-	-	-	-
전체		15.22	3.01	20.09	2.09	5.18	3.42	7.11	<.001

8) 사업 참여별 고혈압 인지율, 치료율 및 조절률의 변화 분석

2004년도 사업 참가군에서 고혈압 인지율은 52.3%, 치료율은 50.0%, 조절율은 20.5%로 환자 절반이 치료를 받지 않고 있었으며, 환자 5명 중 1명만이 혈압이 적절히 조절되고 있었으나, 2009년도에 재측정한 교육참가군의 고혈압 인지율은 77.4%, 치료율은 77.4%, 조절률은 52.4% 향상되었다. 특히 고혈압을 인지하고 있는 사람은 모두 치료를 받게 하여 인지율과 치료율이 동일하게 되었으며 조절율도 2.6배나 증가하였다. 한편 사업 비참가군은 2004년도 고혈압의 인지율과 치료율은 33.3%였으며, 조절율은 16.7%로 고혈압 환자의 혈압이 적절히 조절되고 있지 않았으나, 2009년도에 재측정한 교육 비참가군의 고혈압 인지율은 35.3%, 치료율은 29.4%, 조절율은 17.6%로 모든 고혈압의 관리지표가 향상되기는 했지만 사업 참가군에 비하면 향상 정도가 미미하였다.

표 9-10. 사업 참여별 고혈압 인지율, 치료율 및 조절률의 변화 분석

연도	항목		참가			비참가			계		
			N	%	유병기준 %	N	%	유병기준 %	N	%	유병기준 %
2004		환자수	44			6			50		
	인지율	인지	23	52.3	52.3	2	33.3	33.3	25	50.0	50.0
		미인지	21			4			25		
	치료율	치료	22	95.7	50.0	2	100.0	33.3	24	96.0	48.0
		비치료	1			0			1		
	조절률	조절	9	40.9	20.5	1	50.0	16.7	10	41.7	20.0
		비조절	13			1			14		
2009		환자수	84			17			101		
	인지율	인지	65	77.4	77.4	6	35.3	35.3	71	70.3	70.3
		미인지	19			11			30		
	치료율	치료	65	100.0	77.4	5	83.3	29.4	70	98.6	69.3
		비치료	0			1			1		
	조절률	조절	44	67.7	52.4	3	60.0	17.6	47	67.1	46.5
		비조절	21			2			23		

5 요약 및 발전방향

고혈압의 예방과 치료는 개인의 건강문제일 뿐 아니라 국가가 정책적으로 관리해야 할 중요한 보건의료 문제이다. 그러나 현재 국내에는 고혈압과 관련된 생활습관을 개선시켜 줄 수 있는 관리 프로그램이 부족하며, 특히 인구의 노령화로 고혈압 발병률이 높으나 의료 혜택이 부족한 농촌의 경우 더욱 관리프로그램이 요구되고 있으나 농촌지역은 지역은 넓은 반면 보건관련 인력이나 시설은 더 부족하여 보다 효율적인 사업수행이 요구되고 있다. 이 사업의 발전방향을 정리하면 다음과 같다.

첫째, 먼저 2004년도 교육 참가군에서는 고혈압 환자 절반이 치료를 받지 않고 있었으며, 고혈압 환자 5명 중 1명만이 혈압이 적절히 조절되고 있었으나, 사업 수행후인 2009년도의 고혈압 치료율은 50.0%에서 77.4%로, 조절률은 20.5%에서 52.4%로 향상되어, 보건진료소 기반의 고혈압 사업은 매우 효과적임을 시사하고 있다.

둘째, 주민들에 대한 고혈압교육에 있어 효과적이고 효율적인 자원의 사용을 위해서는 주민들에 대한 교육보다는 고혈압 환자군에 집중된 교육이 필요할 것으로 판단된다. 셋째, 고혈압 환자들에 대한 지식교육의 효과는 고령자, 여성, 무학력층의 취약계층에서 더욱 크게 나타나 보다 효율적인 보건교육을 위해서는 취약계층에 집중하여 사업을 진행할 필요가 있겠으나, 비취약계층을 대상으로 하는 경우에는 현재의 교육방식을 보다 이들 계층에 맞춤화된 교육과정으로 변화될 필요성이 있다. 넷째, 고혈압 환자들에 대한 지식교육이 취약계층에서 효과가 큰 반면, 궁극적인 관리행태 변화의 경우에는 상대적인 저연령층, 남성, 고학력층에서 높게 나타나 취약계층의 고혈압 관리행태 변화를 위해서는 보다 구조화된 프로그램이 도입되어야 할 것이다. 현재의 고혈압 관련 사업들은 인력과 자원의 한계로 지식교육 위주로 진행되는데, 이러한 지식습득이 관리행태를 변화시키는 효과는 비취약 계층에서 높게 나타나기 때문으로 추측된다. 따라서 취약계층의 궁극적인 고혈압 관리행태 변화를 이끌어 내기 위해서는 단순한 지식전달 프로그램에서 벗어나 보다 구조화된 프로그램의 개발 및 도입이 필요할 것이다.

참고문헌

1. 유승흠 외(2005), 양재모의 보건학, 계축문화사
2. 질병관리본부(2007), 2007 국민건강통계 (국민건강영양조사 제4기 1차년도)
3. Burt VL, Cutler JA, Higgins M, Horan MJ, Labarthe D, Whelton P, et al(1995). Trends in the prevalence, awareness, treatment, and control of hypertension in the adult US population. Data from the health examination surveys, 1960 to 1991. Hypertension ; 26 : pp.60-69.
4. Dickey, R. A., & Janic, J. J.(2001). Lifestyle modification in the prevention and treatment of hypertension. Endo Pract, 7(5), pp.392-399.
5. Ha YC, Chun HJ, Hwang HK, Kim BS, Kim JR(2000). The prevalence, awareness, treatment, and control of hypertension, and related factors in rural Korea. Korean J Prev Med 33 : pp.513-520.
6. Heyden S, Borhani NO, Tyroler HA, Schneider KA, Langford HG, Hames CG, et al(1985). The relationship of weight change to changes in blood pressure, serum uric acid, cholesterol and glucose in the treatment of hypertension. J Chronic Dis 38 : pp.281-288.
7. Jeon Mi Yang(2003). The Prevalence, Health behaviors, and Control of Hypertension in Rural Areas in Korea. The Joural of Korean Community Nursing 14(3), pp. 507-519.
8. Kim JR, Moon JK, Kang KH, Lee MS, Hong DY(1997). Community-based follow-up study of the compliance and its determinants in hypertension. J Korean Public Health Assoc 23 : pp.79-100.
9. Kim, M. S., Yang, Y. H.(1995). The Effect of Individual Education for Hypertensives at Home on Knowledge of Hypertension, Attitudeabout Chronic Disease, Self-care Management And Blood Pressue. Journal Korea Community Health Nursing Academic Society, 9(2), pp.52-66.
10. Kostis JB, Rosen RC, Brondolo E, Taska L, Smith DE, Wilson AC(1992). Superiority of nonpharmacologic therapy compared to propranolol and placebo in men with mild hypertension : a randomized, prospective trial. Am Heart J 123 : pp.466-74.
11. Kwon, M. S.(2003). Evaluation of hypertension prevention and management programs

in community Health Posts. Unpublished doctoral dissertation, Yonsei University, Seoul.

12. Silaste ML, Junes R, Rantala AO, Kauma H, Lilja M, Savolainen MJ, et al(2000). Dietary and other non-pharmacological treatments in patients with drug-treated hypertension and control subjects. J Intern Med 247 : pp.318-24.
13. The Joint National Committee on Detection, Evaluation and Treatment of Hypertension (JNC VI)(1997). The sixth report of the Joint committee on Prevention Detection, Evaluation and Treatment ofHypertension. Arch Intern Med ; 157 : pp.2413-2440.
14. WHO.(2002). Cardiovascular death and disability can be reduced more than 50 percent. Press release WHO 10-17-02.
15. Williams RR, Hunt SC, Hasstedt SJ, Hopkins PN, Wu LL(1991). Are there interactions and relations between genetic and environmental factors predisposing to Hypertension. Hypertention 18(I) : pp.29-37.

제 10 장

대구광역시 심뇌혈관 고위험군 등록관리 시범사업[1)]

【고혈압·당뇨병 전문가가 뭉쳤다】

대구 심뇌혈관질환 등록관리 시범사업 1년, 의사·약사·간호사·영양사·운동처방사 협력 모델

이들은 일주일에 한 번 이 사업에 참여하지 않는 병·의원으로 '외부 교육'도 나가고, 매월 7일 거리 캠페인도 펼치는 등 다양한 활동을 한다.

고혈압·당뇨병 교육에 앞장서고 있는 대구 수성구의 '21세기내과' 신이철 원장은 "의사의 환자 진료 시간이 3분 내외인 현재 진료 시스템에서 고혈압·당뇨병의 효과적인 교육은 기대하기 어렵다"며 "시범사업을 통해 영양사와 운동처방사 등이 환자별로 실생활에 맞는 식사와 운동 방법을 지시하 치료에 도움이 된다"고 말했다. 그의 병원에서는 당뇨병 환자를 위한 시식회도 열고 내년 봄에는 운동회도 열 계획이다. 같은 건물에 있는 '수약국'의 약사는 "약국 입장에서는 환자 약제비 중 3천원은 시에 따로 청구해 받아야 하니 불편한 일일 수도 있으나 결국 이런 협력이 공익을 위해 필요한 일이라는 데 생각을 같이했다"고 말했다. 이제 그는 65살 이상 고혈압·당뇨병 환자 가운데 시의 등록환자가 아닌 사람이 있으면 병원에 되돌려보내 등록을 하도록 유도한다.

전문가들이 협력해 지역 안의 고혈압·당뇨병 환자를 관리해나가는 대구시의 도전은 이제 다른 지방자치단체들이 응용하고 싶어하는 모델이 돼가고 있다.〈중략〉

(한겨레 21, 2008년 11월 14일)

1 사업의 배경

한국에서의 사망순위 1위는 암인데, 이 통계수치는 모든 악성종양을 모두 합한 것이다. 심뇌혈관질환도 심장질환, 뇌혈관질환, 고혈압, 당뇨병 등을 모두 합하면 암보다 높은 사망

---

1) 감신(경북의대, kamshin@knu.ac.kr), 이경수(영남의대, drkslee@ynu.ac.kr)

률과 유병률을 보인다. 2007년 현재 암관리를 위한 국가 예산은 수천억에 달하지만, 고혈압 · 당뇨병과 같은 만성질환관리를 위한 국가 예산은 수십억에 머물고 있다. 보건복지부에서는 사망률과 유병률이 매우 높고, 질병부담도 큰 심뇌혈관질환 예방관리를 위하여 2006년도에 심뇌혈관질환 종합대책을 발표하였다.

이 정책은 여러 가지로 구성되어 있는데, 크게 나누어 보면 첫째, 1차와 2차 예방사업으로는 고혈압 · 당뇨병 환자를 전산프로그램에 등록시키고, 등록된 환자와 보호자에 대한 맞춤형 환자교육과 알림서비스를 시행함으로써 질병에 이환된 환자의 건강행태를 교정하고, 지속치료율을 높이는 데 초점을 맞추고 있다. 둘째는 지역별로 심뇌혈관센터를 설립하여 환자진료, 연구 및 관련 인력에 대한 교육훈련을 수행하는 것이다. 셋째는 심장질환이나 뇌졸중을 앓은 환자의 합병증을 예방하고, 관리하기 위하여 병원중심의 가정방문서비스를 제공하는 것이다. 물론 일반 시민에 대한 홍보와 집단교육을 통한 환자 발견사업과 건강한 사람을 대상으로 한 고혈압, 당뇨병 교육도 병행하고 있다.

대구광역시에서 시행된 시범사업은 이러한 종합대책 중 1, 2차 예방사업에 대한 사업체계를 만들고 확산시키기 위한 시범사업이었다. 대구광역시는 2000년부터 대구광역시민에 대한 건강행태와 사망조사를 하였다. 이후 고혈압과 당뇨병 관리사업을 위한 시 예산을 확보하고 민간의료기관과 협조하여 수년간 대구광역시 자체 사업을 수행해 오고 있었다. 이러한 자체사업을 수행해 온 노하우를 기반으로 민간의료기관과의 협력과 참여를 통한 환자등록을 통한 지속치료율 향상과 환자의 건강행태에 대한 교육과 상담을 중심으로 하는 국가시범사업을 수행하기로 하고, 대구광역시와 구분 보건소, 지역대학, 의사회, 개원의사회, 약사회 등이 협력하여 사업을 수행한 사례이다.

2 사업개요

1) 주요 시범사업 내용

대구광역시에서 시행하고 있는 시범사업 내용은 1 · 2차 예방사업으로 나누어 시행하였다. 1차 예방사업은 지역사회 기반 포괄적 건강캠페인으로 다양한 대중매체(TV, 라디오, 신문, 버스 광고판 등)를 이용하여 홍보하고, 환자 자조그룹 활동을 지원하며 사업장과 주민조직을 연계 활동으로 정의하고, 2차 예방사업은 민간협력 모형의 고혈압 · 당뇨병 환자 등록관리를 위해 첫째, 건강취약계층(65세 이상 대상)에 대하여 월 1회 방문당 진료비 1,000원, 약제비 3,000원을 보조하고, 둘째, 등록된 환자에 대하여 맞춤식 교육 · 상담 서비스 제공하며, 셋째, 치료일정과 누락일정을 안내(SMS, ACS 등 활용)하며 콜센터를 통한 상담을 제공하였으며, 넷째, 고혈압, 당뇨병 등록관리 지원 정보시스템 개발 및 배포하는 서비스를 제공하였다.

2) 시범사업의 시행 경과

만성질환자의 등록관리 사업의 전략개발을 위한 회의와 설명회를 시범사업 실시 이전에 실시하였으며, 사업체계, 인력훈련 등의 운영방안과 평가에 이르기까지 사업과 관련한 전 과정에 대한 논의가 사업시작 전 약 6개월 동안 이루어졌다. 시범사업 실시 지역으로 선정된 이후에는 의사회, 약사회, 구, 군(달성군) 의사회별로 설명회와 토론을 가졌으며, 사업에 주로 참여하게 될 이해당사자인 내과 개원의사들과의 회의도 수 차례 개최하여 사업추진을 위한 방안과 추진 간 예상되는 문제점들에 대하여 심도있는 논의를 하였다(표 10-1).

3) 사업모형과 체계

고혈압과 당뇨병을 중심으로 민간의료기관의 참여를 기반으로 한 공공주도의 단위사업모형을 개발하기 위하여, 인구 250만명의 대구광역시에서 2007년 9월 1일부터 2010년 8월 31일까지 고혈압과 당뇨병 환자를 대상으로 하여 진료받은 환자를 민간병의원에서 등록하고, 등록한 환자에 대하여 매월 1,000원의 진료비와 3,000원의 약제비를 상환해 주는 인센티브 기반의 만성질환관리사업을 시행하였다. 환자와 보호자에 대한 건강교육사업은 교육정보센터를 설치하여 수행하였다.

시범사업 기간 동안 대구광역시의 각 구마다 1개씩의 교육정보센터를 설치하였고, 사업에 대한 기술지원을 위한 사업단, 대구광역시 의사회, 대구광역시 약사회가 같이 참여하였다. 대구광역시 구군에 각 1개씩 새로이 설치된 8개의 '지역교육정보센터'에는 각 3명(간호사 1명, 영양사 1명, 운동처방사 1명)이 배치되어 총 24명이 등록된 환자와 그 보호자들에 대한 기본교육과 심화교육을 제공하였고, 이들 지역교육정보센터를 지원하고, 자체적인 홍보와 교육자료의 개발과 광역단위의 행사를 기획, 지원하는 역할을 맡은 1개의 '광역교육정보센터'에는 사업 전반에 대한 관리와 소통을 위한 행정인력과 등록된 환자들에 대한 상담과 안내를 위한 콜센터 인력(5~8명 정도)이 근무하였다(그림 10-1).

표 10-1. 사업시행 경과(2007~2008)

일시	내 용
06. 6. 9	「심, 뇌혈관질환 종합대책」 수립: 장관 언론 브리핑
07. 1. 20	「심, 뇌혈관질환 종합대책 '07년 사업계획」 확정
07. 2. 9	등록관리 시범사업지역으로 대구광역시 선정
07. 2 ~ 4. 8	대구시의사회 대표자 면담 및 사업설명회(총 5회)
07. 6. 1	대구광역시 시범사업 계획서 승인
07. 6. 9 ~ 7. 23	사업지침개발을 위한 워크숍 개최(총 6회)
07. 7. 22 ~ 9. 28	보건소 관계자 사업설명 및 업무회의(총 6회)
07. 8. 1	대구광역시 시범사업단 위원 위촉 및 발족식
07. 8. 4 ~ 9. 5	교육정보센터 근무 인력 선발 및 직무교육(총 7회)
07. 8. 11 ~ 8. 24	대구시 병의원 및 약국 대상 사업설명회(총 12회)
07. 8. 21	대구광역시 약사회 사업 참여 결정
07. 8. 27	대구경북 개원내과의사회 사업 거부 입장 발표
07. 8. 28	관계기관 대책회의 개최 및 의사회 임원 면담
07. 9. 3	시범사업 시작, 광역교육정보센터 설치
07. 9. 7	시범사업 선포식 및 시민 참여 캠페인 개최
07. 9. 10	지역교육정보센터 운영시작
07. 9. 14	병의원 및 약국 연동 프로그램 조기 도입 계획 확정
07. 10. 08	연동 프로그램 조기 도입 예산 재배정
07. 11. 08	대구시 의사회 회장 및 임원진 면담
07. 11. 12	등록관리프로그램 병의원 69%, 약국 70% 연동
07. 11. 12	시범사업 중간평가회의 개최
07. 11. 30	대구시 의사회에서 시범사업 참여권고 공식 발표
08. 1. 24	시범사업 1차년도('07년) 성과 최종보고회 개최
08. 7. 11	만성질환관리 전문가연찬회 개최(118명 참석)
08. 10. 1	시범사업 1주년 의사회 보고회(102명 참석)
08. 11. 15	시범사업 1주년 약사회 보고회

(1) 등록관리를 위한 각 참여 기관별 역할

고혈압이나 당뇨병으로 병의원을 방문하는 환자들이 예약된 날짜에 방문하도록 하기 위하여 SMS를 이용하여 문자서비스를 제공하였다. 문자서비스는 진료예약일 7일전과 1일전에 전송된다. 또한 콜센터에서 등록된 환자들에게 전화를 하여 예약된 날짜에 의료기관을 방문

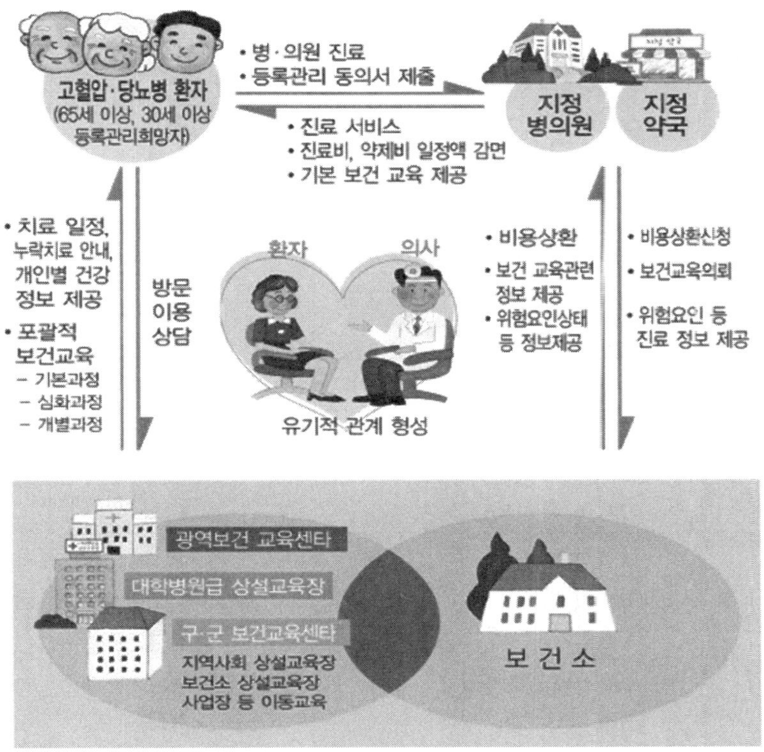

그림 10-1. 대구광역시 심뇌혈관 고위험군 등록관리 시범사업 모형

하여 투약 받도록 교육하고 있다. 자세한 내용과 주기 등은 표 10-2와 같다.

(2) 교육정보센터 운영

교육정보센터는 광역교육정보센터 1개소와 8개의 구, 군 센터를 설치하여 운영하였으며, '08년에 1개 광역센터 및 콜센터, 8개 구군센터 설치를 완료하였다. 광역교육정보센터에서는 교육자 훈련프로그램, 환자 표준교육프로그램 개발, 지역교육정보센터 교육지원, 이벤트 행사 주관 등을 시행하였고, 지역교육정보센터에서는 내원자 교육상담, 병의원 방문교육, 그리고 시민캠페인을 실시하였다.

'09년에는 지역마다 여건의 차이를 반영하여 구군센터 4개소의 운영방식을 차별화(등록환자 외 일반주민교육 확대)하여 교육사업을 시행하였다. 사례로는 동구, 남구, 수성구, 달서구에서 교육정보센터 방문자 교육을 하였고, 중구와 북구에서는 의료기관 방문교육과 전문교육 강사팀을 파견하였다. 달성군에서는 별도의 센터를 두지 않고 마을회관을 중심으로 교육하였고, 서구에서는 보건소 건강증진센터와 통합하고 경로당을 중심으로 교육하였다. 한편,

표 10-2. 사업참여기관들의 역할

제공기관	서비스 내용	횟수	기간
병의원	등록사업 안내	1회	첫 등록시
	동의서 작성	연 1회	지속
	등록정보 입력관리	1회	첫 등록시
	진료정보 입력관리	매 진료시	지속
	건강위험요인 평가	필요시	지속
	진료상담	필요시	지속
약국	투약정보 입력관리	매 조제시	지속
	복약지도	필요시	지속
보건소	진료비 본인부담금 지원	연 12회	지속
	약제비 본인부담금 지원	연 12회	지속
콜센터	등록관리사업 안내	1회	
	건강위험요인 평가	1회(10~15분)	
	치료일정, 누락일정 안내	월 2회	지속
	교육안내 및 예약	1~3회	지속
	인바운드 상담	수시	지속
교육정보센터	교육자료 제공	1회(병의원 배포)	첫 등록시
	기본교육	1시간	지속
	심화교육	1시간 30분	지속
	개별상담	1시간 30분	지속
	건강생활실천교육	1시간 30분	지속
	병식교육	1시간	지속
	당뇨식 시식회	분기/반기	지속
	지역사회캠페인	월 1회	지속

질병관리본부 지침에 따라 9월부터 신종플루 고위험군인 고혈압, 당뇨병 환자에 대한 집합교육을 지양하고, 내원자 상담, 전화상담을 지속적으로 운영하였다.

(3) 자가관리 능력강화 교육 활성화 활동

자가관리 능력을 강화하기 위한 교육 활성화 활동으로는 5개 파트로 나누어 각 파트별로 세부활동을 표 10-3과 같이 수행하였다.

표 10-3. 세부활동 내역

구성요소	세 부 활 동
지역사회 자원 및 보건의료조직	· 자발적 참여 의료기관과 공공 교육센터의 협력 · 정보시스템을 통한 정보공유를 통한 통합 관리 도모
자가관리 지원	· 당뇨교육팀(간호사, 영양사, 운동처방사)이 표준화된 교육과정에 따라 환자를 교육하고 공통양식에 기록 · 교육과정의 질관리를 위한 자문위원회 구성, 운영 · 환자의 자가관리 행위 변화 모니터링
의사결정 지원	· 당뇨병학회 권고 교육안 보급 · 교육자를 위한 교육훈련 프로그램 운영 · 전문가 연찬회, 세미나 등을 통한 최신의 근거 확보 · 정기적인 사례집담회를 통한 정보교류
임상정보시스템	· 교육정보 - 진료정보 연계 · 당화혈색소 변화 추적
전달체계 재구성	· 의료기관에서 교육센터로 환자교육 의뢰(양식 개발) · 직접교육, 전화상담, 인터넷정보제공 등을 병행 · 의료기관 - 교육센터 정례회의를 통한 정보교류

(4) 등록환자에 대한 인센티브

이 사업에서는 65세 이상의 등록 환자에게는 진료비 중 1,000원, 약제비 중 3,000원의 본인부담금을 감면해 주고 있다. 65세 이상의 환자는 반드시 전산프로그램에 등록하도록 하고 있으며, 30세 이상 64세 이하의 환자는 원하는 경우에만 전산프로그램에 입력하도록 하고 있다.

3 사업수행 현황

1) 병의원 및 약국 참여 현황

표 10-4는 병의원과 약국의 사업참여율은 전체 개설기관 중 고혈압, 당뇨병 환자를 진료하거나 처방에 의한 투약을 한다고 판단되는 병의원과 약국을 분모로 하고, 사업참여 신청을 한 병의원과 약국의 수를 분자로 하여 산출하였다. 정보등록률은 대상기관 중에서 실제 환자의 정보를 등록하는 병의원과 약국의 분율이다. 의원의 79%는 참여신청서를 제출하였고, 실제로 환자의 정보를 등록한 의원은 69%였고, 병원은 참여신청과 정보등록 분율은 47%와 30%였으며, 약국은 74%가 정보를 등록하였다.

표 10-4. 의료기관 종별 참여신청 및 정보등록 현황

단위 : 개소(%)

구분	계	의원			병원*	약국
		내과	가정의학과	기타		
정보등록[1)]	559(69)	230(74)	95(66)	194(86)	40(30)	960(74)
참여신청[2)]	639(79)	244(79)	107(74)	225(100)	63(47)	1,059(82)
대상기관	814	310	145	225	134	1,292
개설기관	1,627	310	145	1,038	134	1,292

주) 1) 정보등록 : 환자 기본정보 및 진료정보를 입력하고 있는 의료기관 수
2) 참여신청 : 본 시범사업에 참여를 원하여 승인받은 의료기관 수
* 병의원의 경우는 5개 대형병원(4개 대학병원 및 파티마병원[2)]) 제외한 고혈압, 당뇨병 진료기관 800개 기준(분모)

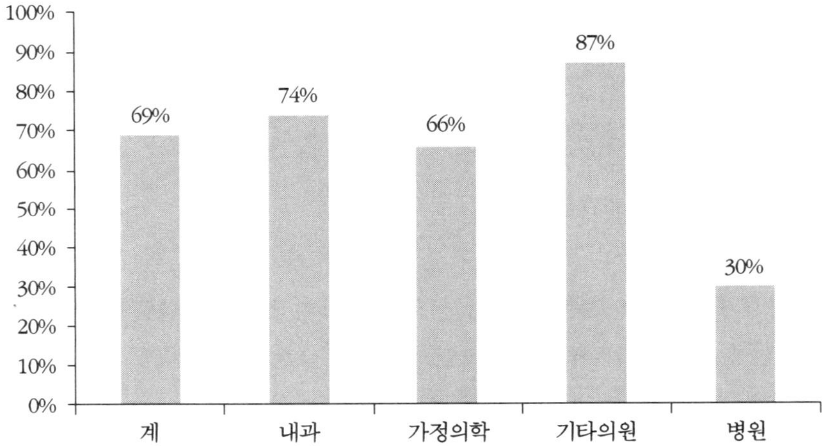

그림 10-2. 의료기관종별 등록관리 참여율(환자정보 입력기준)

2) 환자등록 현황

2007년 9월 1일부터 등록을 시작한 이후에 101,831명의 환자가 등록하였으며, 치료비 지원을 받는 65세 이상 환자는 병의원 이용자의 약 80%가 전산시스템에 등록하였다. 그러나 별다른 인센티브가 없었던 65세 미만의 환자 등록률은 3%에 머물러 등록관리사업의 과제로

2) 경북대학교병원, 계명대학교 동산의료원, 대구가톨릭대학병원, 영남대학교병원과 대학병원급 규모와 기능을 하는 파티마병원은 사업시행 초기 시범사업 추진협의 과정에서 제외하기로 결정하여 사업에 참여하지 않았다. 정부의 고혈압, 당뇨병 관리사업이 일차의료의 강화를 지향한다는 취지의 논리가 논의과정에서 개원의 그룹에서 강조되어 이것이 수용된 측면도 있다.

대두되었고, 전략의 개발이 필요하다(표 10-5).

표 10-5. 연도별 질병별 등록현황 및 등록률(누계) (단위 : 명, %)

연도	합계	65세이상 (누계)				30세 ~ 64세(누계)			
		소계	고혈압	당뇨병	등록률	소계	고혈압	당뇨병	등록률
2007	21,839	17,941	11,065	5,528	16%	1,912	1,368	544	1%
2008	67,992	61,885	42,746	17,791	54%	4,121	2,919	1,202	2%
2009	98,280	91,132	64,130	25,654	80%	5,162	3,644	1,518	3%
2010	101,831	96,900	70,126	26,774	85%	4,931	3,483	1,448	3%

연령별로 보면, 65세 이상의 연령에서는 외래를 이용하는 실인원의 85%가 시범사업의 등록시스템에 등록하였으며, 64세 이하에서는 1~3%만 등록하여 등록률이 매우 저조하였다(표 10-6).

표 10-6. 대구시 고혈압, 당뇨병 외래실인원(2007년기준) 대비 등록현황(2010년 8월 현재)

연령(세) 구분	합계		고혈압		당뇨병	
	등록자 수	등록률[3]	등록자 수	등록률	등록자 수	등록률
계	101,831	34%	73,609	35%	28,222	32%
≥ 65	96,900	85%	70,126	86%	26,774	82%
60~64	4,931	3%	3,483	3%	1,448	3%
50~59	3,813	3%	2,710	7%	1,103	1%
40~49	990	2%	684	5%	306	1%
30~39	128	1%	89	2%	39	1%

※ 대구광역시 고혈압, 당뇨병 외래실인원 분석자료

연령	합계	고혈압	당뇨병
합 계	301,992	212,792	89,200
≥ 65세	113,848	81,084	32,764
30~64세	188,144	131,708	56,436
50~64세	128,705	37,794	90,911
40~49세	48,057	14,361	33,696
30~39세	11,382	4,281	7,101

출처 : 2007년 건강보험공단 내부자료(주상병 기준, 종합병원/병원/의원 방문자)

3) 등록률은 대구광역시에 거주하는 주민 중 고혈압과 당뇨병 환자(2007년 기준 건강보험공단자료를 이용하여 분석한 외래 실인원)수를 분모로 하고, 등록된 환자를 분자로 하여 산출한 분율임.

그림 10-3은 사업시작 이후 시간의 경과에 따른 월별 신규환자 등록추이를 나타낸 것이다.

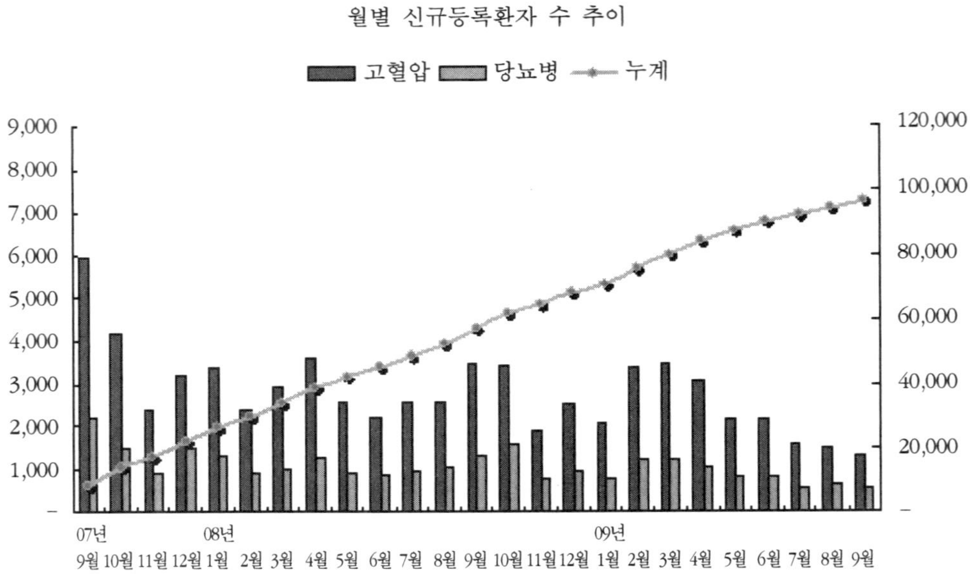

그림 10-3. 월별 신규환자 누적등록 추이(2009년 9월까지)

등록환자는 의원에 96.4%, 병원에 3.6%가 등록하여 대부분의 환자가 의원에서 등록하였다. 전술하였듯이 대학병원과 대학병원급 대형병원 1개병원이 사업에서 제외되어 나타난 현상이라 생각된다(표 10-7).

표 10-7. 의료기관 종별 고혈압, 당뇨병 환자 등록현황(2009년 9월 현재)

연령	합계		고혈압		당뇨병	
	등록자 수	분율	등록자 수	분율	등록자 수	분율
합 계	96,544	100.0	69,807	100	26,737	100
내 과 의 원	60,396	65.2	43,240	64.5	17,156	67.2
가정의학의원	14,093	15.2	10,465	15.6	3,628	14.2
기 타 의 원	18,711	20.2	13,823	20.6	4,888	19.1
병 원	3,344	3.6	2,279	3.4	1,065	4.2

등록환자의 재방문율은 2010년 1월부터 8월까지의 건강보험공단자료를 이용하여 분석하였다. 고혈압과 당뇨병이 비슷하게 70% 내외의 재방문율을 보여 매우 높은 재방문율을 보였다(표 10-8).

표 10-8. 65세 이상 병·의원 재방문율(2010년 1~8월 누계)

기준기간	고혈압			당뇨병		
	해당기간 방문자수	등록자수	재방문율	해당기간 방문자수	등록자수	재방문율
1월	49,041	70,123	70%	19,118	26,768	71%
2월	46,319		66%	17,960		67%
3월	51,136		73%	19,796		74%
4월	47,430		68%	18,103		68%
5월	48,588		69%	18,834		70%
6월	48,566		69%	18,738		70%
7월	48,772		70%	18,792		70%
8월	47,151		67%	18,044		67%

3) 환자등록 후 콜센터를 통한 안내와 교육현황

콜센터는 총 143,781건의 교육상담 안내 및 교육상담 예약시도를 수행하였으며, 환자 또는 가족과의 통화성공률은 60%였다(표 10-9).

표 10-9. 콜센터 사업 및 교육 안내·예약 실시현황(2009년 9월 현재) (단위 : 건, %)

연도	총 시도	본인통화	가족통화	무응답	전화오류
계	143,781	62,998(44%)	23,549(16%)	45,818(32%)	11,929(8%)
2007	12,826	6,112	1,169	4,734	813
2008	51,532	21,480	8,303	17,459	4,473
2009	27,891	13,926	5,774	6,166	2,170

4) 환자교육 및 전화상담 현황

총 78,271명이 고혈압, 당뇨병 관리교육(회당 약 1시간 소요)을 이수하였으며, 이중 등록환자가 41,924명으로 54%를 차지하였다. 환자들에 대한 시식회는 환자가 자신의 질병을 잘 관리하기 위하여 어떻게 먹어야 하는지를 실습하는 프로그램이다. 시식회는 50명 정도의 환자를 대상으로 4시간 동안 진행된다. 환자에 대한 보건교육, 자신이 먹을 밥을 직접 떠보는 '밥푸기' 실습과 영양상담, salt test, 식사, 식사 후 운동방법 교육순서로 진행된다(표 10-10).

표 10-10. 고혈압, 당뇨병 관리교육 이수 현황 수(연인원 기준)

연도	총계	등록환자(연인원)			환자가족	미등록 고당 환자	일반주민
		소계	고혈압	당뇨병			
계	78,271	41,924	26,361	15,563	17,936	485	17,926
2007	4,022	2,494	1,574	920	1,056	48	424
2008	36,959	18,871	11,992	6,879	9,635	215	8,238
2009	37,290	20,559	12,795	7,764	7,245	222	9,264

5) 사업 평가

사업의 평가를 위한 평가지표는 아래의 표와 같이 계획하여 추진하였으나, 일부 평가는 계획대로 수행되어 사업의 효과성을 입증하기도 하였고, 일부 지표는 자료의 불완전성이나 조사자체의 어려움으로 인하여 평가하지 못한 지표도 있는 실정이다. 이외에도 운영평가가 년차별로 자체 평가하였으며, 사업수행 간에 등록환자, 사업에 참여하고 있거나 사업에 참여하고 있지 않은 의사 및 약사에 대한 설문 등의 각종 자체설문조사를 실시하였고, 조사 전문기관에 의뢰하여 만족도 등을 평가하기도 하였다.

위의 평가 내용 중 대표적인 평가지표로 계획하고 평가를 시행한 고혈압과 당뇨병 등록환자의 지속치료율에 대한 평가회의 및 평가사례로 살펴보면 표 10-11과 같다.

건강보험자료를 이용하여 표 10-12와 같이 '07년 12. 31일을 기준으로 2002년부터 2008년까지 고혈압, 당뇨병 등록환자의 지속치료 수준을 분석하였으며(2007년 65세 이상 등록환자 18,951명, 고혈압 13,681명, 당뇨병 5,270명), '지속치료' 수준은 지속적인 투약의 개념으로, 1년 365일 중 80%(290일) 이상 약물복용을 적정수준으로 설정하였다(혈압, 혈당이 적정수준으로 조절되기 위해서는 투약일수가 80% 이상 수준으로 유지되는 것이 필요).

또한 타 지역과의 비교를 위해 인구규모가 유사한 인천광역시 65세 이상 고혈압, 당뇨병 환자의 지속치료를 참고로 활용하였다.

표 10-11. 회의 사례

○ 사업의 목표는 무엇인가?(평가방향 설정) - 병의원 등록을 기반으로 한 고혈압, 당뇨병 환자의 지속치료 향상 - 병의원 등록을 기반으로 한 고혈압, 당뇨병 환자의 자가관리능력 향상 - 지역사회를 기반으로 한 효율적인 만성질환 관리 인프라 구축 - 고혈압, 당뇨병 등록관리 서비스를 지원하는 정보시스템 개발
○ 투입한 것은 무엇인가?(평가영역 설정) - 지속치료 향상: 치료비 본인부담금 지원, 리콜·리마인더 서비스 - 자가관리능력 향상: 교육상담 서비스, 콜센터 안내 서비스 - 지역사회 인프라 구축: 민관협력체계, 교육인력 훈련, 교육센터 설치 - 고혈압, 당뇨병 등록관리 전산시스템 개발 및 보급
○ 무엇이 달성되었는가?(평가지표 설정) - 지속치료 향상: 등록률, 등록유지율, 지속치료율, 투약순응률 등 ※ 치료순응군(1년에 10번 이상 병의원 방문?)의 정의가 필요 ※ 다른 지역 또는 전국 수준과의 비교가 반드시 필요한가? - 지속치료 성과: 혈압·혈당 조절률, 합병증 검사결과 등 임상적 지표 ※ 혈압, 혈당 조절률 등 임상적 지표가 사업효과 판정에 결정적인가? - 자가관리능력 향상: 교육 전후의 지식, 태도, 행위(위험요인)의 변화, 만족도, 자기효능감 등 - 지역사회 인프라 구축: 의료기관의 참여(참여신청 기관수, 환자등록 기관수, 등록자료의 충실성), 환자의 참여, 교육인력 훈련 실적, 교육센터 설치 및 운영 실적 등 ※ 지역사회 전체의 인지율, 혈압·혈당 측정률 등에 변화가 없을까? - 전산시스템 개발 및 보급: 기능적 충실성, 사용자 만족도, 장애요인 - 기타 양적으로 환원할 수 없는 질적인 부분: 왜 반대했을까? 왜 점진적으로 참여할까? 만성질환 관리에서 일차의료기관의 역할을 강화시킬 수 있는 정책적 수단은 무엇일까?
○ 무엇이 부족한가?(평가의 제한점) - 의료기관이 이 사업을 통해 변화된 것을 파악할 수 있는 정보가 부족 - 등록 이전의 환자 상태와 관리수준을 파악할 수 있는 정보가 부족 - 현재까지 등록된 자료의 충실성과 이용가능성에 대한 검토 필요
○ 어떻게 검증할 것인가?(지표산출 방안) - 자료분석 준거기간 설정: '07. 9월~'08. 12월 ※ '09년 등록자료는 아직 불안정한 측면이 있고 건강보험자료도 '08년 이전 외래 자료만 이용가능하므로 '08년까지 기간을 한정 - 2차 회의에서 평가지표를 선별해서 구체적인 산출방안 도출 - 산출 가능한 결과는 미리 정리해서 실질적 검토가 가능하도록 준비

표 10-12. 대구광역시 자료분석 대상

≥ 65세	계	고혈압	당뇨병	비고
등록환자	18,951	13,681	5,270	'07년 12. 31 기준
비등록환자	185,794	121,154	64,640	'07년 12. 31 기준
계	204,745	134,835	69,910	-

(1) 고혈압 환자 연간 투약일수 분석결과

최근 7년간 대구광역시 65세 이상 고혈압 환자의 연간 평균 투약일수는 증가하고 있으나 적정수준에 미달(지속치료율 70% 수준)하였으나 타 광역시(인천광역시)도 대구광역시와 유사한 추이를 반영하였다. '07년 등록환자군의 지속치료 수준이 '08년 1년간 급격히 개선되었는데, '07년 등록환자군은 등록 1년('08년) 후 평균 투약일수가 57일 증가한 309일(지속치료율 85%)로 적정수준에 도달하였으며 대구시 비등록환자군은 동기간 평균 투약일수가 28일 증가한 259일(지속치료율 71%)로 적정수준에 미달하였다(그림 10-4).

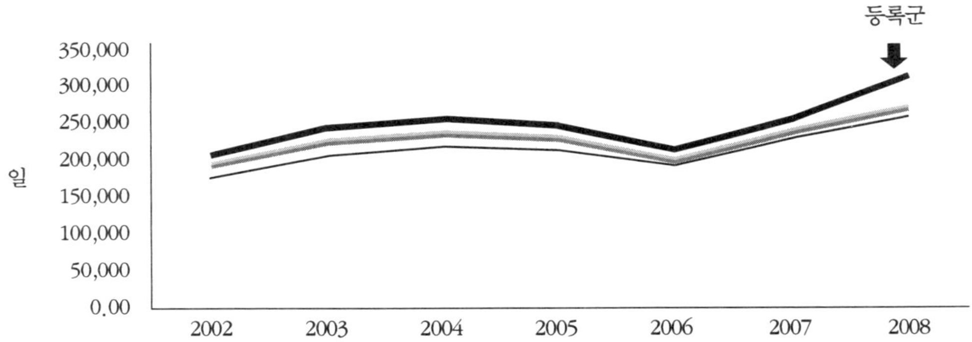

	2002	2003	2004	2005	2006	2007	2008
대구시 전체	192.14	222.68	232.76	226.89	195.29	234.46	266.43
등록군	206.39	242.12	253.24	244.68	211.40	252.09	309.19
비등록군	190.06	219.77	229.58	224.06	192.56	231.28	259.27
인천시 전체	175.63	203.80	216.80	210.44	191.29	226.56	252.55

그림 10-4. 고혈압 연간 평균 투약일수(65세 이상)

(2) 당뇨병 환자 연간 투약일수 분석결과

최근 7년간 대구광역시 당뇨병 환자의 연간 평균 투약일수는 증가하고 있으나 적정수준에 미달(지속치료율 70% 수준)하였으나 타 광역시(인천광역시)도 대구광역시와 유사한 추이였다. '07년 등록환자군의 지속치료 수준은 '08년 1년간 급격히 개선되었으며 '07년 등록환자군은 등록 1년('08년) 후 평균 투약일수가 53일 증가한 304일(지속치료율 83%)로 적정수준에

도달하였다. 아울러 대구시 비등록환자군은 동기간 평균 투약일수가 31일 증가한 252일(지속치료율 69%)로 적정수준에 미달하였다(그림 10-5).

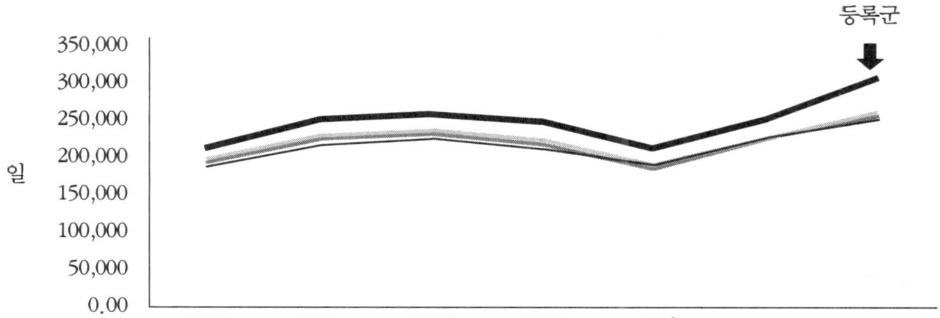

	2002	2003	2004	2005	2006	2007	2008
대구시 전체	193.42	224.80	231.77	218.63	186.54	225.11	259.02
등록군	209.68	246.97	255.04	245.27	210.10	249.54	304.47
비등록군	191.03	221.48	228.23	214.59	182.76	221.02	252.01
인천시 전체	184.65	212.74	222.00	209.13	187.97	223.36	247.74

그림 10-5. 당뇨병 연간 평균 투약일수(65세 이상)

4 사업의 평가와 발전방향

1) 시범사업의 주요 성과

대구광역시 소재 고혈압, 당뇨병 진료기관의 79%, 약국의 82%가 참여하는 등 우리나라 보건사업상 최초로 만성질환자 관리를 위한 견고한 지역사회를 기반으로 한 민간협력체계가 구축되었다. 만 2년 만에 65세 이상 병의원 방문자의 80%인 91,132명이 등록되었는데, 이는 전국 253개 보건소 연간 등록인원의 2~3배를 웃도는 수준으로 동 사업에 대한 주민의 요구가 객관적으로 확인되었다.

또한 만성질환관리에 필요한 인력개발, 팀접근법 적용, 대상자 중심의 교육상담 서비스 개발 및 표준화, 콜센터 운영 등 다양한 질병관리 지원 프로그램이 개발되었으며, 경기도 광명시에서는 이 모형을 벤치마킹하여 '09년 7월부터 시행 중이다.

건강보험자료를 이용하여 등록환자의 지속치료율을 분석한 결과를 살펴보면 등록 1년 후 연간 평균투약일수가 적정수준인 80%를 초과하였다. 동 기간 대구광역시 비등록환자의 연간 평균투약일수는 70% 수준이었으며 등록관리가 지속치료에 미치는 영향이 입증되었다 할 수 있다.

사업목표가 순차적으로 달성되고 있으며, 중앙정부와 타 시도, 관련 학계에서 높은 관심을 표명하였는데 의사와 환자간의 지속적인 안정적인 관계형성 목표로 등록관리 시스템 적용과 자가관리교육 지원을 핵심으로 하는 만성질환관리모형은 WHO가 세계 각국에 혁신적인 모형으로 적극 권고하고 있을 뿐만 아니라 선진 외국에서는 이미 이와 유사한 다양한 프로그램이 운영되고 있으며, 질병관리의 효과성를 입증하였다.

2) 문제점 및 발전 방향

국가의 심뇌혈관질환 관리정책을 추진하기 위하여 3년 동안의 시범사업을 수행하면서 전술한 많은 성과에도 불구하고, 해결하여야 하는 문제점을 노정하고 있다. 노인의 경우는 인센티브를 제공하여 외래환자 규모를 기준으로 85%가 등록되었으나, 30~64세의 경우는 인센티브가 없었기 때문인지 등록률은 전체 외래환자 기준으로 3%선에 머물러 중장년층 환자에 대한 등록과 교육상담 기전과 체계의 개발이 필요하다고 평가할 수 있다. 질병관리를 위하여 시간을 충분히 할애하지 못하는 연령층에 대한 만성질환관리 전략을 추가적으로 개발할 필요가 있다.

환자들의 요구에 맞는 맞춤형 교육과 상담이 이루어지지 못하고 있으며, 콜센터에서는 recall/reminder이외에 환자나 보호자에 대한 전문적인 상담은 시도하지 못하였다. 이러한 전문상담을 수행하는 콜센터를 운영하기 위해서는 인력의 훈련과 전문 건강상담과 온라인 교육을 위한 프로토콜이 개발되어야 하고, 인력훈련도 병행되어야 수행이 가능할 것이다. 그리고 환자교육과 행태변화에 대한 질적으로 충분한 평가가 충분히 이루어지지 못하였으며, 일부 환자를 대상으로 하여 소규모의 평가만 수행하여 효과를 확인하였다.

전산등록프로그램도 지속적으로 수정하면서 사업을 추진하였으나, 초기검사나 합병증 검사 항목 등에 대한 자료 입력률이 매우 저조하여 전산시스템에 입력된 내용을 이용하여 사업을 평가하지 못한 제한점이 있다.

고혈압과 당뇨병 환자의 등록관리 사업의 추진을 위한 광역시와 보건소의 역할과 기능이 제대로 정립되지 못한 부분이 있다. 사업단이 구성되어 시범사업을 광범위하게 지원하였고, 광역시, 보건소, 의사회, 약사회를 소통시키고 사업을 이끌어가는 역할을 하면서, 보건소는 매우 소극적인 사업참여 행태를 보이게 된 점은 매우 아쉬운 점이며, 광역시나 사업단이 참여기전을 충분하게 제대로 확보하여 사업을 추진하지 못한 점도 있었다고 볼 수 있다.

또한 3년 동안 많은 수의 노인이 등록된 상황에서 시범사업을 종료하는 것에 대하여 민주노동당 후보가 광역시장 선거의 주요이슈로 TV토론회에서 집권당 후보와 설전을 벌이고, 지역시민단체가 정책토론회를 조례에 근거하여 청구하여 개최하고, 보건사업의 재개를 위한 시민운동을 전개하는 등 지역보건사업을 시정의 주요 이슈로 드러낸 일은 지역보건사업에서는 매우 드문 사례라고 할 수 있다. 또한 짧은 사업기간임에도 불구하고 단기적인 성과지표에 대한 요구 등 시범사업에서 나타나는 일반적인 문제점들이 나타났다고 볼 수 있다. 많은 문제점이 있었음에도 불구하고, 이 시범사업은 민간의료기관이 전면적으로 참여하는 국가단위사업으로서의 질병관리 체계운영의 가능성과 그 효과를 보여주었고, 인센티브 제공에 기반한 성공적인 환자 등록률을 보였고, 또한 완전하지는 않았지만 맞춤형 환자교육상담사업의 가능성과 민간의료기관의 환자교육상담 요구도와 지역에서의 공동교육의 가능성을 확인할 수 있는 계기가 된 사업이라고 평가할 수 있다.

감사의 글 : 이 원고는 대구광역시 심뇌혈관 고위험군 등록관리 시범사업단의 모든 참여자와 보건복지부 질병정책과, 질병관리본부 만성병조사과, 대구광역시 보건과, 구로보건소 담당자들의 사업을 정리한 것이다. 저자 제한으로 인하여 모든 참여자의 성명을 싣지 못함을 아쉽게 생각하며, 3년 동안 지역보건사업과 국민건강증진에 대한 열정과 사심없는 소통 노력에 대하여 깊은 존경과 감사를 드린다.

참고문헌

1. 대구광역시, 대구광역시의사회, 2008년도 대구광역시 심뇌혈관 고위험군 등록관리 시범사업보고서, 2009
2. 대구광역시, 대구광역시의사회, 2009년도 대구광역시 심뇌혈관 고위험군 등록관리 시범사업보고서, 2010

제 11 장

국민건강보험공단의 만성질환 사례관리사업[1)]

【만성질환 실진료환자수 2년 새 100만명 증가】
만성질환 효과적 관리 등 시급한 대책 마련돼야!

만성질환 환자가 매년 큰 폭으로 증가함에 따라 공단 재정의 효율적 지출을 유도하고 의료비 절감을 이루기 위한 대책 마련이 시급한 것으로 나타났다.

국회 보건복지가족위원회 소속 신상진 의원(한나라당)이 11일 '만성질환별 건강보험 실 진료환자 수'에 따르면 고혈압·당뇨 등 주요 만성질환으로 진료를 받은 건강보험 실진료환자수가 2006년 1021만명, 2007년 1083만명, 2008년 1130만명으로 2년 만에 100만명이 증가했다.

주요 만성질환의 질환별 실 진료환자수는 2008년 기준으로 고혈압성 질환자수가 459만명으로 가장 많았고 그 뒤를 이어 신경계질환 216만명, 정신 및 행동장애질환 193만명, 당뇨병 178만명, 간질환 149만명 순이었다.

또 이중 2008년 기준으로 전년도보다 실진료환자수 증가율이 가장 큰 만성질환은 만성신부전증과 악성신생물로 각각 14.6%, 12.2%가 증가한 것으로 드러났다.

주요 만성질환의 건강보험 진료비 역시 꾸준하게 증가해 2006년 8조5000억원, 2007년 10조5000억원, 2008년에는 12조1000억원으로 2년만에 42% 증가한 것으로 나타났는데 이는 2008년 기준으로 건강보험 전체 요양 진료비 34조8000억원의 34.8%에 해당하는 것이다.

특히 공단이 부담한 주요 만성질환의 건강보험 급여비도 크게 증가해 2006년 6조5000억원, 2007년 8조1000억원, 2008년 9조2000억원으로 2년만에 42% 증가한 것으로 나타났는데 이는 2008년 건강보험 전체 급여비 25조6000억원의 35.9%에 해당한다는 설명이다.

주요 만성질환의 질환별 건강보험 진료비는 2008년 기준으로 악성신생물에 의한 진료비가 2조8000억원으로 가장 많았고 그 뒤를 이어 고혈압성 2조1000억원, 정신 및 행동장애 1조4000억원, 대뇌혈관 1조3000억원, 당뇨병 1조1000억원 순이었다.

신 의원이 말한 바로는 급증하는 만성질환의 효과적 관리, 재정의 효율적 지출 및 의료비 절감을 이루려고 ▲건강검진 결과에 기초한 맞춤형 사후관리사업 확대 ▲고혈압·당뇨 질환자를 대상으로 하는 사례관리사업 등이 지속적으로 시행돼야 한다.

이어 신 의원은 "전국 보건소에서 실시 중인 전체 만성질환자 대상 '심뇌혈관 예방관리사업'과 '맞춤형 방문건강관리사업'과의 연계강화 추진뿐만 아니라 건보공단의 조속한 대책이 마련돼야 한다"고 말했다.

(메디컬투데이, 2009. 10. 11)

1) 신순애(국민건강보험공단, sashin513@hanmail.net)

1 서 론[2)]

1) 국민건강보험공단의 사례관리사업 도입배경

국민건강보험공단의 사례관리사업은 건강보험 가입자에게 질 높은 서비스를 제공하려는 국민건강보험공단의 목표와 함께 의약분업 이후 많이 증가한 건강보험 재정지출을 합리화하고 재정건전화를 달성하기 위한 노력으로 시작되었다. 또한, 이 시기는 국민건강보험공단의 기능을 확대해야 한다는 지적이 나오기 시작한 시기였다. 즉, 단순한 보험료 부과, 징수 및 진료비 청구에 대한 지급에만 머물지 않고 국민건강보험공단의 기능이 가입자의 건강과 관련된 삶의 질을 높여야 한다는 요구가 있었다.

국민건강보험은 2001년에 재정위기를 경험했다. 그림 11-1에서 보듯이 건강보험의 당기수지 적자는 1996년도에 시작했지만, 누적적립금 덕분에 몇 년 동안 재정위기를 미룰 수 있었다. 우리나라의 보건의료체계는 민간중심으로 이루어져 있고 잘 조직화하여 있지 않아 비용증가적인 요소와 함께 공급자 간 낭비적인 경쟁을 불러왔다(권순만, 2007). 건강보험 재정지출 증가에도 건강보험 수입은 그에 비례하여 증가하지 않았다. 거기다가 2000년의 의약분업 정책 도입과 이와 관련하여 큰 폭으로 인상한 의료수가는 단기적으로 국민건강보험 재정을 위기에 처하게 하였다.

아울러 만성질환자의 증가와 건강보험 가입자의 비합리적인 의료이용이 건강보험 진료비 지출증가의 주요 원인의 하나로 지적되었다. 만성질환은 시기적절한 의료서비스가 제공되지 못할 때 질병이 악화하여 합병증이 발생하면 입원환자로 발전하여 의료비용의 급증을 일으키게 되는 특성이 있다.

또한, 건강보험가입자의 의료이용을 분석한 결과, 가입자가 의학적 필요성보다 주관적 의료이용의 필요에 따라 의료를 이용함에 따라 사회적으로 효과와 효율은 낮으면서 비용의 증가를 가져오는 과다수진(over-utilization)과 의학적 측면에서 필요하고 사회적 편익을 가져올 수 있으나 의료서비스를 이용하지 않는 과소수진(under-utilization)이 많은 것으로 나타났다(이건세 등, 2002). 건강보험가입자 중 의료이용의 남용으로 간주할 수 있는 남수진자 실태에 대한 분석결과를 살펴보면, 2001년 건강보험 가입자 중 상위 10% 고액 진료자는 3,834,841명

2) 본 글은「김은영, 김윤미, 김철환, 김희걸, 소애영, 신순애, 신은영, 유원섭, 이건세, 이꽃메, 전경자(2008). 지역사회 만성질환 사례관리의 이론과 실제. 서울: 현문사」123-144페이지를 재정리한 것임.

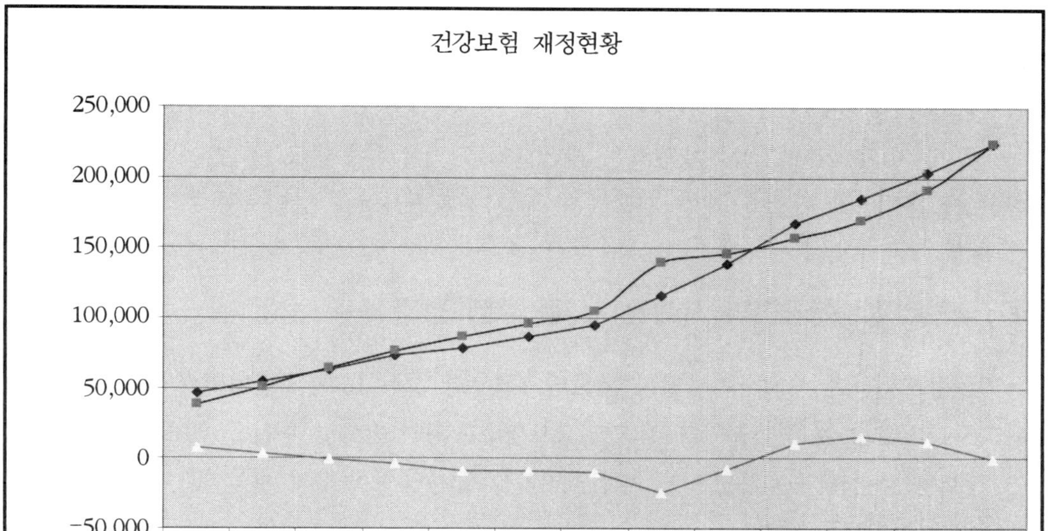

	1994	1995	1996	1997	1998	1999	2000	2001	2002	2003	2004	2005	2006
수입	46,083	54,354	63,255	73,004	78,508	86,923	95,294	116,42	138,90	168,23	185,72	203,32	223,87
지출	38,693	50,537	64,132	76,823	87,157	95,614	105,38	140,51	146,51	157,43	170,04	191,53	224,62
당기수지	7,390	3,817	-877	-3,819	-8,649	-8,691	-10,090	-24,088	-7,607	10,794	15,679	11,788	-747

그림 11-1. 국민건강보험 재정현황

자료 : 건강보험 내부자료

1) 1999년까지는 결산서 기준이고 2000년 이후는 자금수지 기준임.

2) 2001년은 퇴직금 중간 정산금 3,210억원(지역 1,974, 직장 1,236) 포함. 통합전 직원의 일시 퇴직을 위한 적립 정산액으로 누적수지에서 차감

3) 재정공동사업(공동사업배분금, 분담금)은 2000.7월 직장, 지역 통합으로 폐지

이었고, 이들 중에서 외래로 방문한 의료기관 수가 12개 이상인 경우가 약 6.3%, 내원일수 97일 이상인 경우가 약 4.7%, 약국의 투약일수 522일 이상이 약 5.1%로 나타났다. 또한, 건강보험에서 시행한 건강검진을 통해 고혈압, 당뇨병으로 진단받은 대상자 가운데 치료를 받지 않은 사람들은 고혈압은 60.84%, 당뇨병은 52.8%로 보고되었다(김창엽 등, 2003).

이에 과다수진은 비용절약적인 의료이용으로 유도하고 과소수진은 합리적 의료이용을 통해 질병의 악화 및 합병증 발생을 예방하는 대책이 필요하였다. 이에 국민건강보험공단은 보험가입자의 질병 및 건강관리를 위하여 선진국에서 도입된 바 있는 사례관리를 검토하게 되었다. 불필요한 의료이용은 줄여야 하지만, 필수적이지만 이용되지 않는 서비스 이용은 확대가 필요하다. 즉, 가입자의 질병관리와 건강관리를 도우면서 아울러 의료비 절감의 효과가 있고 의학적인 필요가 있는 의료이용을 유도하는 방안이 필요하였다.

우리나라는 모든 보건의료 서비스 이용이 상당 부분 이용자 본인의 판단에 맡겨 있으며, 체계적이고 잘 조정된 보건의료 서비스 제공이 이루어지지 않다 보니 과다한 의료이용 혹은 불필요한 의료이용도 자주 일어난다. 이런 때 건강지식을 갖고 제공되는 서비스를 조정할 수 있는 제3자(사례관리자)가 개입하는 사례관리를 적용하면 얻을 수 있는 편익이 크리라 판단하고, 건강보험 가입자 개인 건강관리 즉 사례관리사업을 도입하였다.

2) 국민건강보험공단의 사례관리사업 수행 경과

국민건강보험공단 사례관리사업은 2002년 8월부터 전국 15개 시범지역에 각각 2명의 건강관리사를 배치하여 시작되었다. 국민건강보험공단은 시범사업 추진을 위하여 임상경력이 있는 간호사 31명을 채용하였으며, 시범지역의 기술지원을 위하여 지역별로 협력대학을 구성하였다(김창엽 등, 2003).

이 시범사업은 2003년 12월까지 17개월간 이루어졌으며, 이 기간에 2회에 걸쳐 외부평가를 시행하였으며, 이 시범사업이 성공적으로 평가된 이후 2004년 1월부터 국민건강보험공단의 정규사업으로 정착하게 되었다(김창엽 등, 2003 : 김창엽 등 2004).

국민건강보험공단은 2006년 4월부터 전국 지사에서 사례관리사업을 수행하고 있다. 표 11-1에서 보듯이 국민건강보험공단의 사례관리사업은 4년간에 걸쳐 정착되었으며 단계적으로 사업지역을 확대하였다. 사업지역을 확대하면서 필요한 담당인력을 확보하기 위하여 국민건강보험공단은 내부직원을 공모하여 교육훈련을 시켰다. 따라서 국민건강보험공단의 사례관리사업은 외국의 사례관리사업과 달리 사례관리에 투입되는 인력 대부분이 내부 교육훈련과정을 받은 일반직원들이다. 외국에는 사례관리에 관하여 공인된 자격을 소지한 자가 사례관리사업에 투입되는 반면, 아직 우리나라에는 사례관리에 관하여 공인되거나 대중적으로 인정받는 교육이나 자격제도가 없다.

사례관리 서비스를 받는 대상자가 매년 증가하여 2006년 한 해 동안 28,464명이 사례관리 서비스를 받았지만, 이는 서비스가 필요한 전체 인원 4,824천명의 0.6%에 불과하다. 건강보험공단의 사례관리사업은 단기간에 사업수행체계를 개발하여 시행하였지만, 사업대상으로부터 좋은 평가를 받고 있으며, 내부적으로 사업을 지속적으로 발전시키고 있다.

표 11-1. 국민건강보험공단의 사례관리사업 수행 경과

<table>
<tr><th colspan="2">시기</th><th>수행 지역 및 인력</th><th>사업대상 및 실적</th><th>기타</th></tr>
<tr><td rowspan="2">개발
단계</td><td>2002</td><td>8월 15개 시범지역에 임상 경력 간호사 30명 배치</td><td>고혈압, 당뇨병, 뇌졸중, 천식 및 울혈성 심부전을 대상으로 2,308명 등록관리</td><td></td></tr>
<tr><td>2003</td><td>시범지역에 11월부터 일반 행정직원 20명을 재훈련 후 투입</td><td>고혈압, 당뇨병 뇌졸중, 천식 및 울혈성 심부전을 대상으로 4,246명 등록관리</td><td>사례관리 서비스 만족도 80.5%</td></tr>
<tr><td rowspan="2">적용
단계</td><td>2004</td><td>5월 55개지사 100명
9월 104개지사 170명</td><td>고혈압, 당뇨병 및 뇌졸중을 대상으로 8,908명 등록관리</td><td rowspan="2">- 천식 및 울혈성 심부전 제외
- 수행인력으로 일반직원 투입 결정
- 2004년 사례관리 서비스 만족도 79.9%(한길 리서치)
- 2005년 사례관리 서비스 만족도 83.0%(효산경영연구소)</td></tr>
<tr><td>2005</td><td>4월 138개지사 227명
9월 165개지사 272명</td><td>고혈압, 당뇨병 및 뇌졸중을 대상으로 23,169명 등록관리</td></tr>
<tr><td>확대
단계</td><td>2006</td><td>4월 전국 2급지 이상 전 지역 확대하여 217개 지사 309명으로 확대.
지사수는 직제조정으로 178개 지사로 변경됨</td><td>고혈압, 당뇨병 및 뇌졸중을 대상으로 28,464명 등록관리</td><td>- 사례관리 서비스 만족도 86.4%((주)새롬정보통계)</td></tr>
</table>

2 국민건강보험공단의 사례관리 모형

1) 국민건강보험공단 사례관리의 목적

국민건강보험공단 사례관리는 만성질환이 있는 건강보험 가입자의 자기 건강관리능력을 향상시켜 건강증진행태 및 합리적 의료이용을 하게 함으로써, 만성질환자의 합병증을 예방하고, 질병의 악화를 방지하여 건강상태를 향상하는 것을 목적으로 한다. 장기적으로는 불필요한 의료이용을 하지 않도록 합리적인 의료이용을 유도하여 건강보험 가입자의 의료비용과 장기적으로는 건강보험 재정의 절감을 목적으로 한다.

2) 국민건강보험공단 사례관리 모형개발

사례관리사업을 개발하기 위한 초기 단계에서는 협력대학과 연구자가 중심이 되어 질병중심 사례관리 사업체계와 프로그램을 개발하였다. 이들 외부 기술지원팀은 담당자 교육, 지침서 개발, 시범사업 수행에 대한 기술지원과 평가에 관여하였다.

사업 대상 질환은 외국의 사례관리사업에서 효과가 있다고 알려진 고혈압, 당뇨병, 울혈성 심부전, 뇌졸중, 천식 5가지이었으나 2004년부터 울혈성 심부전과 천식은 대상질환에서 제외되었다. 심부전은 대상자군의 숫자가 적었기 때문이며, 천식은 계절적 영향이 크고 건강보험 진료비 청구서상의 질병명칭 및 코드가 부정확한 것이 많아 대상자 선정에 너무 많은 노력이 들었기 때문에 제외하였다.

사업은 중앙본부에서 진료비 청구 및 건강검진결과로부터 대상자 데이터베이스를 구축하면 지사 담당자는 해당 담당지사 내 대상자를 우선순위기준에 따라 접촉하여 사례관리 서비스를 제공한다. 또한, 중앙본부는 담당자의 교육, 전산정보체계, 지침개발 등의 프로그램 개발 및 평가를 주관하고 지역본부는 사례관리 입문 현장교육, 사례토의 모임 운영, 기술지원, 자문위원 관리 및 사업의 질적 수준을 유지하기 위한 모니터링을 담당하고 있다.

3) 국민건강보험공단 사례관리의 특성

국민건강보험공단 사례관리의 특성은 수행인력, 서비스 제공방식 및 중재내용으로 구분하여 설명할 수 있다(이건세 등, 2005). 건강보험 사례관리사업의 인력구성은 다양하다. 다른 나라는 수행인력이 대부분 간호사 혹은 사회복지사로 구성되어 있지만, 국민건강보험공단의 사례관리 인력의 대부분은 일반직원들이고 일부가 사회복지사 혹은 간호사 면허가 있다.

국민건강보험공단은 2002년 사례관리 시범사업을 위하여 31명의 간호사를 채용한 이후 보건관련 인력을 추가로 채용하는 것은 가능하지 않았다. 다보험자에서 단일보험자로의 2단계 통합과정에서 이미 30%의 건강보험인력 감축을 하였지만, 국민건강보험공단은 여전히 인력감축의 압력을 받고 있었기 때문이다. 이에 국민건강보험공단은 일반직원을 재훈련시켜 이 사업에 투입하기로 했다. 수행인력은 사업에 참여하기 전에 최소한 1주일간의 입문교육과 1달간의 현장교육을 거쳐야 했다. 현장교육은 처음에는 시범사업에 투입된 간호사가 담당하였지만, 이후에는 잘 훈련된 일반직원도 현장교육을 담당하고 있다.

국민건강보험공단은 담당인력의 전문화를 위하여 내부 자격인증 제도를 2006년에 도입하였다. 자격인증을 위해 '국민건강보험공단 사례관리 자격인증위원회'를 설치하여 건강관리사

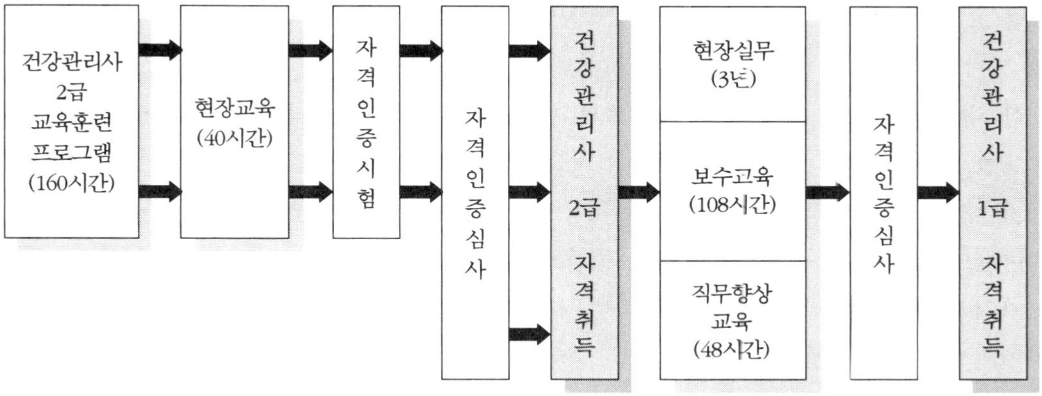

그림 11-2. 사례관리 인력의 단계별 교육훈련 및 자격인증 절차

를 위한 제반 교육훈련 내용 및 과정에 대한 인증, 적절한 자격요건을 갖춘 인력에 대한 자격인증, 교육훈련 평가를 시행하고 있다. 사례관리 인력의 단계별 교육훈련 및 자격인증 절차는 그림 11-2와 같다. 자격인증은 2단계(건강관리사 1급, 건강관리사 2급)로 구분하며, 2006년 12월에 처음으로 건강관리사 2급 108명을 배출하였으며(전경자 등, 2006), 매년 배출하고 있다(표 11-2 참조)(국민건강보험공단 2008).

두 번째 건강보험 사례관리의 특성은 서비스 제공방식이다. 국민건강보험공단 사례관리 서비스는 서비스 제공자인 국민건강보험공단이 적극적으로 대상자를 발굴하여 필요한 서비스를 제공하는 적극적인 형태이다. 즉, 대상자가 서비스의 존재 여부를 확인하고 서비스 제

표 11-2. 국민건강보험공단(NHIC)의 사례관리 인증과정과 훈련된 인력현황

		2급 건강관리사	1급 건강관리사	훈련과정 주관 및 훈련생 평가
훈련과정		- 3주 교육과정 : 40과목 95시간	- 2주 교육과정 : 20과목 56시간	
교육생		공단 사례관리업무를 3개월 이상 종사한 직원	공단 사례관리를 2년 이상 종사하고 2급 건강관리사 자격인증을 받은 직원	
자격인증을 받은 인원	2006. 12월	108명	-	국민건강보험공단
	2007. 12월	40명	-	국민건강보험공단과 서울대학교(간호대학)의 산학 협력
	2008. 11월	40명	22명	
	계	188명	22명	

자료 : 국민건강보험공단 내부보고서(2008)

공을 요청하는 형태보다는, 국민건강보험공단에 청구된 급여자료와 건강검진 자료를 활용하여 서비스 제공자인 국민건강보험공단이 대상자를 일차 선정하고 나서 서비스 이용 여부에 대한 대상자 동의를 얻고 나서 서비스를 제공하는 적극적인 형태의 서비스이다.

또한, 외국의 사례관리에서 사례관리 대상으로 적절하다고 판단되는 질환 중 일부를 대상으로 하고 있으며, 고혈압, 당뇨병 및 뇌졸중은 심혈관질환의 범주에 해당하는 질환으로 우리나라 국가단위 심혈관질환 관리의 중점 대상이기도 하다.

마지막으로 건강보험 사례관리의 특성은 중재내용이다. 사례관리 사업의 중재내용은 대상자에게 질병관리에 필요한 의학적, 건강행태적 지식과 기술 습득을 도와주고 적정 의료이용을 위한 정보 제공, 혈압계 및 혈당 측정기 대여, 그리고 지역사회 내 관련 자원에 관한 정보 제공 및 의뢰를 포함한다. 이외에도 사회복지 서비스에 대한 자격 여부를 확인하고 관련 서비스에 대한 정보를 제공하고 필요한 경우 의뢰를 하는 등 중재범위가 매우 포괄적이다.

국민건강보험공단의 사례관리는 의료공급자에 대한 중재를 배제한 사업모형으로 의료서비스 공급자의 행태변화에 직접적인 영향을 미치기는 어렵다. 그러나 건강보험 가입자에게 필요한 정보를 제공하고 가입자의 지식향상을 통하여, 의료서비스 공급자의 행태변화에 간접적인 영향을 미칠 수 있는 사업모형이라 할 수 있다.

4) 유사사업과의 비교

국민건강보험공단 사례관리사업은 합리적 의료이용이라는 명료한 목표가 있으며, 다른 사업과는 명백히 차별화되는 사업이다. 그럼에도, 대상이 유사하고, 대상 병기가 중첩되고, 건강관리를 위한 접근방식이 유사하다는 이유로 다른 사업과 구분되지 못하는 경우가 있다(이건세 등, 2005). 국민건강보험공단의 사례관리업무매뉴얼(2007)에 의하면 사례관리를 담당하는 건강관리사의 역할은 다음과 같다 : 의사의 치료지시 이행에 대한 모니터링 및 지도, 위험요인 감소를 위한 교육 및 정보제공, 합리적 의료이용 지도, 환자 가족의 지지능력 향상을 위한 지원 및 지역사회 자원활용을 위한 지원이다.

사례관리와 다른 사업과의 비교검토를 위해서는 질병의 스펙트럼과 예방단계, 건강관련행태, 질병관리의 개념을 기준으로 그림 11-3과 같이 설명할 수 있다(이건세 등, 2005). 구체적으로 살펴보면, 건강증진사업과 사례관리사업은 사업 대상자가 각각 건강한 주민과 만성퇴행성질환을 가진 가입자로 명백하게 구분된다. 그러나 사례관리사업에서 가입자의 질환관리를 위하여 생활습관 개선을 위한 개별상담과 교육이 이루어지고 있어 동일한 사업으로 오해되는 때도 있다. 사례관리에서의 생활습관 개선의 목적은 효과적인 질환관리이고, 또한 생활

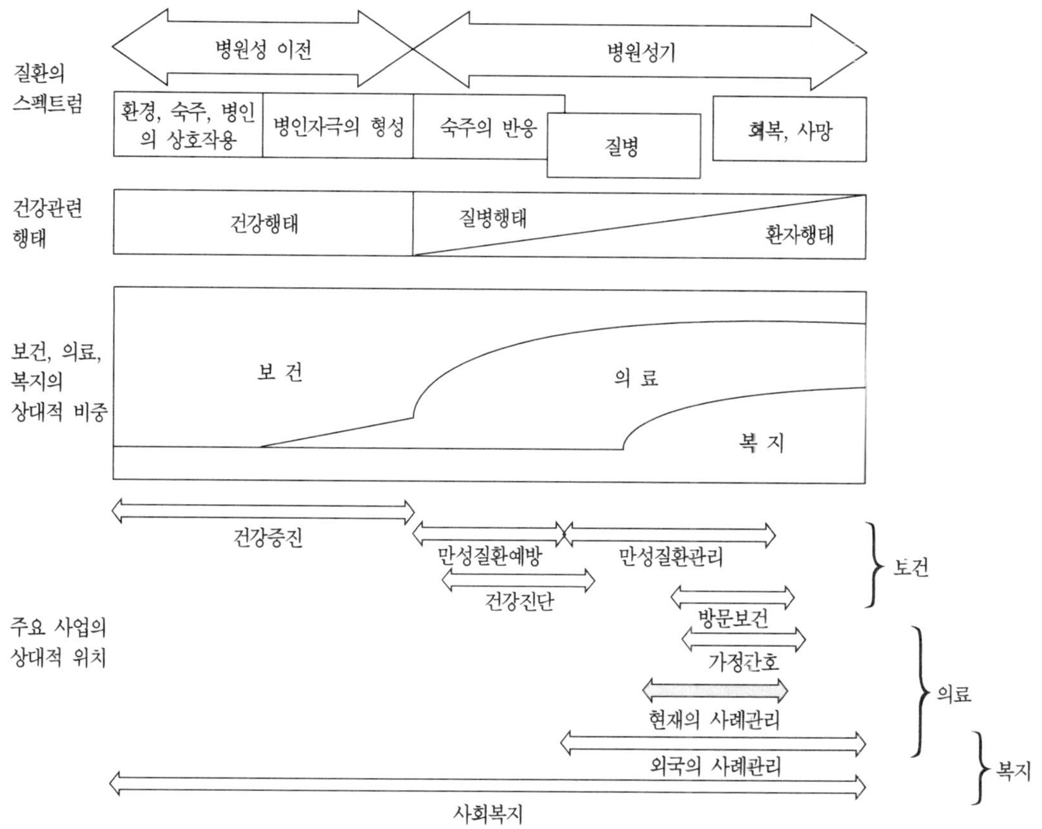

그림 11-3. 국민건강보험공단의 사례관리사업의 상대적 위상

습관 개선은 사례관리의 주요한 목적이 아니라 적정의료이용 유도를 위한 부가적인 수단이다. 즉, 건강증진사업과 사례관리사업 간의 오해는 접근수단의 유사성 때문에 발생하고 있으나, 두 사업 간의 대상자가 다르므로 사업내용도 다를 수밖에 없다.

방문보건이나 가정간호의 대상자와 질환의 스펙트럼은 겹칠 수 있으나 주 대상자가 차이가 있다. 방문보건은 수급권자나 독거노인 등 실제로 보건의료서비스가 필요한데도 접근 상 어려움 등으로 이용이 제한되는 보건의료 취약계층이 주 대상이다. 가정간호는 퇴원 후 가정에서의 후속관리로 입원 시 진료의 연속선상에 서비스의 목적과 내용이 서로 다르다. 따라서 방문보건과 가정간호는 직접적으로 의료서비스를 제공하는 반면, 사례관리는 직접 의료서비스가 아닌 의료이용에 대한 지도 등의 간접 서비스로, 서비스의 내용과 속성이 서로 다르다.

사회복지사업과는 질환의 스펙트럼이 유사하여 사업수행상의 혼선을 주고 있다. 사례관리사업은 의료영역에서 이루어지는 활동이고 사회복지사업은 복지 영역에서 이루어지는 활동으로 서로 별개의 사업이다. 그러나 만성질환자의 회복기 단계나 장애가 있는 경우 복지영역의 서비스가 보건의료서비스보다 선행되어야 하는 경우가 많다. 하지만, 만성질환자에게 복지 서비스가 제대로 이루어지지 않는 경우가 많아서 사례관리사업 중 이에 대한 상담까지 이루어지고 있으며 이 부분을 도외시하면 사례관리가 적절하게 수행되기 어려운 경우가 많다. 따라서 실제적으로는 혼선을 가져오는 경우도 상당수 있다. 사회복지영역은 가입자에 대한 적정 서비스 제공을 위해 상호연계가 필요한 영역이다.

결론적으로 국민건강보험 사례관리사업은 합리적인 의료이용이라고 하는 명료한 목적을 위해 가입자와 피부양자 중 유질환자를 대상으로 개인관리를 통해 환자행태를 변화하고자 하는 사업으로 다른 사업과는 차별화된 사업이다.

국민건강보험공단의 사례관리사업은 몇 가지 장점이 있다. 전국 조직으로 사업의 통일성을 갖출 수 있으며, 사업의 전국적인 확산이 쉽고, 내부적으로 잠재적인 사례관리 수행인력 풀(pool)이 존재하며, 현재의 사업에 대한 대상자의 만족도와 수용도가 높은 것이 장점이라 할 수 있다.

3 국민건강보험공단의 사례관리 개발과정 및 절차

1) 국민건강보험공단의 사례관리사업 대상자 선정

사례관리 사업대상의 범위는 크게 2가지 유형으로 분류할 수 있다. 첫째, 고액진료비 발생 유형으로 현재는 건강하나 앞으로 고액진료비 발생 가능성이 큰 환자 유형으로써 뇌졸중 발병 후 회복된 사람이다. 둘째, 장기치료 필요 유형으로 꾸준한 관리가 필요한 질환으로 중장기적으로 합병증을 유발할 가능성이 많은 환자 유형으로 당뇨병, 고혈압으로 확진된 사람이다.

국민건강보험공단이 보유한 건강보험 이용 자료를 이용하여 진단명, 연령, 의료이용량 등을 기초로 대상자를 발췌하며, 발췌된 대상자 중에서 선정 우선순위 기준 및 현실적, 효율적, 전략적인 측면을 고려하여 건강관리사가 대상자를 선별하여 등록한다. 질환별 대상자 발췌 및 선정 우선순위는 표 11-3과 같다(김창엽 등, 2003).

표 11-3. 국민건강보험공단의 사례관리 대상자 발췌 및 선정 우선순위 기준

질환명	발췌기준	선정 우선순위
고혈압	주상병명이 본태성 고혈압(I10)으로 입원 혹은 외래 3회 이상 방문한 30~69세인 자	의료이용 수준이 상위 5%인 자 혹은 과소수진자
당뇨병	주 혹은 부상병명이 당뇨(E10~E14)로 입원 혹은 외래 3회 이상 방문한 30~69세인 자	당뇨병으로 최근 1년 내에 1회 이상 입원한 경험이 있는 자 혹은 과소수진자
뇌졸중	주 혹은 부상병명이 뇌졸중(I60~I68)으로 1회 이상 입원한 30~69세인 자	의사소통이 가능하고 가족 또는 주수발자와 함께 생활하는 자

2) 국민건강보험공단의 사례관리 개발과정

2002년 사례관리 사업은 국민건강보험공단에서 새롭게 시작하는 사업이었기 때문에 사업체계와 매뉴얼 개발은 필수적이었다. 매뉴얼은 사업의 방향, 목적 및 목표를 달성하기 위하여 담당직원의 업무를 기술하고 사례관리사업의 원칙에 입각한 구체적인 사업수행절차 및 방법 등에 대한 기술을 포함하였다.

사례관리사업 매뉴얼 개발은 일관성, 목표지향성, 향후 연계성에 초점을 두고 개발하였다. 사례관리 지침의 일관성을 유지하고자 사업의 목적, 목표, 요구사정 내용, 문제목록 선정, 수행결과 평가가 일관성을 갖도록 개발하였다. 또한, 서비스 제공자(사업 주체) 중심의 목표가 아닌 사업대상자의 변화를 사례관리사업의 목표로 하여 대상자 중심으로 구체적으로 평가하였다.

사례관리사업 매뉴얼 개발은 크게 3단계를 거쳤다. 첫째 단계에서는 기존의 유사한 사업을 분석하였다. 외국의 사례관리(case management), 질병관리(disease management)의 목적, 방법을 분석하고 우리나라 보건소의 방문보건사업, 병원의 가정간호사업, 사회복지 사례관리의 수행방법을 분석하였다. 둘째 단계로는 사례관리사업의 방향, 목적, 목표, 절차, 건강관리사의 역할에 대하여 전문가 토론과 의견 수렴을 하였다. 연구개발팀(보건정책, 가정의학, 예방의학, 지역사회 간호, 보건경제 등), 보건복지부, 보건소 등 다양한 전문가들의 의견을 수렴하였다. 마지막으로 현장에서 서비스를 제공하는 건강관리사 참여를 통하여 지침을 구체화하였다. 개발된 사례관리 모형을 서비스 제공자인 건강관리사의 역량 수준, 지역 여건 등을 고려하여 지침을 보완 및 수정하였다. 이러한 수정 및 보완 작업은 지역별 기술지원 대학교수와 지사별 건강관리사와의 회의, 세미나 등을 통해 이루어졌다(김창엽 등, 2003).

건강보험가입자 사례관리 시범사업을 전국으로 확대시행을 의하여, 1차 년도인 2002년에 개발된 사례관리사업 매뉴얼에 대한 표준화와 사업체계를 개선하기 위한 연구가 2003년 6월

부터 2004년 3월까지 수행되었다. 본 연구에서 실무자 의견수렴, 포커스그룹 인터뷰, 2회의 워크숍, 6회의 전문가 토의를 거쳐 초기 개발된 매뉴얼에 대한 수정과 보완을 하였고, 사례관리 중재 별 세부지침과 사례관리질환의 교육자료를 개발하였다.

요구사정도구는 크게 5개 영역으로 구성되어 있다 : 대상자 기초정보, 의학적 정보, 의료이용 정보, 자가관리 이행수준 평가 및 사회적 지지 정보. 건강보험 사례관리를 위한 요구사정도구는 2002년도에 처음으로 개발되었으며, 여기에는 외부 연구개발팀인 의학, 간호학 및 보건학 교수 19명이 참여하였다(김창엽 등, 2003).

초기 개발된 요구사정도구는 1년간 대상자에게 적용된 후 2003년 11월부터 2004년 1월까지 내용타당도 검증과 측정자 간 신뢰도 검증을 하였다. 내용타당도 검증은 연구개발팀과 공단 사례관리팀과의 회의, 현장의 건강관리사의 의견을 수렴하고 포커스 그룹토의, 워크숍 및 6회의 전문가 토의를 거쳐 이루어졌다. 검증결과에 따라 일부 항목을 삭제되고 일부 항목을 더 자세한 설명을 붙이거나 추가되었다(김창엽 등, 2004). 측정자 간 신뢰도 검증은 고혈압, 당뇨병, 뇌졸중 환자 각각 10명을 대상으로 시행하였으며, 2명의 건강관리사가 1주 간격으로 환자를 방문하여 요구사정을 시행했다. 2명의 건강관리사는 요구사정결과를 공유하지 않았으며 앞서 실시한 건강관리사는 환자에게 어떠한 중재도 하지 않았다. 그 결과 일관성이 부족한 일부 항목은 수정되고 일부 항목은 표준화된 교육프로그램으로 해결하였다.

3) 국민건강보험공단의 사례관리 절차

사례관리 절차는 그림 11-4와 같다. 먼저 대상자가 선정되면 건강문제를 파악하기 위하여 구조화된 표준 질문지(요구사정표)로 건강문제에 대한 평가가 이루어지고, 그 결과에 따라 건강문제가 선정되고 이 건강문제를 해결하기 위한 사례관리 계획이 수립된다. 사례관리는 12주 동안 4번의 면담과 2번의 전화 접촉을 통해 이루어진다. 다만, 과소의료이용자인 경우는 8주간 프로그램으로 3번의 면담과 1번의 전화 중재 서비스가 제공된다. 면담은 주로 대상자의 가정을 방문하여 이루어진다. 이러한 사례관리 전체 과정은 전산화되어 관리되고 있다(국민건강보험공단, 2007).

(1) 대상자 등록

가정 방문을 통하여 대상자 등록이 이루어진다. 대상자가 사례관리 서비스에 동의하고 사례관리 담당직원의 안전이 위험하지 않다고 평가한 경우 사례관리 대상자로 등록한다. 등록된 대상자에 대해서는 대상자 건강관리 수준 평가를 위해 요구사정을 수행한다.

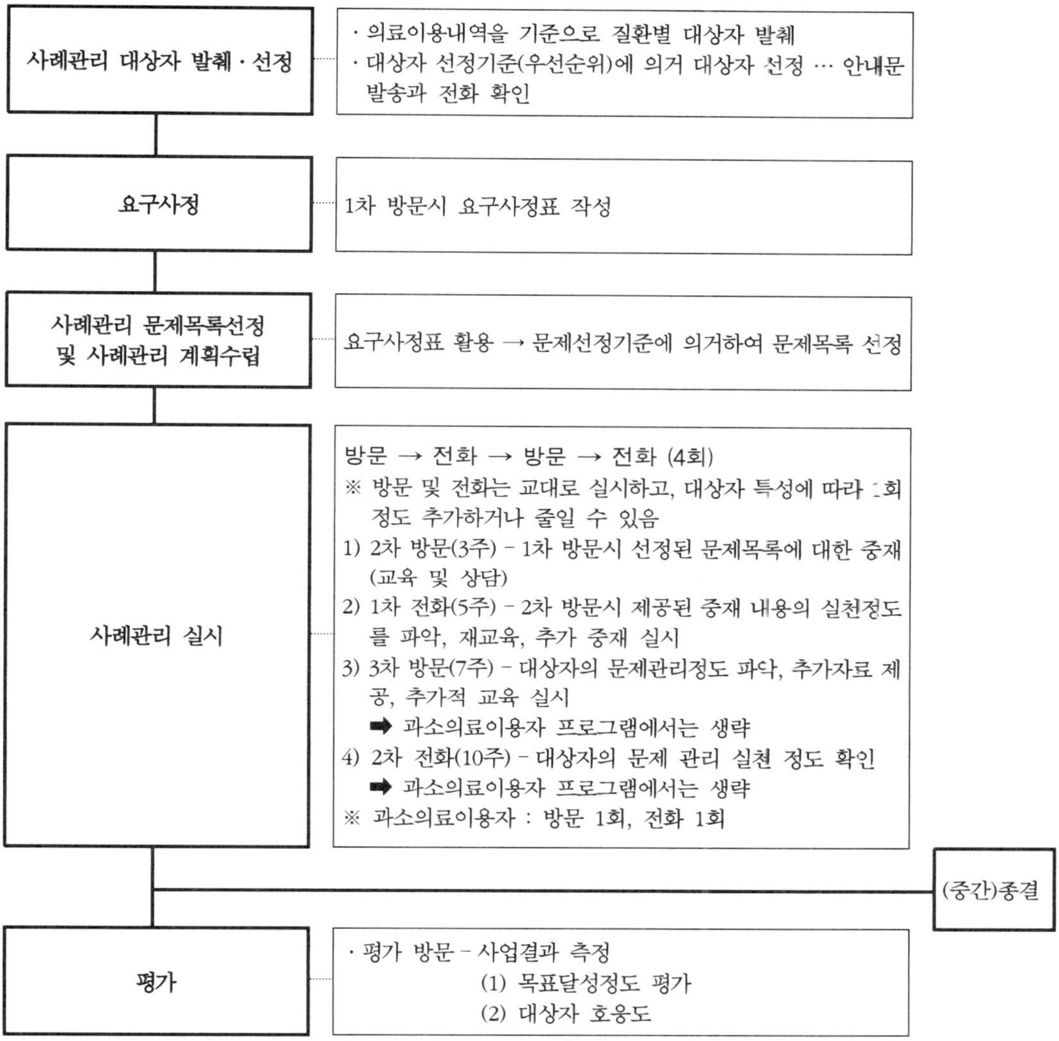

그림 11-4. 사례관리 수행절차도

(2) 요구사정

사례관리에 동의한 대상자와 면담 후 요구사정이 이루어진다. 주로 1차 방문 시 요구사정 도구를 통하여 이루어진다. 요구사정도구의 내용은 표 11-4에서 보는 바와 같이 크게 5개 영역(대상자 기초 정보, 의학적 영역 정보, 의료이용 정보, 자가관리 이행수준 평가 및 사회적 지지)으로 나누어진다.

표 11-4. 국민건강보험공단의 사례관리 요구사정 내용

영역	세부내용
대상자 기초 정보	성, 연령, 결혼상태, 교육, 직업, 경제상태, 가입자구분
의학적 영역	혈압/혈당수준, 비만도, 합병증, 가족력, 지난 한달간 경험한 증상
의료이용	주치의 유무, 복약상태, 입원경험, 외래이용
자가관리 이행수준 평가	질환에 대한 지식 및 태도, 생활요법 실천
사회적 지지	가족지지, 지역사회 자원 활용

(3) 문제목록선정 및 계획수립

고혈압과 당뇨병은 5개 영역에 12개의 문제목록이 있고, 뇌졸중은 6개 영역에 13개의 문제목록이 있다(표 11-5 참조). 이중 발생하기 쉽거나 위험도가 높으면서 중재 가능한 것을 우선순위로 선정하고 실현 가능한 목표를 설정하여 문제목록별 수행활동 계획을 수립한다. 사례관리 계획은 선정기준에 의하여 도출된 문제목록 중 우선순위 기준에 따라 문제목록을 최종 선정하고, 문제목록별 목표설정 및 수행활동을 계획한다.

표 11-5. 사례관리의 문제목록

영역	문제목록
치료 순응도	혈압조절 투약지시 이행
위험요인	체중조절 식이조절 음주 흡연 운동
건강수준	합병증 발생
의료이용	주치의와의 의사소통 적정의료이용
사회적 지지	지역사회 자원 활용 가족지지
기능상태(뇌졸중)	운동기능 인지기능

문제목록별 우선순위 설정을 위해서 4개 부문(시급성, 영향력, 대상자 요구, 중재 효과)별로 점수화하며, 점수가 높은 문제목록에 대하여 우선관리 문제목톡으로 선정한다(표 11-6 참조). 문제목록별 초기상태는 대상자의 문제를 중심으로 기술한다. 예를 들면 혈당조절이 안됨, 투약지시 불이행 등으로 기술한다. 또한, 목표는 해결 가능한 문제에 대해 현실 가능한 내용으로 기술한다.

다음으로, 사례관리 문제목록별 목표에 따른 수행활동을 계획한다. 이때 구처적 일정계획을 작성하며, 계획표는 대상자를 참여시켜 2부를 작성하며 1부는 대상자에게 제공하고 1부는 담당직원이 보관한다.

표 11-6. 사례관리사업 우선순위 설정기준

우선순위 설정기준	설 명	점수 범위
시급성	대상자 건강관리를 위해 시급한 정도	1 ~ 5
영향력	대상자 건강관리에 대한 문제의 영향력	1 ~ 5
대상자 요구	대상자의 문제해결의 의지, 요구 등	1 ~ 5
중재효과	건강관리사의 중재로 인해 기대되는 변화정도	1 ~ 10

(4) 사례관리 중재

사례관리 중재는 방문 및 전화로 이루어지며, 방문과 전화를 교대로 시행한다. 중재횟수는 대상자 특성에 따라 1회 정도 추가하거나 줄일 수 있게 되어 있다.

1차 중재는 요구사정일로부터 1주 전후로 이루어지며, 방문중재가 원칙이다. 이 단계에서는 요구사정을 통하여 선정된 문제목록에 대하여 교육 및 상담을 수행한다. 2차 중재는 요구사정 이후 3~4주째 이루어지며, 전화를 이용하여 1차 중재방문 시 제공된 내용에 대한 사례관리 대상자의 실천 정도를 파악하고, 필요하면 재교육을 한다.

3차 중재는 요구사정일로부터 6~7주째 이루어지며 대상자의 문제관리정도를 파악하여 필요한 교육자료를 추가로 제공하고 재강화 교육을 한다. 4차 중재는 요구사정일로부터 9~10주째에 이루어지며, 전화를 이용하여 사례관리 대상자의 문제관리 실천정도를 확인한다. 과소의료이용자의 경우는 3차나 4차 중재를 생략할 수 있다. 그림 11-5와 같이 전산화된 프로그램을 이용하여 모든 수행활동 계획을 관리하고 있다.

(5) 종결처리

종결은 조기종결, 중간종결, 정상종결로 구분된다. 적절한 대상자를 선정하고 사업의 효율성을 도모하기 위하여 정상종결 비율은 내부 평가지표로 정하여 관리하고 있다.

정상종결은 4회 방문과 2회 전화 관리로 총 12주간의 사례관리 일정이 모두 완료된 경우 정상종결로 분류된다. 중간종결은 사례관리를 받는 도중에 대상자가 탈락하는 경우 분류되는데, 구체적 사유는 대상자의 거부, 입원 등 질병악화로 관리할 수 없는 경우, 사망, 다른 지역 이사, 요구사정 결과 문제목록이 도출되지 아니하였을 때 등이다. 조기종결은 최초 방문(요구사정) 시 대상자가 등록을 거부하거나 담당직원의 안전이 위협되는 경우에 분류된다.

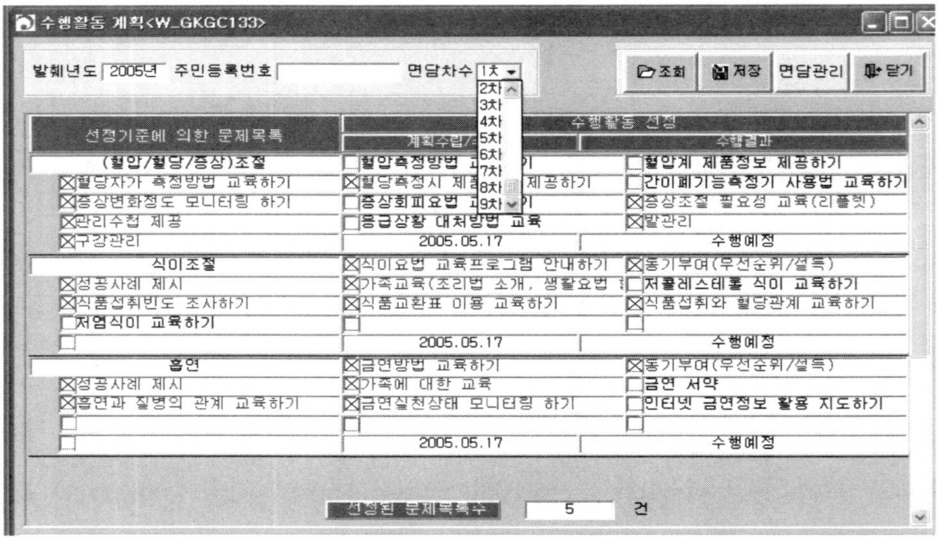

그림 11-5. 사례관리 활동계획 전산프로그램 예시

(6) 평가

평가단계에서는 사례관리 중재(intervention)에 따른 대상자 변화 정도를 평가한다. 사례관리 목표의 달성 정도를 확인하고, 대상자의 호응도를 평가한다. 또한, 다른 기관에 서비스를 의뢰하거나 연계한 경우 그 서비스가 원활하게 이루어지고 있는지도 확인한다.

평가 정보의 수집을 위하여 건강관리사는 대상자와의 최종 면담 시 사례관리 중재에 따른 대상자의 변화 정도를 평가하기 위하여 요구사정도구를 재측정한다. 그리고 문제목록별로 설정한 목적과 하부 목표들을 확인하여 목표 달성 정도를 평가한다.

건강관리사는 대상자의 목표 달성 정도를 평가할 때 환자의 상태와 자원을 고려하여 당초 설정한 목표에 대한 달성 정도를 평가한다. 목표 달성 정도는 A, B, C, D로 구분하며, 목표의 75% 이상 달성한 경우 A로 분류하고, B는 목표의 50% 이상 75% 미만 달성, C는 목표의

25% 이상 50% 미만 달성, D는 목표의 25% 미만 달성이다. 즉, 목표 달성도 100%는 가장 이상적인 완벽한 상태를 의미하는 것이 아니라 환자의 상태와 자원을 고려하여 건강관리사가 처음 설정한 목표에 도달한 정도를 평가하는 것이다.

마지막으로 건강관리사의 사례관리 중재에 대한 대상자의 반응, 건강관리사의 권고내용에 대한 순응도, 전반적인 만족도를 5점 척도로 평가한다. 대상자 호응도는 사례관리 시작 및 종료시점에 각각 평가한다. 또한, 대상자가 건강관리사와의 방문(전화) 약속을 항상 기억하고 지켰는지, 건강관리사의 교육이나 지시를 잘 따랐는지 등 순응도를 평가한다.

(7) 추구관리

추구관리는 자원의 제약 때문에 지속적 관리가 현실적으로 불가능하므로 변화를 보인 대상자에게 지속적 건강행태를 유지하도록 지원하기 위하여 실시한다. 추구관리대상자는 종결시 최종평가에서 A, B로 분류된 대상자이며, 총 2회의 추구관리 서비스가 제공된다. 추구관리 시점은 1차 추구관리는 정상종결 후 3개월이 되는 시점이며, 2차 추구관리는 정상종결 후 6개월이 되는 시점에 한다.

추구관리 내용은 지속적인 건강관리를 독려하는 안내문과 대상자별 건강문제 개선을 위한 자료를 우편으로 보내는 것이다. 한편, 사례관리 기간에 건강행태 변화를 보이지 않았던 대상자(C, D로 분류)는 우편을 통한 건강교육자료 제공으로 효과를 기대하기 어렵다고 판단하고 추구관리에서 제외하고 있다.

4 건강보험 사례관리의 작동기전

만성질환자들은 그들의 상태에 따라 다른 수준의 치료와 중재가 필요하다 : 복합적이고 다수 문제를 가진 사람들을 위한 '사례관리', 특정 질병이 있는 사람들을 위한 '질병관리' 및 전체 환자 집단의 70~80%에 해당하는 환자들을 위한 '자가관리'가 있다(그림 11-6 참조).

사례관리, 질병관리 및 자가관리의 공통된 구성요소는 자가관리 지원과 환자교육이다. 건강보험 사례관리의 내용과 접근은 사례관리이라기보다는 자가관리 중재에 가깝고 사업 대상자들도 지역사회에 사는 만성질환자들로 아주 복잡한 문제를 가진 사람들이 아니다. 건강관리사들은 환자들과 함께 관리계획 즉, 건강행위를 변화시키고 위험요인을 감소시키기 위한 중재계획을 수립하지만, 치료 계획은 이 중재계획에 포함되지 않는다. 건강보험공단은 과소

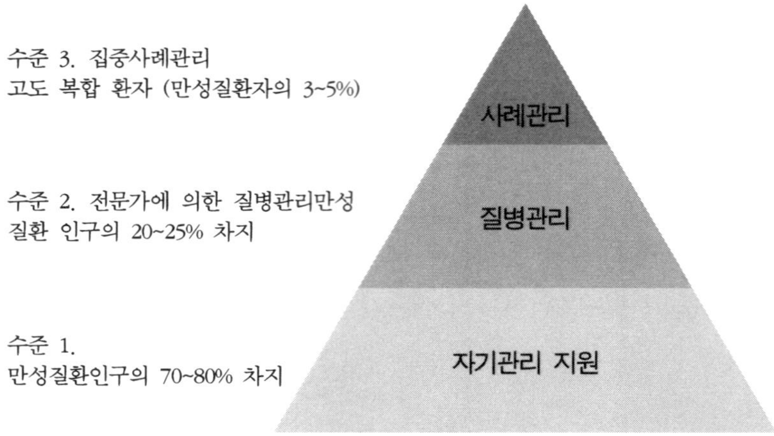

그림 11-6. 만성질환 관리를 위한 틀

Source : Case management : a position paper, from http://www.dhsspsni.gov.uk/

및 과다로 의료서비스를 이용하는 사람을 목표 집단으로 설정하고 지역사회 내의 이용 가능한 자원을 조정하거나 더 나은 장기적인 결과를 도출하고 진료비를 줄이려고 적정 의료이용을 권장한다.

건강보험 사례관리는 이론에 기초하여 프로그램이 개발되지 않았지만 다양하고 혼합된 전략을 사용하였다. 건강보험 사례관리 프로그램은 자가관리 지원 및 환자교육을 강조하면서 다위험 요인을 줄이는 것을 목표로 하는 하나의 일반적인 접근 방법을 도입하였다. 건강보험 사례관리는 지식, 자가관리 활동, 흡연, 음주 및 운동과 같은 건강행위, 이용 가능한 사회적 지원, 혈당 및 체중조절을 포함한 다양한 요소의 중재로 구성되어 있다(Shin, 2009).

건강보험 사례관리 프로그램은 방문면접 및 전화로 질병과 관련된 교육 및 행동변화를 검토하고 안내하고 격려하고 지원하는 일종의 코칭이다. 자기효능 및 변화의 범이론적 모형이 사례관리 프로그램의 이론적 기초로 추론될 수 있다. 자기 효능은 건강행위의 채택, 불건강행위의 중지, 노력한 건강변화의 유지에 영향을 미친다. 건강관리사는 환자의 요구를 평가하고 환자들과 환자들의 문제를 토의한 다음에 환자와 함께 달성 가능한 개인화된 목적을 설정하고 환자들이 목표 행동을 하는지 모니터하고 목표를 성취하도록 환자를 격려한다(국민건강보험공단, 2007). 초기 목표는 환자가 목표 행동을 성취할 수 있다고 100% 확신을 할 때까지 보통 낮게 설정한다. 이러한 숙련 경험은 환자의 자기 효능에 강한 믿음을 만든다. 그리고 건강관리사는 변화를 위한 환자의 동기 준비정도를 확인하고 환자의 요구에 적합한 중재를 선택한다. 건강관리사는 환자와의 추가적인 접촉을 통해 이러한 절차의 반복은 질병을 관리하기 위한 환자의 자신감 혹은 자기 효능을 증가시킨다. 변화를 만들려는 환자를 모니터하고 지켜보는 것은 자기 효능을 생기게 하고 강화시키고 원하는 건강 결과를 가져온다. 결과적으로 건강관리사는 환자의 목적을 성공적으로 성취하도록 환자의 자기 효능을 도와준다(신순애, 2009).

환자 개인의 욕구에 기초하여 맞춰진 사례관리 중재는 더욱 유연하다. 건강관리사는 후속되는 접촉을 통해 변화의 단계를 평가하고 목적하는 변화를 위해 추가적인 중재를 제공한다. 변화의 이런 범이론적 모델은 금연 및 운동에 자주 사용되고 있으며 동기화 인터뷰는 변화를 위한 환자의 내적 동기를 이끌어 내고자 사용된다. 더군다나 건강관리사는 종종 자가관리 활동에서 환자를 동기화하고 관련 합병증 검사를 격려하기 위하여 특히 건강문명이 낮은 사람들을 대상으로 공포 기반 의사소통을 사용한다. 요약하면, 건강보험 사례관리는 주로 자기 효능과 변화의 범이론적 이론에 의해 지지가 되는 것으로 보인다(신순애, 2009).

5 사업의 평가와 발전방향

1) 사례관리사업의 평가

건강보험 사례관리는 지역사회에 거주하는 고혈압 및 당뇨병 환자들에게 긍정적인 효과가 있는 것으로 나타났다. 사례관리 서비스를 받은 환자들은 고혈압 및 당뇨병에 대한 생리학적인 지표의 향상을 보이고 해당 질환에 대한 조절능력이 개선된 것으로 나타났다(김창엽 등, 2004, 유원섭 등 2007, 윤순녕 등, 2009). 이는 생활습관의 변화와 자가관리 행위 실천의 향상에 기인한 것으로 볼 수 있다. 또한, 사례관리는 가족 지원을 향상시키고 및 환자가 주치의를 가지게 하는데 이바지하였다.

고혈압 및 당뇨병 대상자 사례관리의 효과를 대조군과 비교한 연구(김창엽 등, 2004)에 따르면, 사례관리를 받은 고혈압 및 당뇨병 대상자에서 생리학적 지표, 질환관련 지식 및 자가관리 이행수준의 향상, 건강관련 행태 개선을 보였다. 유원섭 등(2007)의 연구에서도 고혈압 및 당뇨병으로 사례관리를 받은 환자에서 혈압감소, 자가관리 이행수준 및 건강관련 행태변화에서 유의미한 변화를 보여 사례관리의 효과가 입증되었다. 2006~2007년 고혈압 및 당뇨병으로 사례관리를 받은 사람을 연구대상으로 한 연구(윤순녕, 2009)에서도 사례관리 후 생리학적 지표(혈압, 혈당)의 유의미한 감소가 있었고 흡연, 운동 및 식이에서도 유의한 개선이 있었다. 고혈압 및 당뇨병에 대한 지식의 향상, 당뇨병과 관련된 영양, 발, 구강 및 투약관리에 대한 자가관리 실천도 유의미하게 향상된 것으로 나타났다.

당뇨병 환자를 대상자로 한 연구(신순애, 2009)에 의하면, 사례관리는 당뇨와 관련된 의료이용 서비스 특히 과소 및 평균 수준의 의료 이용을 하는 환자에게는 적정 의료이용을 권유하고 과다 의료이용자에게는 의료서비스를 줄이게 하는 등 의료서비스 이용에 영향을 미치는 것으로 나타났다. 따라서 건강보험 사례관리가 과소 의료이용자에게 중점을 둔다면, 건강보험 사례관리 중재는 단기적으로는 보건 의료서비스 이용을 증가시킬 가능성을 가지고 있다. 동 연구에서 일부 중요한 격차가 사회경제적 계층 사이에 존재함을 발견하였으며 사례관리 중재가 교육, 소득 및 의료이용 수준에 따른 계층 간에 당뇨병 관리에 대한 격차를 줄이는 것으로 나타났다. 게다가 사회경제적으로 열악한 환자들이 건강보험 사례관리 중재에 의해 더 많이 영향을 받고 더 많은 참여 혜택을 받은 경향이 있었다(신순애, 2009).

환자들의 자가관리 활동과 생활습관은 단기적인 건강결과와 관련되어 있었으며, 이는 차례로 장기적인 건강, 삶의 질 및 사망률에 영향을 미친다. 사례관리 직후에 만들어진 긍정적인 변화를 유지하도록 계속적인 지원이 필요하다. 사례관리 효과를 유지하거나 추가적인 개선을 위해서는 건강보험 사례관리를 보건의료체계 주류 내로 통합시키는 것이 매우 중요하다.

2) 사례관리사업의 발전방향

국민건강보험공단의 사례관리는 사회적인 요구 및 필요성이 클 뿐 아니라, 단일 보험자로서 우리나라 사회보험제도의 특성, 국민건강보험공단의 조직적인 특성, 현재의 사례관리사업의 체계적 수준 및 대상자의 높은 만족도 등으로 성공적인 조건을 확보하고 있다. 민간사(私)보험과는 달리, 건강보험대상자는 의료급여수급권자로 이동하는 것을 제외하고는 평생 자격을 유지한다. 의료급여수급권자가 되더라도 소득이 향상되면 다시 건강보험대상자로 돌아온다. 이는 만성질환자를 위한 관리를 향상시키는 노력이 장기간에 걸쳐 일관성 있고 지속적으로 적용될 수 있음을 의미한다. 그러나 사례관리사업의 효과를 극대화하려면 몇 가지 과제가 있다.

첫째, 인력개발과 정기적인 사업 모니터링이 필요하다. 사례관리 업무는 일대일 대면 서비스로 이루어지기 때문에 업무를 수행하는 사람에 따라서 업무성과가 크게 차이가 날 수 있는 특성이 있다. 즉 제공자의 태도, 자세 및 능력이 사업의 결과에 많은 영향을 미치게 된다. 서비스 제공자의 역량계발이 사업의 성패를 좌우하는 중요한 요인이므로 지속적인 교육훈련 프로그램의 제공이 필요하다. 아울러 개인 단위의 서비스 제공과정에 대한 모니터링과 함께 사례관리사업에 모니터링도 정기적으로 이루어져야 한다.

둘째, 사업효과의 극대화를 위한 공공 의료기관 및 민간 의료기관과의 연계를 활성화하는 것이 필요하다. 외국은 사례관리가 사실상 의료공급자와 같거나 긴밀하게 연관되어 있으나, 우리나라는 의료공급자에 대한 중재를 배제하여 의료공급자의 행태에 영향을 미치기 어려울 뿐만 아니라 협력도 쉬운 일이 아니다. 하지만, 국민건강보험공단 사례관리의 주요 목적의 하나이며 공단이 어느 다른 기관보다 더 잘할 수 있는 합리적인 의료이용에 대한 사례관리는 의료공급자와의 연계 없이는 사업효과가 제한될 수밖에 없다. 따라서 의료공급자와의 긴밀한 협력체계 구축이 필요하다.

건강보험공단의 사례관리는 대상자들의 혈압과 혈당을 낮추고, 건강행태를 바람직한 방향으로 변화시킨 것으로 나타났다. 이러한 변화는 합병증 발생을 지연하거나 예방하여 장기적으로 대상자들의 의료비를 절감할 것으로 기대된다.

참고문헌

1. 국민건강보험공단(2007). 적정의료이용지원 업무 매뉴얼. 서울: 국민건강보험공단.
2. 국민건강보험공단(2008). 건강보험공단의 건강관리사 자격인증 및 훈련 인력현황. 서울: 국민건강보험공단(내부보고서).
3. 김은영, 김윤미, 김철환, 김희걸, 소애영, 신순애, 신은영, 유원섭, 이건세, 이꽃메, 전경자(2008). 지역사회 만성질환 사례관리의 이론과 실제. 서울: 현문사.
4. 김창엽, 김윤미, 김은영, 김철환, 김형수, 김희걸, 소애영, 신은영, 이꽃메, 유원섭, 전경자, 최정현, 김대현, 박경민, 김순영, 남해성, 류소연, 박성주, 신준호(2004). 사례관리 시범사업 확대 적용방안 연구. 국민건강보험공단 · 서울대학교 보건대학원.
5. 김창엽, 김은영, 김철환, 김형수, 김희걸, 남해성, 류소연, 소애영, 손혜숙, 신은영, 신준호, 이건세, 이경수, 이꽃메, 이중정, 유원섭, 전경자, 최정현(2003). 건강보험 가입자 개인관리(Case management, 사례관리) 사업개발 및 평가, 서울: 국민건강보험공단 · 서울대학교 보건대학.
6. 유원섭, 김명희, 김윤미, 김은영, 김철환, 김희걸, 소애영, 신은영, 이꽃메, 전경자(2007). 건강보험공단 사례관리 사업의 발전적 재편을 위한 업무 매뉴얼 개발 연구. 서울: 국민건강보험공단 · 을지대학교.
7. 윤순녕, 이인숙, 김진현, 박은준, 이복임, 고영(2009). 만성질환 관리의 질 향상을 위한 사업성과 분석 및 개선방안 연구. 서울: 국민건강보험공단 · 서울대학교 간호대학.
8. 이건세, 김철환, 신지연, 유원섭, 이꽃메, 신은영, 김윤미(2005). 건강보험 사례관리 인력개발 및 모니터링 방안 연구, 서울: 국민건강보험공단·건국대학교.
9. 이건세, 김철환, 전경자(2002), 과다수진자 관리방안, 서울: 국민건강보험공단 · 건국대학교.
10. 전경자, 김윤미, 김은영, 김철환, 김희걸, 소애영, 신은영, 유원섭, 이꽃메(2006), 사례관리 직무기술서와 자격인증 교육프로그램 개발. 서울: 국민건강보험공단 · 순천향대학교 산학협력단.
11. Soon Ae Shin(2009). Evaluating a Community-Based Case Management Program for People with Diabetes in Korea, PhD thesis. Melbourne: La Trobe University.
12. Soonman Kwon(2007). The Fiscal Crisis of National Health Insurance in the Republic of Korea: In search of a New Paradigm, Social Policy & Administration, 41(2), 162-178.

제 12 장

의료급여 사례관리[1)]

의료급여 수급권자 K씨(33세)는 알콜의존성증후군, 기분부전증, 고혈압, 류마토이드관절염, 만성전립선염, 기능적 설사, 위염 등의 질환을 이유로 2005년도에 9개 병원을 이용하여 의료기관 방문일수가 131일이었고 급여일수가 1,434일이었다. K씨를 만나 이런 사실을 알렸더니 깜짝 놀라셨다. 그렇게 많이 다녀도 병세가 좋아지지 않는다는 것에 더 놀랐을 것이다. K씨는 정신과는 꼭 다녀야 하니까 그 동안 다니던 여러 의료기관 가운데 한 곳을 정해 다니기로 하고, 전립선 약은 먹으나 안 먹으나 항상 똑같다고 하며 끊어보겠다고 했다. 관절염도 지속적으로 약을 복용하던 것은 아니었기에 병원치료보다는 계속적인 운동으로 증상을 완화시켜 보기로 했다.

(김정미, 2007)[2)]

1 배 경

1) 의료급여 제도[3)]

의료급여 제도는 국민건강보험과 함께 국민 의료보장의 중요한 수단이 되는 사회보장제도이다. "생활유지 능력이 없거나 생활이 어려운 저소득 국민의 의료문제를 국가가 보장하는 공공부조제도"로 "국민보건의 향상과 사회복지 증진에 이바지함을 목적으로" 하고 있다.

의료급여 수급권자는 1종 및 2종 수급권자로 구분되며,[4)] 본인부담금에 차등을 두고 있다

---

1) 임승주(서울대, seungju62@hanmail.net)

2) 제시된 사례는 1개 시군구의 의료급여관리사에 의한 사례관리 사례로써, 김정미(2007)의 내용을 발췌요약한 것임. pp75-76.

3) 2010년 의료급여사업안내(보건복지가족부, 2010)에서 발췌 정리함.

4) 국민기초생활보장수급권자의 유형구분(1종 및 2종)의 근거는 근로능력의 유무로 근로능력이 없는 세대는 1종, 근로능력이 있는 세대는 2종이 됨(보건복지가족부, 2009).

표 12-1. 수급권자가 의료기관 등을 이용한 경우 본인이 부담해야 하는 금액

구분		1차(의원)	2차(병원, 종합병원)	3차(지정병원)	약국	PET 등[5]
1종	입원	없음	없음	없음	500원	없음
	외래	1,000원	1,500원	2,000원	500원	5%
2종	입원	10%	10%	10%	500원	10%
	외래	1,000원	15%	15%	500원	15%

자료: 보건복지가족부, 2010년 의료급여사업안내, 2010.

(표 12-1). 1종 수급권자는 국민기초생활보장수급권자(근로무능력세대, 107개 희귀난치성 질환자가 속한 세대, 시설수급권자), 타법적용자(이재민, 의상자 및 의사자의 유족, 18세 미만 입양아동, 국가유공자, 중요무형문화재 보유자, 북한이탈주민, 5·18민주화운동 관련자), 행려환자 등이다. 2종 수급권자는 국민기초생활보장수급권자 가운데 근로능력세대가 해당된다. 2009년 12월말 기준 의료급여 수급권자는 1,678천명으로 전 국민의 3.7%에 해당하며, 1종 수급권자는 1,037천명(61.8%)이고 2종 수급권자는 641천명(38.2%)이다.

의료급여의 급여범위 및 급여비용은 건강보험과 유사하며(정신과 등 일부 수가체계 상이), 급여절차는 3단계이다. 1차는 의원, 보건기관(보건소, 보건지소, 보건진료소), 보건의료원이며, 2차는 병원과 종합병원, 3차는 복지부장관이 정한 25개의 제3차 의료급여기관이다. 1차에서 2차 혹은 2차에서 3차로 의료급여기관의 단계를 변경하여 이용하게 되는 경우 의료급여 의뢰서가 필요하다.

의료급여 수급권자가 의료급여 기금의 부담으로 의료급여를 받을 수 있는 상한 의료급여일수[6]는 연간 365일로 3가지 질환군으로 분류하여 다르게 적용된다. 보건복지부장관이 고시하는 107개 희귀난치성질환과 11개 만성 고시질환[7]은 각 질환별로 연간 365일이며, 그 외 기타질환은 각 질환을 모두 합산하여 연간 365일이다.

상한일수 365일을 초과하여 의료급여를 받기 위해 급여일수 연장승인을 신청할 수 있으며, 신청자 가운데 여러 의료급여기관 이용에 따른 병용금기 및 중복투약으로 위해(危害) 발

5) 특수장비 촬영으로 CT, MRI, PET 등이 포함됨(저자 주).

6) "의료급여일수는 매년 1월 1일부터 12월 31일까지의 입원일수, 투약일수, 투약없이 외래로 의료급여를 받는 경우의 급여일수, 혈액투석 또는 복막투석을 받고 있는 만성신부전증환자와 장기이식을 받는 환자가 경구투여제만을 투여받는 경우의 급여일수를 합하여 산정". 보건복지가족부(2010)에서 인용. p69.

7) ① 정신 및 행동장애(간질포함) ② 신경계질환 ③ 고혈압성 질환 ④ 간의 질환(만성바이러스간염포함) ⑤ 당뇨병 ⑥ 호흡기결핵 ⑦ 기타 만성폐쇄성폐질환 ⑧ 대뇌혈관질환 ⑨ 두개내손상 ⑩ 갑상선의 장애 ⑪ 심장질환. 보건복지가족부(2010).

생 가능성이 높은 자를 대상으로 선택병의원 제도를 적용한다. 선택병의원 제도는 제도적용자 본인이 선택[8]한 1~2개의 의료급여기관을 이용할 것을 조건으로 차기연도 말까지 급여일수 연장을 승인해주는 것이다. 대상은 107개 희귀난치성질환 및 11개 고시질환 중 하나의 질환으로 각각 급여일수 455일(상한일수 365일 + 1차 연장승인 90일)을 초과하여 의료급여를 받고자 하는 자와 그 이외의 기타질환으로 급여일수 545일〔상한일수 365일 + 90일(1차 연장승인) + 90일(2차 연장승인)〕을 초과하여 의료급여를 받고자 하는 자이다. 선택병의원 적용대상자는 본인이 선택한 의료급여기관을 이용할 때 본인부담금 없이 이용할 수 있으며, 선택의료급여기관 외의 다른 의료급여기관에서 진료가 필요한 경우 선택의료급여기관에서 의료급여의뢰서를 발급받아 이용하여야 한다. 의뢰서를 발급받아 이용하는 경우에는 의료급여에서 지급하는 기관 부담금 외의 본인부담금을 납부하게 되며, 의뢰서 없이 이용하는 경우에는 진료비 전액을 본인이 부담하게 된다.

2) 의료급여 수급권자의 특성

의료급여 수급권자는 노인여성이 많고, 학력이 낮으며, 사회적 지지체계가 취약한 집단으로 요약할 수 있다(김의숙 등, 2007). 65세 노인인구 비중은 26.4%로 건강보험 적용자의 9.6%에 비해 매우 높고, 노인의 72.6%가 여성이다(국민건강보험공단, 2009b). 교육수준은 무학인 경우가 36.0%, 초등학교 중퇴 및 졸업이 27.4%(신용애 등, 2008)이다. 사별(40.6%) 또는 이혼 및 별거(15.9%)로 인해 배우자가 없으며, 혼자(34.5%) 살거나 한 명의 동거가족(35.2%)과 지내는 경우가 많다(김의숙 등, 2007). 특히 의료이용이 다른 수급권자에 비해 많아 사례관리 대상자[9]가 되는 집단에서 이런 특성은 더욱 뚜렷이 나타난다(김의숙 등, 2007; 신용애 등, 2008).

김의숙 등(2007)의 연구결과에 의하면 대부분의 의료급여 수급권자의 신체적 건강상태는 좋지 않은 것으로 나타났다. 수급권자의 80.1%가 '주관적 건강이 나쁘다'고 인지하고 있었으며, 31.7%가 장애를 가지고 있었다. 사례관리 대상자의 79.1%가 고혈압, 관절염, 당뇨병, 만성하기도질환, 뇌졸중, 우울증 가운데 1개 이상 질환을 가졌고, 통증발현이 있는 경우가 93.5%에 달했다. 끊임없이 자신의 건강상태를 염려하고(80.6%), 심한 스트레스(57.2%)와 자살 충동(77.6%)을 느끼는 등의 정신적 건강상태도 나쁜 것으로 확인되었다.

---

8) "수급권자 본인이 자주 이용하는 의원급 기관 선택 원칙". 보건복지가족부(2010)에서 인용. p6.

9) 연간 투약일수 450일 이상이고 10개 이상의 의료기관을 방문하였거나, 외래니원일수가 70일 이상, 급여일수가 1,000일 이상 등의 조건으로 사례관리를 받는 대상자(김의숙 등, 2007).

건강보험 적용자에 비해 의료급여 수급권자에서 나타나는 높은 의료이용량은 이들의 일반적 특성 및 건강상태와 밀접한 관련이 있다고 할 수 있다. 2008년에 모든 의료급여수급권자가 의료이용을 한 것으로 나타났다(표 12-2).[10] 의료급여 1종의 1인당 외래내원일수 31.9일은 건강보험 16.6일의 약 2배이며, 입원일수는 84.8일로 약 5배에 달한다. 의료급여 2종의 외래내원일수는 19.4일로 건강보험보다 약간 높으나, 입원일수가 46.1일로 약 3배였다. 투약일수는 의료급여 1종의 경우 1인당 226.1일로 건강보험 98.9일에 비해 2배 이상 많으며, 2종은 108.4일로 건강보험에 비해 약 10일이 많았다. 이렇듯 많은 의료서비스 이용은 진료비 증가 측면에서의 문제뿐만 아니라 수급권자들이 중복처방이나 병용금기 처방을 받는 위험상황에 노출될 확률을 높인다. 복지부가 2006년 1~3월 심결기준 자료 2,683,141건에 대한 동일성분 중복처방 현황을 조사한 결과, 18.6%의 중복처방이 확인되었다. 병용금기처방 현황은

표 12-2. 2008년 의료급여와 건강보험 의료이용량 비교

구 분		의료급여		건강보험
		1종	2종	
적용인구(명)		1,024,848	816,491	48,159,718
진료실인원(명)[11]		1,138,144	872,770	44,064,265
진료실인원/적용인구(%)		111.1	106.9	91.5
외래	진료실인원(명)	1,106,349	860,289	43,737,606
	외래내원일수(일)	35,281,566	16,721,837	724,038,824
	1인당 외래내원일수(일/진료실인원)	31.9	19.4	16.6
입원	진료실인원(명)	328,526	112,930	5,019,158
	입원일수(일)	27,862,718	5,208,262	83,920,448
	1인당 입원일수(일/진료실인원)	84.8	46.1	16.7
약국	진료실인원(명)	1,015,460	805,378	41,011,554
	투약일수(일)	229,576,303	87,267,488	4,055,771,629
	1인당 투약일수(일/진료실인원)	226.1	108.4	98.9

자료 : 국민건강보험공단, 2008 건강보험통계, 2009a.
국민건강보험공단, 2008 의료급여통계, 2009b.

10) 비율이 100%를 넘는 것은 수급권자 수는 2008년 12월말 현재시점을 기준으로 하고, 실진료인원은 2008년 1년 동안의 기간으로 산정하므로 수급권자격의 변동에 의한 결과임(저자 주).

11) "진료횟수와 관계없이 실제 진료를 받은 인원수". 보건복지가족부와 국민건강보험공단(2007). 일러두기(용어정의).

건강보험과 의료급여 수진자 각각 1,000명씩에 대하여 조사하였는데 의료급여 수진자가 받은 병용금기처방은 8.1%로 건강보험 수진자의 1.5%에 비해 5.4배가 높았다(보건복지가족부, 2008a).

의료급여 수급권자의 높은 의료이용량은 진료비에 그대로 반영되었다. 2008년 의료급여 1종의 진료실인원 1인당 진료비는 3,070천원, 2종은 1,092천원으로 건강보험 적용인구의 791천원과 비교했을 때 약 4배와 약 1.4배에 해당하였다. 외래, 입원, 약국 모두 건강보험에 비해 1종은 2.5~3배, 2종은 1.2~1.5배 정도 높았다. 의료이용 형태별로 건강브험과 비교한 진료비 비중에서 1종은 약국, 외래, 입원의 순으로 높았고, 2종은 입원, 약국, 외래의 순으로 높았다(표 12-3).

표 12-3. 2008년 의료급여와 건강보험 진료실인원 1인당 진료비 비교 (단위 : 원)

구분	의료급여				건강보험
	1종		2종		
	진료비(A)	A/C	진료비(B)	B/C	진료비(C)
계	3,070,192	3.880	1,092,083	1.380	791,321
외래	949,154	2.876	386,291	1.171	329,989
입원	5,352,976	2.467	3,242,031	1.494	2,170,174
약국	675,195	2.902	316,241	1.359	232,705

자료 : 국민건강보험공단, 2008 건강보험통계, 2009a.
국민건강보험공단, 2008 의료급여통계, 2009b.

3) 의료급여 사례관리의 필요성

우리나라의 의료급여 제도는 지난 30년간 적용대상과 급여범위를 확대하면서 저소득층의 건강을 보장하고 질병으로 인한 빈곤화 방지를 위한 의료안전망으로 평가를 받고 있다(유원섭, 2007 ; 조경애, 2007). 하지만 건강유지를 위한 최소한의 기전을 제공하는 외형적인 틀을 유지하는 가운데 매년 20% 이상[12]을 상회하는 의료급여 비용의 지속적인 증가로 제도의 지속 가능성에 대한 문제가 제기되었다(신영석, 신현웅, 황도경과 노인철, 2006). 급증하는 의료비에도 불구하고 제공되는 서비스는 수급권자의 복합적인 보건복지의 요구를 충족하지 못하였다(신영석, 신현웅과 황도경, 2007).

12) 1996~2005년의 의료급여비 연평균 증가율은 24%였음(국회예산정책처, 2006).

이에 보건의료 서비스 요구에 대한 지속적이며 적절한 상담과 관리, 필요한 보건복지 서비스 연계 등을 전문적으로 지원하는 관리체계의 필요성에 의해 의료급여 사례관리 제도가 도입되었다. 대부분이 노인이거나 학력 수준이 낮으며, 만성질환으로 인해 의료이용을 많이 하게 되는 상황에서 수급권자들은 대체로 합리적인 의료이용에 대한 정보나 지식이 없는 경우가 많다. 이들의 합리적 의료이용에 대한 정보제공과 상담의 필요성은 사례관리 도입의 주요 요인이라고 할 수 있다. 합리적인 의료이용에 대한 체계적이고 전문적인 관리는 수급권자들의 건강관리를 통한 삶의 질 향상과 함께 의료급여 재정을 안정시키는 두 가지 목적을 동시에 이루게 하는 비용-효과적인 접근이라고 할 수 있다(신영석 등, 2007).

2 이론적 배경

1) 사례관리의 역사적 배경

사례관리의 핵심개념은 대상자의 보건복지 요구에 대한 다양한 서비스를 조정하고 통합함으로써 대상자가 스스로 요구를 해결하도록 하는 지원적 서비스라고 할 수 있다. 이런 개념을 기초로 할 때 미국에서 1860년대 가난한 이민자들에게 적절히 조정되지 못한 상태로 제공되는 보건복지 서비스 전달과정에 대한 해결책으로 시도한 접근방식이 사례관리의 시작이라고 볼 수 있다(Kersbergen, 1996).

보건의료 분야에서 사례관리가 본격적으로 활성화된 것은 보건의료의 환경변화와 관련이 있다. 1960년대까지 미국에서 적용하던 보험급여 방식인 행위별 수가제 하에서 누구도 의료비에 대한 책임에 대해서는 고려하지 않은 채 값비싼 기술에 의한 의료의 질만을 추구함으로써 보건의료비용은 계속하여 증가하였고, 포괄적인 서비스 공급도 이루어지지 못하였다. 1970년대부터 새롭게 도입된 포괄수가제(Diagnosis related Group, DRG)와 전향적 보상 시스템(Prospective Payment System, PPS)으로 인해 실제적으로 의료비에 영향을 받는 보험회사와 병원들은 의료서비스 전달과정에 대한 관심을 갖게 되었고, 그 노력의 일환으로 도입한 것이 매니지드 케어(managed care)였다(Powell, 2000). 매니지드 케어는 경제적 관점의 입장에 기초한 의사결정 혹은 인센티브 제공을 통해서 자원의 활용을 관리하는 보건의료전달체계로써(Kersbergen, 2000), 의료서비스의 제한을 가져오는 속성을 가진다(Powell, 2000). 사례관리는 서비스의 이용과 질을 함께 보장함으로써 관리의 개념에 균형을 이루게 하는 것이며(Powell, 2000), 매니지드 케어를 작동시키는 가장 일반적인 방법이다(Kersbergen, 2000).

2) 사례관리의 정의

사례관리의 정의는 학문적 배경이나 사례관리의 목표에 따라 조금씩 다르지만, 효과적인 서비스 전달과 서비스의 질적 향상을 위하여 대상자의 요구에 부합하는 자원을 조정하는 것을 기반으로 하고 있다. 미국사례관리협회(Case management Society of America, 2010)는 "사례관리란 질과 비용-효과성을 증진시키기 위하여 의사소통과 사용가능한 자원을 동원하여 개인의 건강요구를 충족시키는 서비스를 위해 사정, 계획, 촉진, 옹호하는 협력적 과정이다"라고 하였다. 미국 간호사협회(American Nurses Association, 1988)는 "사례관리는 대상자가 적정기간 내에 기대하는 결과에 도달할 수 있도록 고안된 건강관리전달체계로 의료의 연속성에 따라 질 높은 의료를 제공하고 의료 서비스의 단절을 줄이며, 대상자의 삶의 질을 향상하고 건강관리에 소요되는 자원을 효율적으로 사용하여 비용을 절감하는 것을 목적으로 한다"라고 하였다(김의숙 등, 2008).

미국사회복지사협회(1984)는 "사례관리는 서비스전달체계 속의 요소들을 조정하고 연결하는 것으로 개인의 욕구를 충족시키는 포괄적 프로그램이 확실히 이루어지게 하는 하나의 기제"(김의숙 등, 2008)라고 하였다. 한국 사회복지협의회는 "사례관리는 사례관리자와 클라이언트의 협력을 통하여 장기보호의 욕구를 충족시키고, 클라이언트 지원망의 기능적 능력을 향상시키거나 극대화시키며, 연속적이고 포괄적인 서비스의 제공과 서비스의 조정을 통하여 효과적이고 효율적인 서비스의 전달을 촉진하고 보장하는 사례관리자와 클라이언트 사이의 전문적 관계에 기초한 대인관계서비스의 과정이다"라고 하였다(이종복 등, 2007).

3) 사례관리의 목적[13)]

사례관리는 다음과 같은 목적을 달성하기 위한 노력이라 할 수 있다.

첫째, 보호의 연속성(continuity of care)을 보장한다. 보호의 연속성은 횡단적 차원과 종단적 차원으로 구분할 수 있다. 횡단적 차원은 주어진 특정시점에서 대상자의 다양한 요구를 충족시키기 위해 포괄적인 서비스를 제공해 주는 것이다. 종단적 차원은 시간의 경과에 따라 변화하는 개인의 욕구에 반응적인 서비스를 지속적으로 제공해 주는 것이다.

13) 장인협과 우국희(2001)의 내용을 인용 혹은 재구성함. pp15-16.

둘째, 서비스의 통합성(integration of services)을 확보한다. 다양하거나 시간의 경과에 따라 변화하는 대상자의 장기적인 욕구를 다루기 위해서 사례관리자는 많은 기관의 서비스와 전문가들의 기능을 통합한 체계를 확보해야 한다. 서비스의 통합은 서비스의 중복이나 누락을 방지하며, 서비스 제공자들 간의 갈등을 줄이고 긍정적인 상호작용을 강화시킬 수 있다.

셋째, 서비스에 대한 접근성(accessibility to services)을 높인다. 서비스 접근 시 대상자에게 발생하는 장애(기관의 자격기준, 규제, 정책, 절차 등)를 제거하고 필요한 서비스를 획득할 수 있도록 원조하는 것으로 사례관리자의 옹호자 역할과 관련된다.

넷째, 사회적 책임성(accountability)을 보장한다. 이는 서비스 제공의 효과성 및 효율성과 관련된다. 효과성은 대상자의 욕구에 적합하고 적절한 방법으로 서비스가 제공될 수 있도록 보장하는 것이다. 효율성은 비용의 절감 차원과는 달리 현실적으로 부족한 자원의 현명한 자원활용과 관련되는 것이다.

4) 사례관리의 구성요소

사례관리의 기본적인 구성요소는 사례관리의 대상, 사례관리자, 사례관리 기관 또는 조직, 사회자원 및 사회관계망이다(이종복 등, 2007). 보건의료영역에서 사례관리 대상자는 만성적인 건강문제와 합병증 발생으로 인해 많은 자원을 소요하게 되는 질환자를 주로 선정한다(김은영 등, 2008). 사회복지영역에서는 경제적, 보건 · 의료적, 사회적, 대인적 보호를 포괄하는 서비스에 대해 지역사회에 기반을 두며 장기적으로 필요로 하는 대상자를 중심으로 한다(이종복 등, 2007).

사례관리자는 "사례관리에 관한 전문적 지식을 가지고 사회자원과의 연계를 통하여 포괄적인 서비스를 제공하며, 클라이언트의 복합적인 욕구를 충족시켜 사회적 기능과 삶의 질을 향상시킬 수 있도록 하는 전문가"를 말한다(이종복 등, 2007). "사례관리자라는 공식 자격증 제도는 미국, 캐나다, 일본에서 운영되고 있으며 주로 간호사, 사회복지사가 활동하고 있다" (김은영 등, 2008).

사례관리 기관은 체계 및 조직의 수준에서 서비스 조정과 연계를 책임지는 역할을 하며, 서비스의 통합과 조정을 효과적으로 달성하기 위해 한 지역사회 내에 하나의 사례관리 기관이 존재하는 것이 일반적이다. 사회자원은 클라이언트의 다양하고 복합적인 욕구를 충족시키기 위해 동원되는 시설, 설비, 자금, 물자, 개인이나 집단의 지식과 기능 등을 의미한다. 사회관계망은 사회 속에서 제도적 · 비제도적으로 맺어진 관계망을 의미한다(이종복 등, 2007).

5) 사례관리 과정

사례관리 과정은 개별 대상자에게 사례관리 서비스를 제공하는 과정이다(김은영 등, 2008). 학자들에 따라 단계를 조금씩 다르게 분류하나 대체로 대상자 선정과 접수, 사정, 목표설정과 계획수립, 서비스 수행, 점검 및 평가의 단계를 거친다(이종복 등, 2007).

대상자 선정과 접수는 사례관리에 가장 적합한 대상자를 선정하고 서비스를 제공할 것을 계약하는 과정이다. 사정은 접수과정에서 사정도구를 통해 사례관리 서비스 대상으로 결정된 클라이언트들의 복합적인 욕구와 현존하는 문제, 현재의 기능, 생활상태, 장점과 잠재능력, 공식·비공식 지원체계 등에 대하여 전반적인 자료를 수집하고, 종합적으로 분석하는 집중적이고도 체계적인 과정이다. 목표설정과 계획수립은 사정단계에서 파악한 클라이언트의 문제해결과 욕구충족을 위해 장·단기 목표를 구분하고, 우선순위를 설정하며, 목표달성을 위한 가장 적절한 해결방안을 모색하기 위해 클라이언트, 사례관리자, 관련된 지원체계의 협상을 발달시켜 가는 과정이다. 서비스 수행은 서비스 계획을 안전하게 수행하는 단계로 클라이언트에게 필요한 서비스를 제공하거나 연결, 조정, 의뢰하는 과정이다. 점검은 현재 클라이언트에게 제공되는 서비스 및 지원의 적시성, 적절성 및 지속성을 보장하기 위하여 지원체계의 서비스 전달과 실행을 확인하고 재사정을 실시하는 과정이다. 평가는 클라이언트에게 제공된 서비스, 클라이언트의 변화사항, 서비스 계획, 서비스 활동 및 서비스 체계의 효과성을 종합적으로 판단하는 과정이며, 클라이언트에게 서비스가 더 이상 필요하지 않다는 사례관리자의 전문적 판단에 근거하여 사례관리의 과정을 종결하는 단계이다(이종복 등, 2007).

3 의료급여 사례관리 사업개요

1) 의료급여 사례관리의 발전현황

의료급여 사례관리는 2003년 5월 의료급여 1종 수급권자의 삶의 질 향상과 의료급여 재정 안정화를 도모하기 위하여 28개 시·군·구에 의료급여관리사를 1명씩 배치하여 시범사업으로 시작하였다. 이후 매년 인력을 늘리면서 사업을 발전시켜 가고 있다. 2004년 79개 지역, 2005년 150개 지역으로 확대되어 2006년도에 전국 232개 시·군·구에 의료급여관리사가 배치되었다(신혜령, 임승주와 조정현, 2008). 이후 지역의 수급권자 수를 고려하여 의료급여

관리사를 배치하기 시작하였다.[14] 2007년 205명, 2008년 60명을 추가하였고, 2009년에는 총 499명을 배치하는 것으로 계획하였다(보건복지가족부, 2008c). 2010년에는 16개 시 · 도청에 31명과 232개 시 · 군 · 구에 539명의 의료급여관리사를 배치할 계획아래 사업을 진행하고 있다(보건복지가족부, 2010).

2007년 "의료급여사례관리사업지원단"[15]의 설치와 텔레케어시범사업은 의료급여 사례관리가 획기적으로 발전하게 된 계기라고 할 수 있다. 의료급여사례관리사업지원단은 체계적이고 효과적인 의료급여사례관리사업을 수행하기 위하여 사례관리사업의 운영지원, 의료급여 담당 인력에 대한 교육 및 평가, 사업평가 지표 개발 및 평가 실시, 지침개선 지원 등의 업무를 수행하고 있다(보건복지가족부, 2010). 텔레케어사업은 사례관리의 발전적 모형개발을 위하여 수급권자가 많은 11개 시 · 군 · 구[16]에 수급권자 2,000명 당 1명의 의료급여관리사를 추가로 배치하고, 별도의 "텔레케어센터"를 설치하여 시범사업으로 수행하였다. 텔레케어사업은 수급권자의 불합리한 의료이용으로 인한 건강 위험요인을 사전에 차단하기 위하여 지역의 전체 수급권자를 대상으로 사례관리를 제공함으로써 의료서비스 과다 및 과소 이용자를 사전에 발굴하는 예방전략 접근이었다. 이는 그동안 시행해 온 사례관리가 이미 발생한 의료이용 결과를 기초로 하여 발굴된 소수의 과다의료이용 추정자를 대상으로 하는 사후 접근이라는 비효율성의 문제제기와 수급권자 증가로 인한 효율적인 관리방안을 모색하기 위하여 시행되었다(임승주와 조정현, 2008). 시범사업 평가를 통해 제안된 새로운 운영방안은 2008년도 지침에 반영되었다. 이후 매년 변화하는 보건의료 환경에 부합하도록 사업의 추진방향을 설정하고, 그에 따라 지침을 수정 및 보완하면서 사업의 발전을 꾀하고 있다.

2) 의료급여 사례관리의 정의 및 목적

의료급여 사례관리의 정의는 "의료급여 수급자의 삶의 질 향상과 적정의료이용을 목적으로 의료급여 과다/과소 이용자의 요구를 사정하고 이에 필요한 건강관련 정보, 상담서비스 및 필요한 자원을 연계하여 대상자에게 적합한 지속적인 서비스가 이루어지도록 점검, 평가하고 과잉진료 의료급여기관을 대상으로 올바른 의료이용을 유도하는 일련의 과정"(김의숙,

---

14) 16개 시 · 도청 : 31명(시군구청 기준으로 10개 이하 1명, 11~20개 2명, 21~30개 3명, 31~40개 4명), 232개 시군구청 : 539명(수급권자 기준으로 2,500명 이하 1명, 2,501~10,000명 2명, 10,001~20,000명 3명, 20,001~25,000명 4명, 25,000명 초과 5명)(보건복지가족부, 2010).

15) 보건복지가족부 훈령 제189호에 의해 한국보건복지인력개발원에 설치됨(보건복지가족부, 2010).

16) 11개 텔레케어시범사업지역 : 서울 강서구, 서울 은평구, 대전 서구, 광주 남구, 광주 북구, 경기도 남양주시, 경기도 화성시, 강원도 춘천시, 경북 김천시, 전북 군산시, 제주시(임승주와 조정현, 2008).

2009)이다. 의료급여 사례관리의 목적은 "수급권자의 자가 건강관리 능력 향상, 합리적 의료이용 유도, 지지체계 구축을 통하여 건강 삶의 질 향상과 의료급여 재정 안정화에 기여"하고자 하는 것이다(보건복지가족부, 2010).

3) 사례관리사업 수행체계

보건복지가족부 기초의료보장과는 사례관리 사업을 총괄한다. 의료급여사례관리사업지원단은 단장, 부단장, 사무국 및 운영위원회로 구성하여 의료급여 사례관리사업을 위한 운영지원, 사업 모니터링 및 평가, 교육 및 훈련, 연구 및 실태조사, 지침 및 제도개선 지원 등의 역할을 한다. 국민건강보험공단과 건강보험심사평가원은 수급권자 자격관리, 개인별 진료내역, 의약품 정보 등 급여비용 및 의료이용 관련 정보를 제공한다. 시 · 도 의료급여 담당부서는 자체사업기획 및 예산확보, 지도점검 및 성과보고를 담당한다. 시 · 군 · 구 의료급여 담당부서는 자체 계획을 수립하여 사례관리를 수행 및 평가한다(보건복지가족부, 2010).

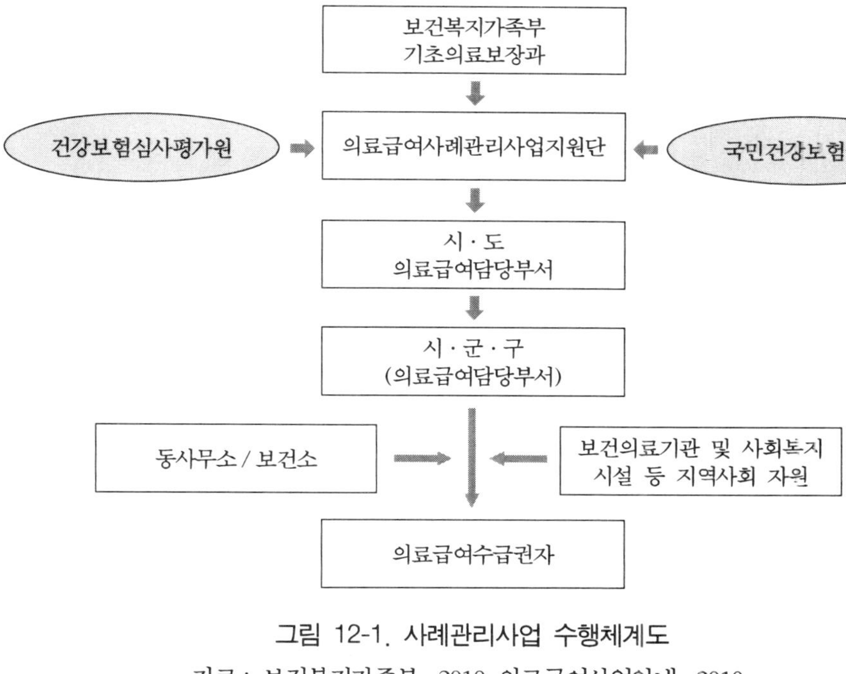

그림 12-1. 사례관리사업 수행체계도

자료 : 보건복지가족부, 2010 의료급여사업안내, 2010.

4) 의료급여관리사

(1) 자격 및 신분

의료급여관리사의 자격은 간호사 면허소지자로서 종합병원급 의료기관 2년 이상 혹은 병원급 의료기관 3년 이상 혹은 의원급 의료기관 4년 이상의 임상경력자이다(보건복지부, 2004). 의료급여관리사는 업무지시는 중앙부처인 보건복지부로부터 받지만, 소속은 각 시·군·구의 장과 1년마다 계약을 맺는 비정규 상근직으로 시작되었다(오진주 등, 2007). 2009년 말 현재 2년 이상 근속인 경우 무기계약으로 전환된 의료급여관리사는 약 150명이다(의료급여사례관리사업지원단, 2010).

(2) 역할

정기적인 교육훈련[17)]을 받고 실무능력을 배양하여 사업의 효과성 제고에 적극 기여한다. 양질의 보건복지서비스와 관련한 상담제공과 자원활용을 통하여 수급권자의 욕구를 적극적으로 해결한다. 수급권자의 적정의료 이용 및 건강관리 행태의 변화를 유도한다. 수급권자의 권리를 옹호한다(보건복지가족부, 2010).

(3) 업무

의료급여관리사의 주요업무는 의료급여 사례관리와 의료급여일수 연장승인관련 업무로 구분된다. 사례관리 업무에는 신규수급자 관리, 외래이용자 사례관리, 장기입원자 사례관리가 포함된다. 의료급여일수 연장승인관련 업무는 의료급여일수 연장승인과 조건부 승인(선택병의원)이다(보건복지가족부, 2010).

의료급여 사례관리 업무는 크게 4가지로 구성된다. 첫째, 사업계획 수립 및 수행, 실적보고, 사업홍보, 교육 및 사례검토회의 실시, 지역사회 협력체계 구축 등이다. 둘째, 합리적 의료이용 유도를 위하여 의료급여 제도와 의료기관 이용에 대한 안내·상담·교육과 적정 의료급여일수를 관리한다. 셋째, 자가 건강관리 능력을 향상시키기 위하여 약물 복약상황에 대한 지속적인 점검, 합병증 예방 및 자가 건강관리 실천방법에 대한 보건교육과 상담을 한다. 넷째, 지지체계구축을 위하여 자원연계와 심리적 상담 및 지지를 제공한다(보건복지가족부, 2010).

---

17) 신규교육 : 연 1회 이상, 직무교육 : 연 1회 이상, 사이버 교육(한국보건복지인력개발원 "의료급여제도 핵심 따라잡기") : 수시(보건복지가족부, 2010).

(4) 윤리강령[18]

수급권자에게 양질의 서비스를 제공하고 사업의 활성화를 위하여 다음과 같은 의무를 준수해야 한다.

첫째, 수급권자의 존엄성과 권익보호를 위해 최선을 다한다.

둘째, 수급권자의 성, 연령, 종교 또는 사회·경제적 지위 등을 떠나서 평등하게 대한다.

셋째, 개인적인 이익을 위해 수급권자와의 관계를 이용하지 않아야 한다.

넷째, 수급권자에게 필요한 보건복지서비스 정보를 충실하게 제공하여 알권리를 존중한다.

다섯째, 수급권자와 합의하여 사례관리 목표를 설정하고 수행한다.

여섯째, 수급권자의 사생활을 존중하며, 취득한 신상정보에 대해서 비밀을 유지한다.

일곱째, 업무와 관련된 지식과 기술 습득을 위해 노력하며, 동료 간의 상호존중 및 지역사회 유관기관과의 협력관계를 유지한다.

5) 사례관리 과정[19]

사례관리는 대상자 선정, 요구사정, 목표설정 및 계획수립, 사례관리 실행, 평가, 사후관리에 의해 진행된다(그림 12-2).

(1) 대상자 선정

새올행정 전산시스템의 복지대상자 정보, 건강보험공단의 의료급여 종합통계시스템, 건강보험심사평가원 홈페이지 등을 활용하여 우선순위 선정기준에 따라 대상자를 선정한다. 대상자 선정 우선순위는 3단계로 구성된다. 1차는 신규의료급여수급권자와 의료급여 과다·과소 이용자, 2차는 희귀난치성 질환자와 65세 이상 독거노인이며 3차는 질환이 있는 소년소녀가정 혹은 질환이 있는 장애인 수급권자의 12세 미만 자녀 등이다.

텔레케어센터가 설치되어 있지 않은 일반지역에서는 각 시·군·구의 특성을 고려하여 대상자 우선순위 1차 대상자 가운데 급여일수가 다른 수급권자에 비해 상대적으로 많거나 건강보험심사평가원에서 통보하는 대상자[20]를 기준으로 의료급여관리사 1인당 100명 이상을 선정한다. 텔레케어센터가 설치된 시군구는 전체 수급권자를 대상으로 의료급여관리사 1인당 2,000명

18) 보건복지가족부(2010)에서 인용 pp 180-1.

19) 사례관리 과정은 본 원고의 2008년 평가결과와 연동하여 서술하기 위하여 2008년 사업지침(보건복지가족부, 2008b)의 내용을 발췌 요약하여 기술함(저자 주).

20) 연간급여일수 1,000일 이상자임(저자 주).

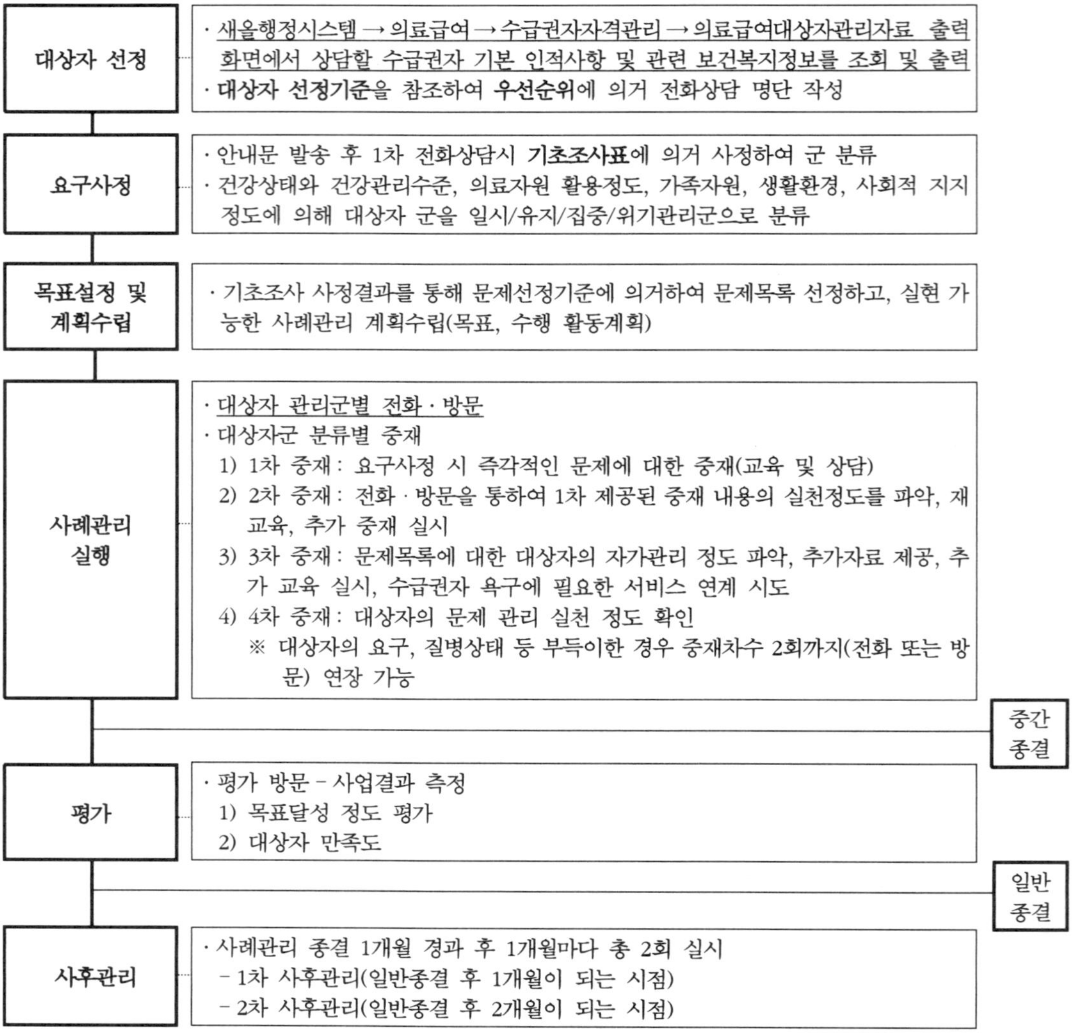

그림 12-2. 사례관리 업무 흐름도

이상을 선정한다. 대상자 선정은 우선순위에 따라 1차 대상자는 60%, 2차 대상자는 20%, 3차 대상자는 20%로 구성한다.

(2) 요구사정

기조초사서의 항목인 성명, 주민등록번호, 성, 주소, 전화번호, 수급권 취득일자, 의료급여 유형, 직업, 학력, 월 소득 가운데 새올시스템 전산정보에서 얻는 정보와 전화 상담을 통해 얻게 되는 정보를 통합하여 자료를 수집한다. 대상자군 분류 척도(표 12-4)에 의해 대상자의

표 12-4. 대상자 분류 척도

<table>
<tr><th rowspan="2">특성</th><th rowspan="2">정 의</th><th rowspan="2">세 부 항 목</th><th colspan="5">분류 척도</th></tr>
<tr><th>매우 양호</th><th>양호</th><th>보통</th><th>불량</th><th>매우 불량</th></tr>
<tr><td rowspan="5">건강 상태</td><td rowspan="5">최근 3개월간 유지하고 있는 건강상태를 의미</td><td>■ 만성질환 수</td><td>(1)</td><td>(2)</td><td>(3)</td><td>(4)</td><td>(5)</td></tr>
<tr><td>■ 통증의 정도</td><td>(1)</td><td>(2)</td><td>(3)</td><td>(4)</td><td>(5)</td></tr>
<tr><td>■ ADL 수준</td><td>(1)</td><td>(2)</td><td>(3)</td><td>(4)</td><td>(5)</td></tr>
<tr><td>■ 근로능력 정도</td><td>(1)</td><td>(2)</td><td>(3)</td><td>(4)</td><td>(5)</td></tr>
<tr><td>■ 질병의 심각성</td><td>(1)</td><td>(2)</td><td>(3)</td><td>(4)</td><td>(5)</td></tr>
<tr><td rowspan="5">건강 관리 수준</td><td rowspan="5">자신의 건강관리 능력과 그 수준</td><td>■ 흡연 · 음주(량)</td><td>(1)</td><td>(2)</td><td>(3)</td><td>(4)</td><td>(5)</td></tr>
<tr><td>■ 운동(량)</td><td>(1)</td><td>(2)</td><td>(3)</td><td>(4)</td><td>(5)</td></tr>
<tr><td>■ 식사여부 및 식사량</td><td>(1)</td><td>(2)</td><td>(3)</td><td>(4)</td><td>(5)</td></tr>
<tr><td>■ 신체위생 및 청결</td><td>(1)</td><td>(2)</td><td>(3)</td><td>(4)</td><td>(5)</td></tr>
<tr><td>■ 자가 건강관리 능력</td><td>(1)</td><td>(2)</td><td>(3)</td><td>(4)</td><td>(5)</td></tr>
<tr><td rowspan="5">의료 자원 활용 정도</td><td rowspan="5">의료기관이용 상태와 의료관련 자원활용 정도</td><td>■ 이용 의료기관 수</td><td>(1)</td><td>(2)</td><td>(3)</td><td>(4)</td><td>(5)</td></tr>
<tr><td>■ 의료급여일수</td><td>(1)</td><td>(2)</td><td>(3)</td><td>(4)</td><td>(5)</td></tr>
<tr><td>■ 입내원일수</td><td>(1)</td><td>(2)</td><td>(3)</td><td>(4)</td><td>(5)</td></tr>
<tr><td>■ 의료기관 접근 용이성</td><td>(1)</td><td>(2)</td><td>(3)</td><td>(4)</td><td>(5)</td></tr>
<tr><td>■ 약물 복약 적정 수준</td><td>(1)</td><td>(2)</td><td>(3)</td><td>(4)</td><td>(5)</td></tr>
<tr><td rowspan="5">가족 자원</td><td rowspan="5">대상자의 주변 자원으로써의 가족의 특성</td><td>■ 가족 내 의사소통</td><td>(1)</td><td>(2)</td><td>(3)</td><td>(4)</td><td>(5)</td></tr>
<tr><td>■ 가족 구성원 수</td><td>(1)</td><td>(2)</td><td>(3)</td><td>(4)</td><td>(5)</td></tr>
<tr><td>■ 가족 병력</td><td>(1)</td><td>(2)</td><td>(3)</td><td>(4)</td><td>(5)</td></tr>
<tr><td>■ 가족지지 정도</td><td>(1)</td><td>(2)</td><td>(3)</td><td>(4)</td><td>(5)</td></tr>
<tr><td>■ 가족 구성원의 근로능력 정도</td><td>(1)</td><td>(2)</td><td>(3)</td><td>(4)</td><td>(5)</td></tr>
<tr><td rowspan="5">생활 환경</td><td rowspan="5">거주지와 관련된 생활 환경적 특성</td><td>■ 주거환경의 청결 · 위생 상태</td><td>(1)</td><td>(2)</td><td>(3)</td><td>(4)</td><td>(5)</td></tr>
<tr><td>■ 채광 정도</td><td>(1)</td><td>(2)</td><td>(3)</td><td>(4)</td><td>(5)</td></tr>
<tr><td>■ 주거 편의 정도</td><td>(1)</td><td>(2)</td><td>(3)</td><td>(4)</td><td>(5)</td></tr>
<tr><td>■ 통풍 · 방음 정도</td><td>(1)</td><td>(2)</td><td>(3)</td><td>(4)</td><td>(5)</td></tr>
<tr><td>■ 각종 재해로부터의 안전</td><td>(1)</td><td>(2)</td><td>(3)</td><td>(4)</td><td>(5)</td></tr>
<tr><td rowspan="5">사회적 지지</td><td rowspan="5">주변의 대인관계를 비롯하여 지지 체계와 관련된 특성</td><td>■ 종교 활동 및 이웃과의 교류정도</td><td>(1)</td><td>(2)</td><td>(3)</td><td>(4)</td><td>(5)</td></tr>
<tr><td>■ 여가활동 정도</td><td>(1)</td><td>(2)</td><td>(3)</td><td>(4)</td><td>(5)</td></tr>
<tr><td>■ 사회적 고립감</td><td>(1)</td><td>(2)</td><td>(3)</td><td>(4)</td><td>(5)</td></tr>
<tr><td>■ 보건복지 정보의 접근성</td><td>(1)</td><td>(2)</td><td>(3)</td><td>(4)</td><td>(5)</td></tr>
<tr><td>■ 지역자원 이용정도</td><td>(1)</td><td>(2)</td><td>(3)</td><td>(4)</td><td>(5)</td></tr>
<tr><td colspan="3">사례관리 점수 총계</td><td></td><td></td><td></td><td></td><td></td></tr>
</table>

표 12-5. 관리군별 특성

구분	특 성
일시관리군 (6~12점)	· 안정된 건강상태를 유지하며, 건강관리행위를 잘하고 있으며 가족자원과, 생활환경 및 사회적 지지정도가 양호한 수급권자 · 의료급여제도안내, 올바른 의료이용정보제공, 의료급여 관련 상담 등 일시적인 관리로 문제해결이 가능한 대상군 · 서신과 전화로 상담과 정보제공 서비스가 필요한 대상자군
유지관리군 (13~20점)	· 건강상태가 보통으로 유지되고 있으며, 건강관리행위를 보통정도로 수행하고 있고, 의료자원 활용이 경계선 상에서 유지되며, 가족자원과 생활환경 및 사회적 지지 수준이 경계선 상에서 유지되고 있는 수급권자 · 의료급여제도 안내, 올바른 의료이용정보제공, 의료급여 관련 상담, 가족자원 강화, 자원연계 및 사회적 지지 등의 정기적인 개입으로 문제해결이 가능한 대상자군 · 서신 안내 및 3개월 이내 1회~6회의 정기적인 전화상담을 통하여 정보제공 및 상담을 제공함으로써 문제해결이 가능한 대상자군(2~6회 이상 전화)
집중관리군 (21~27점)	· 건강상태가 불량하게 유지되고 있고, 건강관리행위를 잘하지 못할 뿐 아니라, 가족자원이 불량하며, 사회적 지지와 생활환경이 불량하고, 의료자원을 빈번하게 이용하고 있는 수급권자 · 가족자원과 사회적 지지가 미약하여 심리적 어려움이 있으며, 심도 있는 대상자 상담과 가족 상담 및 자원연계, 관리가 필요한 대상자군 · 정기적인 서신과 3개월 이내 7회 이상의 전화상담 및 방문상담을 통하여 문제해결이 가능한 대상자군
위기관리군 (28~30점)	· 극도로 건강상태가 악화되어 있는데, 방치되어 있거나, 의료시설을 이용하지 못하고 있는 수급권자로 긴급하게 의료기관으로 의뢰되어야 할 대상자군

요구도를 파악한다. 요구도 사정은 건강상태, 건강관리 수준, 의료자원활용 정도, 가족자원, 생활환경, 사회적 지지 등 6개 영역으로 5항목씩 총 30문항으로 구성되어 있다. 각 영역별 평균점수를 산출하면 6~30점이 되며, 이것이 곧 사례관리 점수가 된다. 점수가 높을수록 요구도가 높은 것을 의미한다. 사례관리 점수에 의해 일시관리군, 유지관리군, 집중관리군, 위기관리군인 4개 관리군으로 분류된다(표 12-5).

(3) 목표설정 및 계획수립

도출된 문제 가운데 우선순위 기준에 따라 문제목록을 최종 선정하고, 우선순위를 고려하여 목표를 설정한다. 우선순위 기준은 첫째, 수급권자가 가장 중요하다고 인식하는 것, 둘째, 삶에 당장의 위험을 끼칠 가능성이 있는 것, 셋째, 구체적이며 명확하고 행동적인 것, 수급권자의 생활에서 현실적이고 성취 가능한 것과 같이 달성하기 쉬운 것이다. 선정한 문제 목록

표 12-6. 문제영역별 목표와 계획

문제영역	목표	계 획
제도안내	제도 이해	· 의료급여제도 교육 · 의료급여제도 홍보
의료이용	합리적 의료이용	· 의료기관 통합 유도 · 의료정보 제공
건강관리	건강관리능력 향상	· 건강관리교실 연계 · 증상변화 관찰 생애주기별 건강검진
	합병증 관리	· 합병증 관리 교육
	합병증 예방	· 위험요인 교육 · 합병증 증상교육
	약물 오남용 예방	· 복약지도 · 약물정보 제공 · 약물 부작용 모니터링
심리 · 사회적 지지	지지체계 구축	· 자원연계 · 심리적 지지 제공 · 가족교육 · 사회적 활동 격려 · 사회적 지지 · 정서적 지지 · 증상관리 및 질환극복 사례 소개
생활환경	생활환경 개선	· 생활환경 개선 위한 자원연계
기타	기타	· 기타

별로 수행활동 위주의 계획을 수립한다(표 12-6). 수행일정에 대한 계획을 수립하고 일정계획표를 수급권자에게도 알린다. 일정계획에는 첫 전화 상담 및 방문일자와 차기 약속일, 마지막 평가일 등이 포함된다.

(4) 수행

사례관리는 목표별 지식, 생각, 태도, 행동의 변화를 가져오기 위한 활동으로 대상자의 변화노력을 지원하고 문제를 해결하기 위한 구체적인 변화전략을 수립하여 실행한다. 수행은 문제별 상담과 교육을 통한 지지 서비스와 자원연계 및 조정으로 이루어진다. 대상자의 문제나 욕구는 항상 변화하기 때문에 계속적인 사정으로 서비스를 조정하며, 수행 내용이 설정된 목표에 맞게 진행되는지를 지속적으로 점검한다. 계획대로 문제해결과정이 진행되고 있는지에 대해 점검하여, 대상자를 지지하고 환류를 제공한다.

모든 수행 내용은 수행기록지에 매 사례관리 수행 시마다 작성하는 것을 원칙으로 한다. 수행기록 내용은 면담차수와 시간, 문제 영역 및 목표, 수행방법 및 수행내용, 수행평가, 자원연계, 연계결과, 더 필요한 서비스 등이다.

대상자 군별로 사례관리 수행지침에 따라 사례관리를 수행한다(표 12-7). 일시관리군은 서신, 전화, 방문을 통해 일시적으로 개입한다. 유지관리군은 3개월 동안 서신, 2~6회 이상 전화와 1~2회 방문을 한다. 집중관리군은 3개월 동안 정기서신, 6회 이상 전화 및 3회 이상 방문을 한다. 위기관리군은 의료기관에 의뢰한다. 1~2차 중재는 요구사정 시 선정된 문제목록에 대한 교육과 상담을 수행한다. 2~4차 중재는 전화·방문을 통해 1차 제공된 중재 내용의 실천 정도를 파악하고 재교육 및 추가교육을 실시하며, 2차 중재부터 연계여부를 결정하여 연계가 필요한 경우 해당기관에 의뢰한다. 3~6차 중재는 문제목록에 대한 대상자의 자가관리 정도를 파악하고, 추가자료 제공 및 추가교육을 실시한다. 4~9차 중재는 대상자의 문제해결의 실천 정도를 확인한다.

(5) 평가

평가는 목표의 달성정도를 평가하여 구체적으로 기술하는 것을 원칙으로 한다. 평가서의 구성항목은 의료형태의 변화 정도, 수행방법별 평가, 수급권자 만족도, 사례관리 점수, 사례관리 종결사유 등이다. 종결은 계획된 개입기간이 종료되었거나 목표가 달성되었을 때 또는 기타의 사유로 사례관리를 더 이상 진행할 수 없을 때 이루어진다. 종결은 일반종결과 중간종결로 구분된다. 일반종결은 사례관리 3개월 개입을 기본 단위로 하며, 최소 1회 이상의 전화에 의한 평가를 통해 사례관리의 지속여부를 결정하는 것이다. 중간종결은 수급중지, 전출, 사망, 시설입소 등으로 인해 사례관리가 어려워져 사례관리를 중단한 경우이다.

(6) 사후관리

사후관리는 사례관리 종결 후 1개월이 지난 후 월 1회씩 총 2회를 실시한다. 방문, 전화, 서신 등을 통해 적정 의료이용행위 유지 여부와 연계된 서비스의 지속여부를 파악하여 재개입 여부를 판단한다. 사후관리 수행내용은 수행기록지의 사후관리 입력란에 6하 원칙에 따라 간결하고 정확하게 기술한다. 수행평가는 재사정, 지속사후관리, 종결로 구분된다.

표 12-7. 대상자 군별 사례관리 수행지침

중재 차수	수 행 내 용	
일시관리군		
1일 전화 · 방문		· 기초조사
4주 이내 전화 · 방문		· 올바른 의료이용 정보제공 · 의료이용상담 · 의료급여제도 정보제공 · 의료급여관련 정보제공
등록 3개월 후 전화 · 방문		· 재평가
유지관리군		
1일 전화 · 방문	· 기초조사	· 문제목록선정
2회 전화/월 1회 이상 서신 · 방문	· 요구조사 · 요구조사결과에 따른 추가적 문제목록 상호확인 · 1차 교육	기초조사, 계획, 점검, 평가 · 올바른 의료이용 정보제공 · 의료이용 상담 · 의료급여제도 정보제공 · 의료급여관련 정보제공 · 심리적 지지 상담 · 질병상담 · 자원연계
등록 3개월 후 전화 · 방문		· 평가
집중관리군		
1일 전화 · 방문	· 기초조사	
1회 이상 서신 2주 이내 방문 2회 전화/월 (최소 6회 전화 및 3회 방문)	· 요구조사 · 요구조사결과에 따른 추가 문제 확인 · 1차 교육	기초조사, 계획, 점검, 평가 · 올바른 의료이용 정보제공 · 의료이용상담 · 의료급여 제도 정보제공 · 의료급여관련 정보제공 · 심리적 지지 제공 – 안부전화 – 건강점검 – 복약상태 확인 – 식사여부 확인 · 질병상담 · 증상변화 관찰 · 합병증 예방 및 관리 · 자원연계
등록 3개월 후 전화 · 방문	· 재평가	
위기관리군		
1일 전화 · 방문		· 기초조사
필요시 2주 이내 전화 · 방문		· 의료서비스 · 기관탐색 및 연결 · 경제적 지원
등록 3개월 후 전화 · 방문		· 재평가

6) 2009년 의료급여 사례관리[21)]

사례관리 대상자 선정기준의 체계화, 대상자 선정범위 확대, 사례관리 수혜대상 확대 등의 사업 추진방향에 따라 사례관리 과정을 수정하였다. 첫째, 건강보험공단의 의료급여 종합통계시스템을 활용하여 의료급여관리사가 선정하던 사례관리 대상자를 건강보험심사평가원에서 급여일수, 투약일수, 이용 의료기관 수, 질병 정도 등을 고려하여 대상자 명단을 작성하여 각 시군구로 전송하도록 하였다. 둘째, 과다 의료이용자만을 대상으로 사례관리를 실시하던 일반지역도 과소 의료이용자와 의료급여 수급권 신규 취득자를 포함하였다. 또한 그 동안 분류하던 일시관리군, 유지관리군, 집중관리군, 위기관리군의 분류가 고위험군(과다의료이용자), 예방군(고혈압, 당뇨병 질환자 가운데 과소의료이용자), 신규군(의료급여 수급권 신규취득자), 일시군(수급권자가 직접 구청을 방문하거나 전화로 상담을 한 경우)으로 변경하였다(표 12-8). 셋째, 사후관리를 하는 대신 대상자 군에 따라 사례관리 기간을 조정하여 효율적으로 사례관리 과정을 수행함으로써 사례관리 수혜대상을 확대하였다(표 12-8, 표 12-9)[22)].

요구도 사정에서 사업의 구체적인 목표인 합리적 의료이용, 자가 건강관리능력 향상, 지지체계구축의 영역에 따라 개발된 사례관리 평가표가 적용되기 시작했다. 사례관리 평가표는 4개 영역 19개 항목으로 구성되었고, 100점 만점으로 점수가 높을수록 긍정적인 것으로 평

표 12-8. 분기별 관리군별 종결인원 수

구분	관리군	비율(%)	분기별 종결인원	연간 종결인원
일반지역	고위험군	50	60±10명 /1인	240±40명 /1인
	예방군	20		
	신규 · 일시군	30		
텔레케어지역	고위험군	10	200±20명 /1인	800±80명 /1인
	예방군	5		
	신규 · 일시군	85		

※ 지역별 특성에 따라 군별 대상자 비율이 달라질 수 있음.

21) 2009년 의료급여사업안내(보건복지가족부, 2009)의 제4편 의료급여 수급권자 사례관리의 내용을 발췌 요약하여 기술함(저자 주).

22) 2008년까지 일반지역의 사례관리 대상자는 1년 동안 의료급여관리사 1인당 100명 이상이었음(보건복지가족부, 2008).

표 12-9. 군별 사례관리 기간 및 목표 관리 횟수

관리군	사례관리 기간	목표 관리 횟수		
		전화	방문	서신
고위험군	3개월	2~6회	1~2회	수시
예방군	2개월	2~4회	1회	
신규 · 일시군	1개월	1~2회	-	

가한다. 사례관리 종결 시에는 9개 항목에 대하여 평가를 하고 3점 이상이 되면 종결을 하도록 기준을 제시하였다(표 12-10).

표 12-10. 사례관리 평가표 및 종결기준

영역	분류		점수	종결 기준
I. 건강 삶의 질	1. 건강상태		5	
	2. 일상수행능력		5	
	3. 통증		5	
	4. 우울		5	
	5. 건강관심도		5	3
	6. 주거환경		5	
	소계		30	
II. 자가건강관리 능력	지식	1. 자신의 질병상태	5	3
		2. 의료급여제도 이해	5	3
	치료순응도	3. 신체증상관리/상태조절	5	3
		4. 약물복용	5	3
	건강행위	5. 생활습관 관리	5	
		6. 위생 및 예방	5	
	소계		30	
III. 합리적 의료이용	1. 전반적 의료이용의 적정성		10	
	2. 의료쇼핑		5	3
	3. 이용기관 전문수준		5	3
	4. 이용기관 수		5	
	5. 중복처방 정도		5	3
	소계		30	
IV. 지지체계 구축	1. 사회적 고립도		5	
	2. 자원연계		5	3
	소계		10	
총계 (100점)			100	

※ ▭ 에 해당되는 모든 영역에서 기준점수 이상을 종결자로 함.

7) 2010년 의료급여 사례관리[23)]

2010년에는 외래이용 관리를 위주로 수행하던 사례관리의 범위를 입원영역으로 확대하였고, 232개 시군구를 외래고위험지역, 입원고위험지역, 혼합지역의 3개 유형[24)]으로 분류하여 의료급여관리사 1인당 연간 사례관리 업무의 비율을 달리 하였다. 입원이용에 대한 관리는 수급권자뿐만 아니라 공급기관까지 포함한다(표 12-11).

입원관리는 장기입원에 대하여 기관과 수급자에 대한 사례관리를 수행한다. 기관 사례관리의 대상은 전체 의료급여기관과 국민기초생활보장법 시행령 제38조에서 정하는 전체 보장시설이다. 전국 장기입원 상위 100개 의료급여기관과 상위 50개 보장시설은 중점관리 기관이다. 정보 및 자료제공, 공문 발송, 서신, 전화, 방문, 교육 등에 의해 수행된다. 사례관리 과정은 대상기관 선정, 기관특성 파악, 장기입원 사례관리에 관한 사전 홍보 및 협조요청 공문 발송, 실무자 간담회 및 방문교육 실시, 평가, 종결의 절차로 이루어진다. 시설 사례관리 과정에는 시설현황 조사 및 점검 의뢰가 평가 전에 이루어진다. 시설현황 조사 및 점검은 사회복지시설 현황조사표를 이용하여 장기입원의 발생 원인을 사정하도록 한다.

장기입원수급자 사례관리는 동일상병으로 1회 31일 이상 입원 중인 수급권자 중 고위험의료급여기관에 장기입원 중인 자를 우선으로 관리한다. 서신, 전화, 방문, 교육, 자료 제공,

표 12-11. 의료급여관리사 1인당 연간 사례관리 업무 비율

지역 구분	장기입원자 사례관리				외래이용 수급자 사례관리				신규 수급자 관 리	총계
	업무 비중	의료급여 기관	시설	의료급여 수급권자	업무 비중	고위험군	예방군	일시군		
외래 고위험	30%	전체관리		10명	70%	90명	10명	30명	전체관리 (200명)	340명
입원 고위험	50%	전체관리		40명	50%	60명	10명	30명	전체관리 (200명)	340명
혼합	40%	전체관리		20명	60%	80명	10명	30명	전체관리 (200명)	340명

23) 2010년 의료급여사업안내(보건복지가족부, 2010)의 제4편 의료급여 수급권자 사례관리의 내용을 발췌 요약하여 기술함(저자 주).

24) 외래고위험지역: 상대적으로 신규수급권자가 많고, 외래이용 고위험군이 많은 지역, 입원고위험지역: 상대적으로 다빈도 입원과 장기입원자 수가 많고 다빈도 장기입원 발생기관이 많은 지역, 혼합지역: 외래 고위험군과 입원 고위험군이 혼합되어 있는 지역(보건복지가족부, 2010).

자원연계 및 의뢰 등에 의해 수행된다. 사례관리 과정은 대상자 선정, 기초조사, 공문 및 양식 발송,[25] 자료취합 및 분석,[26] 의료급여기관 방문 및 장기입원 적정여부 결정, 모니터링 및 퇴원유도, 퇴원관리 및 평가, 종결의 절차로 이루어진다.

8) 사례관리 실제

(1) 의료급여 수급자의 적정의료이용 및 삶의 질 향상을 위한 사례관리[27]

서울 J구의 의료급여관리사는 의료쇼핑 행태가 관찰되는 의료급여 1종(국민기초생활보장 수급권자) 수급권자인 M씨(72세, 여)에 대하여 사례관리를 하였다. M씨는 햇빛이 들지 않아 낮에도 불을 켜야 하는 다세대 주택 1층에서 정신지체 2급인 아들(55세)과 함께 생활하고 있었다. 17세에 결혼한 M씨는 현재 함께 동거하는 아들 아래로 두 딸을 두었지만 다른 두 딸과는 연락이 되지 않은 채로 지내고 있는데 큰 딸은 가정폭력으로 이혼을 했고, 둘째 딸은 캐나다로 이민을 갔다. 아들이 6세 되던 해 남편이 사망한 후 혼자서 세 아이를 키웠으며, 아들이 초등학교 1학년 때 뇌염에 걸린 후 간질과 정신질환으로 인해 정상적인 생활을 못하게 되었다.

의료급여관리사가 M씨의 의료이용 내역을 확인한 결과, M씨는 20년 전 진단받은 고혈압 외에 기분부전증, 뇌경색, 위염, 척추증, 자극성 장증후군, 말초혈관질환, 중이염, 유방의 양성 신생물, 혀의 질환 등의 질환을 가지고 있었으며, 동일상병으로 여러 기관을 이용하는 의료쇼핑 행태의 결과로 2006년의 의료급여일수가 2,390일이었고, 투약일수가 2,140일이었다. 이런 투약일수는 약물중복처방 결과를 초래할 가능성이 높게 되는데 M씨의 경우 주로 정신과와 정형외과, 내과 진료내역에서 195건의 중복처방 소견이 발견되었다.

의료급여관리사는 처음 상담을 통해 M씨가 비합리적 의료이용의 부작용에 대한 이해가 부족하며, 자신이 죽고 나면 혼자 남을 아들에 대한 걱정이 크다는 것, 현재 살고 있는 집이 계단을 오르내리는 게 힘들어서 영구임대아파트에 입주하고 싶다는 등의 요구를 파악하였다. 이런 요구를 해결하기 위해 의료급여관리사는 ① 올바른 의료이용 및 자가건강관리 능

25) 수급자가 입원 중인 의료급여기관 및 수급자 입소시설에 행정절차법에 따라 20일의 회신기간을 두고 수급권자의 장기입원내역을 발송함(보건복지가족부, 2010).

26) "의료급여기관 및 시설에서 취합한 의료급여수급자 장기입원 내역 등 자료 분석": 보건복지가족부(2010)에서 인용 p208.

27) 제시된 사례는 1개 보장기관의 의료급여관리사에 의한 사례관리 사례로써, 송명경(2007)에서 발췌요약한 것임. pp3-12.

력향상을 위한 정보 제공 및 교육, ② 이용가능한 지역사회자원의 연계, ③ 불안감 완화를 위한 정서적 지지와 같은 계획을 수립하였다. 계획에 따라 의료급여관리사는 2007년도 개정된 의료급여일수 연장승인 및 선택병의원제도에 대한 정보를 제공했고, 각 진료과별 단골병원을 지정하도록 하였다. 2006년도 중복으로 투약되고 있는 약물복용의 위험성을 설명했으며, 건강관리를 위한 운동의 필요성을 설명한 뒤 매일 30분씩 골목길을 산책하기로 약속하였다. 두 번째 계획에 따른 수행을 위하여 동사무소에 연락하여 영구임대아파트 신청 및 가능한 시설입소에 대한 안내를 요청했다. 마지막으로 매주 1회 전화를 통해 대상자의 이야기를 들어주고 의료이용과 관련하여 상담자가 되었다.

2차 방문 전의 전화상담 기간 중 대상자가 구청을 방문하여 직접 임대아파트 신청과 입소시설에 대한 상담을 하였다. 2차 방문 시 M씨와 아들 모두 수척해보였고, M씨 스스로 10Kg 정도가 빠졌다고 했는데 그 이유가 M씨가 심한 현기증으로 인해 반찬을 만들 수가 없으며, 자신과 아들이 함께 시설에 입소하기를 원한다고 하였다. 의료급여관리사는 재상담에 의해 반찬서비스 연계와 시설연계라는 계획으로 1차 계획을 수정하여 관리를 하였다.

의료급여관리사의 평가결과 대상자는 단골 의료기관으로 정한 3개 의료기관만 이용하고 있었고, 하루 1회 이상 산책을 하고 있었다. 또한 대상자는 의료급여관리사에게 자신의 노화와 아들의 거취문제가 해결되어 마음이 편해졌다며 고맙다는 말을 하였다. 대상자의 사례관리 전(2006년 1~9월)과 사례관리 후(2007년 1월~9월)의 의료이용을 비교한 결과 급여일수는 2,376일에서 545일로 77.1%가 감소했고, 외래 방문일수는 374일에서 30일로 92%의 감소를 나타냈다. 이 결과로 보장기관(구청)의 기관부담금은 7,740,030원에서 2,592,180원으로 61.9%가 감소했다. 그리고 M씨와 아들은 가평 꽃동네의 입소를 신청하고 관할군청으로부터의 연락을 기다리고 있는 중이었다.

(2) 수급권자의 과잉진료 및 중복처방 예방[28)]

충북 J군의 의료급여관리사는 비합리적 의료이용 행태가 관찰되는 의료급여 1종(국민기초생활보장수급권자) 수급권자인 K씨(27세, 여)에 대하여 사례관리를 하였다. K씨는 부모 모두 중증의 정신지체장애자였고, 본인 역시 정신지체 2급과 3급 언어장애를 가지고 있어서 일상생활에 장애를 가지고 있었다. 1997년 아버지가 사망한 뒤 부양의무자인 어머니가 2006년 뇌졸중으로 장기간 입원치료를 하게 되면서, K씨는 혼자서 일상생활과 질병치료의 어려움을 겪고 있었다. K씨는 정신분열과 만성기관지염, 갑상선 이상증세 등의 질환을 가지고

28) 제시된 사례는 1개 보장기관의 의료급여관리사에 의한 사례관리 사례로써, 최은정(2007)에서 발췌요약한 것임. pp27-40.

있었고, 방안에 곰팡이가 핀 노후한 건물에서 청소도 하지 않고 장기간 보관된 음식을 섭취하며 지내고 있었다.

의료급여관리사가 K씨의 의료이용 내역을 확인한 결과, 하루에 동일상병으로 6곳의 의료기관을 다니는 행태를 보여 2006년 의료급여일수가 1,884일, 투약일수 1,126일, 중복처방일수 358일인 것을 확인하였다. 의료급여관리사는 처음 상담을 통해 대상자의 약물에 대한 무지로 인한 오남용, 보건위생 상 위험한 주거환경, 주변가람들과의 단절로 인한 고립, 의식주 해결 및 일상생활 곤란, 성에 대한 무지로 인한 성폭력 위험 내재 등의 요구를 파악하였다. 이런 요구를 해결하기 위해 의료급여관리사는 ① 올바른 의료이용을 위한 의료기관 통합유도, ② 지역사회자원의 연계를 통한 생활환경 개선 및 식품 지원, ③ 여성 장애인 성폭력 상담소 자원연계를 통한 정기적인 모니터링과 같은 계획을 수립하였다. 이런 계획을 수행하기 위하여 의료급여관리사는 대상자가 이용하는 의료기관에 전화하여 남수진을 예방하기 위한 진료에 대한 협조를 요청하였다. 마을 이장과 이웃들에게 대상자 가구에 대한 지속적 관심에 대한 적극적인 협조를 요청하였다. 또한 함께 살지 않는 다른 형제들에게도 협조를 요청하였다. 그 결과 면사무소의 사회복지사의 방문과 보건소 및 유관기관의 사회복지 서비스를 연계하여 가사도우미 사업을 연계하였으며 그룹홈 입소를 결정하였다. K씨 의료이용 평가결과 2006년(1~8월) 대비 2007(1~8월)년의 의료급여일수가 1,195일에서 805일로 32.6%가 감소하였고, 기관부담금은 7,867,370원에서 4,334,160원으로 43.6%가 줄었다.

4 사업수행 결과 및 성과

2003년부터 2008년까지의 사례관리사업에 대한 결과 및 성과를 사업보고서 및 연구결과를 통해 살펴보고자 한다.

1) 삶의 질 향상

2003년 시범사업에 대한 평가는 2003년 9~11월(1차 평가)과 2003년 12월~2004년 2월(2차 평가)에 이루어졌다. 사업수행이 이루어진 28개 지역에서 사례관리를 받은 대상자 224명과 인근 지역의 224명을 대상으로 삶의 질, 건강관리 수준, 자기 존중감, 사회적 지지(가족지지, 친구지지, 기타지지), 우울에 대한 효과성을 평가하였다. 1차 평가에서 삶의 질과 건강관리

수준이 사례관리를 받은 집단에서 높았고, 2차 평가에서는 사례관리를 받은 집단에서 자기존중감, 가족지지, 기타지지에서 사례관리를 받기 전에 비해 사례관리를 받은 후 높아진 것으로 나타났다. 삶의 질, 건강관리 수준, 우울에 있어서도 통계적으로 유의미하지는 않았지만 사례관리를 받은 집단에서 전반적으로 향상된 결과를 보였다(이익섭, 이윤로와 강홍구, 2004).

2007년 시행된 건강관련 삶의 질 평가결과 사례관리를 받은 집단과 받지 않은 집단 간의 건강관련 삶의 질의 차이는 통계적으로 유의미하지 않은 것으로 나타났다. 이 결과는 의료이용이 많아서 사례관리 대상자가 되는 집단은 사례관리 대상자가 되지 않는 집단에 비해 건강상태가 좋지 않다는 것을 고려할 때, 건강상태에 차이가 있는 두 집단임에도 불구하고 건강관련 삶의 질에서 차이가 없다는 것은 결국 사례관리의 긍정적 효과로 볼 수 있다고 하였다(신용애 등, 2008).

2) 재정 절감

2003년 시범사업의 1차 평가에서 통계적으로 유의미한 차이를 보이지는 않았지만 사례관리를 받은 집단이 받지 않은 집단에 비해 3개월 동안 1인당 진료비가 약 7,000원이 적은 것으로 나타났다. 2차 평가에서는 사례관리를 받은 집단이 받지 않은 집단에 비해 3개월 동안 1인당 진료비가 약 28,000원이 적은 것으로 나타났고 두 집단 간 평균의 차이가 통계적으로도 유의미했다(이익섭 등, 2004).

이원희(2006)는 2004년도에 관리한 연간 급여일수 700일 초과자 143명을 대상으로 2003년과 2004년의 연간 총 진료비를 기초로 하여 투입비용 대비 편익을 분석하였다. 총 진료비는 2003년도 879,154천원에서 2004년도 507,959천원으로 371,195천원이 감소하여 사례관리를 받은 대상자 1인당 평균 진료비가 2,595천원이 감소하였다. 의료급여관리사 1인당 연간 120명을 관리하므로 진료비가 연간 총 311,400천원이 감소하여 의료급여관리사 80명이 연간 총 24,912,000천원을 감소시키는 것으로 산출되었다. 연간투입비용은 의료급여관리사 1인당 월 2,045천원(인건비, 수용비, 출장비 등)을 추계했을 때 24,537천원이며, 80명에 대한 배치예산은 1,962,930천원이었다. 사례관리서비스의 비용 대비 편익은 연간 총 22,949,070천원[29]이 산출되는 경제성이 매우 높은 사업이라고 보고하였다. 의료급여관리사 1인당 발생시키는 비용 대비 편익은 연간 286,863천원이었다.

---

29) 22,949,070천원 = 24,912,000천원 - 1,962,930천원(저자 주).

신영석 등(2007)은 2005년 기준 의료서비스 과다 이용자[30]로 추정되는 약 3만 명을 대상으로 전국 234개 시·군·구 가운데 지역의 크기별로 지역비례 계통추출방법을 이용하여 1차 표본추출을 한 지역에서 의료급여관리사의 업무경력이 최소 2년 이상이 되는 48개 지역의 4,803명을 최종표본으로 하여 2006년도에 사례관리를 받은 집단(3,340명, 69.5%)과 받지 않은 집단(1,463명, 30.5%)으로 나누어 2005년 1~8월[31]과 2007년 1~8월의 진료비를 비교하였다. 그 결과 사례관리를 받은 집단에서는 총 진료비가 약 14% 증가한 반면, 사례관리를 받지 않은 집단에서는 27%가 증가하였다. 이는 사례관리를 받지 않은 집단이 사례관리를 받고 그 변화가 사례관리를 받은 집단과 유사하게 나타난다고 가정할 때 1인당 최소 40만 원 이상을 추가로 절감할 수 있었을 것이라고 보고하였다.

2007년도에 수행된 사례관리 효과를 분석하기 위하여 텔레케어사업을 하지 않은 일반지역 221개의 2006년도 급여일수 상위자 약 200명씩을 대상으로 지역, 의료급여 유형, 연령을 고려한 후 계통수 추출에 의해 2,000명을 표본으로 선정하였다. 최종 분석대상자 1,420명 가운데 사례관리를 받은 집단(573명, 40.4%)과 받지 않은 집단(847명, 59.6%)에 대하여 2005년, 2006년, 2007년의 진료비에 대한 연도별 증가율을 각 연도의 상반기에 대하여 비교하였다.[32] 그 결과 사례관리를 받은 집단은 2006년 대비 2007년에 진료비가 11.8% 감소한 반면 사례관리를 받지 않은 집단에서는 2.2%가 증가한 것으로 나타났다. 2007년에 사례관리를 받은 집단의 2005년 대비 2006년의 진료비 증가는 24.6%로 사례관리를 받지 않은 집단의 18.3%에 비해 큰 증가율을 보였었다. 이런 분석결과는 이들이 2007년에 사례관리를 받지 않았다면, 2006년 대비 2007년의 진료비 감소는 기대할 수 없었을 것이라는 것을 추론하게 하였다(신용애 등, 2008).

3) 2008년도 사업수행 결과[33]

(1) 사례관리 등록 및 군분류 현황

2008년도 사례관리 등록률은 일반지역이 2.3%, 텔레케어지역이 52.1%였다. 의료급여관리

30) 건강보험심사평가원에서 통보한 급여일수 365일 이상자로서 고혈압, 당뇨병, 관절염, 뇌졸중, 정신질환 등 만성 및 복합 상병자 중 연간 방문기관 10곳 이상, 투약일수 연간 450일 이상인 자(신영석 등, 2007).

31) 1~8월의 자료를 사용한 것은 진료 후 청구를 거쳐 국민건강보험공단에 실적으로 기록되기까지 1~2개월 정도가 소요되고 있어 자료의 신뢰성을 확보하기 위함(신영석 등, 2007).

32) 분석기간을 상반기로 한정한 것은 2007년 7월부터 시행된 1종 수급권자의 본인부담제 및 선택병의원제도 도입으로 인한 효과의 혼용 가능성을 배제하기 위함(신용애 등, 2008).

33) 2008년도 사업수행 결과는 신혜령, 임승주와 조정현(2009)에서 발췌요약 및 보완한 것임. pp 21-92.

표 12-12. 2008년도 사례관리 등록 현황[34)]

구 분	일반지역(명)	텔레케어지역(명)
총 수급권자 수(A)	1,841,339	169,393
시설입소자 수(B)[35)]	86,543	7,961
사례관리 대상자 수(A-B)	1,754,796	161,432
등록자 수(C)	40,966	84,126
사례관리 등록율(C/(A-B))	2.3%	52.1%
의료급여관리사 수(2008. 5. 31 현재)	336	80
의료급여관리사 1인당 등록자 수	122	1,052

사 1인당 등록자 수는 각각 122명과 1,052명이었다(표 12-12). 일반지역과 텔레케어지역에서 사례관리를 받은 대상자의 군분류 현황이 다르게 나타났다. 일반지역에서는 유지관리군이 70%로 가장 많고, 일시관리군(20.7%), 집중관리군(9.1%), 위기관리군(0.2%)인데 비해 텔레케어지역에서는 일시관리군이 51.6%로 가장 많고 유지관리군(30.5%), 집중관리군(17.4%), 위기관리군(0.5%)의 순이었다(표 12-13)(신혜령 등, 2009).

텔레케어지역이 일반지역에 비해 등록률이 높은 것은 세 가지 요인으로 볼 수 있다. 첫째, 전체 수급권자를 관리하기 위하여 수급권자 2,000명 당 1인의 의료급여관리사를 배치했기 때문이다.[36)] 둘째, 텔레케어지역에 등록된 대상자는 일시적 개입을 하는 일시군이 51.6%로 일반지역의 20.7%에 비해 매우 많기 때문이다(표 12-13). 셋째, 텔레케어지역은 행정업무[37)]를 여러 명의 의료급여관리사가 나누어 담당할 수 있으므로 일반지역에 비해 사례관리 업무에 투자하는 시간이 훨씬 많았기 때문이다.

표 12-13. 대상자 군분류 현황 (단위 : 명, %)

구분	일시관리군	유지관리군	집중관리군	위기관리군	전체
일반지역	8,476(20.7)	28,667(70.0)	3,747(9.1)	76(0.2)	40,966
텔레케어지역	43,401(51.6)	25,683(30.5)	14,602(17.4)	440(0.5)	84,126

34) 2008년도의 수행실적은 2008년도 사업에 의해 산출되었기 때문에 대상자 군분류가 2009년의 분류기준이 다름(저자 주).

35) 시설입소자 수는 2007년 전국시설이용자 비율(4.7%)을 적용시킨 숫자임(신혜령 등, 2009).

36) 일반지역의 의료급여관리사 수 : 수급권자 수에 따라 다름(6천명 미만 : 1명, 6~15천명 미만 : 2명, 15~25천명 미만 : 3명, 25천명 이상 : 4명)(보건복지가족부, 2008).

37) 중복처방, 상해외인 등 사례관리 외 의료급여 관련 행정업무로 지역에 따라 담당하는 업무의 종류와 범위가 다름(저저 주).

(2) 수행방법별 실적

일반지역의 사례관리 수행방법은 전화가 가장 많았으며, 서신, 방문, 내소상담, 자원연계 등의 순이었다. 방문건수가 전화건수의 39%로 전화가 방문보다 약 2.5배 높았다. 텔레케어지역 역시 전화가 가장 많았으며, 방문건수가 전화건수의 14.8%로 전화가 방문보다 약 6.7배 높다. 한편 텔레케어지역에서는 일반지역에 비해 자원연계가 많이 이루어졌다(표 12-14)(신혜령 등, 2009). 대상자 1인당 제공받은 수행방법별 건수는 일반지역과 텔레케어지역 간의 방문에서 약간의 차이를 보였다. 일반지역에서 1회 방문을 받는데 비허 텔레케어지역에서는 0.3회를 받았다(표 12-15). 일반지역의 의료급여관리사 1인당 수행방법별 실적은 전화가 298건으로 가장 많았고, 서신 194건, 방문 116건, 내소상담과 자원연계가 각각 19건이었다. 텔레케어지역은 전화 2,229건, 서신 1,515건, 방문 330건, 자원연계 323건, 내소상담 23건이었다(표 12-16).

표 12-14. 수행방법별 실적 (단위 : 건)

구분	서신	전화	방문	내소상담	자원연계
일반지역	65,056	100,254	39,079	6,414	6,342
텔레케어지역	121,184	178,310	26,432	1,863	25,847

표 12-15. 대상자 1인당 제공받은 수행방법별 실적 (단위 : 건)

구분	서신	전화	방문	내소상담	자원연계
일반지역	1.6	2.4	1.0	0.2	0.2
텔레케어지역	1.4	2.1	0.3	0.02	0.3

자료: 표 12-12와 표 12-14를 활용하여 저자가 생성함.

표 12-16. 의료급여관리사 1인당 수행방법별 실적 (단위 : 건)

구분	서신	전화	방문	내소상담	자원연계
일반지역	194	298	116	19	19
텔레케어지역	1,515	2,229	330	23	323

자료: 표 12-12와 표 12-14를 활용하여 저자가 생성함.

(4) 종결자 현황 및 사례관리 평가 점수의 변화

일반지역 일반종결자의 사례관리 점수는 2008년도에 활용한 대상자 분류 척도(표 12-4)에 의해 산출하였다. 등록자 31,630명 가운데 일반종결자는 93.6%였으며, 사전사후 평가결과 15.9점에서 14.3점으로 요구도가 감소하였다(표 12-17).

텔레케어지역의 평가는 2009년 지침에 반영할 새로운 평가도구(표 12-10)를 적용하여 실시하였다. 평가도구 적용기간은 2008년 9월16일부터 12월31일까지였으며, 등록자는 13,955명이었다. 유지군과 집중관리군 가운데 종결자 3,375명에 대하여 평가하였다. 3개 영역 전체(100점 만점) 평가에서 등록 시 점수는 68.4점(±9.2)이었고, 종결 시 74.7점(±8.7)으로 6.2점(±9.0) 높아졌으며 통계적으로 유의미했다(p=.000). 건강 삶의 질(40점 만점)은 등록 시 24.7점(±4.6)에서 종결 시 27.1점(±4.8), 자가관리능력(30점 만점)은 19.6점(±3.8)에서 종결 시 21.9점(±3.3), 합리적 의료이용(30점 만점)은 24.1점(±3.5)에서 종결 시 25.7점(±2.9)으로 모두 높아졌고 통계적으로 유의미했다(p=.000)(표 12-18)(신혜령 등, 2009).

표 12-17. 일반지역 종결자 현황 및 사례관리 전후 평가

종결자 현황			일반종결자의 사례관리 평가 총점	
계	중간종결	일반종결	사례관리 전	사례관리 후
31,630명	2,014명(6.4%)	29,616명(93.6%)	15.9점	14.3점

표 12-18. 전체 종결대상자의 사례관리 평가(N=3,375)

변수	등록 시	종결 시	변화량	paired-t	p
	평균(표준편차)	평균(표준편차)	평균(표준편차)		
전체	68.4(±9.2)	74.7(±8.7)	6.2(±9.0)	40.2	.000
건강 삶의 질[38)]	24.7(±4.6)	27.1(±4.8)	2.3(±4.6)	29.8	.000
자가관리능력	19.6(±3.8)	21.9(±3.3)	2.3(±3.6)	36.9	.000
합리적 의료이용	24.1(±3.5)	25.7(±2.9)	1.6(±3.4)	27.4	.000

(5) 의료이용의 변화

연간급여일수 1,000일 초과자이거나 의료급여관리사의 판단에 의해 사례관리를 받은 일반지역의 40,966명과 텔레케어지역의 집중관리군[39)] 14,602명을 대상으로 건강보험공단 자료

38) 2008년 적용 당시 지지체계 구축 2문항(10점)을 건강 삶의 질에 포함시켰음(저자 주).

39) 텔레케어지역은 과다이용 추정자 뿐만 아니라 지역 전체 수급권자를 대상으로 사례관리를 하기 때문에 일반지역의 과다이용 추정자와 유사한 의료이용행태를 갖는 집단을 주로 집중관리군으로 분류함. 하지만 두 집단의 대상자 선정과정의 차이로 인해 일반지역 대상자의 의료이용 정도가 좀 더 크게 나타나는 경향을 보임.

에서 산출한 최종 대상자의 의료이용을 2007년과 비교하였다. 일반지역 39,310명의 1인당 진료일수와 총진료비가 각각 76일, 302천원 감소하여 118억 원이 절감되었고, 텔레케어지역 14,401명의 1인당 진료일수와 총진료비가 각각 37일, 185천원 감소하여 26억 원이 절감되었다(김기환, 2009).

5 사업의 성과 및 추후과제

지난 7년 동안의 사업운영 현황과 평가들을 통해 파악된 사업의 성과와 추후과제는 다음과 같다.

1) 사업의 성과

첫째, 의료급여 사례관리를 시작으로 수급권자 관리와 지원체계가 정비되었다. 수급권자의 욕구를 사정하고, 대상자의 욕구에 부합하는 효과적인 중재방안을 개발하는 시도가 이루어졌다.

둘째, "의료급여사례관리사업지원단"을 설치하여 의료급여관리사의 업무를 표준화하고, 서비스 제공인력에 대한 교육훈련 강화와 함께 체계적인 모니터링 및 평가를 통해 전국 232개 시군구 사이에서 발생하는 서비스 내용과 질의 편차를 줄여나가고 있다.

셋째, 의료급여 수급권자들이 지속적으로 믿고 상담할 수 있는 전문인력의 필요성이 인정되었으며, 이에 따라 매년 의료급여관리사가 충원되고 있다.

넷째, 합리적 의료이용 유도를 통한 재정절감 효과가 있었다.

다섯째, 2007년 텔레케어사업을 통해 새로운 모형을 개발하여 2008년도 지침에 반영하였고, 매년 효율적인 사업을 위한 추진방향 설정과 함께 사업모형을 모색해 나가고 있다.

2) 추후과제

첫째, 사업의 정당성 및 안정성을 확보하기 위한 근거법이 마련되어야 한다. 사업의 장기적인 비전과 목표 설정은 근거법을 토대로 이루어져야 하며, 현재 비정규직 신분인 의료급여관리사의 안정적인 고용상태가 보장되어야 한다.

둘째, 서비스 수혜 대상자 확대와 요구도가 높은 대상자에 대한 서비스의 질을 보장하는 업무수행을 위하여 의료급여관리사가 더욱 확충되어야 한다. 건강보험적용 인구에 비해 의료급여수급권자는 만성질환자, 중증질환자, 장기입원자 등 장기적인 의료이용이 필요한 이들이 상대적으로 많아(유원섭, 2007, 11) 보다 많은 시간을 소요하는 관리가 필요하다. 따라서 향후 대상자의 요구도 및 서비스 내용을 고려한 적정 인력규모를 산정하는 것이 필요하다.

셋째, 의료급여관리사의 전문성을 확보할 수 있는 체계적인 인력개발 프로그램이 운영되어야 한다. 의료급여관리사는 다른 어떤 사례관리자에게 요구되는 능력보다 더 많은 능력을 필요로 한다. 의료급여 수급권자의 건강문제는 매우 다양하여 의료서비스 이외의 정서적 지지, 생활환경, 생활습관, 다양한 공식적 또는 비공식적인 도움을 필요로 하기 때문이다. 현재 제공되는 교육훈련프로그램은 교육에 참여할 수 있는 현실적인 시간적 제약으로 인해 한정된 기간에 맞출 수밖에 없는 교육과정으로 그 내용이 매우 불충분하다. 교육에 참여하는 기회가 주어지지 못하는 경우도 발생한다. 의료급여관리사의 비정규직 고용조건과 관련하여 인력개발 현실을 평가할 때, 장기적으로 업무를 지속한 의료급여관리사에 대해 전문가로서의 훈련을 제공하기보다 수시로 발생하는 신규인력에 대한 교육에 초점을 두어야 하는 것이 현실이다. 이는 시군구별 사업효과의 차이를 초래하며, 적절한 능력을 갖춘 인력으로 하여금 서비스를 제공해야 하는 윤리적 측면에서도 중요한 과제라고 할 수 있다(유원섭, 2007, 11).

넷째, 사업목적에 부합하는 평가체계가 개발되어야 한다. 현행 보건복지가족부에서 시행하는 지자체 복지종합평가의 의료급여 평가항목은 의료이용을 억제한 정도를 평가하는 내원일수, 진료비 증감(수급권자 1인당 진료비, 시례관리 대상자 1인당 진료비), 급여일수 증감 등이다. 수급권자의 권익옹호, 만족도, 건강 삶의 질에 대한 것은 평가에 포함되어 있지 않다. 이는 좋은 평가를 받기 위해 수급권자의 권익옹호와 지지적 지원보다는 의료이용을 억제하는데 업무의 우선순위를 두게 한다(유원섭, 2007, 11).

다섯째, 의료급여 사례관리에 대한 연구가 개발되고 촉진되어야 한다. 비용효과적인 대상자 선정, 수급권자의 복합적인 욕구에 적합한 중재개발 및 효과적인 중재를 위한 서비스 제공인력의 역할규정과 업무량 등에 대한 연구가 필요하다.

참고문헌

1. 국민건강보험공단 (2009a). 2008 건강보험통계연보. Retrieved March 22, 2010, from http://www.nhic.or.kr/wbm/wbmc/wbmc_0400/wbmc_0403/wbmc_0403.html
2. 국민건강보험공단 (2009b). 2008 의료급여통계. Retrieved March 22, 2010, from http://www.nhic.or.kr/wbm/wbmc/wbmc_0400/wbmc_0403/wbmc_0403.html
3. 국회예산정책처(2006). 2005년도 세입 · 세출 결산 및 기금 결산분석. Retrieved November 8, 2009, from http://www.nabo.go.kr/korea/view/11search/search.jsp
4. 김기환(2009). 의료급여제도 및 정책방향. 보건복지가족부, 한국보건복지인력개발원, 2009 제3기 의료급여사례관리실무과정(pp. 75-87). 보건복지가족부와 한국보건복지인력개발원.
5. 김은영, 김윤미, 김철환, 김희걸, 소애영과 신순애 등(2008). 지역사회 중심 만성질환 사례관리의 이론과 실제. 서울: 현문사.
6. 김의숙, 남정자, 김미영, 고일선, 이덕만, 김광숙, 최재성, 박현주, 신선미, 이상호와 양일석(2007). 의료급여 장기이용환자의 의료이용 실태 및 개선방안. 보건복지부와 연세대학교 간호대학 간호정책연구소.
7. 김의숙, 안양희, 고일선과 이광옥(2008). 의료급여 사례관리사업 기획 및 지침개발. 보건복지가족부와 연세대학교 간호대학 간호정책연구소.
8. 김의숙(2009). 의료급여사례관리 과정 및 운영. 보건복지가족부, 한국브건복지인력개발원, 2009 제1기 의료급여관리실무과정(pp. 23-42). 보건복지가족부와 한국보건복지인력개발원.
9. 김정미(2007). 스스로 할 수 있는 일과 없는 일 사이에서. 의료급여 30주년기념 - 의료급여사례관리집 - 밝은 세상 만들어요! 서울: 보건복지부와 의료급여사례관리사업지원단.
10. 보건복지부(2004). 내부자료.
11. 보건복지가족부(2008a). 2007 보건복지가족백서. Retrieved November 5, 2009, from http://www.mw.go.kr/front/jb/sjb0501vw.jsp?PAR_MENU_ID=03&MENU_ID=030501&BOARD_ID=320&BOARD_FLAG=00&CONT_SEQ=178577&page=1
12. 보건복지가족부(2008b). 2008년 의료급여사업안내. 서울: 저자.
13. 보건복지가족부(2008c). 내부자료.
14. 보건복지부가족부(2009). 2009년 의료급여사업안내(11-1351000-000226-10). 서울: 저자.

15. 보건복지가족부(2010). 2010년 의료급여사업안내(11-1351000-000226-10). 서울 : 저자.
16. 보건복지가족부와 국민건강보험공단(2008). 2007 의료급여통계. 서울 : 저자.
17. 송명경(2007). 의료급여 수급자의 적정의료 이용 및 삶의 질 향상을 위한 사례관리의 실제. 의료급여30주년기념 - 의료급여사례관리집- 밝은 세상 만들어요! 서울 : 보건복지부와 의료급여사례관리사업지원단.
18. 신영석, 신현웅, 황도경과 노인철(2006). 의료급여 재정효율화를 위한 모니터링(2006-20-1). 서울 : 한국보건사회연구원.
19. 신영석, 신현웅과 황도경(2007). 의료급여 사례관리 및 효과분석 I (2007-17-2). 서울 : 한국보건사회연구원.
20. 신용애, 신호철, 신현웅, 박은준, 홍선우와 신선미(2008). 의료급여 제도변화에 따른 수급자의 의료이용 및 건강실태. 보건복지가족부, 한국보건복지인력개발원과 의료급여사례관리사업지원단.
21. 신혜령, 임승주와 조정현(2009). 의료급여 사례관리사업 지원 및 평가(09-연002). 서울 : 보건복지가족부, 한국보건복지인력개발원과 의료급여사례관리사업지원단.
22. 오진주, 최정명과 유원섭(2007). 의료급여 사례관리사업의 직무분석 및 효율성 제고 방안. 보건복지부와 단국대학교.
23. 유원섭(2007). 기초의료보장제도의 성과와 중장기 발전방향. 의료급여 30주년 기념 학술 심포지엄. 보건복지부, 국민건강보험공단, 건강보험심사평가원과 한국보건복지인력개발원.
24. 유원섭(2007, 11). 의료급여 사례관리사업의 문제점과 개선방안. 민생정책 릴레이 심포지엄 6탄 의료급여 사례관리의 문제점과 개선방안. 서울.
25. 의료급여사례관리사업지원단(2010). 내부자료.
26. 이원희(2006). 의료급여 수급권자의 의료이용과 건강관리를 위한 사례관리사업 발전방안. 한양대학교 간호학박사 학위논문.
27. 이익섭, 이윤로와 강홍구(2004). 의료급여 사례관리사업 평가에 대한 연구. 연세대학교 사회복지연구소. 보건복지부.
28. 이종복, 이권일, 김화순과 오은경(2007). 사례관리의 이론과 실천. 서울 : 창지사.
29. 임승주와 조정현(2008). 2007년 텔레케어사업 평가 보고서. 보건복지가족부, 한국보건복지인력개발원과 의료급여사례관리사업지원단.
30. 장인협과 우국희(2001). 지역사회기반 사회복지실천 케어 · 케이스 매니지먼트. 서울 : 서울대학교출판부.
31. 조경애(2007). 의료급여제도의 성과와 중장기 발전과제에 대한 토론문(I). 의료급여

30주년 기념 학술 심포지엄. 보건복지부, 국민건강보험공단, 건강보험심사평가원과 한국보건복지인력개발원.

32. 최은정(2007). 수급권자의 과잉진료 및 중복처방 예방. 의료급여30주년기념 - 의료급여사례관리집 - 밝은 세상 만들어요!. 서울 : 보건복지부와 의료급여사례관리사업지원단.

33. CASE MANAGEMENT SOCIETY OF AMERICA. (2010). What is a Case Manager? Retrieved April 5, 2010, from http://cmsa.org/Home/CMSA./WhatisaCaseManager/tabid/224/Default.aspx.

34. Kersbergen, A. L. (1996). Case Management : A Rich History of Coordinating Care to Control Costs. Nursing Outlook, 44, 169-172.

35. Kersbergen, A. L. (2000). Managed cre shifts health care from an altruistic model to a business framework. Nursing and Health Care Perspectives, 21(2), 81-83.

36. Powell, S. K. (2000). Case Management : A practical Guide to success in Managed Care (2nd ed). Lippincott.

제 3 부

지역개발

제 13 장

건강한 반송 만들기[1)]

건강불평등을 개선하고 건강한 우리 동네를 만들기 위한 지역 네트워크 '건강 반송(盤松)사업단'이 의미있는 발걸음을 내디뎠다. 지난 31일 부산 해운대구 반송동에서 주민, 지방자치단체, 지역 의료계, 사회복지관이 함께 참여하는 건강증진 프로젝트가 이날 지역민들에 대한 건강개선을 위한 프로그램 설명을 시발로 본격 개시된 것이다.

지역 간 계층 간 건강불평등은 새삼스러운 문제는 아니나 그동안 개선의 기미는 없었다. 정부의 의지 부족도 있겠지만 건강에 대한 일반인들의 시각에 기인한 탓도 크다. 건강은 개인의 문제라고 여긴다. 얼마나 좋은 생활습관을 갖고 있고 부모한테 얼마나 좋은 유전자나 체력을 타고 났는가 하는 등 개인적 조건으로 인해 건강이 결정된다고 생각되어온 게 사실이다. 그러나 소득분포 지역 학력 등 사회경제적 지위에 따른 여러 가지 건강불평등 통계들은 결코 건강을 개인의 문제로 맡겨둬선 안 된다는 점을 입증하고 있다. 모든 질병은 예방 조치가 중요하지만 저소득층은 기본적으로 건강 관리와 질병 예방에 취약할 수밖에 없다. 반송지역의 경우 남성 흡연율이 52%로 전국 평균(43.7%)보다 크게 높았고 지난 3개월간 아파도 의료서비스를 이용하지 못했다고 밝힌 주민이 7%나 됐다.

개인적 수준으로는 극복하기 어려운 사회구조적 요인 때문에 건강불평등이 악화되는 것은 막아야 한다. 그런 점에서 건강반송사업단의 사회적 노력은 건강불평등 해소를 위한 새로운 활력소다. 사업단은 앞으로 소외된 주민들이 가정에 방치되도록 내버려두지 않고 복지관과 보건지소를 안방처럼 드나들도록 하겠다고 한다. 좋은 결실을 기대한다. 문제는 재원이며 앞으로 2년 뒤가 걱정이다. 2년 뒤 정부 지원이 중단될 경우 사업의 연속성이 어려워질 수 있다. 지자체의 예산과 인력과 관심이 없으면 효과를 거두기 어려운 만큼 지금부터라도 신경을 써야 할 것이다.

(부산일보 사설 2008년 2월 2일자)

---

1) 윤태호(부산대 의전원, yoonth@pusan.ac.kr)

※ 이 사업은 보건복지부 건강증진연구사업 중장기 정책과제(08-55)인 "건강불평등 완화를 위한 건강증진 전략 및 사업 개발"의 일환으로 추진된 것이며, 이 장의 내용은 위 정책과제 보고서에서 수정 인용하였습니다.

1 배 경

현재 보건소를 중심으로 하는 지역보건사업에서 건강형평성 사업들은 대개 취약한 개인을 중심으로 하는 사업들에 집중되어 있다. 그렇다 보니, 대개는 기초생활수급자와 차상위계층, 독거노인 등에 초점을 맞추게 되며, 자연스럽게 방문보건사업 대상자들이 그 중심에 놓이게 된다. 만성질환관리사업, 건강생활실천사업들에서도 대개 이들 취약계층들을 대상으로 하는 방문보건서비스 중심의 개인 서비스 제공에서 크게 벗어나지 못한다. 더군다나 인력, 예산 등의 문제로 전체 인구의 3% 남짓한 공식적인 사회경제적 취약계층만 다루고 있다. 하지만, OECD 기준에 부합하는 상대적 빈곤층은 2008년 현재 18% 이상으로 추정되고 있다.

건강형평성 제고를 위한 건강증진을 위해서는 개인 중심의 서비스로는 한계가 있다. 개인의 불건강한 행동은 개인만의 문제가 아니라, 개인이 그러한 행동을 하게끔 만드는 구조적 환경을 바꾸는 것이 같이 병행되어야 하기 때문이다. 또한, 건강형평성 사업을 통해 개선하고자 하는 건강불평등의 문제는 특정 취약계층만의 문제가 아니라, 전 계층에 걸쳐 나타나기 때문이기도 하다.

지역 중심의 접근은 모든 지역을 대상으로 하는 것은 물론 아니다. 그 보다는 타 지역에 비해 건강수준이 상당한 정도로 낮은 지역을 선정하여 선정된 지역들에 사업을 집중하여 해당 지역에 거주하는 주민들뿐 아니라, 지역 공동체 그 자체를 좀 더 건강 친화적으로 변화시키기 위한 사업들을 수행하는 것이다. 건강수준이 낮은 지역은 대개 전반적인 사회경제적 수준도 낮다. 따라서, 이들 지역에서 보건사업은 별개의 사업으로 존재하는 것이 아니라, 지역의 사회경제적 문제도 같이 해결하는 방식으로 진행될 수밖에 없다. 이러한 측면에서, 지역 중심 접근법은 보다 건강결정요인에 접근하는 보건사업을 수행할 수 있는 잠재성이 있다고 할 수 있다. 물론, 이것이 자연스럽게 연결되지는 않음은 당연하다.

건강불평등의 근원이라 할 수 있는 구조적 요인들은 지역사업 수준에서 해결할 수 있는 것이기보다는, 국가 수준의 정책 변화에 의해서 가능하다. 빈곤을 감소시키기 위한 주요한 수단은 국가 수준의 재정개혁을 필요로 한다는 것은 분명한 사실임에 틀림없다. 이렇게 해야만 모든 계층에 걸쳐져 있는 건강불평등 문제를 해결하는데 도움이 된다. 하지만, 이것만으로는 건강 양극화에 기여하는 복잡한 건강의 결정요인들을 해결할 수만은 없다. 뿐만 아니라, 국가 수준의 정책이 현실성 있기 위해서는 지역 수준에서의 다양한 경험들이 기반이 되어야 한다. 건강불평등을 줄이기 위한 실제적 경험이 부족한 우리 사회의 현실을 고려할 때, 지역 중심 사업의 활성화를 통해 혁신적인 프로그램들이 양산되고, 이에 근거하여 정책이 수립되는 상향식 방식이 필요하다.

다만, 취약지역 중심적 접근은 특정 빈곤 지역에 거주하지 않는 상당수의 빈곤층을 포괄하지 못할 수 있다는 한계가 있다. 즉, 특정 빈곤지역들 외에 거주하는 빈곤인구가 더 많을 수 있다는 것이다. 인구집단 중에서 건강이 가장 취약한 빈곤층은 전국 곳곳에 흩어져 있는 것이 사실이나, 그러한 빈곤층이 좀 더 밀집되어 있어 건강의 문제가 좀 더 심각한 지역에 건강형평성 사업을 집중하는 것은 접근 전략적 수준에서 고려할 필요가 있다. '빈곤한 사람'의 문제 해결과 여러 정책 영역에서 부적절한 서비스가 제공되는 '빈곤한 지역'의 문제 해결은 양립 불가능한 것이 아니며, 서로 보완적이어야 한다. 현재 우리나라 보건사업은 공식적 '빈곤층'에 대한 개인적 서비스에 집중되어 있는 반면, '빈곤한 사람'들이 거주하는 '빈곤한 지역'에 대해서는 소홀해 왔었다는 점을 고려할 때, 취약지역 중심적 접근법은 지역보건사업과 연관하여 우리 사회에서 건강형평성을 제고하는데 충분한 의미가 있다고 하겠다.

2 이론적 배경

1) 건강형평성 정책 활동의 원칙

Whitehead와 Dahlgren(2006a)은 세계보건기구에서 건강의 사회적 불평등을 해결하기 위해 고려해야 할 정책적 활동의 원칙으로 다음과 같은 10가지를 제시하였다. 이에 따르면 건강 불평등 해결의 원칙은 건강의 하향 평준화가 아니라 상향 평준화에 있으며, 빈곤층의 건강 향상에 초점을 두는 사업, 양 극단에 처해 있는 집단 간의 건강 양극화를 줄이는 사업, 그리고 전체 인구집단에 걸쳐 계단식 형태로 나타나는 건강불평등을 줄이는 것이 서로 밀접하게 연관되어야 한다.

접근전략과 관련하여 세계보건기구 유럽지역사무소에서는 통합적 건강결정요인 전략, 질병별 전략, 장 접근법, 집단별 전략을 제시하고 있다(Whitehead 와 Dahlgren, 2006b).

정책적 활동을 위한 10가지 원칙

① Levle down이 아니라 Level up을 지향
② 건강의 사회적 불평등을 감소하기 위한 세 가지 주요 접근법(빈곤층에 초점, 건강 양극화의 간격 줄이기, 전체 인구집단의 사회적 불평등 감소)은 서로 연관되어 있으며, 상호 간에 기반해야 함
③ 인구집단 건강정책은 전체 인구집단의 건강상 이득을 증진하고, 건강불평등을 감소하는 두 가지 목표를 가져야 함
④ 정책 활동은 건강불평등의 사회적 결정요인을 해결하는 것에 관여해야 함
⑤ 기술된 정책적 의지만으로는 불충분함 : 정책 활동이 해를 미칠 가능성을 모니터링
⑥ 불평등의 정도와 목표에 대한 달성 정도를 측정할 적절한 도구를 선택
⑦ 주장이나 요구 등의 목소리를 내지 않는 이들(The voiceless)이 목소리를 낼 수 있도록 협력적인 노력을 함
⑧ 가능한 건강에서의 사회적 불평등은 남성과 여성을 분리하여 기술하고 분석해야 함
⑨ 인종적 배경이나 지리적 요인에 의한 건강에서의 차이는 사회경제적 배경과 관련되어 있음
⑩ 보건체계는 형평의 원칙에서 수립되어져야 함
- 공중보건서비스는 이윤에 의해 좌우되어서는 않되며, 이윤을 위해 환자들을 절대 착취해서는 안 됨
- 서비스는 지불능력이 아닌 필요에 따라 제공되어야 함
- 모든 사람들에게 동일하게 높은 질의 서비스가 제공되어야 하고, 사회, 인종, 젠더, 연령에 따라 차별이 있어서는 안 됨
- 보건체계의 가치와 형평성 목표가 분명히 제시되어야 하며, 이러한 목표들을 확인하기 위해 수행되는 모니터링은 가능한 가장 효율적인 방법으로 접근

(1) 통합적 건강결정요인 전략

건강형평성의 목표를 현존 사회경제 정책과 경제성장, 조세, 고용, 교육, 주택, 사회보호, 운송 및 보건서비스 프로그램에 통합하는 전략이다. 이러한 통합적 과정의 핵심 질문은 ① 어떻게 정책이나 프로그램이 서로 다른 사회집단의 건강에 영향을 미치며, ② 전체 인구집단의 긍정적인 건강 영향을 최적화하기 위해 무엇을 할 수 있으며, ③ 특히 불이익을 받는 집단에 대한 긍정적 건강 영향을 최적화하기 위해 무엇을 할 수 있는가이다.

이 전략을 수행하기 위해서는 건강에서의 사회적 불평등을 야기하는 불건강한 상업정책을 비롯한 정책들이 건강에 미칠 영향을 평가하는 노력이 있어야 하며, 특히 건강형평성 영향평가가 공공 및 상업정책과 프로그램 평가의 정상적 과정으로 수행되어야 한다.

(2) 질병별 전략

질병별 전략은 의학 중심의 중재 전략이며, 각각의 질병들에서 전문가들이 질병별 프로그램에 참여할 수 있는 장점이 있다. 하지만, 의학 중심의 질병별 프로그램은 만약, 전문가들이 건강 문제의 사회적 차원을 이해하지 못한다면, 건강형평성 이슈에 덜 관심을 기울일 수 있다.

(3) 장 접근(Setting approach)

사업장, 학교 또는 병원과 같은 특정 공간 또는 도시 또는 지역사회와 같은 지리적 영역에 접근을 하는 전략이다. 이 전략은 오랫동안 사업장에서 건강 위해를 해결하는데 사용되어 왔으며, 특정 사업장에서의 모든 주요한 건강 결정요인에 초점을 두었다. 세계보건기구에서는 이 개념을 학교와 병원으로 확장하였는데, 건강한 학교(Healthy Schools), 건강한 병원(Healthy Hospitals)이 대표적이다.

지역사회 중심 전략은 여러 면에서 장 중심 전략과 유사하지만, 훨씬 광범위하고, 특정한 지역에 초점을 두는 것이다. 세계보건기구에서는 안전한 지역사회와 건강도시(Safe Communities and Healthy Cities)의 개념으로 이를 발전시켜 왔다.

지역사회 접근법은 더 부유한 집단의 이해들이 불이익을 받는 개인과 가족들의 필요와 다를 경우에는 건강형평성적 지향이 제한적일 수 있다는 위험이 있다. 따라서 지역사회 접근은 건강에서의 불평등을 감소하는 것이 전체 지역사회의 건강을 향상시키는 편익을 가져올 수 있음을 확신시키는 것이 중요하다.

(4) 집단별 전략

집단별 전략은 높은 불건강의 위험이 있는 어린이와 노인 또는 노숙자, 이주 노동자와 같은 주변화된 집단을 포함하는 것이다. 집단별 전략은 전형적으로 건강 결정요인 전략과 결합되며, 여기에서는 가장 높은 우선순위는 특정 연령 집단에 대해 건강의 사회적 불평등 결정요인에 주어지게 된다.

2) 취약계층에 대한 접근 전략

취약계층의 건강증진사업을 위한 접근 전략으로 다음의 기본 원칙들이 고려되어야 한다.

- 기존 사업들의 재조정 및 평가를 통한 사업의 개발
- 질적 조사를 포함한 취약주민의 요구도 사정
- 취약 주민의 참여를 위한 조직화
- 건강결정요인에 관계되는 지역자원과의 파트너쉽을 통한 통합적 사업 지향
- 장 또는 지역 중심의 접근
- 기관 중심의 사업에서 지역사회 중심의 사업으로
- 지역적 특성을 고려한 사업계획 수립
- 적합한 평가지표와 이에 근거한 사업수행

(1) 기존 사업들의 재조정 및 평가를 통한 사업 개발

취약계층의 건강증진을 위해 기존의 사업과 완전히 차별되는 새로운 사업은 현실적으로 불가능할지도 모른다. 또한 전통적으로 우리나라의 공공보건사업은 취약계층의 건강에 집중해 왔었다. 따라서 과거의 사업들이 한계가 많다는 이유만으로 무시하고, 참신한 아이디어로 새로운 사업을 개발하는 방식보다는 기존의 사업들을 총괄적으로 정리하고 평가하여 사업을 개발하는 것이 필요하다. 이는 보수적인 사업 방식과는 다른 개념이다.

(2) 취약주민의 요구도 사정(needs assessment)

대개의 보건사업들은 서비스의 제공자의 자체 판단에 의해 취약주민의 요구도를 사정하고, 사업을 수행하는 경우가 대부분이었다. 설령, 요구도를 평가하더라도 대부분이 기초지자체 전체를 표본 단위로 하여 설문조사가 이루어지고 있기 때문에 기초지자체 수준에서의 취약인구나 취약지역의 대표성은 표본에 거의 반영되지 못하는 경우가 대부분이었다. 이를 보완하기 위해서는 표본추출 때 취약집단이나 취약지역에 대해서는 가중을 하여 표본을 뽑거나, 취약지역에 대해서는 별도로 조사하는 방식을 고려할 필요가 있겠다.

다른 한편으로, 취약주민들의 건강행동이나 건강상태의 문제를 양적 방법으로 측정하기에는 한계가 있을 수밖에 없다는 점이 고려되어야 한다. 보다 취약주민의 상황을 심층적으로 파악할 수 있는 방법이 동원되어야 하며, 이러한 측면에서 취약 주민들이 직접 참여하는 포커스 그룹 회의 등 질적 방법이 함께 고려되어야 한다. 취약주민의 참여는 취약주민의 요구도 사정에서부터 시작되어야 한다.

(3) 취약주민 참여를 위한 조직화

취약주민은 우리 사회에서 목소리를 거의 내지 않으며, 목소리를 내는 방식도 일반 인구집단과 차이가 있다. 따라서 단지 참여만을 강조한다고 해서 취약주민이 스스로 참여하는 것은 아니다. 취약주민의 참여를 위해서는, 그리고 참여가 필요하다면 의식적인 노력을 해야 한다. 단지, 서비스 이용에 참여하는 수준을 넘어서서 사업대상의 선정과 사업내용을 결정하는 등 중요한 의사결정과정에 취약주민의 참여가 보장되어야 한다.

뿐만 아니라 취약주민의 목소리를 대변하는 지역사회 조직을 활성화하려는 노력도 동시에 고려되어야 한다. 따라서, 사업의 준비 단계부터 평가 및 환류 과정에 이르는 전 단계에 걸쳐 지역사회참여에 근거하여야 하며, 다음의 사항들이 고려되었는지를 확인하여야 한다(Green 등, 2003).

① 참여자와 참여의 특성

㉠ 표적이 되는 지역공동체가 명확히 정의되었는가?

㉡ 지역공동체의 참여자가 실행하고자 하는 사업에 얼마나 경험이 있거나 관계가 있는가?

㉢ 지역 주민들에게 참여의 기회가 얼마나 보장되었는가?

㉣ 과거에 참여하지 못한 주민들에 대한 고려를 포함한 참가에 대한 장벽이 있는가?

㉤ 지역공동체에 수행하고자 하는 사업이나 연구를 이해하려는 노력을 하였는가?

㉥ 참가자가 사업이나 연구과정에 신체적 또는 정신적으로 기여를 하였는가?

② 연구 또는 사업 주제의 기원

㉠ 연구 또는 사업의 추진력이 해당 지역공동체에서 나왔는가?

㉡ 연구 또는 사업 이슈가 해당 지역공동체의 구성원에 의해 지지를 받고 있는가?

③ 연구 또는 사업의 목적

㉠ 지역공동체 참가자들의 자발적 역량을 위한 학습 능력을 촉진시키는가?

㉡ 지역공동체 참가자들과 외부 자원 간에 협력을 촉진시키는가?

㉢ 연구 또는 사업의 목적이 건강의 결정요인을 해결하기 위해 지역공동체의 능력을 배양시키는가?

④ 과정과 내용

㉠ 기획, 실행, 평가의 단계에서 지역공동체 참여자들의 경험이나 지식을 고려하는가?

㉡ 지역공동체 참여자들에 대해 연구방법을 학습할 과정이 포함되어 있는가?

㉢ 연구자나 사업 담당들이 지역공동체의 건강 이슈에 대해 학습할 과정이 포함되었는가?

㉣ 필요하다면, 연구나 사업방법과 중심적 관심사가 유동적이거나 변경될 수 있는가?

㉤ 연구나 사업이 실행되는 동안 그간의 경험을 평가하는 절차가 있는가?

㉥ 지역사회 참여자들이 해석, 종합, 결론의 타당성 등 분석의 이슈에 관여했는가?

⑤ 관심사를 해결하기 위한 기회

㉠ 연구나 사업과정에서 지역공동체에 대한 개별적 또는 집단적 학습이 이루어지는가?

ⓛ 연구나 사업과정에서 지역공동체의 활동이 같이 결합되는가?
ⓒ 연구나 사업을 통해 얻어진 학습의 결과가 사회적, 개인적 또는 문화적 활동으로 이어질 수 있는 노력이 반영되는가?

⑥ 연구나 사업결과에 대한 사항
㉠ 지역공동체의 참여자들이 연구나 사업의 결과로 수혜를 보는가?
ⓛ 결과의 해석에서 연구자나 사업담당자들과 지역공동체 참여자들이 공평하고 열린 방식으로 분명한 합의를 보았는가?
ⓒ 연구나 사업과 관련한 데이터의 소유권과 관련하여 연구자나 사업담당자와 지역공동체 참여자 간에 분명한 합의가 있었는가?
㉣ 연구나 사업결과의 전파와 관련하여 연구자들이나 사업담당자와 지역공동체 참여자 간에 분명한 합의가 있었는가?

(4) 건강결정요인에 관계되는 지역자원과의 파트너쉽을 통한 통합적 사업의 지향

중앙정부 차원에서는 통합적 사업을 수행하기가 어렵겠지만, 소지역 단위로 내려갈수록 서비스는 통합되는 것이 바람직하다. 하지만, 지방자치제가 시행된 지 상당한 시간이 흘렀음에도 불구하고, 공공조직에서는 여전히 중앙정부에 대한 의존도가 매우 높은 실정이다. 이러한 중앙정부에의 강한 의존은 지자체 수준에서 서비스 통합을 어렵게 하는 원인이기도 하다. 취약계층의 건강증진을 위해서는 영국의 HAZ와 같이 지역자원과의 협력을 위한 새로운 메카니즘이 창출되어야 한다. 특히, 건강결정요인을 고려한다면, 보건의료－사회복지－교육－고용 등은 지역 수준에서 서비스가 통합적으로 제공되는 것이 바람직하다. 예를 들어, 교육복지투자우선지역사업을 교육서비스만 고집하는 것이 아니라, 취약아동과 그 가족에 대한 보건서비스, 사회복지서비스, 그리고 고용서비스를 함께 고려할 필요가 있을 것이다. 건강불평등은 단지 취약계층의 건강문제 해결 뿐 아니라, 불건강한 취약계층의 삶의 조건을 함께 변화시키는 것을 포함하기 때문이다. 이러한 견지에서 굳이 건강이라는 단어를 사업명에 들어가도록 고집하기 보다는 사업의 목표 중 하나에 건강불평등 해결이 포함되도록 하는 방안도 함께 고려될 필요가 있다.

지역공동체 자원과 파트너쉽을 형성하는 것과 관련된 핵심원칙은 ① 사업의 모든 단계에서 협력적 파트너쉽을 촉진하고, ② 모든 파트너들의 상호 이익을 위해 지식과 활동을 통합하며, ③ 사회적 불평등에 중점을 두는 임파워먼트 과정과 공동학습을 장려하는 것이다. 지역사회에서 성공적인 파트너쉽을 형성하기란 매우 어려운 과정이며, 그 자체가 하나의 중요한 사업과제이다. 하지만, 지역공동체에서 사업을 수행해 본 이들은 모두 느끼겠지만, 지역사회에서 성공적 파트너쉽을 형성하는 것에 대해서는 단일한 기술이나 해결책은 없으나, Wallerstein와 Sheline(1998)은 지역사회 파트너쉽을 형성하는데 고려해야 할 네 가지 전략을 다음과 같이 제시한 바 있다.

① 사업에 참여하는 사람들의 능력, 자원, 잠재적 책임의식에 대한 자기 성찰
② 적절한 네트워크, 관계, 그리고 리더들을 통한 지역의 잠재적인 파트너들과 파트너쉽을 확인
③ 지역의 보건 문제들을 상호 협의 : 재조정 가능성을 항상 염두
④ 기반의 구축과 조직적 발전을 통해 파트너쉽을 지속하기 위한 구조를 창출하고 개발

(5) 개인서비스 중심적 접근보다는 장 또는 지역 중심적 접근을 지향

앞서도 지적했듯이 현재 취약계층에게 제공되는 대부분의 건강증진사업은 개인서비스 중심적이다. 그런데, 취약계층의 건강증진은 개인서비스로는 한계가 있다는 것이 공통된 견해이다. 이를 극복하기 위해서는 건강한 동네 만들기, 건강한 학교 만들기, 건강한 사업장 만들기 등 장(Field) 또는 지역 중심적인 접근을 고려해야 한다.

가령, 지역사회에서 특히 취약한 지역을 맵핑(mapping)하고, 이들 지역에 거주하는 주민들 전체 또는 이들 지역에 소재하는 학교나 사업장을 대상으로 건강증진사업을 수행하는 접근 전략도 고려할 수 있다.

(6) 보건소 등 기관 중심의 사업에서 지역사회 중심의 사업으로

건강이라는 단어만 들어가면 보건복지부, 보건소, 의료기관을 떠올리는 것이 현재의 상황이다. 하지만, 건강의 결정요인을 고려한다면 지역사회에서 보건소는 사업의 일 주체일 뿐이다. 보건소의 예산과 인력의 한도 내에서 어떤 사업을 수행할 것인가에 대한 고민보다는 지역주민의 건강형평성을 제고하기 위해 보건소에서는 어떤 역할을 해야 할 것인가를 고민하는 것이 더 중요하다. 이를 위해서는 기관에 한정해서 예산이 배분되고 사업을 평가하는 현재의 건강증진사업 방식으로는 불가능하다.

결국, 지역사회에서 건강형평성을 제고하기 위한 보다 상위의 협의체가 필요한데 지역복지협의체 구조를 발전시키는 것도 한 방법이 될 수 있으며, 건강도시 사업과 관련하여 건강도시 위원회를 설치하여 건강형평성 사업을 총괄 기획하고 운영하는 방안도 있을 수 있다.

이렇게 하기 위해서는 건강불평등을 해결하는 것이 중요하다는 여론의 형성과 중앙정부 또는 지방정부의 강력한 의지가 전제되어야 한다. 보건과 복지의 영역에만 국한하지 말고, 영국의 Local Strategic Partnership(LSP)과 같은 전략적 지역협의체를 만들고, 이에 대한 정부 지원을 확대 · 강화하는 방안도 적극 고려할 필요가 있다.

하지만, 이러한 분위기가 일시에 변화하지는 않을 것이다. 따라서 중앙정부에서 정책으로 채택하는 노력을 하는 동시에, 소규모의 지역사회에서 시범사업 등을 통해 실제적으로 이런 사업들을 경험하고, 그 성과를 확대하는 방안이 필요하다.

(7) 지역적 특성을 고려한 사업의 계획

대도시와 중소도시, 그리고 농어촌 지역에서의 취약지역 및 취약계층의 특성에는 공통된 측면도 있지만, 상당한 차이가 있을 수 있다는 점을 고려해야 한다. 동일한 지역 박탈 지표와 지역의 표준화사망률의 상관 관계를 분석해 보더라도 도시 지역과 농촌 지역 간에는 그 상관 관계에서 상당한 차이가 있음을 확인할 수 있었다. 따라서, 취약지역을 중심으로 하는 사업을 수행할 시에는 지역적 상황을 반드시 염두에 두어야 하고, 재원의 배분에서도 이 부분이 고려되어야 한다.

(8) 적합한 평가지표와 이에 근거한 사업의 수행

현재 국민건강증진종합계획 또는 보건소 건강증진사업에는 대부분 양적 성장중심의 평가지표만 있을 뿐 건강형평성을 고려한 평가지표는 거의 없다. 실제, 보건소 건강증진 담당자들은 평가지표에 상당히 민감하게 반응을 하는데, 건강형평성에 대한 평가지표는 거의 없다는 사실은 건강형평성 제고 사업의 필요성에 둔감하게 반응하는 유인으로 작동하고 있다.

3) 지역사회참여연구 방법론

본 연구에서는 지역사회 진단과 사업 프로그램을 위한 접근 전략을 수립하기 위한 이론적 모형으로 지역사회참여연구(Community based participatory research, CBPR) 방법론을 채택하였다. 지역사회참여연구는 참여연구(participatory research), 참여활동연구(participatory action research), 활동연구(action research), 비판활동연구(critical action research), 권한부여평가(empowerment evaluation) 등 다양한 용어로 명칭되고 있다(Israel 등, 2005).

지역사회참여연구는 질병의 사회적 맥락(Social context)에 대한 관심과 전통적 역학에서는 자주 간과되어 왔던 참여와 활동을 통합할 필요성이 증가함으로써 최근 활발하게 이루어지는 연구 분야이다. 전통적 역학은 주로 개인의 위험요인을 다루고 있으며, 일부에서는 역학적 결과들을 건강증진과 질병예방 프로그램 및 정책으로 연결하는 것은 정책 결정가와 공중보건에 관여하는 사람들의 책임으로 간주하는 경향이 있었다(Leung 등, 2004). 또한 전통적 보건분야 연구들은 현상을 이해하기 위한 지식을 주로 생산해 왔으며, 지식을 계획이나 실행에 이용하는 것에는 대개 무관심하여, 지역적 우선순위, 과정, 관점을 고려하지 않은 부적절한 권고안이 제출되기도 하였다(Leung 등, 2004).

지역사회참여연구는 기존의 전통적 연구의 한계를 지적하면서, 연구하고자 하는 주제에 영향을 받는 사람들이 같이 참여하고, 교육과 사회적 변화에 영향을 미칠 목적으로(의도적으로) 수행하는 체계적인 방법이다. 이의 핵심은 어떤 연구방법을 적용할 것인가에 있는 것이 아니라, 연구자의 태도에 있다. 즉, 어떻게, 누구에 의해서, 누구를 위한 연구인지를 개념화하고 실행할 것인가가 중요하다는 것이다.

지역사회참여연구의 기원은 1940년대 독일의 사회심리학자인 Kurt Lewin(Lewin, 1997)에 의해 개발된 'action research' school과 Paulo Freire(Freire, 1982)와 1970년대 제3세계 학자들(Tandon, 1996 ; Park, 1993)에 의해 개발된 대안적인 조사 패러다임이다. Lewin(1997)은 문제에 영향을 받는 사람들이 대상화가 되는 것이 아니라, 사실을 발견하고, 행동하고, 평가하는 순환적 과정을 통해 실제적으로 문제를 해결하기 위해 적극적인 개입을 해야 함을 강조하였다. 제3세계 국가들에서는 지식인이나 학자들의 역할이 필요없다는 반지식주의를 지향하는 것이 아니라, 이해관계자와 권력적 관계의 다양성을 인식한다는 측면에서 대학에서 생산되는 지식의 독점을 깨뜨려야 함을 강조하였다. 이러한 참여연구는 실용주의와 형평성에 대한 관심에 더욱 자극을 받아 소규모 NGOs에서부터 UN 기관에 이르기까지 보건연구에서 참여 방법론에 대한 관심이 계속 확대되고 있다. 이러한 참여연구의 근본 특성은 ① 참여, ② 지역사회 구성원과 연구자들이 사업수행의 과정에서 각각 동등하게 협력하고 관여, ③ 지역사회 구성원과 연구자들이 상호 학습하는 과정, ④ 체계를 개발하고 지역의 역량을 구축, ⑤ 참여자들이 그들의 삶에 대한 통제력을 증가시키도록 하는 권한부여(empowerment) 과정, ⑥ 연구와 활동 간의 균형을 달성하는 것 등으로 요약할 수 있다(Israel, 1998). 이러한 특성으로 인해 '지역사회에 대한'이라는 관점보다는 '지역사회와 함께'에 더 강조점을 두며, 결과보다는 과정을 더 중요하게 간주한다.

지역사회참여연구의 가장 핵심적인 세 가지 요인은 참여연구, 교육, 사회 활동이다. 참여연구는 총체적으로 지역사회를 분석하고, 무엇을 조사해야 하는지를 결정하는데 주민들이 직접 참여해야 한다는 것이다. 교육은 지역사회의 건강과 질병 그리고 더 큰 사회적 구조와의 관계를 볼 수 있는 능력을 키우는 것을 의미한다. 사회활동은 전통적 연구와 가장 구별되는 요인으로 지역사회참여연구는 전통적 역학연구와는 달리 필연적으로 정치적이며, 과정 전반의 단계에서 활동을 통합해야 한다는 것을 말한다. 미국 의학연구소(Institute of Medicine)에서는 '누가 공중의 건강을 유지할 것인가? 21세기를 위한 공중보건전문가 교육'이라는 보고서를 통해 지역사회참여연구를 공중보건 전문가들이 훈련을 받아야 할 8가지 영역 중 하나로 추천하기도 하였다(Gebbie, 2003).

위에서 서술한 참여연구와 전통적 연구를 비교하면 다음과 같이 요약할 수 있다(Cornwall와 Jewkes, 1995).

표 13-1. 참여연구와 전통적 연구와의 차이

	참여 사업	전통적 사업
무엇을 위해 조사하는가?	행동	나중의 가능한 행동에 대한 이해
누가 조사하는가?	지역 주민	연구원이나 전문가
누구의 지식이 중요한가?	지역 주민	과학자
누가 주제를 선택하는가?	지역의 우선순위	연구자의 관심, 용역수주기관
선택되는 방법론은?	권한위임, 상호 배움	학문적 관례, 객관성과 사실
다음의 각각의 조사 과정 단계에서 누가 또는 무엇이 관여하는가?		
문제 인식	지역 주민	연구자
자료 수집	지역 주민	연구자, 조사원
자료 해석	지역적 개념과 구조	학문적 개념과 구조
분석	지역 주민	연구자
발표되는 결과	지역적으로 수용가능하고, 유용	학문분야 또는 용역기관의 관심
결과에 대한 행동	과정에 통합	별개이며, 행동이 없을 수도
누가 행동을 하는가?	지역 주민(외부의 지원을 받을 수도 받지 않을수도 있음)	외부 기관
누가 결과를 소유하는가?	상호 공유	연구자
무엇이 강조되는가?	과정	결과물

지역사회참여연구의 원리에 대하여 Israel 등 (2005)은 다음과 같이 제시하고 있다.

① 지역사회참여연구는 지역사회를 하나의 단위로 인정한다. 인식 단위로서의 지역사회는 공통의 기호체계, 가치, 그리고 규범을 통해 타인과의 일체감과 정서적 연결, 이익의 공유, 상호 필요를 충족하기 위한 헌신성으로 정의된다. 지역사회는 지리적 경계로 정

할 수도 있지만, 공통의 동질성이나 이해관계로 정해질 수도 있다.

② 지역사회의 힘과 자원을 구축한다. 개개인의 기술, 사회 네트워크, 조직과 같은 지역사회 내에 현존하는 강점, 자원, 자산을 인식하고 구축하는 것이다.

③ 조사의 모든 단계에서 사회적 불평등을 해결하기 위한 권한부여, 권력 배분 과정을 포함한 협력적, 형평적인 파트너쉽을 촉진한다. 가능한 한, 모든 파트너들이 문제의 정의, 자료의 수집과 해석, 결과의 전파와 해결하는 전 단계에서 의사결정과 권리를 공유한다.

④ 모든 파트너들 간에 공동 학습과 역량 배양을 강화한다. 이는 모든 파트너들 간에 기술, 지식, 능력의 호혜적 교환을 강화하는 공동의 학습 과정이다.

⑤ 지식의 생산과 모든 파트너들의 상호 편익을 위한 중재 간에 통합과 균형을 유지한다. 지역사회참여연구 프로젝트가 직접적으로 중재를 의도하지 않을지라도, 연구결과들이 지역사회에 이득이 되는 활동 전략으로 전환될 수 있도록 노력해야 한다.

⑥ 다양한 건강결정요인을 다루는 (사회)생태학적 관점과 공중보건 문제의 지역적 관심사에 초점을 둔다. 지역사회참여연구는 개인과 개인의 직접적 맥락(가족이나 사회적 네트워크), 더 큰 맥락(지역사회 또는 사회)에 관심을 두며, 다양한 건강과 질병의 결정요인(생의학적, 사회적, 경제적, 문화적, 물리적 환경요인, 그리고 연구자와 지역사회 파트너와의 제휴 필요성)을 고려한다.

⑦ 순환적이고 반복적 과정을 통해 체계를 발전시킨다.

⑧ 모든 파트너들에게 결과물을 전파하고, 결과물의 광범위한 전파에 이들을 참여하도록 한다.

⑨ 장기적인 과정이며, 지속 가능한 헌신을 필요로 한다. 이러한 헌신은 종종 단일 연구 프로젝트 또는 용역수주 기간을 넘어설 것을 요구하며, 파트너들이 더 이상 파트너쉽으로 지속될 수 없다고 판단하는 지점까지 가더라도, 현존하는 관계와 파트너들이 필요하다고 원하는 한 장래의 요구에 부응할 수 있도록 관계를 유지할 것을 약속한다.

3 사업개요

1) 목적

본 사업은 우리나라의 지역사회 수준에서 일반적으로 수행해 왔던 보건소 중심의 건강증진사업의 한계를 극복하고, 건강불평등의 해결을 통한 건강수준 향상이라는 건강증진의 근원적 문제인식에서 출발하고자 하였다. 건강불평등의 해결은 개인적 수준의 건강불평등과 지역적 수준의 건강불평등 모두를 고려해야 하는데, 본 연구에서는 반송지역을 건강친화적인 지역사회로 변화시키는 것을 일차적 목표로 하면서 반송 주민의 개개인의 건강수준을 향상시키는 방향으로 접근을 하였다. 반송을 중심으로 한 통합적 지역건강사업의 목적은 다음과 같이 요약할 수 있다.

> 반송지역의 역동적인 파트너쉽의 형성과 지속적인 유지를 통해 지속가능한 지역건강사업의 일반화된 모형을 만들어 내고, 반송지역과 해운대구 전체의 건강 격차를 줄이는 방식을 통해 반송지역 주민의 건강과 삶의 질을 향상시킨다.

2) 추진 절차

건강한 반송 만들기의 추진 절차는 다음과 같다. 이론적으로는 지역공동체 참여연구론에 근거하였고, 다양한 자료들을 통해 건강취약지역을 선정하고, 질적 및 양적조사 방법을 모두

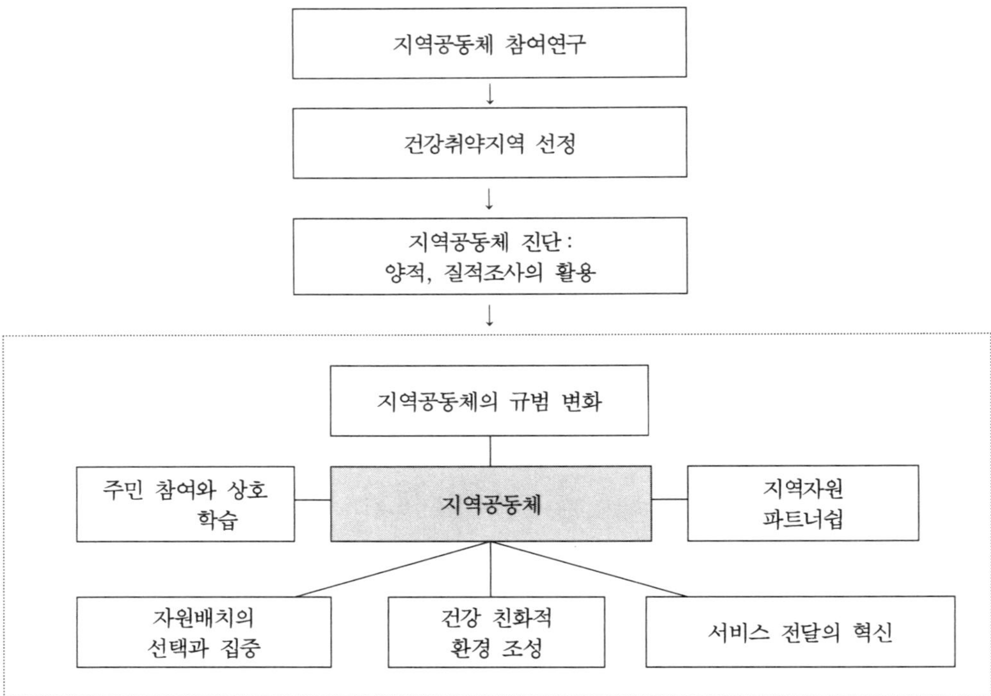

그림 13-1. 건강반송사업의 추진 과정

활용하여 지역의 건강관련 현황을 다층적으로 파악하였다. 이렇게 파악된 지역의 건강관련 문제들을 해결하기 위하여 '지역 주민의 참여와 상호학습'과 '지역공동체 자원과의 파트너쉽'을 근간으로 하여 보건소 등 지역의 주요한 자원들 배치에 대한 선택과 집중, 건강친화적 환경의 조성, 주민들에게 제공되는 서비스 전달방법의 혁신 등을 추구하였다. 이를 통해 건강 관련 행태와 환경의 개선을 통해 반송지역의 건강수준을 개선하고, 해운대구 내 지역 간 건강격차를 완화하는데 기여하고자 하였다.

4 사업결과

1) 건강취약지역의 선정과 지역공동체 진단

(1) 지역의 인구 · 사회 · 문화적 특성의 파악

반송은 행정구역상으로 부산시 해운대구 반송1동, 2동, 3동을 일컫는다. 2006년 연말 현재 총인구수는 59,825명에 이른다. 이 중 독거노인은 800여명, 장애인은 3,200여경, 기초생활수급권자수는 6,350여명에 달한다.

반송이라는 이름의 유래는 두 가지 설이 있다. 하나는, 키가 작고 가지가 사방으로 퍼져 자란 소나무가 많은 데서 유래했다는 설이고, 다른 하나는 땅속에 넓은 돌이 깔려 있으며 송림이 울창하였다는 데서 유래했다는 설이다. 하지만, 반송의 소나무들은 한국 전쟁 이후 대부분 사라졌는데, 피난민들이 부산지역의 땔감 대부분을 반송에서 공급하느라 무분별하게 벌목을 하였기 때문이다. 50년 이상이 지난 지금 반송 주민들은 반송의 상징인 소나무 심기에 열심이지만, 현재는 재선충으로 인해 소나무 심기가 거의 효과를 보지 못하는 실정이다.

한국전쟁으로 수많은 피난민들이 부산 곳곳에 자리를 잡자 부산시는 도심의 도시계획에 착수하였으며, 수많은 철거민들의 정착을 위해 반송동, 반여동, 서동 등에 집단 이주촌을 만들기 시작하였다. 반송에는 1968년부터 1975년까지 현재 부산시 동구와 부산진구 지역인 수정동 고지대, 조방부지, 철도변의 철거민들이 집단으로 옮겨오면서 현재와 같은 마을의 기본 틀이 형성되었다. 사회기반 시설이나 문화, 복지시설이 전혀 고려되지 않은 채 도심에 산재한 판잣집을 없애야 한다는 생각으로 실시한 집단이주정책은 지금 평가해보건 한치 앞도 바라보지 못한 매우 근시안적인 정책이라 할 수 있겠지만, 그 당시에는 이러한 일들이 자연스러운 현상이었던 것 같다(고창권, 2005). 이렇게 형성된 지역이 반송이다. 1995년 이후에는 반송2동을 중심으로 택지개발이 이루어지고, 6천세대 규모의 많은 아파트 단지가 세워짐에 따라 인구가 급속하게 늘어나기 시작하였는데, 이들 지역이 현재의 윗반송에 주로 해당된다.

반송의 주택은 대지가 10~15평이며, 평균 3~4층으로 인구 밀집도가 매우 높은 지역이며, 주공아파트, 도개공 아파트를 중심으로 장애인을 비롯한 저소득층 주민들이 집단으로 거주하고 있다. 현재 반송 주민들의 구성을 계층적으로 구분해보면, 이주 이전부터 거주해 왔었던 토착자연부락인, 정책 이주민, 택지개발지구 6,600세대의 신흥 아파트 주민, 그리고 도개공과 주공아파트의 집단 영세 거주민 등 4계층으로 분류할 수 있다(반송 2동 주민자치위원회, 2005). 하지만, 이러한 열악한 환경에도 불구하고 반송을 주민 자치로 바로 세우려는 움직임들이 자발적으로 일고 있으며, 이러한 노력들은 전국주민자체센터박람회 최우수상 수상을 하기에까지 이른다.

반송은 행정구역으로는 반송 1동, 반송 2동, 반송 3동으로 구분할 수 있으나, 주민들은 이러한 행정구역에 따른 구분을 하지 않고, 그냥 아랫반송과 윗반송으로 분류한다. 반송에 들어서면 도로 안내판도 윗반송, 아랫반송으로 표기할 정도이다. 이는 주민들 간의 문화적, 정서적 이질감이 존재함을 반영하는 것이라 볼 수 있다. 실제로도 거의 주택가인 아랫반송에 비해 아파트가 밀집해 있는 윗반송에 사회복지관 등 여러 지역자원들이 밀집해 있다.

반송에서 가장 잘 알려진 사업을 두가지 뽑자면 어린이날 행사와 교육복지투자우선지역사업을 꼽을 수 있다. 둘다 어린이, 청소년과 관련된 것이다. 다른 지역들도 마찬가지겠지만, 반송은 특히, 어린이와 어린이의 교육에 대한 관심이 높은 지역이다. 현재는 희망세상으로 이름이 바뀌었지만, 당시 반송을 사랑하는 사람들(반사사)에서 주관한 이 행사는 지역 어린이들과 부모님들, 그리고 지역 주민에게 희망의 메시지를 전달하기 위하여 만들어졌다. 1999년에 1회가 개최되어 지금까지도 반송의 가장 중요한 행사로 자리매김 하고 있는 이 행사에는 6만여 반송 주민들 중 1만여 명이 참여하는 대규모 행사이다.

이러한 지역의 어린이와 어린이 교육에 대한 관심은 교육복지투자우선지역사업으로 더욱 빛을 발휘하게 되었다. 2003년부터 교육인적자원부에서 시행한 교육복지투자우선지역사업에 반송은 처음부터 참여를 하였다. 당시 참여한 반송지역의 4개 초등학교, 3개 중학교, 5개 유치원, 보육시설 43개소가 참여하였고, 2003년도에 약 3억원, 2004년에 약 14억원, 2005년에 약 9억 5천만원을 지원받았다. 또한 이러한 지원에만 머무르지 않고, 지역 교육청을 중심으로 학교-가정-지역사회가 하나 되는 '희망의 사다리 운동'을 조직화하기에 이른다. 희망의 사다리 운동은 가난한 아이들을 중심에 두고 지역사회의 다양한 기관들이 함께 연대하여,

각자가 가진 역량을 소외계층의 아이들에게 집중시키는 운동이다. 예컨대, 결식을 하는 아이가 발생했다면, 학교는 중식을 지원하고 특기적성교육 등에 무상 참여를 시키고, 방과 후에는 지역사회 공부방의 도움으로 학습지도를 받고 저녁식사를 한다. 아이와 연계된 병원을 통해 정기적인 진료와 건강관리를 받고 동사무소를 통해 기초 생활비를 보조 받는다. 장보기나 요리는 멘토링에 참여하는 지역 학부모를 통해 도움을 받는다. 또 수학여행비, 학습교재 구입 등 특별 경비가 필요할 때에는 지역에서 '희망의 사다리' 기금으로 조성된 후원금을 받아 어려움을 해소하게 된다. 이 모든 과정은 학교 내에 배치된 지역사회교육전문가와 지역사회복지관을 통해 적절하게 조정된다(부산광역시 해운대구교육청, 2006). 이러한 지역사회 차원에서의 자발적 노력을 통해 교육복지투자우선지역사업이 종료되더라도 지역에서 사업을 중단하지 않고 계속 추진할 수 있는 기반이 마련된 것이다.

현재 반송지역은 반송 2동 주민자치센터를 중심으로 '주민 한마음 운동', '지역 공동체 운동', '반송 알리기 운동', '참여 실천 문화 운동' 이라는 활동방향과 '편리한 교통 인프라 구축', '교육자원 및 시스템 구축', '친환경, 웰빙 도시기반 조성', '첨단산업형 지역기반 조성' 등의 중점전략과제와 반송발전 100대 과제 실천을 통해 반송 바로 세우기 사업을 추진 중에 있다.

이렇듯 반송은 부산의 대표적인 빈곤 지역이긴 하지만, 비슷한 처지에 있는 사람들이 밀집해 모여 살다보니 주민 자치 역시 상당히 발달된 지역이기도 하다. 특히, 어린이에 대한 관심은 그 어떤 지역보다 높아, 전국 일간지나 방송에 여러 번 소개되기도 하였다. 그런데, 교육복지투자우선지역사업에서 교육과 복지는 교육복지사를 통해 연계가 잘 이루어지고 있으나, 보건부문과의 연계는 주로 치료가 필요한 경우에 의료기관을 연계해 주는 정도에 그치고 있다는 점이다. 그리고, 건강을 주로 치료의료적 부분으로만 간주해오고 있어, 무료진료, 무료검진 등의 사업들은 사회복지관이나 보건지소 등을 통해 비교적 활발하게 진행되고 있으나, 그 외 보건교육이나 건강생활실천, 건강에 기초한 지역사회의 분위기 조성 등에 대해서는 여전히 취약한 수준임을 알 수 있었다.

(2) 표준사망비를 이용한 지역의 건강수준 측정

부산광역시 해운대구의 표준사망률은 부산광역시에서 낮은 축(4번째로 표준사망률이 낮음)에 속하지만, 동별 표준사망비는 1분위에서 10분위까지 분포한다. 해안가 근처의 신시가지인 좌동, 우동 지역은 표준사망비가 매우 낮은(1, 2분위) 반면, 내륙 쪽의 반송, 반여 지역(10분위)은 표준사망비가 매우 높다. 따라서, 지역 내 건강격차를 줄이는 것을 목표로 하는 건강집중지역으로 적합한 곳으로 판단하였다.

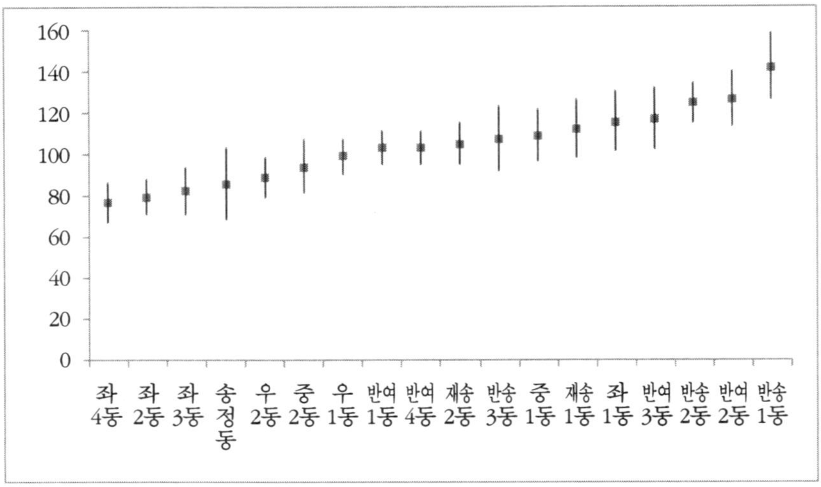

그림 13-2. 해운대구 동별 표준사망비(2004~2006년)

(3) 지역주민 의견수렴을 위한 질적 조사

① 초점집단의 선정

초점집단을 선정하기 위하여 지역적 상황을 가장 잘 파악하고 있는 지난 10여년 동안 반송에서 주민활동을 해오고 있는 주민자치조직인 희망세상 관계자와 의견을 나누었다. 주민자치센터 등 행정조직이 아닌, 주민자치조직을 접촉한 이유는 이해관계에 얽매이지 않고, 지역적 상황을 비교적 객관적으로 파악할 수 있을 것이라는 예상과 지난 10여년 간의 활동을 통해 주민들로부터 상당한 정도의 신뢰를 받고 있을 뿐 아니라, 현재도 왕성한 활동을 하고 있기 때문이었다. 돌이켜 보면, 본 조사에서 지역의 풀뿌리 조직과 먼저 접촉하는 것이 지역에 대한 객관적이고 상세한 정보를 얻는데 더 도움이 되었다는 판단이다.

주민자치조직인 희망세상 관계자와의 면담을 통해 반송1동, 2동, 3동으로 구분하는 것보다는 윗반송(반송 2동)과 아랫반송(반송 3동)으로 구분하는 것이 더 바람직하고, 특히 생애주기적으로는 아동과 청소년이 지역에서 중요한 인구집단이라는 점을 파악할 수 있었다. 그리고, 취약계층에 대해서는 연구자가 임의로 조사 참여자를 선정하는 방식보다는 취약계층에게 서비스를 제공하고 있는 지역의 기관이나 단체들을 먼저 접촉하고, 초점집단에 참여할 주민들이나 사업 담당자를 소개받는 것이 바람직하다는 판단을 할 수 있었다. 면담을 통해 지역은 윗반송과 아랫반송으로 구분하고, 생애주기는 아동 · 청소년, 성인, 노인, 장애인으로, 그리고 서비스 제공기관과 그 대상은 보건소(지소)-만성질환자, 사회복지관-기초생활수급자, 지역자활센터-조건부 수급자, 차상위 계층, 지역아동센터-빈곤아동, 방과 후 학교-빈곤아동으로 분류하여 초점집단을 구성하였다.

표 13-2. 초점집단 선정을 위한 지역 및 참여자 특성 분류

지역	젠더	생애주기	서비스 제공기관과 그 대상
윗 반송	남자	아동, 청소년	보건소(지소)와 만성질환자
아랫 반송	여자	성인	사회복지관과 장애인, 기초생활수급자
		노인	지역자활센터와 조건부 수급자, 차상위계층
			지역아동센터와 빈곤 아동
			방과 후 학교와 빈곤 아동

② 초점집단면접조사의 수행

지역주민들에 대한 건강조사를 수행하기 전에 질적 조사인 초점집단면접조사를 통해 지역주민들의 지역과 건강에 대한 인식 등에 대한 여론을 수렴하였다. 초점집단면접조사는 다음의 방식으로 수행하였다.[2)]

㉠ 조사기간

조사는 8월 7일~24일에 걸쳐 실시하였고, 매회 1시간 30분 진행을 원칙으로 하였다.

㉡ 토론 준비

면접조사의 일관성을 유지하기 위하여 연구팀(사회자 1명, 기록자 1명, 운영 보조 1명)이 전체 조사를 수행하는 것으로 하였다. 초점집단 참여자수는 6명을 원칙으로 하였고, 가능한 한 남성과 여성을 동수로 하는 것으로 하였다.

㉢ 토론 수행

토론시간의 배정은 전반부 40분, 10분 휴식, 후반부 40분 진행하는 것으로 하였다.

먼저, 토론에 들어가기 전에 조사 개요에 대해 다시 한 번 설명을 드리고, 동의여부를 다시 한 번 더 확인하였다. 그리고, 토론과정을 녹음이 된다는 사실을 알리고, 사전에 양해를 구하였다. 그리고, 토론과정에 참여하지 못하는 참여자가 있을 경우에는 사회자가 별도로

2) 지면관계상 포커스그룹인터뷰를 통한 다양한 주민들의 의견은 생략한다.

의견을 여쭈어 볼 것이라는 사실도 사전에 알렸다.

토론은 사회자가 미리 준비한 질문 목록(10개 정도)에 따라 질문을 하였고, 가능한 한 자유로운 토론이 이루어지도록 개입을 하는 것은 지양하였다. 자유로운 토론이 이루어지지 않은 경우에는 사회자가 개인별로 지정하여 질문에 대한 의견을 피력하도록 하였다.

(4) 지역주민 건강수준 및 의식조사

초점집단면접 결과에 근거하여 양적 조사를 위한 설문 문항을 만들었으며, 양적 조사의 개요는 다음과 같다.

① 표본 추출

㉠ 보건소와 동사무소의 협조를 통해 표본 추출을 위한 기본자료 확보

㉡ 반송 1, 2, 3동의 인구 구조를 고려한 층화계통표본추출법 활용

㉢ 반송 지역 500가구 표본 추출(아랫반송 200가구, 윗반송 300가구)

② 설문지 작성

㉠ 포커스그룹인터뷰를 통해 파악된 내용을 설문 내용화

㉡ 전국 통계와 비교가 가능하도록 국민건강조사 설문지를 기본 참조

③ 조사원

㉠ 반송지역 거주 주민으로 구성된 조사원 10명과 조사지도원 2명으로 조사

㉡ 조사원들에 대한 교육 실시

④ 조사 수행

㉠ **조사방법** : 설문지를 이용한 직접 가구 방문 조사

㉡ **조사일시** : 2007년 11월 2주간 실시

㉢ 가구 조사와 가구원 조사로 구분

⑤ 조사 완료

총 500가구 중 498가구 조사 완료

(5) 반송지역의 건강 관련 현황 요약

① 지역 주민의 높은 공동체 의식 ② 한부모, 조손 가정 등 불안전 가구의 높은 비중 ③ 교육환경과 문화환경의 열악함 ④ 주택지역의 열악한 주거환경 ⑤ 자연환경을 제외하고는 건강 비친화적 환경 ⑥ 건강행태에 대한 보다 근원적인 문제 해결의 중요성 인식 ⑦ 서비스 의존과 서비스 소외 현상의 공존 ⑧ 질병의 늦은 발견과 관리 미흡 ⑨ 필요한 서비스의 접근성 제한 ⑩ 지역건강사업은 보건소 등 전문기관 중심의 일이라는 인식 ⑪ 지역건강사업에서 마을 일꾼들의 주체적 참여 필요성 인지

2) 사업개발과 수행

(1) 지역주민 참여와 상호학습

"지역공동체에서 문제의 해결책은 주민들로부터 나온다." 지역보건사업도 마찬가지이다. 많은 이들이 건강은 전문적인 분야여서 주민들의 참여는 어렵다고들 이야기 한다. 건강해 지기 위한 가장 기본적인 활동은 개인적으로는 담배 안피우고, 술을 적절하게 마시고, 잘 운동하고, 잘 먹는 등 건강하게 생활하는 것이다. 지역보건사업은 지역에 거주하는 주민들이 건강하게 생활할 수 있도록 사회적, 물리적 환경을 만들어 주고, 특히 문제가 되는 주민들에게는 서비스를 제공해 주는 것이다. 이러한 것들은 전문가가 도와 줄 수는 있으나, 굳이 전문가의 지원이 아니더라도 일상생활에서 실천 가능한 것이다. 건강한 행동은 건강한 일상생활에 다름 아닌 것이다. 이러한 과정을 통해 주민들이 지역의 건강문제에 대해 눈을 뜨고, 의사결정 과정에 참여하도록 해야 한다. 그리고, 참여는 주민들에게 지역보건사업에 대해 실질적으로 의사결정을 할 수 있는 권한을 부여하는 임파워먼트로까지 이어져야 한다. 그렇게 하기 위해서는 상호 학습의 과정이 필요하다. 지역사회 참여연구에서도 연구자와 주민들의 상호 학습을 중요하게 여기는데, 이는 사업담당자와 주민들과의 관계에서도 마찬가지이다. 주민들은 사업 담당자로부터 지역보건사업의 의미, 다소 전문적인 보건사업의 내용과 추진방법 등을 학습하고, 사업 담당자는 주민들로부터 지역의 건강욕구, 지역 주민들에게 접근을 하는 방법, 지역의 문화적 · 정서적 특성의 이해 등을 학습한다. 이러한 상호 학습과정은 지역보건사업 전 기간 동안 이루어져야 하는데, 이를 위한 별도의 조직체계를 만드는 노력이 필요하다.

건강반송사업에서는 주민들과 함께 '건강'을 주제로 7차례의 강좌를 개설하였다. 앞의 6강좌는 주로 강의 중심이었고, 마지막 1강좌는 다과회를 겸하여 반송주민들이 할 수 있는 지역보건사업을 함께 논의하는 자리를 마련하였다.

표 13-3. 반송지역의 건강 학습과정

회수	날짜	주 제
1회	4월 3일(목)	왜 건강인가?
2회	4월 10일(목)	지역 건강사업의 첫걸음 떼기 - 지역의 건강 문제를 파악하기
3회	4월 17일(목)	보건소 사업 파헤쳐 보기
4회	4월 24일(목)	의료이용 잘 하기
5회	5월 1일(목)	지역 건강사업을 진행하기 위한 과정 - 주민 참여와 파트너쉽
6회	5월 15일(목)	건강한 마을 만들기 모범 사례 알아보기
7회	5월 22일(목)	건강한 반송 만들어 보기

(2) 지역자원과의 파트너쉽

지역보건사업에서 서비스를 제공하는 공급자와 서비스를 제공받는 주민들 간에는 일정한 인식의 격차가 있음을 고려해야 한다. 예컨대, 사업담당자는 계획한 사업량을 어떻게 달성할 것인가가 중심적인 고민이면서, 새로운 사업방식보다는 과거의 사업에 의존하려는 경향이 있으며, 항상 평가에 대한 긴장감을 가지고 있다. 이에 비해, 주민들의 경우에는 현실적으로 본인에게 가장 도움이 되는 사업이나 서비스를 강조하며, 평가에는 큰 관심이 없다. 따라서, 사업이나 서비스의 제공이 담당자 수준에서 결정된다면, 주민들의 필요를 제대로 고려하지 못하게 된다. 따라서 지역주민들이 참여할 수 있도록 운영구조가 바뀔 필요가 있는데, 이를 위해서는 보건사업을 수행하기 위한 기본적 사고의 축이 보건소 중심에서 지역공동체로 이전되어야 하고, 주민들과 공급자 조직 간에 동등한 파트너쉽이 형성되어야 한다.

건강반송사업에서는 처음부터 지역공동체에 의존하여 사업을 추진하지는 않았다. 그 이유는 아직도 건강사업하면 보건소를 떠올리는 것이 현실이고, 지역공동체에서 처음부터 나설 정도로 학습이나 훈련이 되어 있지 않았기 때문이었다. 그리고, 보건소의 역량 강화가 어느 정도 있어야 한다는 판단과 함께, 보건소가 파트너의 하나일지라도, 그 역할은 매우 중요할 수밖에 없다는 인식도 있었다. 따라서, 사업의 처음 1년은 보건소에서 건강취약지역에 대한 사업을 기획하고 수행할 수 있는 역량을 갖추도록 지원하는 것에 집중을 한 편이었다. 그러면서도 지역 주민들의 참여와 학습, 그리고 파트너쉽 형성을 위한 노력은 계속 꾸준하게 진행해 나갔다. 그러함에도 불구하고, 보건소를 위해 하는 것 아니냐라는 쓴 소리도 들어야 했고, 참여했던 파트너들에 대해서는 소홀한 점도 있었다. 하지만, 이러한 것들이 지역공동체가 중심에 설 수 있도록 노력을 하게 한 채찍이기도 하였다.

보건소에서 지역공동체로의 중심 이전을 위해서는 지역공동체의 건강문제 해결을 위해 지속적으로 논의할 수 있는 조직구조가 필요하였다. 반송지역에서는 학계 - 주민자치위원회 - 보건소 - 지역자원을 함께 엮는 '건강한 반송 만들기 협의회'를 2009년에 만들었다. 여기에서 가장 핵심역량은 주민자치위원회인데, 건강한 반송 만들기에서 주민자치위원회가 사업의 주체로 설 수 있도록 노력을 기울였다. 이 과정에서 핵심 파트너인 '희망세상'의 공이 가장 컸었다. 그러함에도 불구하고, 자치위원들의 건강반송사업에 대한 인식의 차이와, 구체적인 사업내용을 마련하는데 어려움이 있었다. 하지만, 협의회를 통해 해결해야 할 것으로 정리된 지역의 중요한 건강의 문제들에 대해서는 자치위원들이 발벗고 나서서 해결하는 높은 실천을 보였다. 이는 보건소만으로는 해결할 수 없는 부분이었다.

(3) 자원배치의 선택과 집중

취약계층의 건강을 증진하기 위해 기존의 사업과 완전히 차별되는 새로운 사업은 현실적으로 불가능할지도 모른다. 게다가, 우리나라의 공중보건사업은 전통적으로 취약계층의 건강에 집중해 왔었다. 따라서 과거의 사업들이 한계가 많다는 이유만으로 무시하고, 참신한 아이디어로 새로운 사업을 개발하는 방식보다는 기존의 사업들을 총괄적으로 정리하고 평가하여 사업을 개발하는 것이 필요하다. 하지만, 자원의 부족은 항상 보건사업을 확대하는데 발목을 잡아왔다.

자원의 제한과 현재 보건소의 역량을 고려할 때, 지금까지 수행해 왔었던 보건소 사업을 건강형평성 개선을 목적으로 하여 재조직화하고, 사업을 집중화하는 것이 바람직하다. 그러한 맥락에서, 해당 관할 지역의 모든 인구집단으로 하는 교육 · 홍보사업에서 탈피하여 건강취약지역을 중심으로 하는 사업 배치가 필요하다. 실제, 건강형평성사업은 뭔가 혁신적인 별도의 프로그램이 있는 것이 아니라, 건강형평성을 개선하고자 하는 의지가 얼마나 되는 지에 따라 달라진다. 즉, 기존의 보건소 사업을 그대로 유지한 채 사업의 배치만 달리하더라도 효과가 있을 수 있다는 것이다.

건강반송사업에서는 해운대구 보건소와 협의를 통해 지역특화 건강행태개선사업 예산의 대부분을 반송지역에 집중화하였다. 물론, 특정 지역으로의 이러한 자원의 집중적인 배치가 오히려 자원배분의 형평성을 저해하는 것이 아닌가라는 의문이 들 수 있으며, 자원배분으로부터 소외된 지역 출신 의원들의 질타를 받을 수도 있다. 하지만, 형평성의 개념은 균등의 개념과는 다르다. 균등의 개념일 때는 인구수에 비례하여 자원을 배분하는 것이 적절하겠지만, 형평의 개념은 인구에 비례하는 것이 아니라, 필요에 비례하는 것이다. 즉, 더 많은 필요가 있는 취약인구집단이나 취약지역에 그에 상응하는 자원배분이 이루어져야 한다는 것이다. 더군다나, 중산층이 밀집해 있는 지역은 각종 건강과 관련된 인프라가 이미 잘 갖추어져 있는 경우가 많다. 건강형평성의 개념이 낮은 건강수준의 집단과 지역을 높은 건강수준의 집단과 지역의 수준으로 맞추는 상향(Level-up)의 개념이라 했을 때, 건강이 취약한 인구집단과 지역에 집중하는 것은 역차별이 아니며, 지역 주민들의 이해를 구할 수 있다.

(4) 건강친화적 환경의 조성

건강형평성 사업에서 사람들이 건강한 생활을 영위할 수 있는 여건을 공평하게 제공하는 것이 매우 중요하다. 특정 계층(빈곤층)에게 집중적인 서비스를 제공하는 데에는 한계가 있을 수밖에 없고, 건강불평등이 특정 계층에게만 나타나는 현상이 아니므로 건강한 환경의 조성과 이에 대한 접근성을 높임으로써 자발적인 건강한 생활을 할 수 있는 여건이 마련되어야 한다. 특히, 건강집중지역에서 건강친화적 환경의 조성은 지역 주민들의 관심을 높이고 참여를 높이는데 매우 유효한 접근 전략이 될 수 있다.

건강한 반송 만들기 사업 중 주요하게 추진하였던 '걷기 및 운동 환경의 조성'과 '금연, 절주 환경의 조성'을 중심으로 기술하고자 한다.

① 마을 걷기코스 개발과 걷기의 날 운영

㉠ 배경 및 필요성

- 걷기는 경제적으로 저렴할 뿐 아니라, 움직인다, 활력을 불러일으킨다는 긍정적 의미
- 주민들의 마을 내 걷기 실천을 통해 개개인의 건강증진뿐 아니라, 마을이 전체적으로 보다 활력 있게 변화하도록 함을 의미(걷기를 통해 활력 넘치는 마을 만들기)
- 걷기는 곧 보행환경의 조성이며, 보행환경의 조성은 마을의 건강위해요소들을 조금씩 없애 나가는 시발점으로 기능하게 됨(예 : 장애인들이 안심하고 다닐 수 있는 환경 조성 ; 아이들이 안심하고 거닐 수 있는 환경 조성 등)
- 주민들이 쉽게 주체적으로 참여하면서도 지역이 건강하게 변화할 수 있다는 인식을 확산시키는 계기가 되는 사업이 필요

㉡ 사업 내용

ⓐ 마을걷기 코스 개발
- 주민들이 직접 걷기팀을 만들어서 걷기 코스 개발

ⓑ 정기적인 걷기의 날 운영
- 두발로 걷는다는 의미에서 매월 11일을 반송 걷기의 날로 지정하여 운영
- 주부들과 직장인의 참여를 고려하여 저녁 8시부터 1시간 걷기 운동 수행
- 마을 신문을 통해 걷기의 날 운영 매달 홍보

ⓒ 걷기 지도 제작
- 주민들이 마을을 돌아다니면서 개발한 걷기코스를 마을 지도에 표시
- 주민들이 개발한 걷기코스를 매월 걷기의 날에 주민, 보건소 직원, 프로젝트팀이 같이 걸으면서 코스의 적합성 평가
- 보건소 예산 지원으로 걷기 지도 제작(비용이 많이 드는 지도 원안은 반송지역의 주민단체인 희망세상에서 이전에 제작하였던 지도를 사용하여 비용절감을 함)
- 제작된 지도를 지역 주민들에게 배포

ⓓ 걷기 동호회의 자발적 운영
- 걷기동호회를 중심으로 마을 걷기의 날 운영

ⓔ 걷기 산책로 조성
- 희망근로사업의 일환으로 주민센터에서 방치되었던 마을 산길을 걷기 코스로 조성

㉢ 주체별 역할 분담

주민	보건소	프로젝트팀(코디네이터)
· 걷기 코스 개발팀 운영 · 걷기 코스의 개발 · 매달 11일 걷기의 날 걷기 코스 지정 및 참가 · 걷기 소모임 활동 진행	· 개발된 걷기 코스에 대한 지도화 작업 · 걷기 지도 제작에 필요한 예산 지원 · 걷기의 날 운영에 필요한 기술적 지원 · 걷기 소모임 모집 홍보 · 바르게 걷는 방법 교육	· 걷기의 날 운영의 필요성과 지역에서 갖는 의미를 설명 · 걷기 코스 개발의 지원 · 걷기의 날 행사 참여 · 주민 소모임 관리

② 공원의 건강친화적 조성과 상설 운동 프로그램 운영

㉠ 배경 및 필요성

- 지역 내 협소한 여건을 고려하여 기존 시설을 최대한 활용할 필요성
- 지역에서 방치되어 있는 근린공원을 건강친화적 공원으로 리모델링하고, 지역주민의 건강공원으로 거듭나기 위해 상설적 운동 프로그램 운영의 필요성

㉡ 사업 내용

ⓐ 기존 공원의 리모델링
- 친환경적 산책로 조성
- 운동 안내표지판 제작 및 설치: 걷기운동 정보제공
- 영양 안내표지판 제작 및 설치: 식품 섭취 열량 및 운동 소비 열량

ⓑ 상설운동 프로그램 운영: 17주간, 주 4회, 7:00~8:00
- 매주 월요일 - 새천년 건강체조교실
- 매주 화요일 - 공원 체육시설 이용한 생활체육교실
- 매주 수요일 - 태극권 운동교실
- 매주 목요일 - 새천년 건강체조교실

㉢ 주체별 역할 분담

주민	보건소	프로젝트팀(코디네이터)
· 걷기와 연계한 자발적 운동 프로그램 참여 · 주민 운동지도자 발굴 · 공원의 지속적 관리	· 구청과 협의하여 건강친화적 공원의 조성 · 공원 내 운동 프로그램 운영 · 운동관련 지역자원 연계 · 주민 운동지도사 육성, 훈련	· 보건소와 주민 간 소통 지원 · 마을신문을 통한 홍보

③ 아동・청소년 금연환경 조성사업

㉠ 배경 및 필요성

- 반송지역 청소년의 흡연율이 해운대구 신시가지에 비해 매우 높다는 과거 조사결과
- 마을의 미래라 할 수 있는 지역의 어린이와 청소년들의 건강한 생활을 주민들의 노력으로 보장해야 할 필요성
- 건강한 반송 만들기의 핵심 파트너인 주민자치위원회에서 주관하는 자발적인 사업개발

㉡ 사업 내용

- 학교와 연계 중학생 대상 금연 캠페인
- 청소년에게 담배 안 팔고, 안사주기 운동
- 마을 내 어린이 놀이터의 금연, 금주 지역 선포 및 관리

ⓒ 주체별 역할 분담

주민	보건소	프로젝트팀(코디네이터)
· 금연환경 조성계획 수립 · 금연, 절주 홍보단 활동 · 학교와 캠페인 협의 · 담배판매업소 협조 · 어린이 놀이터 금연, 금주에 대한 주민 협조 · 어린이 놀이터 및 공원의 지속 관리	· 금연환경 조성계획 지원 · 주민자치위원 및 지역단체 대상 금연, 절주 교육 · 금연캠페인 물품 지원 · 어린이놀이터 금연, 금주 홍보판 지원	· 금연환경 조성계획 지원 · 보건소와 주민 간 소통 지원 · 지속적인 주민참여 지원

(5) 서비스 전달의 혁신

① 금연클리닉의 배치 및 주민 금연상담사 운영

㉠ 배경 및 필요성

· 반송보건지소에 주 2회 금연클리닉이 운영되어, 흡연 주민들의 이용을 높이기 위해서는 상설적인 금연클리닉이 필요
· 금연클리닉 금연상담사 1인으로는 지역의 광범위하게 유포된 흡연의 문제를 해결하기에는 인력적 측면에서도 역부족임
· 많은 흡연 주민들이 근로빈곤층에 해당되어 직장에서도 금연의 기회가 없고, 삶의 터전으로 돌아오는 밤에는 금연클리닉을 이용할 수 없으므로 접근성을 높이기 위한 노력이 필요함
· 금연상담이 자격증이 필요하거나 고도의 전문적 기술을 요하는 것이 아니므로, 주민들이 직접 금연상담 교육훈련을 받고, 마을 안에서 활동을 하는 방안의 마련 필요

㉡ 사업 내용

ⓐ 반송지소 내 상설 금연클리닉 운영
· 보건소와 협조하여 매주 2회 지소에 파견되었던 금연상담사 1인을 2008년부터는 계속 상주시키는 것으로 함
· 마을 신문을 통해 보건지소 내 상설 금연클리닉 운영 홍보
· 반송지역 내 4개 사회복지관을 통해 의료급여 수급자들의 금연클리닉 의뢰 협조

ⓑ 야간 금연클리닉 운영
· 직장에서 늦게 퇴근하는 근로빈곤층의 접근성을 높이기 위하여 12주간 매주 목요일 18 : 00 ~ 21 : 00까지 야간 금연클리닉을 시범적으로 운영
· 마을 신문과 어린이날 행사를 통해 야간 금연클리닉 홍보
· 실적 저조로 보건지소 야간 금연클리닉

ⓒ 주민 금연상담사 운영
- 주민들 중 신청자(4명)에 대해 금연상담 교육(보건소와 한국금연운동협의회 교육 파견)
- 협의가 된 지역 의료기관들과 복지관에서 금연 상담 : 주 1회
- 아파트 관리사무소에서 금연 상담 : 주 1회 저녁
- 보건소 금연클리닉 홍보 : 상담 및 홍보 리플렛 배부
- 금연희망자 금연클리닉 등록 · 관리 : 상담 및 약물요법 제공, 보건소 또는 반송지소 금연클리닉 연계

② 보건복지통합사례회의

㉠ 배경 및 필요성

- 지역 내의 소외계층의 건강 문제를 해결하기 위해서는 매우 중층적인 접근이 필요하며, 기본적으로 보건서비스와 사회복지서비스가 통합적으로 제공되어야 함
- 반송 지역 내 보건지소와 사회복지관 간 담당자 수준에서 개별적으로 이루어지고 있었던 비공식적 관계를 공식화 필요성
- 한정된 자원을 효율적으로 배분하기 위해서는 기관 간 서비스 제공에 대한 정보 교류(중복지원 대상, 서비스 소외 대상 파악 등)가 필요

㉡ 사업 내용

ⓐ 중층적 지원이 필요한 대상자의 선정
- 보건소와 사회복지관의 관리대상자에 대한 기본정보 교류
- 중층적 지원이 필요한 대상자의 목록화

ⓑ 월 1회 통합사례회의 운영
- 사회복지학 교수, 보건소장, 방문보건간호사, 사회복지관 사회복지사, 주민센터 사회복지사가 참여
- 각 기관에서 해결이 어려운 대상자에 대한 심층 사례토의
- 사례대상자에 대한 책임기관의 선정과 역할 분담
- 사례회의를 통해 중요한 사안에 대해 지역 의제화 할 과제를 도출(예 : 알콜사업)
- 코디네이터가 사업 추진 상황을 파악하고 점검

ⓒ 지역에서 해결하기 어려운 사례의 해결 방안
- 부산대학교병원-부산의료원-지역 사례회의 간 의뢰체계 협의
- 개별 사례에 대해 외부 전문기관의 도움 요청

ⓓ 지역사회 수준에서 보건과 복지서비스의 효율적 제공 체계 모색
- 사업운영을 위한 매뉴얼 작성

5 사업의 평가와 발전방향

사업평가는 보건사업의 일반적 평가틀인 구조(투입), 과정, 결과의 측면에서 정리하였다.

1) 구조 측면의 변화

구조 측면에서는 인력과 예산을 중심으로 살펴보았다.

인력 투입과 관련해서는 사업 시작 전에 주 2회 보건지소에 근무하였던 금연상담사가 상주하도록 하고, 알콜상담센터의 설치와 함께 알콜상담사가 추가 배치한 것을 제외하고는 본 사업과 관련한 보건소 수준에서의 추가 인력 배치는 없었다. 그리고, 본 사업을 추진하는 보건소 내 전담인력은 운동 · 영양사업 담당자로 하였고, 금연 · 절주사업 담당자가 일부 지원하는 것으로 하였다. 그 외 추가인력으로는 보건소와 주민조직 간의 가교 역할을 할 수 있도록 반송 거주 주민활동가 1명을 코디네이터로 지정하여 연구사업비에서 지원하였다.

예산 투입에서 가장 큰 변화는 과거 해운대구 지역특화건강행태개선사업 예산을 해운대구 전체 내지는 모든 구민들을 대상으로 투입했었던 것에 비해 본 사업이 시작되면서 예산의 대부분을 반송지역에 집중하였다는 점이다. 그리고, 보건소 외 예산으로는 마을의 근린공원을 리모델링하는데 구청에서 투입하였고, 프로젝트 연구비에서 코디네이터 인건비와 사업홍보와 관련된 예산 일부를 투입하였다.

시설 측면에서, 이 기간 동안에 반송지역에서는 사업 시작 초기인 2008년 1월 보건지소가 신축 · 개소하였고, 2009년 5월에 체력단련장과 수영시설을 갖춘 주민건강증진센터가 개소하였다는 점이 두드러진 특징이다. 이들 시설은 본 사업과는 크게 관련이 없었으며, 사업 시작 이전부터 이미 추진되었던 사항들이었다.

2) 과정 측면의 평가

과정 측면에서의 가장 중요한 점은 '주민 참여'와 '파트너쉽'을 위하여 포기하지 않고, 지속적인 노력을 기울였다는 점이다. 이러한 과정의 노력에 대해서는 주민 참여자와 보건소 담당자 모두 공통적으로 높게 평가를 내렸던 부분이다.

주민 참여자는 지역주민 참여에 대해 '건강'의 문제를 지역의 중요한 과저로 인식하게 되었고, 주민자치위원회 위원들이 외부의 힘에 의해서가 아니라, 자발적으로 참여하게 된 점을 높게 평가하였다. 특히, 지역주민들의 자발적 참여를 위해서는 주민들이 지역의 건강문제를 정확하게 인지하고, 이를 해결해야 하는 문제로 인식하도록 동기 부여를 위해 노력하는 과정이 중요함을 지적하였다.

"지역에서 제일 큰 성과는 건강이라는 개념 자체를 다 다르게 생각하시고, 이걸 우리(지역)의 중심 사업으로 잡아나가야 겠다는 생각은 사실 아무도 못하고 있던 상황에서 계속 토론하고 만들어갔던 과정들이 중요하였다는 생각이 들어요. 어쨌든 그게 지난 2년의 과정이었고, 사업이 집중적으로 시작된 지는 1년이긴 하지만, 지역의 자치위원들이 같이 고민하고 토론한 것이 성과였어요. 이를 통해 자치위원들의 인식도 많이 바뀌었어요. 어쩌면 성과지표로 나타나지 않을 수도 있지만, 반송지역의 입장에서 보면 이게 가장 큰 성과라고 생각이 드네요. 지역의 성과를 이렇게 다르게 바라보기 시작한 것들이 제일 큰 성과인 거 같아요(반송2동 주민자치위원)."

보건소 사업 담당자도 과거에도 지역자원과의 연계에 대해 강조했었고, 보건소에서도 나름 노력을 해왔었지만, 지역 조직들과 만족스러운 파트너쉽을 만들고, 이들과 함께 주민들 속으로 들어가게 된 것은 과거와 다른 차별성이었음을 강조하였다.

"저는 2007년에 건강증진사업, 건강실천사업을 시작했는데요. 그때는 전임자가 계획을 세워놓고 거기에 따른 사업 수행을 했었는데, 그 때도 지역조직과의 파트너쉽, 지역자원과의 연계 이런 거를 많이 강조를 했었거든요. 하지만, 보건소 건강증진사업의 편의를 위한 네트워크였거든요. 그런데, 이번 사업 같은 경우, 사업대상이면서 사업주체가 되는 주민조직이 들어왔고 주민들의 생활 영역까지 들어가다 보니 좀더 (주민들과) 가까워진 것 같다는 생각이 듭니다. 그 이전의 건강증진사업은 대부분 등록자들이 처음부터 끝까지 빠삭한 사람들만 등록 하고 다시 등록하고 이랬거든요. 정말 전체적으로 건강생활습관을 개선하고자 하는 취지에 부합하지 않는 분들이 많았는데 이번 사업에서는 사업 실적이야 어쨌든 정말 사업목적에 맞는 사업을 수행하는 기회가 된 것 같네요(보건소 담장자)."

3) 결과 측면의 변화

건강한 반송 만들기 사업의 결과를 계량적으로 평가하기 위하여 사전 설문조사와 사후 설문조사를 시행하였다. 사전 설문조사는 2007년 11월 26일 ~ 12월 7일에 걸쳐 시행하였고, 사후 설문조사는 2009년 8월 13일 ~ 23일에 걸쳐 시행하였다. 두 조사 모두 통반을 단위로 한 계통확률추출을 통해 표본을 선정하였고, 주민 조사원이 직접 가구를 방문하여 면접조사를 하였다. 두 설문조사의 내용은 크게 가구조사와 가구원(개인) 조사로 구성되는데, 가구조사는 가구의 상황을 가장 잘 아는 가구원 1명이 대표로 응답하였고, 가구원(개인) 조사는 19세 이상 성인 중 가장 생일이 빠른 가구원 1명에 대해 조사하였다.

가구의 일반적 특성을 제외한 모든 통계치는 표본설계의 표본추출과정을 고려하여 모집단의 성별, 연령별 인구구조와 같도록 보정한 성연령보정가중치를 적용하였다. 사전조사는 2007년도 12월말 반송 2동의 주민등록인구를 사후조사는 2008년도 12월말 반송 2동의 주민등록인구를 적용하였다.

결과지표는 크게 주민의 사업 인지, 지역의 건강친화적 변화, 주민의 건강행태 변화, 주민들과 사업 참여 파트너들의 사업 만족도, 지속 가능성, 보건소 사업의 변화, 건강수준의 영역으로 구분하였다.

주민의 '건강한 반송 만들기' 사업에 대한 인지는 33.6%로 반송 2동 주민의 1/3에서 사업을 인지하고 있는 것으로 나타났다. 하지만, 여전히 많은 주민들이 사업에 대해 모르는 것으로 파악되어 주민들 속으로 더 파고들어갈 수 있는 사업들이 계속 수행될 필요가 있음을 확인할 수 있었다.

지역의 건강친화적 변화와 관련하여 '지역의 건강친화적 변화'는 46.5%, '지역의 살기 좋은 마을로의 변화'는 46.7%로 약 절반 가량의 주민들이 긍정적인 변화가 있었던 것으로 인식하고 있었다. 세부 항목별로 쾌적한 주거환경은 사전조사에서는 5.7점이었으나, 사후조사에서는 5.4점으로 점수가 약간 하락하였다. 금연하기 좋은 환경은 5.1점에서 5.2점으로, 절주하기 좋은 환경은 4.4점에서 4.8점으로, 운동하기 좋은 환경은 4.2점에서 5.2점으로 상승하였으나, 깨끗한 공기나 식수 환경에 비해서는 여전히 낮아 앞으로도 개선의 여지가 많은 것으로 나타났다. 그럼에도 불구하고, 특히 운동하기 좋은 환경과 관련해서는 평균 1점이 상승하여 유의한 증가가 있었던 것으로 판단된다.

주민들의 주요 건강행태 변화[3]는 다음과 같다.

첫째, 현재 흡연율은 31.2%에서 26.6%로 4.6%p 감소하였다. 남성 흡연율은 55.7%에서 49.4%로, 여성 흡연율은 8.1%에서 5.4%로 감소하였다.

둘째, 고위험 음주율은 39.4%에서 35.0%로 감소하였으며, 특히 여성 고위험 음주율의 감소폭이 남성에 비해 더 컸다.

셋째, 주 5일 30분 이상 중등도 신체활동 실천율은 7.1%에서 16.5%로 2배 이상 증가하였고, 주 5일 이상 30분 이상 걷기 실천율에서도 41.8%에서 47.5%로 약 6%p 의미있는 증가를 보였다.

3) 중등도 신체활동 실천율과 건강검진 경험률을 제외하고는 95% 유의수준에서 통계적 유의성은 없었다.

넷째, 비만도와 관련해서는 정상인구가 48.5%에서 51.4%로 증가하였다. 체질량지수 25~30의 비만인구는 16.1%에서 18.0%로 증가한데 비해, 체질량지수 30 이상의 고도비만 인구는 3.7%에서 1.3%로 감소하였다.

다섯째, 주 5일 이상 아침식사 실천율에서는 변화가 없었다.

여섯째, 최근 2년간 건강검진 경험률은 55.0%에서 65.7%로 증가하였다.

주민의 사업 만족도와 관련하여 전반적으로 아주 만족할 만한 수준은 아니었다. 하지만, 사업을 모른다고 응답한 주민들도 만족도를 평가하였다는 점을 고려할 필요는 있겠다. 가장 만족도가 높은 것은 '보건소의 주민건강을 위한 노력', '주민자치위원회의 주민건강을 위한 노력', '운동(걷기)환경 조성사업'을 꼽았다. 이에 비해 '아이들의 안전한 생활환경 조성사업'과 '청소년들의 건전한 생활환경 조성사업'은 만족도가 상당히 낮았고, 금연 환경의 조성과 절주 환경의 조성 역시 그렇게 지역 주민들에게 만족스러운 결과를 가져왔다고 판단하기는 어려운 것 같다.

사업에 참여한 파트너들의 사업 만족도에 대해서는 양적으로 조사하기에 한계가 있어 질적 조사를 하였다. 직접 본 연구진과 사업을 주도적으로 수행하였던 보건소 담당자는 특히, 환경개선을 통한 사업들에 대해 가장 높은 만족도를 보였다.

"저는 환경 개선 부분들이 가장 자랑스럽습니다. 가장 주민 조직과 손쉽게 제일 먼저 시작할 수 있고, 눈에도 잘 들어오는 부분이라서 잘 된 부분이라고 생각하거든요. 공원을 건강친화적으로 바꾸는 활동은 크게 눈에 들어오는 많은 변화는 없었지만, 거기서 계속해서 운동을 하는 것을 처음에는 주민들이 쑥스러워 하다가 1년이 지나고, 2년차에 접어드니까 다 같이 나와서 운동하는 게 '모두가 이렇게 하는 거구나', '이게 폼이 아니구나' 하는 의식전환의 계기를 마련할 수 있는 거 같고. 어린이 놀이터나 공원에서 술을 마시고 이런 부분도 그 사람들의 고유 권한인거 같았는데 주민들이 직접 나서서 저지도하고, 금연 · 절주 캠페인과 같은 활동들이 제가 볼 때 이 사업의 가장 좋은 점이 아니었나 생각되요. 주민 참여가 실질적으로 이루어지지 않으면 전혀 손댈 수 없는 그런 거였는데.. 저는 자부심을 가지고 생각하고 있습니다."

건강한 반송 만들기 사업의 지속가능성에 대해서는 '건강한 반송 만들기 협의회'에서 프로젝트의 종료 여부에 관계없이 반송주민을 위한 사업을 지속적으로 추진하기로 하였고, 보건소에서도 다른 지역에서도 이와 같은 사업을 확대할 필요성이 있으므로, 과거만큼 전력할 수는 없지만 주민들이 필요로 하는 사업들에 대해서는 지원을 하기로 하였다. 그리고, 주민들의 '건강한 반송 만들기 사업'의 지역에서의 필요성에 대해서도 83.1%에서 찬성하는 것으로 조사되어 지속적인 사업이 이루어질 수 있을 것으로 판단된다.

표 13-4. 결과 측면의 변화

항목	지표		사업 전	사업 후
주민의 인지	건강한 반송 만들기 사업의 인지도		-	33.6%
지역의 건강친화적 변화	지역의 건강친화적 변화 정도*		-	46.5%
	지역의 살기 좋은 마을로의 변화 정도*		-	46.7%
	건강친화적 환경 변화 인식점수(1~10점)			
	깨끗한 공기		7.8점	8.4점
	깨끗한 식수		6.4점	6.2점
	쾌적한 주거환경		5.7점	5.4점
	금연하기 좋은 환경		5.1점	5.2점
	절주하기 좋은 환경		4.4점	4.8점
	운동하기 좋은 환경		4.2점	5.2점
주민의 건강행태 변화	현재 흡연율	전체	31.2%	26.6%
		남자	55.7%	49.4%
		여자	8.1%	5.4%
	고위험 음주율	전체	39.4%	35.0%
		남자	51.3%	48.4%
		여자	25.3%	18.0%
	중등도 신체활동실천율(주 5일 30분 이상)		7.1%	16.5%
	걷기 실천율(주 5일 30분 이상)		41.8%	47.5%
	비만도(체질량지수)			
	정상(18.5~23)		48.5%	51.4%
	비만(25~30 미만)		16.1%	18.0%
	비만(30 이상)		3.7%	1.3%
	아침식사 실천율 변화(주 5일 이상)		66.9%	66.9%
	건강검진 경험률 변화(최근 2년간)		55.0%	65.7%
주민과 파트너의 사업 만족도	건강한 반송 만들기 사업의 만족도(5점)			
	- 보건소의 주민건강 노력		-	3.3점
	- 주민자치위원회의 주민건강 노력			3.0점
	- 운동(걷기)환경 조성사업			2.9점
	- 금연분위기 조성사업			2.7점
	- 절주분위기 조성사업			2.4점
	- 아이들의 안전한 생활환경 조성사업			2.2점
	- 청소년들의 건전한 생활환경 조성사업			2.1점
지속 가능성	사업의 지속적 수행에 대한 공적 합의		-	합의
	주민들의 사업 지속성에 대한 필요성**		-	83.1%
보건소 사업의 변화	보건소에 대한 긍정적 인식(1~10점)		4.8점	6.8점
	보건소 직원의 사업 역량의 변화		질적 조사	
건강 수준	주관적 건강 수준(매우 건강함 + 건강함)		41.3%	41.7%

※ 위의 지표들은 표본집단 전체를 대상으로 가중치를 매긴 값들임

* '매우 그렇다' 또는 '그렇다'로 응답한 비율이며, '모름'으로 응답한 경우도 분모에 포함

** '매우 필요' 또는 '필요'로 응답한 비율이며, '모름'으로 응답한 경우도 분모에 포함

보건소 사업의 변화와 관련하여 주민들은 높은 점수를 주었다. 사업 전에는 보건소의 주민 건강을 위한 노력에 4.8점의 점수를 매긴 반면, 2년여가 지난 시점에서는 2점이 향상된 6.8점의 점수를 부여하였다. 그만큼, 보건소 사업이 주민들 속으로 파고 들어갔고, 주민들이 보건소 사업에 대해 긍정적으로 평가한 것으로 볼 수 있다. 만약, 보건소 사업이 일부 계층만 대상으로 하였다면, 참여한 계층에서는 높은 점수를 얻을 수 있을지 모르지만, 지역주민 전체로는 큰 변화가 없을 가능성이 높다. 하지만, 건강한 반송 만들기 사업에서 보건소의 노력은 건강취약지역에 거주하는 주민들이 보다 건강한 생활을 영위할 수 있는 여건을 조성하고, 주민들이 스스로 참여하고 노력하게끔 만들고 지원하는 과정이었으므로 주민들이 이러한 점을 높이 평가했다고 볼 수 있겠다.

지역주민의 능동적 참여와 지역자원과의 파트너쉽을 근간으로 하여 추진하였던 지난 2년여 간의 건강한 반송 만들기 사업이 아주 획기적인 성과를 거두었다고 말하기는 어렵지만, 적어도 기존의 사업방식에 비해서는 지역공동체 전체적으로 상당한 정도의 변화를 가져왔다는 점에서 의미가 있다고 하겠다. 특히, 특정 대상에 대해 특정 프로그램을 중심으로 수행되었던 기존의 연구사업들과는 달리 인구 3만여명의 한 지역공동체 전체 주민들을 대상으로 중층적이고 다면적인 사업을 수행하였다는 점에서 본 연구사업의 차별성이 있다. 이는 중장기 연구과제가 아니면 수행하기 힘든 일이다.

4) 향후 과제

지역사회 수준에서 건강형평성사업이 효과적으로 수행되기 위해 고려해야 할 사항을 정리해보기로 한다.

(1) 현행 지역특화건강행태개선사업 등 건강증진사업 평가체계와 방법의 개선

현행 국민건강증진종합계획은 국가수준의 중장기적 계획과 평가가 중심이며, 지역수준의 계획과 평가는 고려되지 않고 있다. 또한, 지역수준의 사업평가는 거의 대부분 단기간 성과 평가 중심이다. 따라서, 사업들이 대부분 지역주민 생활 깊숙이 파고들지 못한 채 보건소 사업에 접근 가능한 일부 주민들을 위한 사업이 될 수밖에 없고, 쉽게 변화 가능한 영역에 집중화되는 경향들이 존재한다. 따라서, 건강형평성을 위한 사업을 하는 것이 오히려 전체 사업의 실적을 내는 데 걸림돌로 작용하게 되므로 관심은 저절로 떨어질 수밖에 없게 된다.

특히, 현행 지역특화건강행태개선사업의 평가방식은 건강불평등의 문제를 해결하는데 많은 제약이 되고 있다.

또한, 사업계획서를 잘 작성하는 보건소가 더 많은 예산을 획득할 수 밖에 없는 구조하에서는 이와 관련한 지역의 전문지원인력이 부족한 취약지역 소재 보건소는 계속 낮은 평가를 받을 수밖에 없고, 이로 인해 지역 간 격차는 더욱 벌어질 수밖에 없다는 우려도 부산·경남·울산 지역의 보건소 담당자들과의 워크숍을 통해 나온 공통의 의견이었다.

만약, 국민건강증진종합계획에서 건강형평성을 중요한 목표로 생각한다면, 이에 걸맞는 평가체계가 마련되어야 하고, 지역수준의 건강증진사업에도 이러한 의지가 충분히 반영되어야 할 것으로 보인다. 예컨대, 다른 일반 사업들에 비해 건강형평성 개선 사업들에 높은 가중치를 두는 방안도 고려할 필요가 있다.

또 한 가지 예를 들자면 현행 방문보건사업과 관련한 것이다. 사회복지관 재가복지사업과 보건소 방문보건사업의 연계에서 가장 힘들었던 부분이 바로 방문보건사업의 평가방식이었다. 현행 맞춤형 방문보건사업은 방문간호사 1인의 활동량에 전적으로 의존하고 있고, 1인당 사업실적이 공개됨으로써, 보건복지통합사례회의 참여 등 사회복지사들과의 연계에 시간을 투입하는 것은 시간 낭비라는 인식이 매우 강하였다. 이에 비해 사회복지관에서는 이를 지역사회조직화라는 항목을 통해 평가를 받게 됨으로써 상대적인 중압감이 덜하였다. 따라서, 방문보건사업의 평가방식의 개선이 이루어지지 않는다면, 보건과 복지의 통합적 연계는 거의 힘들다는 판단이다. 예컨대, 맞춤형 방문보건사업의 평가영역에 거의 대상자가 중복되는 사회복지관 재가복지사업과 대상자의 연계 항목을 포함시키는 것을 고려할 수 있겠다.

(2) 지역 간 건강불평등의 완화를 국민건강증진종합계획에 포함

현재 국민건강증진종합계획에서 건강형평성 개선과 관련된 지표는 소득계층간(상위 20%와 하위 20%) 격차를 줄이는 것이다. 그런데, 소득계층별 차이에 관한 지표는 소득파악의 부정확성 때문에 모니터링하기에 어려운 점이 많다. 또한, 소득계층으로 접근을 하게 되면, 지역의 노력보다는 중앙정부의 노력에 의존하게끔 만드는 역기능도 일부 존재한다.

이에 비해 지역 간 건강불평등의 완화가 지표로 포함된다면, 지방자치단체장의 건강증진사업에 대한 관심을 더욱 높일 수 있으며, 지역주민 전체의 건강수준을 향상시키려는 노력이 병행되게 되는 효과를 거둘 수 있을 것이다. 또한, 과거에 비해 통계청 통계자료들이 질적으로 향상되고 있고, 지역사회 건강조사를 통해 지역의 건강수준에 대한 비교가 가능해지게 됨으로써 지역 간 건강불평등 지표를 생산하고 모니터링하는 데에도 큰 어려움이 없다.

따라서, 소득, 사회계층 등 개인 수준의 건강불평등 지표와 함께 지역 간 건강 격차에 관한 지표를 포함시키고 이를 해결하기 위한 사업과제들을 제시함으로써 건강형평성을 개선하기 위한 보다 다각적인 노력이 가능해 질 것이다.

(3) 건강취약지역에 대한 집중적 지원

사업계획서 내용에 따라 예산을 차등지원하는 방식은 지역 간 건강격차를 더욱 크게 만들 우려가 있다. 건강형평성사업이 건강수준을 상향표준화시키는 것이라고 할 때, 사회경제적으로 낙후되고 건강수준이 낮은 지역인 건강집중지역들을 중심으로 집중 투자하는 노력이 필요하다. 이러한 사업은 단기적인 것이 아니라 중장기적으로 계획되어져야 하며, 지역 균형발전 차원에서 특별 목적성 교부금 형태로 예산을 배분하는 것이 합리적이다.

건강집중지역을 선정하는 방식에는 중앙정부에서 일괄적으로 지정하는 방안과 필요로 하는 지역에서 신청하는 방안이 있을 수 있다. 전자는 중앙정부에서 정한 기준에 맞는 지역을 일괄 선정하여 예산을 배분하는 것으로 효율적인 측면이 있으나, 사회적 낙인의 우려가 있다. 후자는 건강형평성사업이 필요하다고 판단하는 지역들에서 자율적으로 계획서를 신청하여 평가하는 방식으로 지역의 자율의지에 의한 장점이 있는 반면, 지역의 상황과 무관하게 계획서를 잘 작성하는 지역이 선정될 우려가 있다. 만약, 후자를 할 경우에는 신청지역의 기준을 명확하게 제시하는 것이 필요하다.

(4) 사업의 지속 가능성을 고려한 광역 또는 권역별 건강형평성사업단의 운영

각 지역사회별로 보건소 인력과 조직 및 사업체계에 상당한 편차가 존재하므로, 지침이 제공된다 하더라도 실제 건강형평성사업을 수행하는 데에 어려움이 많다. 뿐만 아니라, 건강형평성사업이 보다 집중화되어야 할 지역들은 대부분 보건소의 인력이나 조직에서 취약하기 때문에 일정한 궤도로 올리기 위한 별도의 지원체계가 필요하다.

광역 또는 권역 수준에서 건강형평성사업단과 같은 별도의 지원체계가 필요할 것이다. 예컨대, 광역지자체별로 있는 건강증진사업지원단에 건강형평성사업팀을 구성하고, 이를 중심으로 건강집중지역에 대한 인력 훈련과 기술 지원, 그리고 모니터링을 하는 것이다. 아니면, 별도의 건강형평성사업단을 구성할 수도 있다. 처음부터 모든 건강집중지역을 대상으로 하는 사업을 수행하기가 어려울 것이므로 시범사업을 통해 단계적으로 접근하는 방안도 고려해 볼 수 있다.

(5) 국가균형발전의 측면에서 타 부처의 사업들과 연계

예산의 효율적 운영을 위해 특히, 건강집중지역을 중심으로 하는 건강형평성사업을 타 정부부처에서 시행하고 있는 각종 '마을 만들기' 사업과 연계하는 방식을 고려할 필요가 있다. 이 경우, 타 정부부처의 '마을 만들기' 사업이 사회박탈수준이 높은 지역을 중심으로 수행된다면, 건강집중지역 사업과의 긴밀한 협력관계 형성도 가능하리라 판단된다. 이렇게 된다면, 보건소 수준에서는 해결하기 어려운 건강의 사회경제적 결정요인들에 대한 접근도 가능해질 것이다. 결국, 지역균형발전이라는 명목하에 추진되고 있는 각 부처 사업들의 궁극적 목표가 주민들의 행복과 삶의 질 향상이라고 보았을 때, 그 궁극적 목표의 지표가 될 수 있는 '건강'의 개념을 같이 포괄하게 된다면 보다 주민의 삶을 고려한 목적 지향적인 사업이 될 것이다.

참 고 문 헌

1. 고창권, 대도시에서 지역공동체를 가꾸는 사람들 이야기 반송사람들, 산지니, 2005 ; p23-26
2. 반송2동주민자치위원회. 반송을 세우자. 반송2동주민자치위원회, 2005 ; p1-6
3. 부산광역시 해운대구교육청. 희망의 사다리가 되어 준 교육복지 현장 이야기-교육복지투자우선지역 지원사업 운영사례 모음집, 2006 ; p6-11
4. Cornwall A, Jewkes R. What is participatory research? Soc Sci Med 1995 ; 41(12) : 1667-1676
5. Freire P. Creating alternative research methods: learning to do it by doing it. In : Hall B, Gillette A, Tandon R(eds). Creating knowledge : A monopoly? Participatory research in development. New Delhi : Society for participatory research in Asia, 1982 ; p29-32
6. Gebbie KM, Rosenstock L, Hernandes LM(eds). Who will keep the public healthy? Educating public health professtionals for the 21th century. Washington DC : National Academic Press, 2003
7. Green LW, George MA, Daniel M, Frankish CJ, Herbert CP, Bowje WR, O'Nell M. Guideline for participatory research in health promotion. In : Minkler M, Wallerstein N(eds). Community-based participatory research for health. 1st ed. Jossey-Bass, 2003 ; p419-428
8. Israel B, Schultx AJ, Parker EA, Becker AB. Review of community based research : Assessing partnership approaches to improve public health. Annu Rev Public Health 1998 ; 19 : 173-202
9. Israel BA, Eng E, Schulz AJ, Parker EA. Introduction to methods in community-based participatory research for health. In Israel BA, Eng E, Schulz AJ, Parker EA(eds), Methods in community-based participatory research for health. Jossey-Bass, 2005 ; p3-29
10. Leung MW, Yen IH, Minkler M. Community-based participatory research : a promising approach for increasing epidemiology's relevance in the 21th century. Int J Epidemiol 2004 ; 33 : 499-506
11. Lewin K. Resolving social conflicts and field theory in social science. Washington

DC : American Psychological Association, 1997

12. Park P, Brydon-Miller M, Hall B, Jackson T. Voices of change : participatory research in the United States and Canada. In : Park P, Brydon-Miller M, Hall B, Jackson T(eds). Westport, CT : Bergin and Garvey, 1993

13. Tandon R. The historical roots and contemporary tendencies in participatory research : implications for health care : Issues and experiences. New Jersey : Zed Books, 1996 ; p 19-26

14. Wallerstein N, Sheline B. Techniques for developing the community partnership in community oriented primary care. In Rhyne R, Bogue R, Kukulka G, Fulmer H(eds). Helath care for the 21th century. American Public Health Association Press, 1998 ; p88-116

15. Whitehead M, Dahlgren G. Levelling up (part Ⅰ) : Concepts and principles for tackling social inequities in health. WHO Collaborating Centre for Policy Research on Social Determinants of Health University of Liverpool, 2006a

16. Whitehead M, Dahlgren G. Levelling up (part Ⅱ) : Concepts and principles for tackling social inequities in health. WHO Collaborating Centre for Policy Research on Social Determinants of Health University of Liverpool, 2006b

제 14 장

농촌지역 건강불평등 완화사업[1)]

| 경상남도 진주시 사봉면 건강한 마을 만들기 사업 |

전국 각 시도 가운데 평균적으로 서울 시민이 가장 오래 살 것으로 전망된 반면, 경남 도민의 기대 수명은 상대적으로 가장 짧은 것으로 조사되었다. 2005년에 태어난 신생아의 기대 수명은 서울이 80.39세로 전국 16개 시도 가운데 가장 길 것으로 전망됐다. 이어 제주(79.30세), 대전(79.21세), 경기(79.16세), 광주(79.05세) 등이 뒤를 이었다. 반면 경남은 77.50세로 전국 시도 중에서 기대 수명이 가장 짧았고, 강원(77.56세), 충북(77.60세) 등도 전국 평균(78.63세)에 미치지 못했다. 2005년 현재 65세의 기대 여명은 제주가 19.75세로 1위였고 이어 서울(19.27세), 대전(18.52세) 등의 순이었다. 그러나 울산(17.19세), 부산(17.43세), 경남(17.46세) 등은 전국 평균(18.15세)보다 짧았다.

(2007. 04. 04 동아일보)

1 배 경

2007년 4월 통계청의 「2005년 시도별 생명표 및 사망원인 통계결과」에 의하면 경상남도는 전국에서 기대수명이 가장 낮을 뿐만 아니라 주요 사인인 암, 뇌혈관질환, 심장질환에 의한 사망률이 가장 높은 것으로 밝혀졌다. 이에 경상남도는 도의 보건문제의 심각성을 해결하고자 2007년 8월부터 「경남 헬스 3 · 3 프로젝트」라는 도 차원의 보건정책을 추진 중에 있으며 이의 내용 보강 및 사업 추진의 성과를 파악하고자 2008 경상남도 보건지표조사를 실시하였다.

그러나 경상남도는 전반적인 건강수준이 좋지 못할 뿐만 아니라 건강상태의 중요한 지표 중의 하나인 표준화사망률의 시 · 군간 불평등이 심각하다. 2003년 대한민국 주민등록인구를

1) 정백근(경상의대, jjbkkr@yahoo.co.kr)

표 14-1. 경상남도 및 20개 시군의 10만명당 사망자 수 (단위 : 명)

지역명	2001년	2002년	2003년	2004년	4개년 표준화사망률 평균
경상남도	613.4	595.2	570.9	510.0	572.3
거제시	598.0	613.7	565.3	514.6	572.9
거창군	646.6	630.1	621.6	578.3	619.1
고성군	649.7	695.8	604.8	536.8	621.8
남해군	615.9	633.1	601.7	555.4	601.5
산청군	748.8	665.2	638.0	594.4	661.6
의령군	836.4	644.7	586.3	585.5	663.2
창녕군	693.5	666.4	634.8	607.6	650.5
하동군	635.5	599.5	585.6	522.1	585.7
함안군	687.6	678.5	605.5	561.4	633.3
함양군	661.5	626.6	579.2	537.9	601.3
합천군	768.6	720.3	665.7	568.6	680.8
김해시	612.5	592.4	589.0	525.5	579.9
마산시	593.7	600.6	546.1	498.3	559.7
밀양시	686.3	661.8	647.0	558.0	638.3
사천시	613.5	628.6	589.8	519.1	587.8
양산시	602.7	587.8	578.4	500.7	567.4
진주시	583.0	567.8	554.2	479.7	546.2
진해시	544.1	544.8	547.3	496.5	533.2
창원시	556.3	548.0	545.2	484.1	533.4
통영시	660.9	636.6	633.1	559.6	622.6

1) 2003년도 대한민국 주민등록인구를 표준인구로 설정, 10세 간격 연령별 직접 표준화
2) 각 지역별 연령별 사건율의 경우 분자는 각 연도별 사망자수, 분모는 각 연령별 주민등록인구로 설정함.

표준인구로 설정하여 10세 단위로 연령표준화한 2001년부터 2004년까지의 4개년 표준화사망률 평균이 가장 낮은 3개 지역(모두 시지역)과 가장 높은 3개 지역(모두 군지역)의 평균 표준화사망률 차이는 무려 10만명당 131명이나 된다. 동시에 경상남도의 10개 군지역은 모두 경상남도 전체의 4개년 표준화사망률 평균보다 표준화사망률 평균이 높은 것으로 밝혀졌다.

또한 경상남도의 시군간 사망불평등은 갈수록 심화되고 있는 양상을 보여주고 있다. 2001년부터 2006년 사이 표준화사망률이 가장 높은 세 개 지역과 가장 낮은 세 개 지역 간의

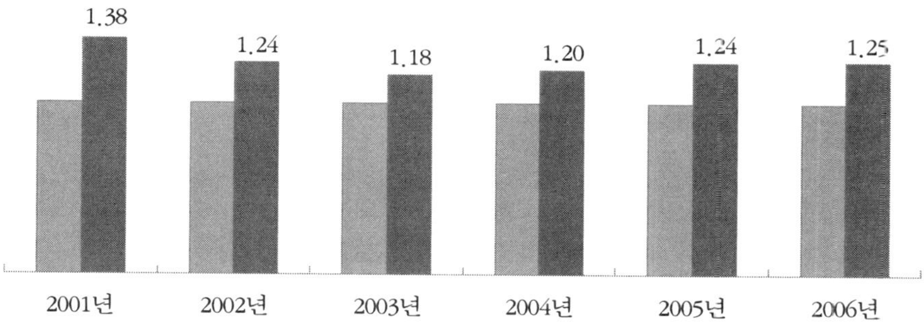

그림 14-1. 경상남도 도내 사망불평등 추이

표준화사망률의 비는 2003년 1.18을 저점으로 해서 이후 지속적으로 확대되는 양상을 보여주고 있다. 이 기간 동안 표준화사망률이 가장 높은 세 지역은 매해 군지역이었으며 표준화사망률이 가장 낮은 세 지역은 매해 시지역이었다.

뿐만 아니라 경상남도 내에서 2004년부터 2007년까지 각 해 경상남도 주민등록인구를 표준인구로 설정하여 구한 표준화사망비가 4년 내내 1 이상인 읍면동은 총 40개였는데 이 중 70%가 넘는 29개 지역이 읍면으로 대표되는 농촌지역이었다.

이러한 결과들은 경상남도의 전체적인 사망률을 줄이기 위해서는 경상남도 내의 사망의 시 군간 불평등을 해결하는 것이 중요한 의미를 가진다는 것을 시사해 주고 있다. 또한, 이는 농촌지역 주민들의 건강향상이 경상남도의 사망률을 감소시키고, 사망불평등을 개선하는 주요 전략임을 시사한다.

그러나 농촌지역 중에서도 특히 건강이 취약한 지역이 있으며 이들 지역에 대해서는 지역 그 자체를 중심으로 하는 특화된 전략이 필요하다. 이는 지역사회 중심의 건강불평등 완화사업전략이라는 형태로 구체화될 수 있다.

이러한 맥락에서 본 사업은 영국에서 건강불평등을 해소하기 위하여 진행한 HAZ(Health Action Zone) 사업의 방법론을 경상남도 농촌지역의 특수성에 맞게 적용하고자 하였다.

2 이론적 배경

HAZ 사업은 영국의 NHS, 지방공공기관 및 자원, 민간부문과 지역사회간 파트너쉽을 통하여 영국의 가장 낙후된 일부지역의 건강불평등을 해소하기 위하여 시도된 접근방법이다. 이

사업은 세 가지 전략적 목표가 있었는데 첫 번째, 지역의 공중보건과 관련된 필요(need)를 확정하고 해결하는 것, 두 번째, 서비스의 효과성, 효율성, 반응성을 증가시키는 것, 세 번째, 주민들을 위한 보건서비스를 향상시키고 다양한 기관들 간의 업무 간 시너지 창출을 할 수 있는 파트너쉽을 구축하는 것이었다.

우리나라의 경우 HAZ 사업과 같이 건강취약지역 또는 빈곤한 지역사회 자체를 대상으로 건강수준을 높이려는 시도는 연구나 실무 모든 영역에서 그 경험이 취약하다. 일부 보건소에서 취약지역을 대상으로 하는 사업을 건강생활실천사업 및 지역건강특화행태개선사업이라는 이름으로 진행하기는 하였으나 지역사회 주민들의 적극적 참여와 강력한 파트너쉽에 근거한 사업이 아니라 보건소 자체적으로 서비스를 제공하는데 그친 한계가 있었다. 연구와 관련해서도 HAZ 사업의 개념과 사업 내용을 소개하거나 이 사업이 우리나라의 건강정책에 주는 시사점을 정리한 연구는 일부 있었으나 이 사업을 실제 지역사회에 적용하고 이 결과를 정리한 연구는 거의 없다고 해도 과언이 아니다.

박윤형 등(2002)은 영국에서 진행된 HAZ 사업을 소개하면서 종합적인 도시지역 건강증진사업 모형 및 전략을 수립하는 경우에는 다양한 영역에서 여러 기관의 협력사업이 진행되고 있는 영국 HAZ 사업의 사례가 많은 시사점을 제공해 줄 것이라고 언급하였다. 이들은 이러한 맥락에서 영국의 HAZ 사업이 우리나라 건강증진사업에 주는 시사점을 다음과 같이 언급하였다.

첫째, 건강증진사업을 위한 재정투자를 대폭 확대해야 한다는 것이었다.

둘째, 지역사회가 안고 있는 다양한 문제를 해결하기 위해서는 부문간 협력 및 지역사회의 참여가 필수적이라는 것이었다.

셋째, 지역의 역사, 문화, 규범, 하부구조, 시민의 요구에 적합한 방법을 각 지역사회가 자율적으로 결정할 수 있어야 한다는 것이었다.

넷째, 건강증진사업의 실질적인 성공을 위해서는 지역사회 주민의 참여하에 건강문제를 인식하고 스스로 필요를 평가하며, 우선순위를 정하며, 계획을 수립할 수 있어야 한다는 것이었다.

특히, 위의 셋째와 넷째는 지역사회 참여를 현실화시키기 위한 전제조건이며 가장 높은 수준의 지역사회 참여의 형태라는 점에서 많은 교훈을 주는 대목이다.

한동운(2004)은 HAZ 사업에 대하여 전반적으로 소개하면서 이 사업을 우리나라에 그대로 도입하기에는 제한점이 있으나 중앙정부의 명확한 정책수립과 실행, 보건문제 해결을 위한 민간-공공의 협조 및 사업 수행 체계구축, 지역사회 주민 중심의 접근 방안 수립, 지역건강증진사업 수행에 있어서 자율성의 제고 등은 우리나라 건강증진사업의 실질적인 성공을 위하여 본받아야 할 점이라고 하였다.

정백근(2006)은 지역의 빈곤수준과 건강은 밀접한 연관성이 있기 때문에 지역간 건강불평등을 해결하기 위해서는 HAZ 사업과 같은 특단의 대책이 필요하며 우리나라에서도 이의 도입을 적극적으로 검토해야 한다고 주장하였다.

이상의 연구결과물들이 주로 HAZ 사업의 개념과 사업내용을 소개한 것들이라면 실제 이 사업을 지역사회에 적용하기 위한 연구도 진행되었다.

윤태호 등(2007, 2008, 2009)은 부산광역시 해운대구 반송동을 중심으로 HAZ 사업의 기본 원리를 적용하여 지역사회차원의 건강불평등 완화사업의 모형을 만들기 위한 연구를 진행하였다. 이 연구에서는 반송 지역 내의 주민단체들과 타 부문의 지역사회 자원들 간의 강력한 파트너쉽 하에 다양한 영역의 사업들을 진행하였다.

건강불평등은 광범위한 사회경제적 불평등의 결과물이다. 그러므로 지역사회에 기반한 활동만으로는 이 문제를 근본적으로 해결할 수 없다. 건강불평등을 해결하기 위해서는 모든 사회적 불평등을 실질적으로 감소시킬 수 있는 조세, 급여, 교육 등의 영역에서 중앙정부 정책의 근본적인 변화가 필수적이다. 그러나 지역 간 건강불평등에는 분명 지역사회 차원의 다양한 요인들이 작용한다. 또한 지역 활동들은 지역에 따라 다양하게 발현되는 문제들을 해결하는데 기여할 수 있을 뿐만 아니라 지역주민들의 요구와 가치의 다양함에 대응하고 새로운 아이디어를 검증하고 다듬음으로써 건강불평등 해결에 기여할 수 있다.

역설적이게도 영국의 중앙정부에 의해서 야심차게 추진된 HAZ 사업은 지역의 요구와는 관계없이 중앙정부의 정책 변화에 의하여 그 사업이 축소된 역사를 가지고 있다. 이러한 사실은 지역간 건강불평등을 지속적이고 안정적으로 해결하기 위해서는 해당 지역의 특성과 자체 역량에 기반한 지역기반사업이 중요하다는 점을 시사한다.

특히 HAZ 사업에서는 지역사회 역량강화에 기반한 지역사회 참여를 강조하고 있는데 Crawshaw 등(2002)은 지역사회 참여는 HAZ 사업이 성공하기 위한 핵심 요건이라고 하였다. 그러나 지역사회 역량강화에 기반한 실질적인 지역사회 참여가 아닌 명목상의 참여는 사회의 가장 열악한 집단들의 삶을 향상시킬 수 있는 진정한 수단을 제공하지 못한다고 언급하였다. South 등(2004)은 Bradford Health Action Zone에서의 지역사회 참여에 대한 자체 평가도구를 개발하고자 하였다. 이들은 크게 여섯 가지의 평가 영역을 도출하였다. 첫 번째는 다양성(Diversity) 영역으로서 이 영역은 HAZ 사업 조직의 구성과 운영이 지역사회의 다양성을 반영하고 있는가를 평가하는 영역이다. 두 번째는 절차(Procedure) 영역으로서 이

영역은 조직의 운영절차가 참여를 촉진하고 있는가를 평가하는 영역이다. 세 번째는 소통(Communication) 영역으로서 이 영역은 효과적인 소통 전략이 사업 조직과 지역사회간에 정보의 공유를 허용하고 있는가를 평가하는 영역이다. 네 번째는 직원에 대한 지지(Staff support) 영역으로서 이 영역은 사업 조직이 직원이 지역사회와 함께 일을 할 수 있도록 지지하고 훈련시키는가를 평가하는 영역이다. 다섯 번째는 기회(Opportunities) 영역으로서 이 영역은 사업 조직 내에서 이루어지는 다양한 의사결정에 지역사회가 참여하고 있는가를 평가하는 영역이다. 마지막 자원(Resources) 영역은 지역사회가 자원에 대한 접근권과 통제력을 가지고 있는가를 평가하는 영역이다. health action zone 사업은 다양한 기관들의 파트너쉽이 중요하지만 그 중에서도 지역사회 그 자체가 이 사업에서 중심에 서야 한다는 측면에서 지역사회 참여 수준에 대한 평가 과정은 매우 중요한 의미를 지닌다고 하였다.

우리나라에도 광범위한 지역 간 건강불평등이 존재하고 있으며 건강이 좋지 않은 지역은 빈곤하면서 지역사회 차원의 사회경제적 지위가 낮다. 그러나 우리나라의 경우 이론과 실무 모든 영역에서 HAZ 관련 경험이 취약하다. 몇 안 되는 관련 연구들도 HAZ 사업을 소개하거나 이 개념을 활용하여 정책적 제언을 하는 수준에 그치고 있다. 이 개념을 지역사회에 적용한 연구가 있긴 하지만 대도시라는 특성을 가진 지역사회 내에서 진행되었기 때문에 이 사업의 모형이 다른 특성을 가진 지역에도 그대로 적용될지에 대해서는 의문의 여지가 있다. 특히 노령화가 심하고 주요 산업이 일차산업인 농어촌 지역의 경우에는 이 사업 모형을 그대로 적용하기 힘든 한계가 있을 것으로 판단된다. Asthana와 Halliday(2004)는 농촌지역은 도시지역과 여러 가지 특성에서 다르지만 중앙정부의 정책들은 주로 도시를 중심에 두고 입안되고 있다는 점을 비판하였다. 그러므로 중앙정부의 정책 뿐만 아니라 HAZ 사업에 있어서도 이러한 맥락이 반영되기 때문에 농촌지역의 자구적인 노력들이 여러 가지로 진행되었다고 보고하였다.

이러한 맥락들은 지역간 건강불평등 해결을 목적으로 하는 농촌 지역사회에 기반한 건강불평등 완화사업 모형개발의 필요성을 제기하고 있다.

3 사업개요

1) 사업의 목적

본 사업은 경상남도 농촌지역이라는 특수한 환경 속에서 건강불평등 완화사업 방법론을 적용하여 사업방안들을 개발하기 위한 것으로서 구체적인 목적은 다음의 다섯 가지로 요약할 수 있다.

첫째, 경상남도 내 건강불평등 완화사업 대상지역 선정기준을 개발하는 것이다.

둘째, 경상남도 농촌 건강취약지역 주민들의 건강에 영향을 미치는 요인을 도출하는 것이다.

셋째, 경상남도 농촌 건강취약지역 건강관련 주민조직 건설방안을 개발하는 것이다.

넷째, 농촌 건강취약주민의 건강향상을 위한 공공-민간 연계 및 광역 및 기초지방정부의 연계방안을 개발하는 것이다.

다섯째, 경상남도 농촌 건강취약지역을 대상으로 건강불평등 완화사업의 구체적 수행방안을 개발하는 것이다.

2) 사업 내용 및 범위

구체적인 농촌지역 건강불평등 완화사업방안을 개발하기 위하여 경상남도 진주시 사봉면을 대상으로 시범사업에 착수하였다.

진주시 사봉면은 농촌지역으로서 진주시 안에서 가장 사망률이 높은 지역일 뿐만 아니라 경상남도 전체에서도 사망률이 가장 높은 지역에 해당한다.

이에 진주시 보건소, 경상대학교 의과대학 예방의학교실, 사봉면은 총 8차례의 회의를 개최하면서 구체적인 사업들을 진행하였다.

(1) 사봉면 지역사회 보건지표조사 및 사회복지욕구조사

사업대상 지역으로 선정된 경상남도 진주시 사봉면 지역주민들을 대상으로 보건지표 및 사회복지욕구조사를 실시하였다.

조사대상자들은 2008년 11월 초 현재 경상남도 진주시 사봉면 주민등록인구자료를 추출틀로 하여 계통적 표본추출을 통하여 추출된 200가구에 실재 거주하는 만 20세 이상 성인을 대상으로 2008년 11월 24일부터 2008년 12월 6일까지 수행하였다.

(2) 포커스 그룹 인터뷰

진주시 사봉면 지역사회주민들을 대상으로 포커스 그룹 인터뷰를 실시하였다.

조사대상 집단은 공무원, 노인, 장년층, 청소년, 초등학생으로 나누어서 실시하였는데 공무원을 제외한 나머지 집단들은 기초생활보장수급자들과 그렇지 않은 자들로 구분하여 각각 인터뷰를 실시하였다.

주요 인터뷰 내용은 거주지역에 대한 평가, 거주지역 주민들의 건강에 영향을 미치는 요인, 거주지역의 건강향상 방안, 거주지역의 건강관련 주민조직 개발 방안 및 주민조직의 역할과 관련된 내용이었다.

(3) 사봉면 건강한 마을 만들기 사업 추진위원회 조직

사봉면 차원에서 건강불평등 완화 사업을 진행하기 위해서는 사봉면민들이 주축이 된 주민조직이 필요하다는 인식 아래 2008년 9월 25일 '사봉면 건강한 마을 만들기 사업 추진위원회'를 조직하였다.

추진위원장에는 사봉면 우체국장을 만장일치로 추대하였고 마을 이장들을 중심으로 추진위원이 선정되었다.

(4) 사봉면 건강한 마을 만들기 사업 추진위원 대상 교육

사봉면 건강한 마을 만들기 사업 추진위원들을 대상으로 관련 교육이 총 네 차례 진행되었다.

이를 통하여 지역주민들이 HAZ 사업을 위하여 무엇을 해야 할 것인가를 인식시키기 위하여 노력하였다.

(5) 건강불평등 완화사업 토론회 개최

경상남도와 경상남도 건강증진사업지원단이 매년 개최하는 '경상남도 건강증진포럼'의 주제를 '경상남도 건강증진을 위한 Health Action Zone 사업'이라고 정하고 토론회를 진행하였다.

토론회는 경상남도의 구조적인 시군간 건강불평등을 해결하는데 있어서 건강불평등 완화사업의 타당성과 사업 추진에 있어서 지역사회 파트너쉽 구축 및 지역사회 참여의 중요성에 대한 논의를 중심으로 진행되었다. 동시에 진주시 사봉면장이 올 한 해 진행된 사봉면 시범사업을 소개하였다.

(6) 진주시 사봉면 건강위원회 발대식

지난 5개월 간의 활동을 기반으로 2008년 12월 18일 진주시 사봉면 건강위원회 발대식을 개최하였다. 발대식을 통하여 진주시 사봉면 건강한 마을 만들기 사업 추진위원회가 진주시 사봉면 건강위원회로 공식적으로 전환하였다.

4 사업결과

1) 경상남도 진주시 사봉면 현황

본 연구에서는 경상남도에서 2004년부터 2007년까지 표준화사망비가 가장 높은 40개 읍면동 중 하나인 경상남도 진주시 사봉면을 대상으로 HAZ 시범사업을 실시하였다.

사봉면은 진주시의 동남방향이고 시청에서 22km 지점에 위치하고 함안군과 진성면, 일반성면, 이반성면, 지수면, 대곡면에 연접되어 있다. 지형상 남강 하류지역으로 강우시 농경지 침수가 잦은 지역이었으며 최근에는 진주지방산업단지 조성, 사봉농공단지 조성 등 생산도시기반 조성 지역으로 변화하고 있다.

32㎢의 면적에 6개리 18개 자연마을로 구성되어 있으며 2008년 10월 20일 현재 세대수는 927세대이며 인구수는 1,950명이다.

사봉면은 65세 이상 인구 수가 전체 인구의 33.5%나 되는 초고령지역이며 전형적인 농촌지역사회이다.

종교기관은 교회가 2곳, 절이 2곳이 있으며 유치원 원아는 4명, 초등학생은 50명, 중학생은 총 215명이 있다. 의료기관은 민간의료기관은 하나도 없으며 사동마을에 보건지소가 하나 있고 부동마을에 보건진료소가 하나 있기 때문에 지역 내 보건의료 인프라는 매우 열악한 상황이다.

지역 내 복지기관으로는 장애인 단기보호시설인 한마음의 집이 한 군데 있으며 자치조직으로는 각 마을마다 이장단, 새마을지도자, 새마을 부녀회, 바르게 살기 위원회, 여성자원봉사대, 생활개선회, 농업경영인 모임, 쌀전업농 모임, 의용소방대, 여성의용소방대, 자율방범대 등이 존재하고 있었다.

사봉면은 모든 마을에 경로당과 마을회관이 있었으며 1998년부터 2008년 4월까지의 총 사망자 수는 359명이었고 이 중 70세 이전 사망자 수는 전체 사망자의 34.5%에 해당하는 124명이었다.

표 14-2. 경상남도 내에서 2004년부터 2007년까지 표준화사망비가 지속적으로 높은 읍면동

시군	읍면동
거제시	사등면
	거제면
고성군	영오면
김해시	생림면
	한림면
	대동면
	주촌면
마산시	회성동
	노산동
	가포동
	구산면
밀양시	초동면
사천시	남양동
	선구동
산청군	생비량면
의령군	가례면
진주시	사봉면
	옥봉동
	문산읍
	일반성면
진해시	자은동
	태평동
창녕군	성산면
	장마면
	계성면
	영산면
	부곡면
	도천면
창원시	북면
	대산면
통영시	산양읍
	명정동
	중앙동
	도남동
하동군	금성면
함안군	법수면
	산인면
합천군	야로면
	청덕면
	삼가면

2) 사봉면 지역보건지표 및 사회복지욕구조사

사업대상지역인 경상남도 진주시 사봉면 주민들의 보건의료 및 사회복지 영역의 문제점을 진단하고 이를 해결하기 위한 기초자료를 확보하기 위하여 사봉면 지역브건지표 및 사회복지욕구조사를 실시하였다.

(1) 조사 개요

① 조사 내용

진주시 사봉면 보건지표조사 및 사회복지욕구조사는 보건지표조사와 사회복지 욕구도 조사를 두 가지로 구분해서 조사를 하였다.

보건지표조사에서는 조사대상의 일반현황, 교육 및 경제 수준, 질병이환 조사, 손상 및 사고중독, 건강 관심도 및 정신 건강, 흡연, 음주, 신체활동 및 운동, 사회적 요인 및 특성, 건강검진 및 암 검진, 식습관, 비만, 의료이용 및 공공보건으로 구성되어 있다.

사회복지욕구조사는 모든 조사대상의 보건의료 및 교육, 생활 및 지역사회 참여, 만 19세~64세의 여성의 사회복지, 만 19세 미만의 아동 청소년 사회복지, 만 65서 이상인 노인 사회복지, 장애인 사회복지로 구성되어 있다.

② 모집단

진주시 사봉면의 전체 인구수는 2008년 8월 1일 주민등록 인구 기준으로 1,958명이다. 이 중 남자는 952명이며 여자는 1,006명이다. 전체 가구 수는 929가구이며 1가구 당 평균 거주자 수는 2.1명이다.

사봉면은 행정구역상 6개의 리와 18개의 마을로 구성되어 있으며 6개의 리는 마성리, 무촌리, 봉곡리, 방촌리, 사곡리, 부계리이다.

③ 표본할당

18개 마을의 주민등록상 전체 가구를 순차적으로 나열하였고 그 나열된 전체 가구 중에서 추출간격 4에 해당되는 가구를 계통적 표본추출방식으로 추출하였다. 이를 통하여 결과적으로 각 마을별로 약 25%의 가구가 추출되게 하였으며 표본이 각 마을별 가구 수 비율에 맞게 층화해서 추출하였다.

이러한 방법으로 추출된 표본가구 수는 전체 가구수의 25%인 232가구였고 이 중에서 20%

를 조사가구로 선정하였다. 나머지 5%의 가구는 1차 조사 시에 부적격 가구가 있을 때에 대체가구로 선정하기 위한 예비가구이다. 따라서 총 조사가구는 186가구가 된다.

마을별로 조사가구 선정은 각 마을별 표본가구 목록에서 순서대로 80%가 되는 가구를 선정하였고 나머지 남은 20%의 가구는 대체가구를 위한 예비가구로 선정하였다.

(2) 조사방법

교육받은 조사원이 가구를 방문하여 만 19세 이상 성인 거주자 확인 후 조사를 실시하였다. 만일 조사대상자가 부재중이거나 조사를 거부하는 경우라면 3회까지 방문하고 3회 방문 후에도 만나지 못하고 설득하지 못하면 연구진에 보고한 후 대체가구를 받아서 조사하도록 했다. 그리고 모든 가구원을 접촉할 수 없는 경우에는 가구주에게 설문지를 정확하게 설명하고 재방문 일시를 약속하여 조사를 실시하도록 하였다.

또한 주민등록명부에만 등록되어 있고 실제 거주하지 않거나 조사가구 번지가 존재하지 않거나 주택이 없는 경우도 연구진에 보고한 후 대체가구를 받아서 조사하도록 하였다.

조사완료 후 10%를 무작위로 추출하여 전화검정을 통해서 자료의 정확성을 반드시 확인하고 불성실한 질문지를 확인하였다.

조사된 설문지의 자료 입력은 외부 3인에 의해서 이루어졌고 설문조사 기간은 2008년 11월 23일부터 약 2주간 수행되었다.

(3) 조사결과

① 일반적 특성

조사완료 가구 수는 총 185가구였고 조사완료 가구원 수는 312명으로 한 가구 당 평균 1.69명이 거주하였다. 남자는 41%, 여자는 59%였으며 가구원 평균 연령은 60.5세였다. 초등학교 이하 학력이 31.6%로 가장 많았고 의료급여 수급자는 20.5%였다. 월 평균 가구소득은 100만원 이하가 46.6%로 가장 많았고 농축임업 종사자가 44.6%로 가장 많았다.

② 주요 결과

㉠ 보건의료영역

사봉면은 노령 인구가 상대적으로 많고 빈곤수준은 매우 높으며 경상남도의 일반적인 읍면 지역 인구들에 비해서 교육수준도 낮았다. 즉 경상남도의 일반적인 농촌지역 중에서도 지역적 차원의 사회경제적 지위가 낮다.

사봉면에 거주하는 고혈압, 당뇨병 환자들은 경상남도의 일반적인 읍면 지역들과 비교 시 매일 항고혈압제나 혈당강하제를 복용하는 사람들의 비율은 낮았고 혈압이나 혈당 점검을 거의 받지 않는 사람들의 비율은 높았다. 고혈압이나 당뇨병의 경우 합병증이 발생하기 전까지는 특별한 증상이 없기 때문에 대부분 이런 이유 때문에 자신의 질병을 제대로 관리하지 않는 것으로 밝혀졌지만 많은 사봉면 주민들은 의료기관까지 거리가 멀고 교통이 불편하기 때문에 고혈압, 당뇨병 관리를 주기적으로 하지 않는다고 응답하였다. 이는 미치료율로 다시 한 번 증명되고 있는데 사봉면 조사대상 인구 중 조사 시점에서 지난 1년간 본인 또는 가족이 질병이나 다른 원인으로 인해 몸이 안 좋았지만 의료기관을 이용하지 못하거나 이용하지 않은 사람들의 비율은 13.8%였다. 이는 2008 경상남도 보건지표조사에서의 6.3%의 두 배가 넘는 수치였고 경상남도 읍면 지역 자료에서의 분석 결과인 7.5%보다 훨씬 높은 수치였다. 미치료 이유 중에는 '시간이 없어서', '혼자 이동을 못해서'라고 응답한 사람들의 비율이 높았는데 이는 고혈압, 당뇨병 환자들을 포함한 전체 사봉면 지역주민들이 의료서비스 이용의 시간적, 공간적 접근성에 큰 장애가 있음을 시사한다 하겠다. 사봉면 지역주민들의 경우 경상남도의 일반적인 읍면 지역 주민들보다 의료이용률, 약국이용률이 높았을 뿐만 아니라 평균 이용 횟수도 많았는데 그럼에도 불구하고 미충족 의료수요가 있다는 것은 전반적 건강상태가 좋지 않음을 의미한다. 그러므로 의료서비스 이용과 관련된 시간적, 공간적 접근성을 높여서 적절한 의료이용이 될 수 있도록 해야 할 것이다. 이를 위해서는 방문보건 서비스 등 찾아가는 서비스를 활성화함과 동시에 버스 편을 증편한다든지 등 사봉면 주민들을 위한 교통 편의성 확보 방안들도 마련되어야 할 것으로 판단되었다.

고혈압, 당뇨병 환자들이 질병관리와 관련된 지식이 없기 때문에 자신의 질병관리를 소홀히 할 수도 있는데 본 조사에 의하면 고혈압, 당뇨병 환자들 중 고혈압과 당뇨병 관리교육을 받아 본 사람들은 30% 전후에 지나지 않았다. 당뇨병 이환자들 중 21.1%가 당뇨병성 망막증과 당뇨병성 신장증과 같은 합병증에 이환되었었는데 고혈압, 당뇨병 환자들에 대한 적극적인 관리는 당뇨병 합병증을 줄이는 주요한 대안이므로 집중적인 고혈압, 당뇨병 관리사업을 사봉면에서 진행해야 할 필요성이 있을 것으로 판단되었다.

사봉면은 경상남도의 일반적인 읍면 지역에 비해서 사고 중독 발생률이 매우 높았으며 연령이 증가할수록 발생률도 증가하는 양상을 보였다. 특히 교통사고로 인한 사고 발생률이 높았는데 교통사고 예방을 중심으로 하는 사고 중독 관리 방안을 마련할 필요성이 있었다.

사봉면 주민들은 죽고 싶다는 생각을 해 본 적이 있는 사람들의 비율이 16.3%로 매우 높았는데 이는 경상남도 전체 읍면 지역의 3.8%의 네 배가 넘는 수치였다. 자살 생각의 이유로는 경제적 문제와 건강 문제가 가장 많았다. 그러나 이들 중 전문가의 상담을 받은 사람들의 비율은 10%를 약간 넘는 상황이어서 정신보건서비스의 강화를 비롯한 이에 대한 대책이 시급히 마련될 필요가 있음을 시사하였다. 특히 우울감을 지속적으로 가지고 있는 사람들에서 자살 생각을 하는 사람들의 비중도 높았기 때문에 우울증 상담과 관리를 강화하기 위한 조치가 필요할 것으로 판단되었다.

또한 사봉면 주민들 중에는 알코올 의존자들의 비율이 경남 전체 읍면 주민들에 비해서 높은 양상을 보였다. 이는 사봉면 주민들의 건강행태 개선과 관련해서 가장 중점을 기울여야 할 영역으로 판단된다.

사봉면 주민들은 '동네의 교통수단', '어린이들을 위한 운동장, 공원'의 항목에서는 긍정적으로 평가하는 사람들의 비율이 특히 낮았는데 이러한 이유 때문에 '동네에 사는 즐거움' 항목에서 긍정적으로 평가하는 사람들의 비중도 낮았던 것으로 판단된다.

전체적으로 보면 사봉면은 빈곤하고 편의시설 등 인프라가 취약한 전형적인 건강취약지역의 특성을 가지고 있으며 많은 사람들은 건강문제와 경제적 문제로 고통받고 있었다. 이들 지역주민들은 건강수준이 좋지 않기 때문에 의료서비스 이용을 많이 하는 경향이 있지만 의료서비스 이용과 관련된 시간적, 공간적 접근성에 많은 제약을 받고 있었다. 이러한 맥락에서 지역주민들의 사봉면에 대한 전반적 평가는 그리 좋지 않았다. 그러나 이웃과의 관계는 매우 돈독하고 지역주민들이 공동으로 협력해야 할 일들이 있다면 자신의 시간과 돈을 투자하겠다는 의지를 가진 사람들이 많았다. 사봉면 지역사회주민들이 가장 고통받고 있는 문제들을 중심으로 지역사회의 현실에 맞는 사업영역들을 발굴한다면 지역사회 참여에 근거한 지역개발이 가능할 수도 있음을 시사하는 대목이었다.

㉡ 사회복지영역

사봉면 뿐만 아니라 사봉면을 둘러싼 5개 면에는 사회복지관이 전무한 상태였고 그야말로 사회복지서비스의 사각지대였다.

여성을 위한 사회적 인프라는 거의 전무하였다. 농촌은 어떠한 사회적 인프라도 도시보다 부족하지만 노인과 아동에 대한 시설이나 기관은 부족하더라도 설치는 되어 있는 경우가 많지만 여성을 위한 전문적 시설이나 기관은 전무한 경우가 많다. 따라서 농촌 여성들이 여가를 활용하거나 자기를 개발할 수 있는 어떠한 인프라도 갖추지 못한 지역사회에서 생활을 영위하고 있는 셈이다. 또한 보육과 교육과 관련해서도 지역사회자원이 너무나 부족하여 여건만 된다면 사봉면을 떠나고 싶어하는 부모들의 비율이 높았다.

또한 사봉면은 노인인구가 많음에도 불구하고 노인복지와 관련된 시설은 전무하였다. 이러다 보니 사봉면 노인들은 여가시간에 '아무 것도 하는 일이 없다'고 응답한 사람들의 비율이 37.7%로 가장 많았고 노인복지 서비스 이용 경험은 거의 없었다.

사봉면의 등록 장애인 비율은 10.8%로서 2007년 전국 장애인 비율인 4.3%보다 2.5배 이상 높았다. 또한 일상생활의 조력자는 배우자가 가장 많았고 복지시설과 장애인복지서비스에 대한 인지도가 매우 떨어졌다.

3) 사봉면 포커스 그룹 인터뷰

본 연구에서는 지역사회 환경, 지역사회 건강수준, 지역사회 참여에 대한 공무원 및 사봉면 지역사회 주민들의 의견을 파악하고자 포커스 그룹 인터뷰를 실시하였다.

(1) 조사방법

인터뷰는 2008년 11월 7일부터 12월 11일까지 총 7그룹 39명에 대하여 수행하였다. 7그룹은 각각 보건부문 공무원, 노인(일반, 저소득층), 장년층(일반, 저소득층), 중학생, 초등학생이었으며 보건부문 공무원을 제외하고는 그룹 당 6명으로 구성하였으며 남녀 비중은 동일하도록 하였다.

인터뷰 대상자들은 보건부문 공무원들을 제외하고는 모두 사봉면사무소에서 추천을 받았으며 인터뷰 당 시간은 1시간에서 1시간 30분 정도 소요되었다.

면접조사의 일관성을 유지하기 위하여 사회자 1인, 기록자 1인이 모든 조사를 수행하였으며 보건부문 공무원들과 중학생들을 제외하고는 모든 인터뷰가 사봉면 사무소 2층 소회의실에서 진행되었다.

인터뷰 전 간단히 연구진 소개를 하고 사봉면 HAZ 사업에 대한 설명과 인터뷰 주제에 대하여 설명하고 인터뷰에 동의하는 사람들에 대해서는 동의서에 기본적인 인적 사항과 서명을 하도록 하였다.

토론은 사회자가 미리 설명한 주제를 정리한 질문 목록에 따라 주제를 제시한 후 자유로운 토론이 진행되도록 하였고 가급적 질문 목록에 따라서 질문을 하되 토론의 흐름을 끊지 않는 범위 내에서 질문 순서는 유동적으로 하였다. 자유로운 토론이 이루어지지 않는 경우에는 사회자가 개입을 하였고 전혀 토론에 참여하지 않는 사람들이 있는 경우에는 개인별로 지정하여 질문을 시도하기도 하였다.

(2) 조사결과

사봉면은 전형적인 농촌 마을로서 전반적으로 이웃들 사이의 관계가 좋고 전반적인 물리적 환경도 나쁘지 않은 곳이라는 평가가 지배적이었다. 하지만 기존의 마을의 질서들이 농공단지의 완공, 이에 따른 외부인의 유입, 최근 지방산업단지의 착공 등으로 흐트러지고 있다는 평가를 하고 있었다.

사봉면은 전반적 경제수준은 빈곤하다는 평가가 대세이었다. 비닐 하우스나 특수 작물이 아닌 벼농사를 중심으로 농사를 짓는 지역일 뿐만 아니라 농공단지나 지방산업단지가 들어와도 주민들에게는 큰 경제적 이익이 없다는 의견이 대부분이었다.

사봉면은 자녀 교육, 교통시설 및 편의시설 이용과 관련해서 매우 많은 불편을 감내해야 하는 지역이었다. 물론 어린 시절부터 이 동네에서 자란 사람들은 정이 들어서라도 동네를 떠날 수 없다고 하였지만 젊은 사람들은 가능하다면 이 동네를 떠나고 싶어 한다는 인상을 짙게 받았다. 마을의 평판에 대한 주민들의 평가는 일부 대상자들을 제외하고는 사봉면이 진주시 안에서도 매우 소외된 지역이고 인근 지역을 제외한 다른 진주시민들은 사봉면의 존재를 잘 모르는 것 같다는 것이었다.

그래서 그런지 사봉면 안에는 보건지소와 보건진료소 이외에 보건의료기관이 하나도 없었고 이는 주민들의 보건의료서비스 접근성에 큰 해악을 미치고 있었다. 이는 교통시설의 불편함과 겹쳐서 주민들의 적절한 보건의료서비스 이용을 저해할 위험성을 내포하고 있었다. 물론 많은 사람들은 그럼에도 불구하고 적기에 의료서비스 이용을 하기 위해서 노력하고 있었지만 나이가 많은 독거노인들의 경우에는 이웃이 관심을 가지지 않으면 의료서비스 이용이 매우 힘든 상황이었다.

건강결정요인과 관련해서는 여러 가지 의견이 나왔지만 수질이 나쁜 지하수를 식수로 활용하기 때문에 건강수준이 좋지 않을 것이라는 의견이 가장 많았다. 많은 주민들이 이와 같은 생각을 하면서도 어쩔 수 없이 물을 마시고 있기 때문에 수질 검사를 통한 객관적 검증 및 이에 대한 대책이 시급히 마련되어야겠다고 판단되었다. 그리고 교통사고와 관련해서도 마을 사람들은 교통사고가 많이 나는 장소에 대한 개선책을 나름대로 제시하였고 이는 매우 설득력 있는 내용이었다. 마을 주민들이 스스로 마을의 건강 문제를 정의하고 이에 대한 개선책을 마련한다면 사봉면의 환경이 현재보다는 더욱 더 건강에 이로운 방향으로 개선될 수 있을 것이라고 판단되었다.

진주시는 세계보건기구 서태평양 지역 건강도시 네트워크에 2년 전에 가입되었음에도 불구하고 사봉면 주민들 중 이를 아는 사람들은 거의 없었다. 그리고 진주시가 사봉면 주민들의 건강에 관심을 가지고 있다고 평가하는 사람들도 드물었다. 그럼에도 불구하고 올해 몇 개월 밖에 진행하지 않았던 사봉면 건강한 마을 만들기 사업에 대해서는 잘 알고 있었고 이러한 노력들이 사봉면 지역주민들의 건강수준을 높일 수 있을 것이라고 평가하는 사람들이 많았다. 사봉면 내에 건강을 위한 주민자치조직이 만들어지는 것이 좋다는 평가가 지배적이었지만 이것이 지역사회 주민참여로 저절로 연결되지는 않을 것이라는 의견도 있었다.

실질적인 주민참여에 근거한 주민자치조직의 필요성에 대해서는 많은 사람들이 그 필요성을 인정하고 있었다. 그리고 이것이 가능하다면 지역사회 주민들 스스로가 사봉면을 건강한 마을로 만들어 갈 수 있을 것이라는 가능성도 발견할 수 있었다. 문제는 지역사회 참여를 어떻게 이끌어 낼 것인가 하는 것이다. 마을 사람들 대부분은 인센티브가 없다면 참여가 잘 되지 않을 것이라고 생각하고 있었다. 마을별로 개인별로 이는 매우 다양할 것인데 이것 조차도 주민들 스스로 결정할 수 있는 구조 속에서 해결해야 할 문제라고 판단되었다.

4) 사봉면 건강한 마을 만들기 사업 추진위원회 결성 및 교육

경상남도 진주시 사봉면은 HAZ 사업을 추진하기 위하여 면 내에 '사봉면 건강한 마을 만들기 사업 추진위원회'를 2008년 9월 28일 결성하였다. 추진위원장은 사봉면 우체국장으로 선정되었고 당시 추진위원회의 역할은 다음과 같이 설정되었다.

① 지역주민들의 건강에 영향을 미치는 요인 규명
② 지역주민들의 건강에 영향을 미치는 요인들에 대한 해결방안 도출
③ 건강한 마을 만들기를 위한 지역사회 자원 동원 및 조직화
④ 건강한 마을 만들기 사업의 실행 및 협조
⑤ 건강한 마을 만들기 사업단 구성 및 발대식 준비

그러나 이들은 사업의 기본적인 당위성에 대해서만 동의를 한 상태였고 사업을 어떻게 추진할 것인가에 관한 기본적인 지식을 가지고 있지 못한 상태였다. 이에 추진위원회 위원들을 대상으로 역량강화교육을 실시하였다.

(1) 역량강화교육 진행 과정

진주시 사봉면 '건강한 마을 만들기' 추진위원회 위원 교육은 참여형 교육방법의 방법론과

Freire의 역량강화교육(empowerment education) 원리를 적용하여 진행하였다. 교육장소는 사봉면 사무소 상황실이었다.

교육의 비전, 목적, 목표는 다음과 같았다.

① 비전 : 모두가 건강한 사봉 주민들

② 목적 : '건강한 마을 만들기' 추진위원회는 건강한 사봉면을 만들기 위한 지역사회활동(community action)을 한다.

③ 목표

첫째, 사봉면의 낮은 건강수준의 원인을 비판적으로 찾아낼 수 있다.

둘째, 건강한 사봉면을 만들기 위해 개인적, 조직적(위원회차원), 그리고 정부차원에 필요한 활동을 찾을 수 있고 실천할 수 있다.

셋째, 건강한 사봉면을 만들기 위해 필요한 자원(지역사회 내외)을 동원할 수 있다.

넷째, 건강한 사봉면을 만들기 위해 다른 사람, 조직과 연계할 수 있다.

교육 일정, 내용 및 방법은 다음과 같았다.

표 14-3. '건강한 마을 만들기' 추진위원회 교육 일시, 내용 및 방법

일시	내용 및 방법
11월 20일(목) 오전 10~12시	(1) 가족, 동네 분 중에서 조기사망사례와 원인에 대해 이야기 듣기와 대화하기 (2) '건강한 사람의 7가지 습관'을 제시하고 사봉면 주민에게 가장 시급하게 필요한 한 가지를 몇 사람의 의견을 듣고 거수로써 정함. 다른 한 가지는 교육진행자인 연구자가 제시하여 두 가지를 선정함
11월 26일(수) 오전 10~12시	(1) 신체활동 및 운동 부족한 이유에 대한 의견을 수렴 (2) 신체활동 및 운동 습관을 가지게 하기 위해 개인, 위원회, 그리고 정부 차원에서 필요한 일에 대한 의견 수렴
12월 3일(수) 오전 10~12시	(1) 혈압 및 혈당 관리가 안 되는 이유에 대한 의견을 수렴 (2) 혈압 및 혈당 관리를 위해 개인, 위원회, 그리고 정부 차원에서 필요한 일에 대한 의견 수렴
12월 10일(수) 오전 10~11시	교육에서 도출한 위원회의 할 일을 실천하기 위한 계획에 대한 토의 및 교육평가 설문조사

교육진행자가 제시한 '건강한 사람의 7가지 습관'은 조기사망을 예방하고 건강한 생활을 영위하기 위해 필요한 건강관련행태 중 연구자가 우선순위가 높다고 선정한 것으로 금연, 절주, 좋은 식습관, 운동 및 신체활동, 사고예방, 자신의 혈압과 혈당 수준을 알고 관리하기,

그리고 조기 암검진이었다. 그 구체적인 내용은 다음과 같다.

① 금연

㉠ 담배 안 피우기

㉡ 피우는 담배는 끊기

㉢ 다른 사람이 피우는 담배 연기에 노출되지 않기

② 절주

㉠ 술을 안 마신다.

㉡ 하루 평균 2잔 이하의 술을 마신다(여자는 1잔).

㉢ 일주일에 소주 2병 또는 맥주 7명 또는 맥주 10캔 이하의 술을 마신다. (남자 기준, 여자는 남자의 1/2까지)

㉣ 하루에 소주 1병 이상 또는 맥주 4병 이상은 안 마신다.

㉤ 고혈압이 있으면 술의 양을 반으로 줄인다.

㉥ 간질환이 있으면 술을 마시지 않는다.

③ 좋은 식습관

㉠ 여러 가지 채소를 매일 먹는다.

㉡ 다양한 제철 과일을 매일 먹는다.

㉢ 우유, 요구르트, 치즈 등 우유 제품을 간식으로 먹는다.

㉣ 현미나 잡곡밥을 먹는다.

㉤ 지방이 많은 육류보다는 생선을 먹는다.

㉥ 음식을 피하고 싱겁게 먹는다(장아찌, 젓갈 같은 짠 음식을 적게 먹기, 음식을 조리하거나 먹을 때 소금이나 간장을 적게 사용하기, 국과 찌개의 국물을 적게 먹는다).

㉦ 단 음식(설탕 등), 음료수, 마가린, 버터를 적게 먹는다.

㉧ 식사는 거르지 않고 먹는다.

㉨ 너무 많이 먹지 않는다.

㉩ 인스턴트 음식(라면 등), 패스트푸드를 적게 먹는다.

④ 운동 및 신체활동

㉠ 많이 걷는다.

㉡ 계단을 많이 오른다(무릎 관절이 안 좋은 사람 제외).

㉢ 유산소 운동(조깅, 수영, 자전거타기, 활발하게 걷기, 에어로빅 등)을 거의 매일 한다(갑자기 심한 운동은 하지 않는다)

㉣ 여가 시간은 활동적으로 보낸다(등산, 골프, 보울링, 배드민턴, 테니스, 스포츠댄스 등).

㉤ 거의 매일 약간 힘든 정도로 하는 유산소운동을 모두 합쳐서 최소 30분은 한다.

⑤ 사고 예방

㉠ 음주운전을 하지 않고 음주운전 승용차를 타지 않는다.

㉡ 자동차, 오토바이를 탈 때 안전벨트를 한다(뒷좌석 포함).

㉢ 교통법규를 준수한다.

㉣ 보행시에 교통신호를 준수한다.

㉤ 어린이와 노인들이 안전보행을 할 수 있게 교육한다.

㉥ 인라인 스케이트를 탈 때 헬멧을 쓴다.

㉦ 자전거를 탈 때 횡단보도는 걸어서 건넌다.

⑥ 자신의 혈압과 혈당을 알고 관리하기

㉠ 자신의 혈압과 혈당을 안다(건강보험 건강검진을 빠지지 않고 받는다).

㉡ 고혈압인 사람(수축기혈압 140mmHg 이상 또는 이완기혈압 90 mmHg 이상)은 의사의 지시에 따라 약물을 복용한다.

㉢ 140mmHg / 90mmHg 미만의 혈압 유지

㉣ 당뇨병인 사람은 의사의 지시에 따라 생활습관을 개선하거나 약물을 복용한다.

⑦ 조기암검진

㉠ 건강보험 건강검진의 암검진이나 국가암조기검진을 받는다

㉡ **꼭 받아야 할 조기암검진**

여성(30세 이상 자궁경부암 검진, 40세 이상 유방암 검진)

남녀 공통(40세 이상 위암 검진, 50세 이상 대장암 검진)

(2) 역량강화교육 진행 결과

교육일정별로 도출된 교육 참가자들의 의견은 다음과 같았다.

표 14-4. 교육 참가자들의 의견 요약

일시	교육시 도출된 의견 요약
11월 20일(목) 오전 10~12시	(1) 사봉면 주민들의 건강수준이 나쁜 이유로 민물고기 생식, 나쁜 지하수, 어린 시절 영양부족, 나쁜 도로 여건, 과도한 노동, 건강관리 위한 시설이 미흡함. (2) 건강을 위해 사봉면 사람에게 가장 필요한 것은 신체활동 및 운동 습관을 선정함. (3) 교육진행자는 혈압 및 혈당 수준을 알고 관리하기가 필요함을 제시함.
11월 26일(수) 오전 10~12시	(1) 사봉면 주민들이 신체활동 및 운동이 부족한 이유는 동기부족과 여건부족으로 요약됨. (2) 추진위원회가 해야 할 일은 걷기 등 운동 동아리 결성, 신체활동 및 운동에 대한 교육 및 홍보, 운동시설과 도로 여건 개선 등임.
12월 3일(수) 오전 10~12시	(1) 사봉면 주민들의 혈압 및 혈당 관리가 안되는 이유는 동기부족과 여건부족으로 요약됨. (2) 추진위원회가 해야 할 일은 혈압 및 혈당 관리에 대한 교육, 혈압 및 혈당 측정기회 제공, 자동혈압기 비치 등임.
12월 10일(수) 오전 10~11시	향후 위원회가 해야 할 일에 대해 구체적인 실천을 위해 위원들에게 구체적 임무를 부여함, 부락별 책임자 선정이 필요함.

당초 선정된 '건강한 마을 만들기' 추진위원은 37명이었으나, 본 교육에 한 번이라도 참석한 위원들은 32명이었다. 32명을 교육 참가 대상자로 할 때 네 번의 교육 출석률은 각각 78%, 56%, 59%, 50%이었다.

역량강화교육의 원리에 따라 진행한 '건강한 마을 만들기' 추진위원회 교육의 성과는 다음과 같다.

첫째, 학력 수준이 높지 않고 연령이 높은 농촌지역 주민 대상으로 역량강화교육의 원리에 따른 교육이 소기의 목적을 달성할 수 있었다. '건강한 사람의 7가지 습관'을 제시한 것 외에는 교육진행자가 건강에 대한 정보를 특별히 제공하지 않고도 향후 건강한 마을을 위하여 추진위원회가 해야 할 활동을 잘 찾아내었다.

둘째, 교육 후 설문에서 대부분의 교육 참가자들은 긍정적으로 응답하여 높은 교육 만족도를 나타내었다.

셋째, 본인의 의견을 말을 하는 것이 아닌 카드에 적게 하는 방법으로 한 두 사람의 의견에 크게 좌우되지 않고 모든 교육 참여자의 의견을 모을 수 있었으며, 교육시간도 절약할 수 있었다.

반면, 향후 유사한 역량강화교육에서 보완되어야 할 점은 다음과 같다.

첫째, 교육의 흥미에 대한 설문항목에서 상대적으로 낮은 점수가 나오고 주관식 설문에서도 좀 더 흥미 있는 교육을 요구한 응답자가 있어서 교육의 흥미를 높일 방안이 필요하다.

둘째, 교육 참여의 의무를 부여 받은 위원들을 대상으로 하였음에도 출석률이 비교적 낮은 부분에 대해서는 대책이 필요하다.

셋째, 일부 교육 참가자들은 자신의 의견을 분명하게 제시하지 못하였다.

넷째, 향후 위원회의 활동계획에 대한 마지막 교육에서는 활발한 의견개진이 부족하였다.

5) 진주시 사봉면 건강위원회 발대식

2008년 12월 18일 진주시 사봉면 사봉초등학교 운동장에서 진주시 사봉면 건강위원회 발대식을 개최하였다. 발대식에서는 진주시 사봉면 건강한 마을 만들기 사업 추진위원회가 진주시 사봉면 건강위원회로 공식적으로 전환하는 계기가 되었다. 이 행사에서는 사업진행경과에 대한 사봉면장의 발표가 있었고 이후 진주시 사봉면 건강위원회 위원장의 대회사 및 향후계획에 대한 발표가 있었다. 이후 진주시장의 진주시 사봉면 건강위원회 위원들에 대한 위촉장 수여가 있었으며 동시에 사봉면 건강위원회 위원 대표가 사봉면 건강위원회 건강선언문을 낭독함으로써 사봉면 건강위원회의 역할과 위상을 대외적으로 공표하였다.

사봉면 건강위원회 건강선언문 내용은 다음과 같았다.

〈건강위원회 선언문〉

지금까지 사봉면민들의 건강수준은 좋지 못하였으나 이제 우리 사봉면 지역주민들은 모두가 건강하게 오래 사는 사봉면을 만들기 위하여 오늘 이 자리에 모였습니다.

수많은 고민과 논의를 거쳐서 드디어 오늘 사봉면 건강위원회가 공식적으로 출범하게 되었습니다.

사봉면 건강위원회는 사봉면을 건강한 지역사회로 만들기 위하여 사봉면 주민들의 건강을 저해하는 요소들을 제거하고 건강을 증진하는 요소들을 강화함으로써 사봉면 지역주민들의 건강수준을 향상하고 나아가서 진주시 건강도시 사업의 발전에 이바지하고자 합니다.

이를 위해서 다음의 활동들을 수행할 것을 다짐합니다.

하나. 사봉면 지역주민들 스스로 건강에 관심을 가지고 자신의 건강을 향상시킬 수 있도록 기술과 지식을 제공한다.

하나. 사봉면의 지역사회 환경 중 건강에 영향을 미치는 요인들을 찾아내고 이를 해결할 수 있는 방안들을 강구한다.
하나. 사봉면 건강한 마을 만들기 사업의 전 과정에서 모든 지역사회주민들이 참여할 수 있도록 사업을 민주적으로 운영한다.
하나. 사봉면의 건강수준을 향상시키는데 필요한 다양한 지역사회자원들과의 연대와 협력체계를 구축한다.
하나. 사봉면 건강위원회에서 결정난 사항들을 실현시키기 위하여 최선의 노력을 함으로써 궁극적으로 사봉면 지역주민들의 건강향상을 성취한다.

2008년 12월 18일 진주시 사봉면 건강위원회

5 사업의 평가와 발전방향

본 고에서 제시한 사봉면 건강한 마을 만들기 사업은 2008년도 1차년도 사업의 경과이다. 2009년에도 이 사업은 2차년도 사업을 진행 중이며 진주시 보건소, 경상대학교 의과대학, 사봉면 사무소, 사봉면 건강위원회가 기본 사업팀으로 구성되어서 월 1회 실무위원회와 건강위원회를 개최하고 있다.

이를 통하여 2009년은 2008년도에 수행했던 조사사업의 결과를 토대로 하여 보건의료영역, 사회복지영역, 지역사회개발영역에서 우선순위를 정하고 사봉면에서 해결가능한 것과 해결가능하지 않은 것을 선별할 계획이다. 또한 해결가능하지 않은 영역의 사업들을 선정하여 관련 기관들을 초청하여 간담회를 열고 사봉면 건강위원회가 주최하는 건강토론회를 개최할 예정이다.

경상남도는 본 시범사업의 결과를 바탕으로 2010년부터는 앞에서 제시했던 표준화사망비가 구조적으로 높은 읍면동을 대상으로 경상남도 차원의 '건강불평등 완화사업'을 진행할 예정이다.

향후 이 사업이 경상남도라는 지역의 건강불평등을 해소하는데 기여하기 위해서는 다음의 사항들이 추진되어야 한다.

(1) 경상남도 보건의료중장기계획의 수립과 형평성 목표의 명료화
(2) 광역지방정부와 기초지방정부 간 수직적 파트너쉽 구축
(3) 광역지자체 수준 및 기초지자체 수준 내 관련 부문과의 수평적 파트너쉽 구축

(4) 광역지자체, 기초지자체의 수평적 파트너쉽간 연계체계 구축
(5) 사업 팀 및 사업 인력 선정
(6) 자발성에 근거한 지역사회 주민자치조직에 대한 지속적인 역량강화작업
(7) 주민자치조직을 중심으로 한 지역사회 파트너쉽 구축
(8) 사업 지원을 위한 경상남도 및 기초지자체 내 지원체계 구축

이러한 사항들이 효과적으로 충족되었을 경우 경상남도 차원의 건강불평등 완화사업은 다음과 같은 형태로 추진되게 될 것이다.

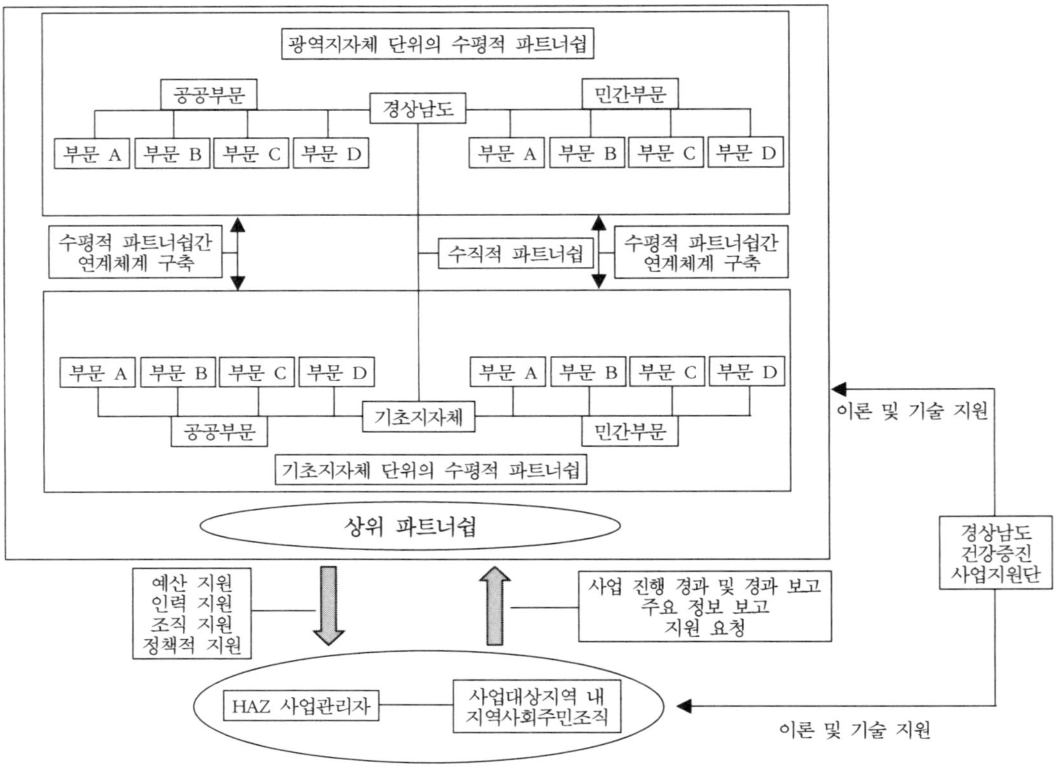

그림 14-2. 경상남도 건강불평등 완화사업 추진 체계도

그러나 아직까지 위에서 제시된 조건들은 아직까지는 맹아적인 형태로 존재하거나 전혀 갖추어지지 않은 것이 사실이다. 바로 이러한 현실이 이 사업의 한계로 작용할 가능성이 높은데 특히 극복해야 할 한계점들은 다음과 같다.

경상남도는 형평성 목표를 구체화한 중장기계획을 수립하지 못하고 있으며 경상남도 차원의 관련 부문간 수평적 파트너쉽은 없는 상태이다. 경상남도는 2010년부터 2012년까지 3년간 '건강 플러스 행복 플러스'라는 이름의 경상남도 차원의 건강불평등 완화사업을 진행할 예정이나 이를 지속적으로 추진할 도 차원의 조직체가 현재까지는 계획되고 있지 못한 상황이다. 이 사업을 추진하는 과정에서 형평성 목표는 보다 구체화되고 이에 근거한 중장기계획은 수립될 수 있겠지만 도 차원의 추진체가 없다면 사업의 지속성에 문제가 될 수 있을 것이다.

진주시는 건강도시사업을 위한 부문 간 협력체가 존재하기는 하지만 아직도 건강불평등 완화사업을 핵심적인 사업 주제로 설정하지 못한 상황이다. 사업의 내용은 이미 다각도로 홍보되었고 위원들 중 많은 사람들은 이 내용을 알고는 있지만 진주시가 구체적으로 이 사업을 어떻게 진행해야 하는지에 대한 명확한 입장들을 설정하고 있지 못한 상황이다.

광역지자체 차원과 기초지자체 차원 모두 건강불평등 완화사업과 관련된 파트너쉽이 제대로 구축되어 있지 않거나 작동하지 않는 상황이기 때문에 광역지방정부와 기초지방정부 간의 수직적 파트너쉽은 불가능한 상황이다. 이러한 문제들은 건강불평등 완화사업의 지속성 및 질 향상에 큰 걸림돌이 될 것이기 때문에 시급히 극복되어야 할 것으로 판단된다.

참고문헌

1. 남해성, 김건엽, 권순석, 고광욱, Paul Kind. 삶의 질 조사도구(EQ-5D)의 질 가중치 추정연구, 질병관리본부 학술연구용역보고서, 2007.
2. 박윤형, 배상수, 최중명, 이석구, 이상이, 이훈재, 김철웅. 도시지역의 종합적인 건강증진사업 수행모형 및 추진전략개발, 보건복지부 정책보고서, 2002.
3. 열린사회시민연합. 발로 쓰는 시민교육 : 참여형교육방법 워크숍 사례집. (사)열린사회시민연합, 2006.
4. 윤태호 등. 2007-9. 취약주민을 위한 건강증진사업 개발. 신영전 등. 건강불평등 완화를 위한 건강증진전략 및 사업개발, 건강증진기금연구사업 보고서, 2007-9.
5. 정백근, 김장락, 홍대용, 박기수, 염동문, 김현옥, 임정훈. 경상남도 농촌 건강취약지역을 대상으로 하는 HAZ(Health Action Zone) 사업방안 개발, 건강증진기금연구사업 보고서. 2009.
6. 정백근, 김장락, 홍대용, 박기수, 임정훈. 2008 경상남도 보건지표조사 연구보고서. 2008.
7. 정백근. 전 국민 건강증진을 사회정책으로. 신영전 등. 보건의료개혁의 새로운 모색. 도서출판 한울, 2006.
8. 통계청 홈페이지 http://www.nso.go.kr.
9. 한동운. 영국 Health Action Zone의 함의 : 건강불평등, 보건경제와 정책연구 2004 ; 10(2) : 1-22.
10. Asthana S, Halliday J. What can rural agencies do to address the additional costs of rural services? A typology of rural service innovation. Health Soc Care Community. 2004 Nov ; 12(6) : 457-65.
11. Barnes M et al. Health Action Zones : Partnerships for health equity, 2005. Routledge, London and New York.
12. Crawshaw P, Bunton R, Gillen K. Health Action Zones and the problem of community. Health Soc Care Community. 2003 Jan ; 11(1) : 36-44.
13. South J, Fairfax P, Green E. Developing an assessment tool for evaluating community involvement. Health Expect. 2005 Mar ; 8(1) : 64-73.

제 15 장

주민 참여형 개선활동 기법[1)]

| Photovoice와 PAOT를 중심으로 |

「참여형 개선활동(PAOT, Participatory Action-Oriented Training) 프로그램」이란 이론 위주의 교육이 아닌 개선원리와 다른 농작업장에서 이미 활용하고 있는 선진 모범사례를 보여줌으로써 교육 참여자가 능동적으로 해결책을 찾아내도록 하는 이끌어 주는 방식의 교육이다.

이 교육은 지금까지 산업 노동현장의 재해예방을 위하여 많이 활용되던 기법이지만 이번에는 농촌의 농작업 현장에 적용할 수 있도록 농업인 수준에 맞게 운영하여 많은 효과가 기대된다.

○○○부부는 PAOT 교육을 받고나서 우리 마을과 내 가정을 살펴보고 반성하는 계기가 되었다고 말하고 "단기과제로 정리대 만들기와 가사노동 분담을, 장기과제로 한달에 한번씩 쉬는 날 갖기와 농사일지 기록을 정하고, 농작업의 안전과 자신의 건강을 위하여 꾸준히 실천할 것"이라고 했다.

농업기술원 관계자는 "PAOT 교육은 기존 교육과 달리 농작업의 유해·위험요인을 누구보다 잘 아는 농업인이 주체가 되어 현장을 평가하고 개선하기 위해 참여하는 교육으로 농업인의 실천을 끌어낼 수 있는 현장 중심적 교육"이라고 말하고 삶의 질을 향상시키는 중요한 요소로 농작업 안전 문제를 농업인 스스로 찾아내고 개선하는 의지가 필요하다고 강조했다.

한편, 현재 농업은 고령화, 농업생산의 주년화 등으로 인한 농업인의 농작업 부담 가중으로 재해율이 전체산업의 1.8배에 이르며(노동부, 2007), 농업인들은 잘못된 작업자세와 중량물 운반 등으로 목, 어깨, 팔 등이 붓고 쑤시고 마비를 일으키는 근골격계 질환 발병률이 비농업인의 2.4배로 증가 추세에 있어 보이지 않는 위험으로 이어지고 있다.

(디지털한국농업경영신문 2010. 3. 22)

1 요 약

이 장에서 다룰려고 하는 것은 참여형 실천 연구(Participatory action research, 이하 PAR)

---

1) 박기수(경상의대, parkks@gnu.ac.kr)

전략의 한 가지로, 주민들은 사진을 촬영하거나 타 모범적인 사진을 구해서, 그 사진을 두고 토의함으로 개인 및 지역사회의 변화를 촉진하는 방법이다. 참여형 요구 사정(needs assessment)과 참여형 평가 그리고 정책결정자들과 연결하는데 있어 글이 아닌 사진이나 그림 등 쉽게 이해할 수 있는 효과적인 도구를 사용하여 주민 스스로 자신들의 장점과 개선점을 찾아내는 방법이다.

이 장에서는 이 방법을 가지고 실시한 것에 대해 설명하고 그 사례가 PAR의 목표 달성에 성공 혹은 실패하였는지 논의하고자 한다. 정치적 권력, 계급, 교육 수준, 그리고 자신의 삶에 대한 통제력 등에서 참가자들 사이에 차이가 존재했는데, 이것은 참가에 따르는 이득과 잠재적 비용을 보여 준다. 그리고 또한 이것은, 의도하지 않은 결과가 발생할 위험을 최소화시키기 위한 방법도 시사해 준다.

2 서 론

최근 들어 보건사업에서 참여형 실천 연구Participatory action research(PAR) 전략을 점점 더 중요시 하고 있다. 이러한 전략의 하나가 Photovoice와 Participatory Action Oriented Training (이하 PAOT)이 될 수 있을 것이다.

Photovoice는 PAR 방법론의 한 가지로, 주민들이 사진을 촬영하고 그 사진을 이용하여 개인의 혹은 지역사회의 변화에 대해 분석한다. 참가자들은 카메라를 이용하여 자신들 삶의 현실을 기록한다. 그들은 개인의, 가족의, 그리고 지역사회의 다양한 자원과 요구에 촛점을 둔다. 사진을 공유하고 그에 관해 이야기를 하며, 그들은 시각적 영상의 도움을 받아 자신들의 경험과 기술 그리고 지식을 서로 커뮤니케이션한다. 비판적 사고를 하는 집단토의 과정을 통해 참가자들은 그들의 지역사회에서 변화를 이끄는 사람이 된다. 참여형 요구 사정과 평가 그리고 정책결정자들과의 연결을 시행하는데 있어 Photovoice를 효과적인 도구로 사용하는 방법은 중국의 농촌에서부터 미국 미시간의 최첨단 도시인 앤 아버의 무주택자 보호소에 이르기까지 다양하게 주민들의 시야와 경험을 확대시켜 주는 도구로 활용되었다.

또한 PAOT 역시 동남아시아 지역의 열악한 농촌지역과 공장지역을 대상으로 시작하여 지금은 사업장의 안전보건과 작업장 개산활동 프로그램에 많이 활용되고 있는데 정의된 한마디로 외부의 도움을 구하기 전에 당신 스스로 문제 해결 방안을 찾기 위해 먼저 시작하라로 축약할 수 있다. 예를 들어 베트남의 메콩델타 지역의 한 여성은 옷장을 가지고 싶은 소원대신에 마분지를 활용하여 자신의 옷을 정리하면서 정리정돈을 배우게 되고 결국 집안의 옷가지 뿐 만 아니라 농기구 및 자질구레한 소도구들을 정리정돈하면서 안전사고의 위험을 줄어들게 했다.

이 장의 목적은 PAR 방법론으로서의 Photovoice와 PAOT 방법론을 살펴보고 이들의 실제 상황에서 활용할 수 있도록 구성될 것이다.

3 방법론

두 가지 참여형 방법론을 다루기 전에 고민하여야 할 것이 참여란 무엇인가?란 것이다. 예를 들어 관여하거나 공유하는 것으로 설명한 사전적 정의는 거의 도움이 되지 않는다. 그보다는 현실을 고려하여 참여를 4가지 유형으로 나눈 것이 더욱 유용한 정의일 것이다.

(1) 계약형 – 주민들은 보건사업의 조사 또는 대상자인 피동적인 자세로 관여한다.
(2) 자문형 – 보건사업가들이 주민들에게 의견을 묻거나 자문을 구한다.
(3) 협조형 – 보건사업가들이 설계하고 시작하며 관리하는 프로젝터에서 보건사업의 실행가와 지역주민들이 함께 협조 활동한다.
(4) 대등형 – 보건사업가들과 지역주민들은 동등한 자격으로 자신들이 가진 다른 기술들을 제공하며, 상호간의 학습과정에서 지역주민들은 사업과정에 대한 통제력을 가진다.

이러한 범주들은 '누구에게 실제적 권력이 존재하나?'라는 질문에 대한 대답을 출발점으로 한다. 그리고 어떤 방법론에서도 마찬가지지만 모든 참여형 보건사업 역시 여러 가지 다른 단계들이 있다. 여기에는 다음과 같은 단계들이 포함된다. 문제의 개념화 및 설정, 방법론의 선택, 목표와 목적의 정의, 예산의 확보, 교육자들을 훈련, 표본추출과 참가자들의 채용, 참여형 분석의 시행, 결과의 평가, 확산, 그리고 정책 제안 등이 포함된다. 그리고 지역사회는 여러 다른 유형의 주민들로 구성된다. – 예를 들어, 아동, 부모, 지역사회 조직책, 농민, 종교지도자, 간호사, 언론인, 그리고 정책결정자 등. 그러므로 우리는 '사업의 각 단계에서 실제적 권력은 누구에게 존재하나?'라는 질문을 가져야 한다.

1) Photovoice2)

우선 저자는 먼저 Photovoice의 전문가가 아님을 밝히며 외국의 참고문헌을 읽고, 실험단계에서 이 사업을 실시하였음을 미리 밝히며, 이후 장기적이고 체계적인 접근을 통한 사업의 과학적 근거를 다시 한번 더 밝혀야 됨을 말하고자 한다.

Photovoice에는 3가지 중요한 목적이 있다 :

(1) 주민들이 지역사회의 강점과 관심사를 기록하고 표현한다.

(2) 소규모 혹은 대규모의 그룹에서 사진의 토론을 통해 개인적 혹은 지역사회의 문제들에 대한 중요한 지식과 의견들을 도출한다.

(3) 정책결정자들에게 영향을 미친다.

Photovoice는 매우 유연한 방법론이며 구체적인 참여 목적들(예를 들면 요구 사정, 예산배분 및 평가), 여러 다른 집단 및 지역사회들, 그리고 정책 및 공중보건학적 주제들에 따라 변형 가능하다.

Photovoice의 단계들은 다음과 같다 :

(1) 문제의 개념화

(2) 목적과 목표들을 포괄적으로 정의

(3) 정책결정자들을 Photovoice로 확인된 사항들에 대해 청중으로서 초대

(4) 교육자들을 훈련

(5) Photovoice 훈련을 시행

(6) 사진을 촬영할 초기 주제들을 구상

(7) 사진 촬영

(8) 집단 토의를 촉진

(9) 중요한 의미와 의견을 도출

(10) 토의에 부칠 사진들을 선택

(11) 내용을 구성하고 이야기를 전개

(12) 주제와 문제들 그리고 이론들을 코드화 작업

(13) 나온 이야기들을 문서화

(14) 공식적 평가를 시행

---

2) Wang CC. Photovoice as a Participatory Health Promotion Strategy. Health Promotion International, 13 (1) : 75-86, 1998을 참조하였음

(15) 정책결정자, 기부자, 미디어 학자 등 변화를 이룩하는데 필요한 사람들에게 전달
(16) 정책 및 프로그램 실행에 대한 참여적 평가를 실시

이러한 Photovoice의 준비를 위하여 지역사회 훈련 및 과정 단계를 거쳐야 하는데, Photovoice의 첫 훈련은 카메라와 사진의 윤리 및 힘에 대한 토의로부터 시작한다. 사진을 보는 방법과 함께, 감사와 존경 그리고 애정을 표현하는 방법으로 사진을 지역사회 구성원들에게 돌려주는 철학에 대해서도 토의한다. 그 다음에 카메라 사용의 기술적 측면에 대한 교육이 진행된다. 이때 지역의 주민들 중 사진 동호회를 운영하는 사람이 있으면 그 사람에게 사진이라는 매개에 대해서 교육을 요청하면 도움이 된다.

지역주민들은 자신들의 일상생활과 본인들의 눈에 비치는 마을의 모습을 사진으로 담도록 한다. 약 한달의 기간동안 각자 10장 이상의 사진을 담아오도록 한다. 이렇게 사진이 모이게 되면 집단토의를 하게 되는데 이때 반드시 토의에 모인 모든 사람들이 본인들의 의견을 분명하게 제시할 수 있는 분위기를 외부 진행자들이 만들어 주어야 한다.

지역사회 주민들은 자신들이 촬영한 사진을 분석하기 위해 Photovoice를 3단계 과정을 거치게 된다. 첫 번째가 선택이다. 지역사회의 자산과 관심사를 가장 정확하게 반영하는 사진들을 고른다. 참여하는 Photovoice에서는 선택이 첫 번째 단계가 된다. 선택이 있은 다음에 토의가 이어질 수 있다. 사진 선택은 주민 자신들이 한다. 주민들은 자신들이 촬영한 필름 각 롤에서 가장 의미 있다고 생각하거나 아니면 단순히 가장 좋을 것 같은 사진을 선택한다. 다음으로 내용부여이다. 사진이 무엇을 의미하는지 이야기 한다. 참여하는 Photovoice에서는 내용부여 혹은 이야기하기가 두 번째 단계다. VOICE(voicing our individual and collective experience)라는 머릿글자가 의미하듯이 이 과정은 집단토의로 진행된다. 사진 하나만으로는 자신들의 고유한 목소리와 이야기가 될 수 없으며 Photovoice의 본질에서 벗어난다. 주민들은 크고 작은 집단에서의 토의를 통해 자신들이 만들어 낸 영상의 의미에 대해 설명한다. 마지막으로 코드화 작업인데, 나타난 주제들과 테마들 그리고 이론들을 확인한다. 참여하는 Photovoice에서는 한 가지 영상에 대해 여러 가지 의미가 부여될 수 있으며 이것이 세 번째 단계를 이룬다. 실천의 대상이 되는 관심사가 실용적이고, 즉시 필요하며 확인 가능할 때는 주제들을 코드화한다. 이것은 분석의 가장 직접적인 응용이라 할 수 있다.

Photovoice에서는 참여 주민들이 직접 주제들을 정의한다. 그와 같은 접근방법은 미리 결정된 패러다임으로 인해 적합한 데이터가 왜곡되지 않도록 한다. Photovoice를 통해 주민들은 자신들을 표현하고 무엇이 문제가 되고 있는지 확인하여 전달한다. Photovoice는 정보를

단순히 이리저리 나열하는 것이 아니라 주민들로 하여금 그들의 지역사회의 현상과 요구를 반영하게 하며 좀 더 일반적인 문제가 무엇인지 그리고 문제들이 서로 어떻게 관련되어 있는지 파악할 수 있게 한다. Photovoice는 주민들이 정책결정자들을 포함한 타인들뿐만 아니라 주민 자신들을 위해서 기억해야 할 것과 변화가 필요한 것들을 정의할 수 있게 해 준다.

Photovoice는 다음과 같은 이론들에 근거하고 있다.

첫 째, 비판적 인식을 위한 교육 - 브라질의 교육자인 파울로 프레이리(Paulo Freire)가 개발하였다 - 은 개인들의 변화를 촉진하고 지역사회의 삶의 질을 개선하며 정책이 사회적 평등의 달성을 목표로 하도록 변화를 촉진한다. 프레이리에 의하면, 사진은 지역사회가 자신의 모습을 스스로 비춰 볼 수 있는 매체이며, 일상의 사회적 정치적 현실을 드러내어 주민들의 삶에 영향을 줄 수 있다고 하였다.

Photovoice는 이러한 원칙에서 한 단계 더 나아가 사진에 반영되는 지역사회의 모습은 지역사회의 근저에서 주민들이 만들어 내는 것이라고 한다. 프레이리가 학생들의 생활경험에서 나오는 단어들을 문맹퇴치 교육에 활용하였던 것과 같이, Photovoice의 커리큘럼은 지역사회 주민들이 사진에 담아내는 일상생활의 영상들이다. 시작 단계에서는 집단 토의를 통해 참가자들에게 지역사회 및 개인의 보건에 영향을 주거나 침해하는 사회적 상황들을 비판적으로 그리고 종합적으로 분석하게 한다.

두 번째, 여성학인데, 이 이론과 방법론은 여성들의 주관적 경험을 존중하고, 그러한 경험의 의미를 인식하며 정치적 태도를 취하는 것을 특징으로 한다. 연구자로, 권익옹호자로 그리고 참가자로 여성들의 주관적 경험을 존중하는 것은, 여성학 이론과 실천이 여성들을 편들기보다는 여성들에 의해서 여성들과 함께 이루어지는 것이라는 이해를 바탕으로 한다. 즉, 주민들의 역량을 강화하고 여성들의 지성을 존경하고, 경험에 기초한 지식의 가치를 높이 평가한다. 개인 및 지역사회의 건강을 증진하기 위한 교육은 지역사회 주민들의 사실적(다큐멘터리) 영상을 중심으로 하며, 그 영상은 여성들의 힘과 의사 표현 그리고 여성이라는 성과 관련된 요구들을 반영한다. 여성들의 경험이 가지는 의미를 이해하고 일상적인 그리고 개인적인 경험에 중요한 가치를 부여한다. Photovoice에서 주민들은 먼저, 자기 자신들에게 그리고 다른 사람들에게 그들 자신의 삶을 표현하고 공통점을 확인하게 된다. 집단의 경험을 공유하고 그들 자신들의 삶에 영향을 주는 중요 상황들을 이해함으로 지식이 모이고 집단적 실천이 생겨난다. 여성학 이론과 정치가 결합하면 정치적 행동이 만들어진다.

정책 논쟁에 지역사회 주민들의 참여는 중요하지만 어려운 과제다. 참여를 통해 정책 및 프로그램의 목표가 주민들의 요구를 반영하고 좀 더 효과적으로 될 가능성을 높일 수 있다.

카메라 사용법은 누구나 익힐 수 있기 때문에 Photovoice는 특히 여성들뿐만 아니라 노동자나 아동 그리고 농민들에게도 강력한 힘이 될 수 있는데, 그 지역의 공용 언어를 읽거나 쓸 수 없는 주민들과 건강상태로 인해 사회적으로 배척되는 주민들에게도 유용하다. Photovoice는 그러한 주민들도 자신들의 지역사회와 세계에 대해 전문가들이나 외부인들에게는 결여된 경험과 가치관을 보유하고 있는 경우가 많다는 것을 인식한다.

마지막으로, 지역사회에 근거하고 정책에 관련된 다큐멘터리 사진은 Photovoice의 개념과 방법론을 강화해 준다. Photovoice는 그와 같은 도구를 활용할 수 없었던 주민들에게 카메라를 제공하여 다른 주민들에게 일방적으로 끌려 다니는 수동적인 주체가 아니라 자신들의 지역사회를 기록하고 변화를 촉진하는 데 참여할 수 있게 해 준다. 그와 함께, 다큐멘터리 사진의 과거 및 현재의 활용에서 Photovoice는 여러 경험을 얻을 수 있다. 다큐멘터리 사진은 사회적 의식을 영상으로 표현하는 즉, "사진이라는 언어로 말해지는 것"이다

Photovoice를 운영하는 지도자의 역할은 다음과 같다. 첫째, 집단 토의 시간에 카메라를 활용할 때 타인의 프라이버시와 권리를 보호하는 책임에 대해 참가자들에게 설명한다. 둘째, 타인의 프라이버시와 권리를 존중하는 방법 및 구체적 제안이 도출되는 핵심적 논의가 되도록 유도한다. 마지막으로, 사진을 촬영하는 사람에게 해가 되거나 질병을 야기할 수 있다면 촬영하지 않는 편이 좋음을 강조한다.

Photovoice를 실행할 때는 참가자들로부터(그리고 필요하다면 보호자나 부모로부터) 서면 동의를 얻어 두어야 한다. 그리고 참가자들은 자신들의 사진 촬영의 대상이 되는 주민들로부터도 동의를 받아야 한다. 이렇게 하면 어려움이 생길 수 있다면? 너무 딱딱하거나 부자연스런 사진이 된다면? 그러나 우리나라 특히 농촌의 정서상으로 볼 때 이렇게 하여 발생하는 문제들보다는 얻는 이득이 더 많다. 참가자들에게 그 프로젝터를 설명할 기회를 제공하고 지역사회 문제들에 대해 주체들의 자각을 일으킴으로 신뢰를 구축하고 몰이해를 방지한다. 그리고 장기적인 관계를 형성함으로 앞으로도 사진이나 지식교환 활동을 가능하게 한다. 사진을 지역사회의 복리 증진을 위해 사용한다는 동의를 얻는다. 그래서 주민들의 첫 번째 워크숍은 카메라를 배포하는 것으로 시작하지 않는다. 그보다는 Photovoice의 개념과 방법론의 소개가 중심이 된다. 카메라, 힘, 윤리학, 참가자들이 노출될 가능성 있는 위험들과 이러한 위험을 감소시킬 방법, 그리고 사진을 감사와 존경 그리고 동지애를 표현하며 지역사회 구성원들에게 돌려주는 문제 등에 관한 집단토의로부터 시작한다.

2) Photovoice를 활용한 사례

다음은 Photovoice 프로젝터가 어떻게 시행되는지 보여 주는 사례로 일개 마을을 대상으로 실시한 것을 제시하고자 한다. 이 사업은 농촌진흥청에서 실시하는 농작업 안전 및 건강 마을 만들기 사업의 일환으로 만들어졌는데 사업의 여러 영역이 존재하지만 이중에서 특히 주민의 참여를 통한 주민들의 안전의식 개선과 농작업에 대한 주민의 역량강화를 통하여 마을을 잘 사는 마을로 만드는 것에 대한 사업을 소개하면서 여기서 활용된 Photovoice 기법을 제시하고자 한다. 우선, 이 사업을 위해서 먼저 마을민들에 대한 정보를 구했다. 마을민들 중 70세 이상의 고령자를 제외하고 마을에서 활동을 하고 있는 이장, 새마을 청년회장, 부녀회장 등을 비롯하여 이 분들의 추천을 받아 마을에서 나름대로 젊고 활동을 하고 있는 주민 12명을 추천받았다. 그러면서 이들과 함께 논의할 수 있는 지역 공무원으로 농업기술센터의 생활지도사를 참가시켰다.

(1) 문제의 개념화 및 정의

이 사업에서 농작업의 위험성과 마을의 문제점과 마을의 장점을 찾고자 문제를 정의하였으며, 마을민들에게 농업인의 건강에 위해를 주는 것이 무엇인지 안전사고를 야기할 수 있는 것이 무엇인지를 얘기하도록 하였다. 결국 나온 얘기가 현재하고 있는 농작업의 부담, 농약의 위험성, 경제적 빈곤 등에 대한 문제들이 제기되었다. 이중에서 본 사업의 취지에 접근하여 있는 농작업의 부담에서 편리한 농기계의 부재와 농약의 위험성을 우선 축소하여 이후 진행하였다.

(2) 포괄적 목표와 목적을 정의

농업기술센터 직원과 농촌진흥청의 담당자 그리고 저자들은 앞서 제시된 농촌지역의 문제점을 살핀 다음 아래와 같이 목표와 목적을 정의하였다.

① 농업은 세계적으로 광업, 건설업과 함께 3대 위험산업으로 분류되고 있으며, 우리나라는 농업인구의 고령화, 농업노동의 주년화 등에 따라 농작업성 질환이나 사고의 심각성이 증가되고 있다.

② 심화되고 있는 농업인의 농작업 사고와 질환의 예방 관리를 위하여 체계적인 농작업 안전보건 현황 진단, 개선방안 도출, 실행을 위한 주민들의 역량을 강화한다.

③ 지역사회가 의사결정과 프로그램 설계에 참여하는 기획과정을 공식화하여 농작업 안전보건 사업들이 지역사회에서 정의한 요구를 반영할 수 있게 한다.

④ 지역차원에서 요구들이 파악되는 구조를 형성하여 개별 주민들의 역량을 강화한다. 그 보다 높은 차원에서 제공되는 지원은 지역들이 지역차원의 요구들을 가장 효과적으로 처리할 수 있도록 도와주는 구조다.

(3) 방법론의 선택

일반적으로 주민의 요구사항 또는 지역을 파악하는 데는 설문조사, 명목집단 인터뷰, 포커스 그룹 인터뷰 등의 방법이 사용되는 데 농촌지역의 주민들 중 상당수가 학력수준이 낮다는 것과 전문가에 대한 의존도가 높은 이유로 본 사업에서는 사진을 이용하여 요구 사정하였다. Photovoice 방법론 선택은 지역사회의 자원과 동기부여의 수준, 카메라에 대한 접근성, 그리고 방법론에 대한 친숙도 등에 의해 영향을 받는다. 이 사업의 대상지역은 사진에 대한 거리감이 적었고 또한 주민 대다수가 자신을 모델로 하여 사진을 찍는다는 것에 대한 부담이 없었고 마을 모습에 대한 사진을 찍는다는 것에도 부담을 느끼지 않았다.

(4) 예산 확보

이 사업을 실시하는데 필요한 경비는 실제 거의 없었고 주민들의 식사비 정도가 필요한데 이는 농업기술센터내에 주민 대상 교육시 집행할 수 있는 식사비가 있어 그 예산을 이용하였고 나머지 빔프로젝트, 노트북 등은 연구진 또는 농업기술센터의 장비를 이용하였고 장소는 가까운 면사무소를 이용하였다.

(5) 교육자들의 훈련

교육시 필요한 것 중 하나가 사진에 대한 윤리와 사진을 찍는 기술부분인데 이 부분은 지역의 특성상 마을민의 대부분이 호의적이었고 또한 최근의 사진기들이 큰 기술없이도 사용할 수 있게 제작되어 외부의 도움 없이도 주민들이 그들 자신들의 상황에 맞게 훈련이 가능했다.

(6) 사진 촬영을 위한 초기 주제를 구상

처음 시작할 때는 사진 촬영 대상에 대한 주제를 정해주는 것이 좋을 수도 있다. 이 사업의 문제화과정에서 제시된 것처럼 농작업의 어려움과 개선점 그리고 농약사용의 위험성 그리고 마을의 외관상 문제점 등에 대하여 주제를 설정하고 주민들이 자유롭게 사진을 찍어 오도록 하였다. 총 기관은 약 한 달정도의 기간을 두었다. 이때 문제점만 사진에 담아 오는 것이 아니라 마을의 장점을 함께 사진으로 담아오도록 하여 이후 개선사항의 모델이 되도록 하였다.

(7) 집단토의를 활성화

사진 촬영 약 한달후에 집단회의를 실시하였는데 외부의 사업진과 농업기술센터 담당자가 외부 진행자가 되었고 지역의 위원장이 내부 진행자가 되었다.

(8) 참여형 분석: 비판적 반영과 논의

본인들이 찍은 사진 중 가장 적합한 사진의 선택(약 20장 정도가 선택되었다)과 이후 이 사진들 각각에 대하여 사진이 의미하는 것에 대해 이야기하도록 하였다. 그런 다음, 드러나는 이슈와 주제 혹은 이론들을 확인하였다. 이러한 과정은 프레이리가 제창한 비판적 의식의 향상을 위한 교육 개념을 바탕으로 하는데, 사진에 반영된 주민들은 그들 삶에 영향을 주는 일상적인 사회적 정치적 현실을 보여 주기 때문이다. 그리고 Photovoice과정을 통해 주민들은 스스로 자신들 지역사회의 자화상을 만들어 낸다.

(9) 이야기를 서술하기

사진을 통해서 보여진 주제에 대하여 우선 순위를 부여하는 시간을 두었다. 마을의 여러 문제점이 제기 되었지만 마을민들의 해결능력을 보여주는 시간이 되었다. 즉, 사진으로 제시된 마을의 자화상과 마을민들의 자화상에 대한 비판적 사고와 함께 이후 어떻게 개선할 수 있는지에 대한 해결방안을 함께 제시하였으며 이들 문제점에 대하여 우선 순위를 스스로 선정하는 모습들을 보여주었다. 만약 우선 순위 선정이 쉽게 되지 않을 때에는 사업 운영진의 판단이 이때에 개입되어야 할 것이다. 그러나 운영진이 우선 순위를 모두 선정하는 실수는 범하지 말아야한다.

(10) 지원 정책

이렇게 만들어진 마을의 우선 순위에 따라 정부의 예산이 결정되고 사업이 진행되어 공급자 중심의 사업에서 실제 수요자 중심의 사업들이 진행되어 개선해야 할 주민들 상태나 문제들에 대한 증거를 확보하였다. 또한, 우선 순위에서 필요한 자신들의 관심사를 다른 관련 공공기관에 요구하는 수준까지 발전되었다. 사업 당시, 주민들에게 필요한 농기계의 선정, 농약빈병수거함의 활용, 이웃마을에 위치한 보건진료원의 활용방안, 학교의 활용방안 나아가 이후 정부의 사업들에 대한 주체적 참여의식 고취로 자신들의 삶에 대한 주인의식 함양이 고취되었다.

지금까지 농촌 주민들과 실시한 Photovoice 기법에 대하여 간략하게 살펴보았는데 이 부분은 아직까지 저자 역시 실험단계에 머물러 있어 장점과 단점에 대하여 논하기에는 부족한 면이 있지만 기존의 연구들에서 논의되고 있는 장 · 단점을 가지고 두가지 유형(대학의 연구진과 정책결정자들처럼 비교적 많은 권력을 가진 사람들, 권력이 거의 없는 농촌 주민들)의 참가자들에게 주는 이익을 살펴보면, 많은 권력을 가진 참가자들에게는 지역주민들의 경험에서 배울 기회가 한 가지 이익이다. 정책결정자들과 연구자들은 '주민이 있는 장소'에서 시작함으로 지역주민들의 생각을 들여다 볼 수 있다. 두 번째, 그들은 다른 사람들이 가치를 부여하는 일을 함으로 만족감을 얻을 수 있다. 그리고, 이러한 이익외에도 반드시 언급해야 할 또 다른 중요한 이익이 있는데 간과되는 경우가 많다. 다른 사람들을 억누를 수 있는 권력을 가진 사람들은 다른 사람들의 권리를 이용하는 경우에는 자신들의 그와 같은 지위로 인해 비인간화 될 수 있다. PAR 전략을 활용함으로 나타나는 긍정적 결과의 하나는 권력을 많이 가진 사람들이 다른 사람들을 인격체로 인식하고 또 그와 같은 과정을 통해 더욱 인간적으로 되는 것이다. 프레이리의 말에 따르면, 비판적 의식을 가지게 하는 교육은 상호작용의 과정으로 권력을 가진 사람들이 권력이 없는 사람들을 지배하면서 잃어버린 인간성을 회복시켜 준다고 한다.

지역사회에서 가장 힘이 없는 구성원 - 농촌 주민 - 들에게는 어떠한 이익이 돌아갈까? 첫째, Photovoice는 주민들로 하여금, 생생하고 구체적인 사진 촬영과 그에 대한 이야기를 만드는 과정을 통해 자신들의 지역사회를 표현하고 강화하는 활동에 참여하도록 해준다. Photovoice의 방법론을 통해 주민들은 자신들 지역사회에서 뿌리 깊은 문제들을 확인하고 정의하며 변화를 촉구할 수 있는 능력을 함양시킬 수 있다. Photovoice의 골격을 이루는 기본 개념은 문제들을 정의하는 과정과, 그러한 문제들을 정의하고 해결책을 제안하는 주체 등에 있다. 둘째, 농촌 주민들이 Photovoice에 참가함으로 얻는 이익에 대해 정량적 데이터를 확보하진 못했지만, 그들 자신과 다른 참가자들의 말과 관찰들은 농촌주민들이 자존심과 동료의식을 높여 주었음을 시사해 준다. 대부분의 참가자들은 자신들의 삶의 대부분을 논과 밭에서 일하면서 보내며, 그들 지역이나 지방의 힘 있는 정책결정자들이 자신들의 말에 귀 기울여 주리라고는 상상도 하지 않았다. 프로젝터가 진행되어 감에 따라 수줍어하던 많은 참가자들이 토론과정에서 자신의 생각을 점차 확신에 차서 과감하게 표현하기 시작했다. 토론과정은 참가자들의 생각들과 창조성, 그리고 문제해결 능력에 대해 확신을 부여해 주었다.

셋째, 지역사회 구성원들에게 사진을 돌려줌으로, 화가가 그림으로 말하듯, 주민들은 그들 자신들의 방법으로 감사를 나타내고, 새로운 연대감을 형성하였다. 마을의 주민들 대부분은 그들의 일상생활을 사진에 담은 적이 없었으며, 찍힌 사진들을 매우 중요하게 생각했다. 넷째, 주민들은 그들 삶의 어떤 시기에서든, 교육수준에 상관없이, Photovoice를 강력한 도구로 활용하여 자신들의 삶을 지배하는 다른 사람들에게 지역사회의 경험과 지식을 전달할 수 있음을 시사해 준다. 설득력 있는 증거를 많이 보여 줌으로, 주민들은 정책결정자들이 하는 일에 발언권을 행사할 수 있다. Photovoice는 주민들이 권력에 더 가깝게 다가갈 수 있게 해 주는 참여형 전략이다.

모든 참가자들이 얻을 수 있는 이익들
- 효과적이고 건강한 변화에 기여
- 정치적, 사회적, 물질적, 혹은 학문적 지위의 향상
- 새로운 생각, 방법론, 그리고 자원들을 생활의 변화와 질 향상을 위해 서로 교환
- 연합과 협조를 통해 신뢰성을 증대

많은 권력을 가진 사람들이 얻을 수 있는 이익들
- 지역사회의 경험에서 배움
- 다른 사람들이 가치있다고 생각하는 일을 수행
- 지역사회의 양상을 혁신
- 다른 사람들을 인격체로 인식함으로 자신의 인간애를 강화하게 됨

권력을 적게 가진 참가자들이 얻을 수 있는 이익들
- 사진을 촬영하고 그와 관련된 이야기를 말하는 생생하고 구체적인 과정을 통해 자신이 소속된 지역사회를 표현하고 강화하는 일에 동참
- 자존심과 애향심을 강화
- 감사를 표시하고, 새로운 결속을 만들고, 눈에 보이고 개인적인 어떤 것을 사진의 형태로 다른
- 사람에게 준다.
- 권력에 쉽게 다가갈 수 있음

3) 참여형 개선활동(PAOT) 기법[3]

(1) 기본원리

참여형 개선활동 기법의 기본원리는 현장에서의 작은 실천에서부터 출발, 개선의 결과에

3) TON THAT KHAI, TSUYOSHI KAWAKAMI, KAZUTAKA KOGI. Participatory Action Oriented Training(PAOT) Programme TRAINER'S MANUAL(2001)을 참조

초점, 실천을 통한 학습, 서로간의 경험의 교류 장려, 사람들의 참여를 권장 등으로 정리할 수 있다.

개선을 위해 현장중심의 해결책이나 다른 사람들의 좋은 사례를 선택하는 것이 실패를 적게 하면서 결과를 평가하기 쉬운 가장 이성적인 방법이다. 변화를 위해 가장 쉬운 방법은 우리에게 주어진 조건에 적합한 개선점을 선택하는 것이라는 것을 안다. 현장에서의 좋은 개선사례는, 개선활동을 실천하는데 있어 주저하거나 거부하는 사람들에게 명확하고 설득력 있는 교훈이다. 실제로, 지역사회 내에서의 좋은 개선사례와 해결책의 수집은 참여형 개선활동 기법의 촉진자(facilitator)들의 과제이다. 만약 그들의 방법을 따른다면 어떤 작업장에서나 다양하고 좋은 개선사례를 찾아낼 수 있을 것이다. 그것은 실천하게 되면 해결책이 얻어진다는 사실을 사람들에게 증명할 수 있다. 지역사회의 힘을 믿어보자. 그들은 즉각적이고 유용한 해결책을 내놓을 것이다. 현장에서의 실천은 실질적이고 현실적인 접근방법이다. 이러한 접근법은 유연하고 그것은 교과서적 모델을 찾아내는 것이 아니라 모든 사람들로 하여금 실천 가능한 구체적인 방법을 활용할 수 있게 해준다. 지역사회내의 좋은 개선사례를 수집하는데 더 많이 노력하라. 비슷한 조건이나 환경에 처해 있는 많은 지역으로부터 개선활동을 촉진시키는 놀라운 도구를 개발할 수 있을 것이다.

또한, 지역사회에서 칭찬할 만한 좋은 개선 사례를 찾아 그들을 칭찬하면 주민들은 기뻐한다는 것은 사실이다. 우리는 모든 사람들은 누군가가 그들에게 언급해 주기 이전에 자신이 그 문제를 인식할 수 있다는 것을 알아야만 한다. 결과적으로, 다른 사람의 약점을 지적한다는 것은 소용없는 일이고 더욱 더 위험한 것이다. 그들이 당신에게 협조를 덜 할 것이라는 것은 분명하고, 당신의 도움을 받는 것에도 익숙하지 않다는 것을 보여준다. 이전 개선업적을 칭찬하는 것은 주민들에게 더 나은 개선활동을 할 수 있는 동기를 부여한다. 지역사회 내에서 행해진 귀중한 개선업적은 지역사회 전문가가 잘 설정해놓은 백가지의 이론보다 훨씬 더 설득력 있는 것이다. 그러므로 비판하기 이전 또는 현재 상황에 낙담하기 이전에 유사한 상황에 처해 있는 사람들로부터 해결책을 공유함으로써, 지역사회가 평범한 개선을 할 수 있도록 격려해야 할 것이다. 지역사회는 그들이 개선하기 위해서 무엇을 해야 할지를 이해할 것이다. 약점 대신에 장점에 초점을 맞추는 것은 긍정적이고 창조적인 견해를 가져올 것이다. 작지만 명백한 개선 성과는 개선을 쉽게 촉진시킬 것이다. 예를 들어, 삽, 낫과 같은 농기구를 벽에 걸기 위해 농기구 창고 벽에 대나무 막대를 붙여보자. 비록 이런 개선활동은 꽤 작은 것이지만, 쉽게 농기구를 찾을 수 있고, 간수하기에도 편하고, 녹스는 것을 막고, 비용도 저렴하다는 여러 가지 이점을 가져온다.

모든 사람들이 흡연이 건강에 해로운 것을 알지만, 많은 사람들이 담배를 피운다. 위에 나온 격차를 채우기 위해서, 참여형 개선전략은 전통 교육의 표준과정을 따르는 것이 아니라, 더욱 단기간에 할 수 있고, 도전적인 "실천을 통한 학습의 이용" 접근법을 받아들인다. 개선활동을 취하고 그 결과를 평가한다. 만약 그것이 가치를 지니고 있다면 사업을 계속하고 그것들을 더 명확하게 이해하여야 한다. 어느 농부는 농약병을 열쇠 장치가 있는 보관함에 별도 보관함으로써 일반 병과 구분하여 보관하였다. 그렇게 됨으로 농약병을 잘못 알고 사용하는 실수는 없어지게 된다. 또한 농약보관함에 보관하는 농약병을 살충제와 제초제를 구분하여 보관함으로써 살충제 대신에 제초제를 잘못 사용하여 농작물을 망칠 위험도 없어지게 된다. 이런 좋은 예제는 "실천을 통한 학습의 이용" 접근방법의 가치에 대해 더 잘 이해하도록 도와준다.

성공적인 경험의 교류는 개선 행동을 배가시키는 유용한 업무이다. 경험의 교류는 자기 신뢰와 지역사회의 의욕을 자극시킬 수 있다. 많은 곳에서의 훌륭한 해결책에 대한 토론 및 공유와 규칙적인 상호 방문은 넓은 시각과 현명한 해결책을 제공할 것이다. 당신은 개선의 최종 산출물을 교류할 뿐 아니라 개선을 위한 결정, 기술 및 필요한 물품 같은 개선의 실행에 대한 단계를 교류할 것이다. 생활과 업무에서의 성공담을 공유하고 생활양식에서의 훌륭한 예들을 칭찬하는 다양한 모임을 조직하는 것은 더 좋은 개선 활동을 하도록 지역사회를 자극하고 지속적인 경쟁 운동을 창조할 수 있는 실질적인 방법이다.

지역사회는 일상의 경험을 통해 그들의 상황을 가장 잘 이해한다. 지역사회가 그들의 문제를 스스로 해결하도록 두어라. 지역사회의 참여를 격려하는 것은 중요한 업무이다. 그들의 생각과 충고는 매우 유용하며 또한 그들의 작은 실천 행동이 인정을 받게 될 때, 사람들은 더 나은 개선을 할 수 있다는 자신감을 가지게 될 것이다. 지역사회의 의견에 대한 냉담이나 불신은 반드시 실패에 이르게 할 것이다. 이러한 실패를 피하기 위해 참여형 개선활동 기법은 모든 사람들의 참여를 촉진시키는 융통성 있는 방법으로 지역사회의 다른 관점들을 이해할 수 있도록 도와준다.

(2) 액션 체크리스트[Action Checklist]

"액션 체크리스트"는 참여자들을 그들의 생각과 방식으로 개선활동을 하도록 유도하는 "PAOT"의 실제적인 교육방법이다. "액션 체크리스트"실습은 교육과정의 첫 번째 활동으로써, 참여자들이 개선활동에 대한 그들의 안목을 넓힐 수 있도록 특별히 잘 고안되어야 한다. "액션 체크리스트"는 실행할 수 있고, 단순하고 또한 저비용의 해결책이거나 지역사회에서 다양하게 적용되어지는 해결책들의 "리스트"로 이해할 수 있다. 이것은 먼저 제시된 개선활동 사례이며 참여자들이 그들의 필요에 따라 선택할 수 있다. 간단히 말해 "액션 체크리스트"는 문제점보다는 해결책의 "리스트"이다. 이것을 작성하기 위해 특별한 지식이 필요하지는 않다.

① 액션 체크리스트의 구조

액션 체크리스트는 많은 점검사항들로 구성되어지며, 그 수는 관련된 주제에 따라 다르다. 앞부분에서 언급한 것처럼, 참가자들은 그들이 필요하다고 생각하는 부분을 더하거나 뺄 수도 있다. 액션 체크리스트를 완성하기 위하여 참가자들은 마을과 주민들의 생활상을 돌아다니면서 철저하게 관찰하여야 한다. 책상에 앉아서 상상하거나 대답을 할 수 없다. 여러 번 방문한 적이 있다하더라도 사람들의 개선활동이 계속적으로 바뀌기 때문에 직접 방문하고 관찰해서 작성하여야 한다. 액션 체크리스트 실습 후 여러 가지 닿은 아이디어나 해결책을 얻을 수 있기 때문에 반드시 그곳에 가야 한다. 실습을 시작하기 전에 각각의 사항을 면밀히 읽고 어느 곳에서 이러한 개선활동을 관찰할 수 있는지 그리고 더 나은 이해를 하기 위해 누구에게 질문을 해야 할지를 생각하라. 점검작업은 작업장에서의 실제의 개선활동과 해결 그리고 체크리스트 상에서 제안된 개선활동을 주관적인 견해로 비교하는 것이다.

다음과 같은 상황이 일어날 수 있다. 만약 현재 조치에 대해 만족하고 다른 아이디어나 조치가 필요하지 않다고 느낀다면 '아니오'에 표시하라. '아니오'라고 대답한 항목은 곧 배울 점이나 좋은 점이 되는 것이다. 만약에 만족하지 못하고 몇 가지 사항을 바로잡을 필요를 느낀다면 '예'에 표시하라. 따라서 '예'라고 대답한 항목은 개선활동이 필요한 취약점이다. '예'라고 대답한 항목 중에 시급히 개선되지 않아도 될 점검항목이 있는 반면 긴급히 해결되어야 할 문제점을 가지고 있는 점검항목도 있으며 그것은 '시급히 개선요함'이라고 표시되어져야 한다. 주민은 여러 항목에 '시급히 개선요함'이라고 표시할 수 있으나, 만약 너무 많다면 어느 것을 가장 먼저 해결해야 할지를 결정할 수 없을 것이다. 당신의 의견 중에서 쓰고 싶은 것은 무엇이든 쓸 수 있다. 그것은 "점검사항"의 제목이나 제시부의 변경, 개선활동이 필요한 장소나 사항에 대한 기록, 이러한 개선활동을 제안한 이유, 변화의 방법에 대한 묘사, 기타 등등이 될 수 있다.

② "액션 체크리스트"의 설계

다음은 전형적인 "액션 체크리스트"의 모형이다.

농작업 중간에 규칙적인 휴식을 취하면서 피로예방 스트레칭과 체조를 한다.
개선할 점이 있습니까?
☐ 아니오 ☐ 예 ☐ 시급히 개선요함
의견 :

이 "액션 체크리스트" 모형은 어느 정도의 교육을 받고, 의견을 표현하는 방법을 알며 이유를 설명할 수 있는 참가자들에게 쓰이는 형태이다. 이 형태는 만들기 쉽고 실제적이며 비용면에서 효율적이다. 각각의 점검사항의 제안에는 여러 가지의 구체적인 삽화를 넣어 참가자들이 제안을 명확히 이해할 수 있도록 도와준다. 몇몇의 저자들은 개선활동을 설명하기 위해, 삽화를 이용하는 것 대신 사진을 이용하기도 한다. 기존의 "액션 체크리스트"에 기초하여 지역사회에 실제로 이루어진 개선사례를 기록할 수 있도록 만들 수도 있다.

③ "액션 체크리스트"는 가장 필수적인 교육 및 실습 도구이다.

지금까지 여러 가지의 평가서와 "체크리스트"에 친숙해질 기회가 많았던 것은 사실이다. 참가자들은 그들의 지식과 경험을 통하여 이러한 개선활동들이 옳은지 그른지를 판단하고 평가한다. 점검과정에 해당하는 사람들은 극도의 불편함을 느끼거나 나쁜 것을 숨기거나 문제를 처리하는 방법을 찾으려고 노력한다. 그러나 참여형 개선활동 기법은 "체크리스트"를 평가가 아닌 교육의 방법으로 활용한다. 참가자들은 교육받기 위해 오는 것이며, 점검되는 장소는 실제적으로 그들을 위한 교육장소이다. 실제로, "액션 체크리스트"는 참가자들이 좋은 점('아니오'라고 표시된 항목)과 개선이 필요한 점('예'라고 표시된 항목)을 구분할 수 있도록 도와준다. 만약에 좋은 점들이 있다면 참가자들은 배우고 그것을 그들 자신에게 적용시킬 것이다. 개선이 필요한 점검사항이 있다면 그들은 그들의 지식과 경험을 이용하여 최선의 개선활동을 찾아낼 것이다. 실습기간 동안에 축적된 새로운 경험들은 참여의 이해를 증가시키게 되고, 참가자들은 결국 그들 스스로의 주도하에 작업환경을 더욱 향상시킬 수 있다는 자신감을 가지게 될 것이다. 참여형 개선활동 기법의 기본원칙은 어쩌면 민주주의에 대한 기본 의식이다. 교육과정에서는 통상적인 강의와는 달리, 참가자들이 시작부터 실제적으로 참여하게 된다는 사실에 놀랄 것이다. "체크리스트"실습에 참가한 후, 참가자들은 "체크리스트"실습이 지식함양을 위한 간단하고 실용적인 교육방법이라는 것을 실제적으로 알게 될 것이다. 이러한 지식들은 누군가가 가르쳐주는 것이 아닌 자기 자신에 의해서 얻어지는 것이며 그들이 새로운 아이디어를 만들어내는데 있어 자신감을 가지게 될 것이다. "점검사항"에 제안된 항목들은 다양한 개선활동을 가능하게 하는 하나의 제안이다. 이러한 것을 통해 본인의 작업과 생활에 대한 권한이 본인에게 있다는 것을 배우게 되는 것이다.

"체크리스트"의 특징을 이해하기 위해서 "농작물을 분류하기 위한 작업대와 의자를 이용하라"라는 사항을 분석해보자. 당신은 농작물 분류를 편리하게 하기 위하여 편안한 작업대와 의자를 사용하는가? 이러한 질문에서 참가자들은 그렇게 한다면 '예'라고 답하고, 그렇지 않다면 '아니오'라고 할 것이다. 참가자들은 그 밖의 어떤 것도 생각할 필요가 없다. 농작물을 편안하게 만들기 위한 작업대와 의자는 좀 더 부드러운 등받이와 테이블로 된 것으로 비치하라. 작업대는 본인에게 적당한 높이여야 한다. 이러한 "제시부"는 아주 자세하고 면밀히 여러 가지 기술적인 면에 대해 묘사하고 있기 때문에 의도하지는 않았지만 참가자들의 창조적인 의견을 무시하기 쉽다. 농작물 분류를 편리하게 하기 위하여 편안한 작업대와 의자를 준비하라는 "제시부"에서 참가자들은 그들의 교육수준과 지식에 따라 작업장에서 실제로 취해진 개선활동을 평가할 권리를 가지게 되며 이 때, 참가자들은 한두 가지의 기술적인 부분에 관하여 그들의 능력을 발휘하여 다양한 관점에서 관찰할 것이다. 몇몇 참가자는 의자의 등받이에 관심을 가질 것이고, 몇몇 참가자는 의자의 위치와 높이 등에 관심을 가질 것이다. 따라서 참가자들은 그들의 시야를 폭넓게 가지게 되고, 여러 가지 가능한 개선방안을 스스로 찾아낼 수 있게 될 것이다. 앞부분에서 언급했듯이, "액션 체크리스트"는 개선되어야 할 점검사항들에 대한 완벽한 아이디어나 해결책이 아니라 실용적인 참고사항이다. 게다가, 각각의 점검사항은 각각 하나의 필요한 개선활동에 대해 언급하고 있다. 실제로 점검사항들을 확인하는 동안에 참가자들은 보다 창의적인 개선활동에 대해 고민하고 "체크리스트"실습의 제시부에서 보다 더 고민하게 된다. 이러한 긍정적이고 실용적인 "체크리스트"의 원리는 참가자들이 개선활동을 위한 실제적인 경험들을 쌓을 수 있도록 도와줄 것이다. "체크리스트"는 그것의 폭넓은 적용을 통해 어느 장소나 어느 측면에서라도 좋은 점을 찾아낼 수 있는 유익한 방법이다. 참가자들이 "체크리스트"에 익숙하게 되면, 그들은 어떠한 어려운 상황에서도 비관적인 느낌을 가지지 않게 될 것이다. 동료와 함께 "체크리스트"실습을 해보고, 그들과 함께 작업장을 방문하거나 작업장을 둘러볼 시간을 가져라. "체크리스트"를 통해 작업장에서 여러 가지 좋은 점들을 알 수 있게 될 것이고, 동시에 개선사항에 대한 실용적인 해결책들을 찾아낼 수 있을 것이다. 그러므로 "체크리스트"의 폭넓은 적용은 PAOT를 알리는 최선의 방법이다.

④ "액션 체크리스트"실습은 교육과정의 도입부이다.

모든 참여자들은 처음 참여형 개선활동 기법 교육에 참여하게 되면 꽤 놀랄 것이다. 이

과정을 구성하는 방법이 그 이전의 것과 다르기 때문이다. 그것의 특성 중에 하나가 "체크리스트"실습이다. 왜 우리가 어떠한 연수교육도 받기 전에 "체크리스트"실습을 해야 하는가? 연수교육과정 마친 뒤에 한다면 무엇이 문제인가? 혹은 "체크리스트"실습을 건너뛰어도 지장이 없겠는가? 결론적으로 "PAOT" 교육과정에서 "체크리스트"실습은 없어서는 안 되는 교육활동이다. 그렇다면 "체크리스트"실습은 교육 전과 후, 언제 진행되어야 하는가? 다음의 사항들이 "체크리스트"실습이 교육과정의 처음 부분에서 다루어져야 하는 이유는 다음과 같다.

· 참여자들에게 새로운 교육방법이란 것을 인식시키기 위해서
· 교육의 실제적인 지침을 강조하기 위해서
· 참여자들의 지식과 경험이 트레이너들에 의해 존중되고 있다는 것을 보여주기 위해서
· 참여자들로 하여금 동일한 장소로부터 여러 가지 정보와 좋은 사례들을 공유하고 배우기 위해서
· 교육과정이 담고 있는 주된 주제를 소개하기 위해서
· 그룹활동과 참여활동에 대한 출발점이 되기 때문에
· 다양한 응용이 가능한 실용적인 도구로 사용하기 위해서

⑤ "액션 체크리스트"실습을 기획하는 방법

잘 설계된 "액션 체크리스트"는 참가자들로 하여금 개선활동에 대해 긍정적인 생각을 할 수 있게 도우며, 구성이 잘된 "체크리스트"실습은 다양한 측면에서 참가자들의 견해를 체계화할 수 있게 돕는다. 참가자들은 교과서나 전문가들에게 배우는 것이 아니라 실제 현장에서부터 그들의 경험을 통해 배우게 된다. "체크리스트"를 통해 참가자들은 그들 자신의 실제적인 개선활동을 발전시킬 것이다. 이미 이러한 작업장에 익숙한 참가자라 할지라도 "액션 체크리스트"를 통해 문제점들을 논리적이고 과학적인 방법으로 파악할 수 있게 될 것이다.

(3) 실용적 개선사례 찾기

PAOT 프로그램에서 실용적이고 쉽게 할 수 있는 개선사례의 가치는 매우 특별하다. PAOT 촉진자(facilitator)가 수행해야 할 주된 업무는 실용적인 모범사례를 수집하는 일이다. 전형적인 모범사례는 참가자들의 개선 의지를 끌어내고, 개선책의 질적 수준, 기술적인 세부사항, 기술, 소재, 가격 등 유용한 정보도 제공한다. 실패한 사례보다는 모범사례에 초점을 맞춤으로서, 긍정적이고 동기유발적인 사고를 심어주게 된다.

이러한 모범사례는 첫째, 단순할수록 좋다. 단순한 모범사례는 능동적인 활동을 자극한다. 복잡하고 궤변적인 사례에 관심을 가지는 이도 있으나, 요즘은 모든 업무나 도구들이 단순해지는 추세이다. 만약 비슷한 정도의 두 가지 모범사례 중에서 한 가지를 선택해야 한다면, 좀 더 단순한 사례를 선택하라. 단순한 사례는 비용과 시간을 절감할 수 있으며, 창의성을 자극하고, 따라서 더 효과적이다. 둘째, 모범사례는 실제 존재하는 것이어야 한다. 상상으로 빚어진 사례나 실제로 존재하지 않는다고 느껴지는 모범사례는 실제 현장에서 적용되기 힘들다. 쉽게 할 수 있는 모범사례는 실제 현장에서 존재해야 한다. "PAOT" 프로그램에서는 모범사례를 보여줄 때 반드시 그 사례의 출처를 명확히 제시하여야 한다. 셋째, 모범사례는 명확히 이해할 수 있는 것이어야 한다. 사진이나 그림은 부가적인 설명 없이도 명확히 의사를 전달할 수 있다. 이때 반드시 명확히 이해할 수 있는 사진을 선택해야 한다. 사진이 명확할수록 이해시키기가 쉽고, 설득하기가 쉬워진다. 또, 사진의 배경이 복잡하다면 전달하려는 내용을 모호하게 할 것이다. 배경과 더불어, 전달하고자 하는 내용 자체에 참가자들이 관심을 가지도록 유도해야 함을 명심해야 한다. 넷째, 모범사례는 저비용의 것이어야 한다. 저비용의 모범사례는 참가자들의 창의성과 열정을 자극하며, 개선활동 의지에 불을 붙이는 즉각적인 계기가 된다. 그렇다고 해서 고비용의 사례는 무시해도 된다는 뜻은 아니다. 우수한 최첨단의 개선사례를 제시하고자 할 때 고비용의 사례들이 사용되기도 한다. 그렇지만, 저비용의 모범사례는 개선의지를 유발하고 누구나 할 수 있다는 것을 보여준다. 단순하고 좋은 내용의, 실재 존재하는, 명확한 저비용의 개선사례들은 누구나 받아들이기가 쉽다는 것이다.

① 사진 그리고 대상의 선택

"PAOT" 프로그램에서는 사진이 핵심적인 역할을 한다는 것을 명심해야 한다. 전체 교육과정이 대부분 사진에 의존한다. 이러한 사진들은 실제현장에서의 모범적이고 실용적인 개선사례를 보여주는데 초점을 맞춘다. 모범사례를 담은 사진의 수집은 개선의 실행을 위한 자료로서도 필수적으로 이용된다. 이는 앞서 언급한 Photovoice와는 또 다른 사진의 매력이다.

긍정적인 사고방식 위주의 접근법은 본 교육과정의 핵심적인 개념이다. "PAOT"는 항상 누구나 적용 가능한 모범사례에 관심을 기울인다. 그러므로 가장 주된 임무는 모범사례를 수집하는 것이다. 개선사례들이 다양하고 좋은 내용일수록, 참가자들이 교육내용에 더 빠져들게 된다. 개선사례의 사진에는 다음의 3가지 유형이 있다.

㉠ 모범사례를 보여주는 사진

적용범위가 넓은 모범사례를 수집하는 것이 좋다. 실제로 이런 모든 사례들은 이미 현장의 검증을 통해 그 유용성이 인정된 것들이므로 참가자들을 설득하기가 매우 쉽다. 모범사례들은 인공적인 치장 없이 진실한 모습으로 수집될 때 더욱 가치가 빛난다. 각 사례의 출처와 관련된 에피소드를 밝힘으로서 다른 사람들이 자신이 처한 조건과 비교하거나 평가하도록 하여야 한다. 실제 현장에서 모아진 모범사례들은 쉽게 감동시킬 수 있으며, 현장에서 필요로 하는 기본적인 내용을 거의 대부분 포함하고 있다.

㉡ 부정적 사례나 비효율적 사례의 사진

부정적인 혹은 비효율적인 사례들은 감명을 주지는 못하는 반면, 여러 곳에서 쉽게 접할 수 있다. 그러나 교육교재로서 굳이 이러한 실패한 사례들을 수집해야 할 필요가 있는지 고민해야 한다. 기존의 교육프로그램에서는 부적절한 사례나 실패한 예들이 흔히 사용된다. 이러한 교육방법의 목적은 실패한 사례를 보여줌으로서 똑같은 실수를 반복하지 않도록 하는 데 있을 것이다. PAOT에서는 부정적인 사례는 거의 사용되지 않지만, 간혹, 참가자들의 긍정적인 활동의지를 북돋아 주기 위해 사용된다. 요약하면, 부정적인 혹은 실패한 사례들은 PAOT에서는 거의 사용되지 않는다. 단지 개선과정에서 흔히 당하는 전형적인 실패사례라면 유용하게 사용될 수 있다.

㉢ 긍정적인 측면과 부정적인 측면을 모두 포함하는 평범한 사진

사진을 촬영할 때 대개 긍정적인 소재와 부정적인 소재가 동시에 혼재되어 있는 경우를 흔히 볼 수 있는데, 이것들을 분리하기가 쉽지 않다. 그렇지만, 교육에서 이러한 사진을 이용하게 되면, 무엇보다 참가자들이 긍정적인 점과 부정적인 점에 대해 혼동할 수 있으며, 적당주의를 심어줄 우려가 있고, 담고 있는 내용이 너무 다양하여 의도와는 달리 참가자들의 창의성을 떨어뜨리게 될 것이다. PAOT에서는 이와 같은 사례를 잘 사용하지 않으며 복습시간이나 브레인스토밍 시간에 한해 제한적으로 사용된다.

② 사진을 촬영하기 전에 사진의 "메세지"를 정확히 이해하고 있어야 한다.

PAOT의 사진은 문제를 해결할 수 있는 실용적인 관점을 심어준다. 워크샵에서 교육자들은 전달하고자 하는 메세지를 정확히 이해하고 있어야 한다. 주로 해야 할 일은 다음과 같다.

㉠ 좋은 점과 개선방법을 발견하도록 노력한다.

㉡ 장점과 단점을 명확히 하라.

㉢ 지역에서 모범사례를 직접 찾고, 직접 사진을 촬영하라.

③ 얼마나 많은 사진이 필요한가?

각각의 사진은 효율적인 개선방법이나 개선사례를 표현한다. 일률적으로 적당한 사진의 숫자를 말하기는 매우 어렵다. 그러나 너무 많은 사진으로 참가자들에게 혼선을 주어서는 안 된다. 각각의 원칙마다 3~5개의 사진을 선택하고, 나머지는 생략한다. 반대로, 모범사례에 대한 사진이 별로 없다면 성공적인 교육을 기대하기 힘들다. 기회가 있을 때마다 좋은 사례를 사진으로 담아두고, 필요하다면 여러 번 방문할 수도 있다. 매번 방문한 후 사진을 즉시 확인하여 실제 발표할 때 사용할 사진을 정하고, 추가 촬영이 필요한지 결정한다. 현장방문 때에 사진을 찍을 수 있는 기회를 놓치지 말도록 하라. 모범사례 없이는 븐 교육프로그램은 성공할 수 없다.

(4) PAOT의 주제발표 시간 설계

PAOT에서 주제발표는 가장 중요한 지식전달 과정이다. PAOT 교육자의 중요한 임무는 모범사례와 사진들을 순서에 따라 정렬하기, 교육주제의 선정, 시청각 교재의 설치 등이다. 이러한 모든 업무를 주제발표 시간 설계라 부른다.

① 원리

문제 자체보다는 해결책을 지향한다. 이는 매우 중요한 개념이다. PAOT에서는 실용적인 해결책만을 참가자들에게 전달한다. 따라서 교육자들은 참가자들이 실제 개선활동을 수행할 수 있도록 용기를 북돋아 줄 수 있는 방법을 선택하는데 많은 노력을 기울여야 한다. 지나치게 이론적 측면과 기술적 특성의 분석에 골몰하게 되면, 관념적인 문제해결에 빠지게 되고, 이는 개선활동에 대한 비관적 태도를 조장하고 혁신활동에 소극적이게 만들 것이다. 초반부에 매력적인 개선사례를 제시하여 긍정적이고 창의적인 교육 분위기를 조성하는데 노력하여야 한다.

최악의 사례나 문제점보다는 널리 적용할 수 있는 모범사례를 제시하라. FAOT의 성공은 현장에서 널리 적용 가능한 모범사례의 확산에 달려있다. 만약 참가자 대부분의 요구에 부합하는 최선의 전형적인 모범사례를 적절히 선택하고 배열하여 발표하는 방법을 알고 있다면 곱절의 효과를 거둘 수 있을 것이다. 해결책은 여러 가지일 수 있지만, 교육의 성공여부는 참가자들의 기대에 부합할 수 있는 해결책을 어떻게 선택하여 배열하는가에 달려있다.

실패한 사례는 참가자들에게 보여주지 않는 것이 PAOT의 빼먹을 수 없는 원칙이다. 부정적인 면이나 최악의 예를 들어 교육한 기존의 사례들은 널려 있다. 부정적인 사례는 다음과 같은 부정적 측면이 있음을 알아야 한다.

· 부정적인 사례들은 부정적 결과를 제시한다.
· 부정적인 사례들은 실용적인 개선활동과는 거리가 멀다.
· 부정적인 사례들은 개선활동을 위한 어떠한 단서도 없이 비판만을 가한다.
· 부정적인 사례들은 용기를 빼앗아 간다.

부정적인 사례를 사용할 때는 반드시 신중을 기해야 하며, 가급적 사례에서 배제하는 것이 좋다. 비록 최악의 예도 경험을 풍부하게 해준다는 장점이 있긴 하지만, 단점이 더 많으므로 주제발표에서는 제외하는 것이 좋다.

② 주요 업무내용은 다음과 같다.

㉠ 참가자들 자신의 시급한 요구를 가장 잘 반영하는 실용적이면서 중요한 주제나 노동과 일상생활에 폭넓게 관련된 주제 등 **적절한 주제(테마)를 선택하라.**

㉡ **원리를 만들라.** PAOT의 원리와 원칙은 수집된 모범사례로부터 나온다. 모범사례가 부족하다면 원리를 완전히 이해시킬 수 없다. 문제를 보는 원칙을 먼저 제시하고 이에 따라 다양한 해결책을 제시하는 방식 대신, 현장에서 해결책을 찾아내고 그것을 실용적인 원리로 구성한다. 다시 말해, PAOT 교육자는 널리 적용 가능한 다양한 실제적 해결책을 현장에서 수집하는 사람이다. 이런 방식을 취함에 따라, 각각의 원리는 실제 현장의 환경에 따라 전혀 다른 내용으로 제시된다.

㉢ **모범사례를 널리 알려라.** 교육자는 모범사례를 각 주제발표 내용에 맞게 선택한다. 단순하면서도 저비용의 현장 모범사례가 선호된다. 부정적이거나 익숙하지 않은 사례는 제시하지 않도록 한다. 사진만으로도 실제 현장의 해결책을 명확히 보여준다면 주석은 피한다.

㉣ **멀티미디어 교재를 효과적으로 활용하라.** 효율적인 전달을 위해 일상적인 어휘, 큰 글씨와 사진이 선호된다. 너무 자세하고 세세하면 참가자들이 쉽게 지치고 지루함을 느낀다. 한 장당 최대 2개의 사진을 배열하는 것이 좋다.

③ 주제발표시간의 기획

"PAOT"프로그램에서 각각의 주제발표시간은 최대20분의 주제발표에 이어 그룹토의(20분), 그룹별 발표와 전체 토의(20분)의 순으로 구성된다. 전체 소요시간은 약 한 시간 정도이다. 시간이 길어지면 지루하고 싫증나기 쉽다. 주제발표시간이 최대 20분이 넘지 않도록 해야 한다. 각각의 주제발표시간은 대개 5~10개의 원칙이나 원리로 이루어진다. 하지만 모범사례의 수에 따라서 조정될 수 있다. 각각의 원칙은 3~5개의 사례로 이루어진다. 1~2일 정도의 "워크샵" 기간에 "PAOT 트레이너"는 2~5개 정도의 주제발표시간을 배정한다.

④ 주제발표시간의 발표

"PAOT워크샵"의 대부분은 주제발표시간으로 이루어져 있다. 이 시간 동안 실제현장의 모범사례를 바탕으로 문제해결을 위한 다양한 실용적 방법을 제시하고, 참가자들이 향후 개선활동의 방향을 정하는데 많은 도움을 준다. 교육자는 참가자들의 지적 습득 자체보다 실천을 촉진해야 하는 사람이다. 이런 의미에서 주제발표시간의 발표는 중요하다.

㉠ 간결성

PAOT의 강점이라고도 할 수 있는 사진이 주제발표의 대부분을 차지한다. 발표내용이 참가자들에게 상당히 흥미로운 것이라 할지라도 발표시간을 연장해서는 안 된다. 교육시간이 길어질수록 참가자들은 피곤해지고 싫증을 느낄 것이다. 발표시간은 20~30분으로 제한되어야 한다.

㉡ 모범사례 공유

참가자들의 개선활동을 자극하기 위해서, 교육자는 발표방법을 적극적으로 변용해야 한다. 강의형식보다는 사례를 공유하는 방식이 더 바람직하다. 교육자는 단지 참가자들이 좋은 점을 발견하고 모범사례에 대해 토론하도록 자극하고 용기를 북돋아 주는 역할을 수행할 뿐이다. PAOT 교육자들은 단점에 대하여 비판하거나 기술적인 내용에 즉각적으로 답하는 방식을 피하도록 해야 하며, 자신의 의견이나 학설을 제시하는 것을 삼가고, 대신, 참가자들의 의견을 요약하기만 하면 된다. 위와 같은 특성상, 약간의 낙관적인 면이 있는 사람이면 누구나 이 일을 할 수 있다.

㉢ 참여 유도

PAOT 교육자는 참가자들이 편하게 자신의 의견을 개진하도록 중립적인 위치를 지키는 것이 바람직하다. 교육자는 가르치는 역할보다는 촉진시키는 역할을 담당하여야 한다. 이 교육과정은 전적으로 교육자가 아닌 참가자의 활동에 달려있다. 따라서 교육자는 참가자들이 경험과 창조적 아이디어를 풍부하게 하게끔 도와주고, 실제적 개선활동을 시작하도록 할 뿐이지, 문제해결 자체에 개입해서는 안 된다. 또한, 참가자들이 자신의 경험을 바탕으로 문제해결의 우선순위를 정하고 실제 현장에서 이용 가능한 재료와 기술로서 효과적인 해결책을 찾을 수 있도록 해준다. 마지막으로 참가자들의 질문에 교육자 자신의 의견을 과도히 개진하지 않도록 하라. 대신, 다른 참가자들이 질문에 답하도록 유도하고 참가자들끼리 실용적인 토론을 벌이게끔 유도하라.

이러한 과정을 통해 참가자들은 그들 자신이 교육의 주체임을 느끼게 된다. 온화하고 친근한 태도는 참가자들의 마음을 열게 하고 그들이 선뜻 자신의 의견을 피력할 수 있게 할 것이다. 온갖 어려운 전문어를 현학적으로 남발하는 것을 지양하라. 발표는 간단명료히 하고, 참가자들과 협동하여 교육을 진행해야 한다는 관점과 태도를 가져야 한다.

(5) 성공적인 PAOT 조력자(Facilitator)가 되는 법

PAOT 프로그램에서는 PAOT 조력자는 참가자에 비해 소극적인 역할을 한다. 현명한 조력자의 주된 역할은 가르치는 것이 아니라 격려하는 것이다. PAOT 교육은 문제를 해결하는 데에 있어 강의가 아닌, 전적으로 참가자 스스로에게 의존하는 훈련방법이다. PAOT는 이 과정에 참가한 모든 참가자들이 변화를 받아들이는데 필요한 기술과 지식들을 이미 충분히 습득하였다고 가정한다. 조력자는 단지 그들의 노력을 격려해주고 그 업적을 주목하기만 하면 된다. 성공적인 조력자가 되기 위한 몇 가지 유용한 힌트들은 다음과 같다.

첫째, 이론적인 논쟁을 피하고 실용적인 해결책을 논하라는 것이다. 이것은 제일 중요한 역할로서, PAOT 조력자들은 항상 참가자들이 구체적이고 실용적인 방안을 논의하도록 격려하여야 한다. 그러나 대부분의 참가자들은 기본적인 이론이나 각각의 해답에 대해 기술적으로 자세한 것을 획득하고자 하는 목적으로 과정에 참가한다. 게다가 그들은 이유의 설명이나 주요 문제의 정의에 초점을 맞추고 있다. 이러한 해결책들은 명확한 결론을 얻기가 어렵고 계획된 프로그램을 완성하는데 너무 많은 시간을 소모한다. 어떤 논쟁들은 때때로 너무 일반적이어서 단지 생각이나 문제를 보여주는데 그치고 절대 어떤 명확한 해결책에 도달하지 못한다. PAOT 조력자는 논쟁에 개입할 적기를 선택해야만 하며 그들을 궁극적 목적으로 이끌어나가야 한다.

두 번째, 강조할 점은 흔히 볼 수 있는 주위의 모범사례들을 사용하라는 것이다. 참가자들에게 친숙한 사례들이나 실제의 해결사례를 공유함으로써 참가자들 스스로의 행동을 유도할 수 있다. 다른 곳에서 가능한 많은 좋은 해결책을 찾도록 노력하라. 그리고 훈련목적에 따라 그것들을 참가자들과 공유하라. 이러한 친숙하고 쉽게 인식할 수 있는 사례들이 참가자들이 집으로 돌아갔을 때 잊혀지지 않는 인상을 남길 것이다.

셋째, 자신의 의견을 많이 언급하지 말고, 가르치려하는 대신, 경험의 공유를 중시하라는 것이다. 촉진자는 일반적으로 참가자보다 많은 지식을 가지고 있다. 그러나 PAOT 과정에선, 촉진자들은 참가자들이 실용적인 경험을 공유할 기회를 주어야만 한다. 이미 언급했듯이, 촉진자들은 참가자들이 경험하는 것을 격려해야 하지만, 절대 그들의 문제를 해결하는 방법을 가르치려 해서는 안된다. 참가자들이 묻는 기술적인 질문들은 모두가 다른 참가자들이 답하도록 해야 한다. 절대로 가르치지 말며, 절대로 자신의 생각을 언급하지 말며, 참가자들이 따라야 할 어떤 방법을 제시하지 않는다는 것이 PAOT 촉진자의 특징이다. 그러나, 참가자들이 너무 일반적으로 문제를 논의하거나 단지 하나의 아이디어만을 제시하거나, 토의가 주요 핵심에서 벗어날 때 혹은 참가자들끼리 의견이 대립될 경우에는 토론에 개입하여야 할 수도 있다.

넷째, 약점과 문제점 대신 강점과 성과들을 강조하라. 비록 그것이 보잘 것 없거나, 요구하는 것과 관련이 없을지라도 참가자들의 긍정적 제안에 주의를 기울여라. 그들의 노력들을 칭찬해주면 참가자들은 여러분이 정말로 자신들의 독창력에 가치를 두고 있다는 것을 알게 될 것이다. 약점이 아닌 긍정적인 면과 그들의 의사개진노력에 초점을 두고, 그들이 더 나은 행동을 취하도록 격려해 주어라. PAOT 촉진자들은 항상 긍정적인 사람이 되어야 한다. 다시 말하면 참가자들의 성과와 가치있는 것이면 어떤 의견도 믿을 수 있도록 노력해야 한다.

다섯째, 친근한 태도를 지녀라. 따뜻하고 친근한 태도는 참가자들의 마음을 열고 그들의 생각을 가능한 한 향상된 모습으로 말하게 하는 것을 촉진한다. 게다가 그러한 태도는 참가자들을 자신 있게 만들어줄 것이고 미래의 향상된 계획을 위한 실용적인 방향으로 인도해줄 것이다. 비판적이고 강압적인 태도는 그들이 솔직한 생각을 교환하는 것을 방해할 것이다. 모든 참가자들에게 주의를 기울이고 시간을 같이 보내라.

여섯째, 강사가 아닌 조력자가 되도록 노력하라. PAOT 촉진자들은 참가자들을 공통의 생각과 행동으로 연합시키는 방법을 알고 있는 사람들이다. 상호 협조적인 행동을 통해 얻어지는 잇점을 그들에게 말한다. 협동은 순조롭고 빠른 변화를 보장해줄 것이다. 참가자들 간에 친밀한 관계를 유지하는 것은 촉진자들의 책임이다. 이것은 그들이 훈련과정에 있을 때뿐만 아니라 집으로 돌아가서도 마찬가지이다.

(6) PAOT 워크샵 실제 사례

PAOT 워크샵을 잘 조직하면 참가자들에게 좋은 인상을 남기게 될 것이다. 이것은 철저하게 준비하는 것 뿐 아니라, 많은 사람들의 전적인 협력을 필요로 하기 때문에 트레이너들에게는 하나의 도전이다. PAOT 프로그램에서는 참가자들이 주된 역할을 하게 된다. 그러므로 참가자 모집이 특히 중요하며 엄격한 모집과정을 필요로 한다. 경험에 의하면 참가자들을 잘 선정하는 것만으로도 70% 정도는 성공이다.

① 참가자 모집

PAOT 프로그램의 결과는 참가자들이 그들의 일과에 있어서 실질적인 개선을 실천하려는 반응이다. 또한, 지역사회 개발 프로그램에서는 주로 가구주들이 많은 중요한 혁신적인 이슈들을 결정하게 된다. 그러므로 PAOT 프로그램 참가자로는 스스로 어떤 변화를 결정할 수 있는 분들이 가장 좋다. 적절한 참가자들을 더 잘 모집하기 위해서는 마을의 이장 또는 부녀회를 통하여 미리 PAOT에 대한 간단한 준비모임을 통하여 마을민의 이해를 높이는 것이 좋다.

② 프로그램 홍보

좋은 참가자들을 모집하기를 원한다면, 프로그램을 마케팅 하는 것이 필수적이다. 무엇보다도 우선적으로 마을의 리더(이장, 청년회장, 부녀회자 등)들을 간단한 회의에 초청하여 간단하게 이 프로그램을 통해 기대되는 결과뿐 아니라 프로그램의 목적과 그 내용들을 소개할 수 있다. 당신은 또한 리더들의 헌신적인 지원을 위해 프로그램의 영향 뿐 아니라 참가자들의 조건에 관해 분명하게 설명할 수 있다. 당신이 이러한 예비단계에 더 많은 시간을 쓰면 확실히 더 훌륭한 결과를 얻게 될 것이다.

③ 참가자들을 이해하라.

참가자들의 명단을 입수한 후에 다음 단계는 그들을 만나는 것이다. 참가자 방문의 목적은 참가자들로 하여금 프로그램의 목적을 더 잘 이해하게 해 주고, 그들이 기꺼이 참여하도록 확인하며, 참가자들의 작업장으로부터 좋은 사례들을 수집하기 위해서다. 참가자들에게 정확한 날짜와 프로그램의 목적을 소개하고 필요하다면 그들과 함께 워크샵 장소를 결정한다. 그들의 작업조건과 개선 가능성에 관한 명확한 견해를 얻어라.

④ 워크샵 준비

각 워크샵마다 참가자 수가 30명을 넘지 않도록 해야 한다는 것을 명심하라. 그리고 워크샵 장소는 진행하기에 공간이 여유가 있고 편안한 방을 선정하라. 그러나 장소는 내용이나 참가자들의 배경에 따라 적절하게 바뀔 수 있다. 장소가 어디든 몇 가지 중요한 점은 체크리스트 실습장소와 멀지 않아야 하고 프로젝터 전원에 문제가 없고 환기가 잘 되어야 하며, 창문에 커튼을 칠 수 있어야 한다. 참가자들로 하여금 적극적인 참여와 동기부여를 위해 통상적인 의자 배열을 피하고, 참가자들이 얼굴을 마주 보고 서로 토의할 수 있도록 좌석을 배열하라. 그룹토의 시에도 크게 바꾸지 않게 좌석을 배열하는 것도 매우 중요하다. 촉진자는 시청각 기자재를 잘 준비해야 한다. 모든 시청각 기자재들은 프로그램 시작 전에 미리 준비되어져 있어야 한다. 적절한 높이의 스크린, 컴퓨터(노트북)와 빔 프로젝터 등이 사전에 점검되어져 있어야 하고, 정전 등의 돌발사태에 대비하여 여분의 전구나 발전기를 준비해 두어야 한다. 한 세션이 끝나면 짧은 휴식시간을 가지고 커피나 간단한 다과를 들 수 있는 홀이나 별도의 방이 있어서 참가자들이 긴장을 풀고 서로 정보를 교환할 수 있게 하라. 기분전환을 위해 음료수나 과자, 과일을 공급하라. 그러나 너무 많은 것을 준비하거나 시간이 낭비되게 하지 말라. 그리고 휴식 공간 구석에 꼭 휴지통을 준비하라.

⑤ PAOT 워크샵의 실행

개회식은 10분 이내로 짧아야 하는데 체크리스트 실습을 전후해서 가질 수 있다. 워크샵의 중요성을 높이기 위해 인사말을 할 만한 대표나 리더들을 초청할 수 있다. 실습에 들어가기 전에 체크리스트 사용방법이나 내용을 분명하게 설명해야 한다. 이 실습은 참가자가 스스로 현장을 둘러보거나 파악하고 필요한 정보를 위해 책임자에게 인터뷰를 하는 방식이다. 촉진자로서 당신은 체크리스트 실습에 동참해서 어려운 말들을 설명해 주거나 참가자들로 하여금 동기부여가 되게 한다. 당신은 참가자들에게 절대로 당신의 주관적인 아이디어를 제시해서는 안된다. PAOT 촉진자가 꼭 해야 할 일은 그들이 하는 일을 조용히 따라가며 그들에 주어진 시간을 기억하게 하고 격려하는 것이다. 체크리스트 실습을 성공적으로 잘 준비하게 되면 워크샵에 매우 유익하므로 이 중요한 세션을 어떠한 이유로라도 빼거나 그 내용을 수정해서는 안된다.

체크리스트 실습 후에 워크샵 장소로 돌아오면 참가자들을 6~7명으로 구성되는 소그룹으로 나누어 그룹토의가 이루어지게 준비한다. **첫 번째 그룹토의의 주제는 "체크리스트 실습을 통해 1가지 좋은 점과 1가지 개선되어야 할 점을 찾아라."가 될 것이다.** 첫 번째 그룹토의의 주된 목적은 참가자들이 그룹토의에 익숙해 질 수 있는 기회를 만들어 주며, 참가자들에게 무엇이 좋은 점이고 무엇이 개선되어야 할 점인지를 알게 한다. 그룹토의를 위한 시간은 15분이 넘지 않게 하고 각 그룹은 한사람을 선정하여 발표하게 한다. 이 세션의 성공은 소그룹리더들이 참가자들의 생각들을 잘 조절해서 여러 가지 생각들 가운데 우선적인 한가지를 선택해 내는 방법을 알며 발표자가 특별하고도 간결하게 잘 설명하느냐에 달려 있다. 촉진자로서 당신은 참가자들의 아이디어에 관한 언급들을 총괄하고 그들을 칭찬하면 된다. 각 그룹에서 발표한 아이디어들의 옳고 그름을 분석해서는 안되며, 참가자들로부터 긍정적인 방향으로 모든 갈등들을 조정하여 전체토의가 원만하게 이루어질 수 있도록 도울 수는 있다. 이 세션을 통하여 그들에게 나쁘거나 틀린 점이라는 말 대신에 개선되어야 할 점이라는 바른 용어를 사용하게 해야 한다는 점을 기억하라.

그런 다음 금일 논의 될 **각각 세션을 통하여 좋은 개선방안을 나누라.** 금일 논의 될 내용은 1일의 교육일 경우 3가지 정도의 주제로 세션을 결정하면 된다. 저자는 다음과 같이 하루 분량의 교육일정을 가지고 실시하였다.

농작업 안전향상을 위한 주민워크숍

1. 목적
   - ㅇ 참여형 개선활동기법(PAOT)을 통한 농작업 안전향상을 위한 실천의지 고양
   - ㅇ 농작업개선을 위한 개선방향 정립 및 실행으로 보다 안전한 농작업 현장조성
2. 시기 : 2006. 11. 5. 09 : 30 ~
3. 장소 : ㅇㅇ면 사무소
4. 대상인원 : ㅇㅇ면 ㅇㅇ마을민 30명
5. 주요내용
   - ㅇ 마을 이해하기 : 2개조로 구성
     - 마을안, 농작업 현장 둘러보면서 체크리스트 작성
   - ㅇ 참여형 개선활동 기법(PAOT) 설명 및 ㅇㅇ마을 장점 및 단점모으기
   - ㅇ 제1주제 : 농작물 운반과 보관
   - ㅇ 제2주제 : 작업대와 연장, 도구
   - ㅇ 제3주제 : 복지시설 및 농작업 조직관리
   - ㅇ 우리 마을 문제점에 대한 우선순위 정하기 및 해결방안 모색
6. 세부일정
   - ㅇ 10 : 00 ~ 10 : 30 참여형 개선활동 기법(PAOT) 설명 및 체크리스트 설명
     - 참여형 개선활동 기법(PAOT) 설명(15분)
     - 농작업 환경 체크리스트 설명 및 이해 도모(15분)
   - ㅇ 10 : 30 ~ 12 : 00 ㅇㅇ마을 살펴보기와 문제 모으기, 조 선정
     - 강사진과 마을민들이 함께 마을과 농사짓는 곳을 둘러봄

- 마을을 우선 둘러보는 팀: 농업기술센터, 마을민 일부
- 농작업 현장 우선 둘러보는 팀: 경상대학교, 마을민 일부
- 조 선정: 조 이름 정하기, 조장 선출

○ 12 : 10 ~ 13 : 10 중식시간

○ 문제의 원인과 실현가능한 해결방법 찾기

- 13 : 00 ~ 14 : 00 제1주제. 농작물 옮기기와 보관, 작업대와 연장, 도구
  1) 13 : 00 ~ 13 : 20 원리 및 사례발표
  2) 13 : 20 ~ 13 : 40 조별토의
  3) 13 : 40 ~ 14 : 00 조별발표 및 휴식
- 14 : 00 ~ 15 : 00 제2주제. 농기계 안정, 농작업환경과 위험요인
  1) 14 : 00 ~ 14 : 20 원리 및 사례발표
  2) 14 : 20 ~ 14 : 40 조별토의
  3) 14 : 40 ~ 15 : 00 조별발표 및 휴식
- 15 : 00 ~ 16 : 00 제3주제. 복지시설 및 농작업 조직관리
  1) 15 : 00 ~ 15 : 20 원리 및 사례발표
  2) 15 : 20 ~ 15 : 40 조별(개인)별 개선계획 토의
  3) 15 : 40 ~ 16 : 00 조별(개인)별 발표
- 16 : 00 ~ 16 : 30 우선순위 정하기 및 해결방안 모색
  1) 전체 토론 및 안전하고 건강한 마을 가꾸기를 위한 최우선 사업에 대한 사업목표 정하기

이 시간은 참가자들에게 마을민들이 모은 좋은 사례나 해결책들을 나눌 기회이다. 주민들이 가지고 있는 현장중심의 좋은 사례들이 많을수록 전체적인 프레젠테이션은 더 확신을 가지게 된다. 각 세션별 발표시간은 20분이 넘지 않게 해야 한다는 것을 잘 명심하라. 경험상으로 세션 발표시간이 길어지면 워크샵에 도움이 되기는 커녕 오히려 마이너스가 된다. 워크샵 전에 참가자들의 현장을 방문하면서 모은 좋은 사례들을 함께 나누는 것이 바람직하다. 참가자들은 자기가 해 온 일을 매우 기쁘게 생각하고 자랑스럽게 생각할 것이다. 그리고 그들은 틀림없이 그들의 일터로 돌아간 후에 여러 개선들을 이루어 낼 것이다. 각 기술적인 세션 발표 후 그룹토의를 하게 된다. 그룹토의의 내용은 항상 기술적인 세션과 체크리스트 실습과의 관계에 초점을 맞춘다. 그러나 이러한 질문은 첫 번째 세션과 약간 다르다. 참가자들은 하나가 아니라 3가지 점을 찾아내야 한다. 개선되어야 할 점에 대해서는 참가자들로 하여금 토의를 통해 그 조건에 맞는 실제적인 해결방안을 찾아내게 해야 한다. 이렇게 질문은 던진다. "체크리스트 실습을 통해 3가지 좋은 점과 3가지 개선해야 할 점을 찾아내고 이것에 대한 여러분들의 최선의 해결방안을 찾아보세요" 그런 다음 그룹토의를 통해 그들 자신의 경험과 지식을 토대로 어떤 특정한 일에 대해 체계적으로 이해하고 그들의 낡은 전통적인

방식을 바꿀 수 있다. 실습현장에서 발견한 좋은 해결방안을 기술하고 3가지 최선의 해결방안을 찾아낼 수 있어야 하며 더 나아가 해당 세션에서는 참가자가 체크리스트 실습 후 가진 첫 번째 그룹 활동에서 보다 더 분명한 좋은 해결방안들을 제시해야 한다. 이 그룹토의를 통해 현명하고 간단하면서도 비용이 많이 들지 않는 해결방안들을 확실하게 찾아낼 것이다. 그들이 제안한 해결방안이 실현가능성이 어느 정도인지 확인하기 위해 모든 참가자들이 참가하는 전체 토의가 필요하다. 조력자는 전체 토의를 통해 여러 의견들을 절충하고 각 그룹들이 제시한 귀한 해결방안들을 요약할 수 있는 능력을 잘 발휘해야 한다. 참가자들의 아이디어들을 요약하고 절충하는 방법을 잘 아는 것이 PAOT 조력자의 도전적인 임무중 하나다.

마지막으로 개선의 실행 시간을 가진다. 이것은 PAOT 워크샵에서 최종 의사결정을 하는 세션이다. 참가자들은 체크리스트 실습 현장에서 찾아낸 많은 실제적인 해결방안들을 가지고 자신들의 문제를 해결해야 한다. 그들은 같은 사업장이나 가족들끼리 함께 모여 그들 자신의 일상문제 해결책을 찾기 위해 노력해야 한다.

토의 주제로 "당신의 농작업장이나 가정에서 3개월 이내에 실행 가능한 3가지 실천계획과 6개월에서 1년 이내에 실천할 수 있는 3가지 중장기 실천계획을 세우십시요"라고 던진다.

자신의 문제보다 다른 사람의 문제를 해결하기가 더 쉽다. 그들이 그들 자신의 문제해결을 위해 어떻게 시작할 수 있겠는가? 모든 참가자들이 자기들의 개선활동을 시작하는 방법을 알고 있다는 것을 확실히 하기 위해 촉진자는 아래의 3가지 질문을 간단하게 설명해 줄 수 있다.

· 현장에서 이용 가능한 기술이나 자재를 이용하라.
· 단순하면서도 비용이 적게 드는 방법부터 시작하라.
· 개선활동을 점차적으로 실천하라.

이 세션에서는 여러 곳에서의 개선 전후의 성공사례나 교훈들을 보여줄 수 있다. 참가자들은 각자가 모든 사람들 앞에서 자신이 기여할 수 있는 것에 대해 발표한다.

4 실제 실시한 결과에 대한 평가

아래의 결과는 저자가 일개 마을을 대상으로 농작업 안전보건에 대한 3년간의 사업에 대한 결과들이다. 3년 동안 사업을 하면서 Photovoice와 PAOT를 각각 1차례 실시하면서 주민들이 스스로 마을의 문제점과 장점을 발견하는 과정을 익히도록 하였다.

이 마을의 주요 위험요인에 대한 문제로는 경사진 곳에서의 불편한 작업자세와 위보기 작업으로 인한 자세, 농약중독, 중량물 이동 등이었다. 또한 마을 주요 장점으로는 무엇보다도 마을민간의 신뢰성이 높다는 것이며, 과수(단감, 포도) 재배로 경제적 수준이 일반 농촌치고는 높다는 것이다.

표 15-1. 마을 주요 문제점

문제의 우선 순위	건강문제	주요대상 작업
경사진 곳에서의 불편한 작업자세	허리, 무릎 부위 통증	경사진 곳에서의 모든 작업
위보기 작업으로 인한 불편한 작업자세	허리, 어깨, 목, 무릎 통증	감 및 포도의 모든 작업
농약 중독 위험	농약중독, 접촉성 피부염	감 및 포도 농약 살포
중량물 이동의 어려움	허리 통증	경사진 곳에서의 모든 중량물 이동 작업(특히 수확 등)

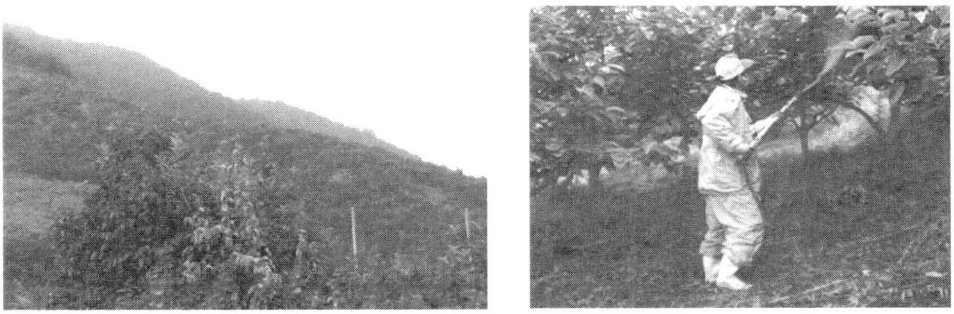

그림 15-1. 경사진 곳에서의 작업자세

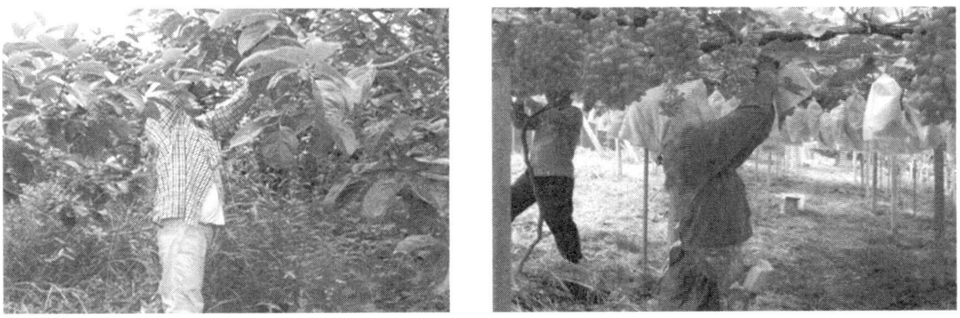

그림 15-2. 위보기 작업자세

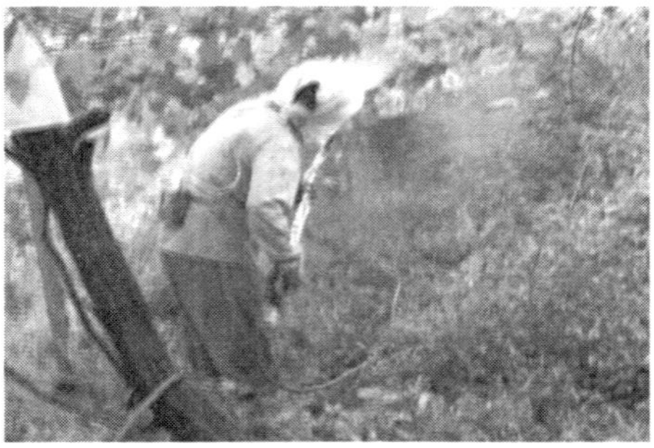
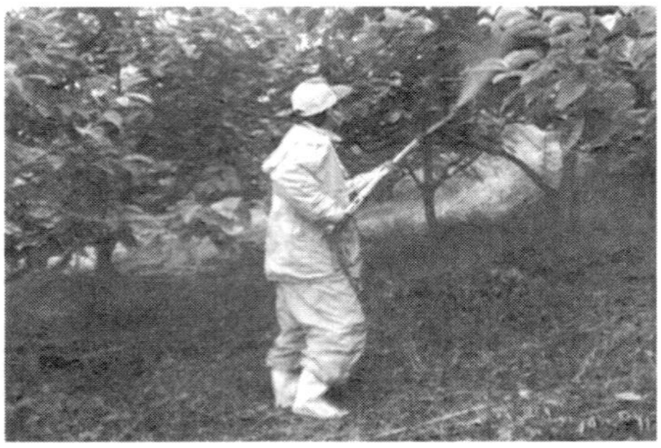

그림 15-3. 농약 작업

사업의 평가는 일반적 건강수준과 농업인들 특히 이 마을에 많은 근골격계질환 증상의 변화 그리고 농작업과 관련된 증상, 농약살포 현황, 농기계 안전수칙 준수 현황 등을 비교 분석하였다.

1) 일반적 건강수준

대상자들의 건강수준을 사업전, 후 SF-12로 측정하였다. 신체기능, 일반적인 건강수준, 감정적 역할제한 등이 증가하였고, 나머지는 감소하였지만, 최종적인 육체적 건강수준과 정신적 건강수준은 48.6점에서 59.2점으로, 55.4점에서 63.8점으로 증가하였다.

표 15-2. 조사대상자들의 건강수준의 변화 (단위 : 평균 ± 표준편차)

항 목	사업전	사업후
신체기능	31.3±28.1	58.5±37.5
신체적 역할제한	63.9±52.9	57.0±31.4
통증	64.3±28.5	62.8±30.0
일반건강	45.2±21.7	55.0±23.8
활력	44.3±18.6	43.5±29.0
사회적 기능	93.8±26.1	77.6±32.9
감정적 역할제한	30.5±43.9	66.3±30.2
정신건강	66.7±18.2	66.7±23.4
전체적인 육체적 건강수준	48.6±10.8	59.2±16.5
전체적인 정신적 건강수준	55.4±11.6	63.8±18.7

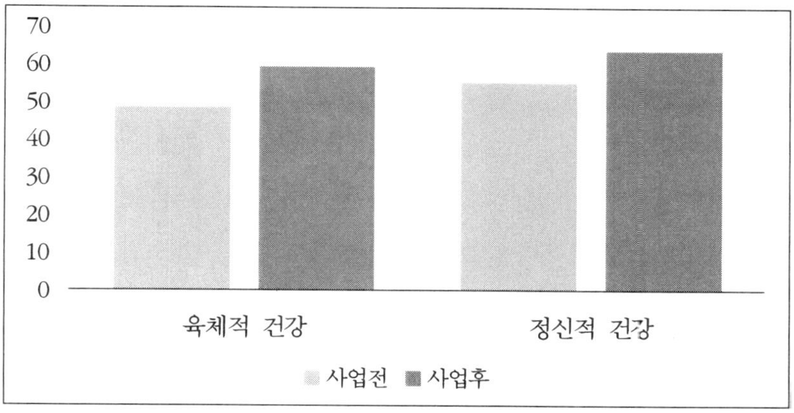

그림 15-4. 주관적 건강수준의 변화

2) 근골격계 증상 설문지 분석 결과

사업의 일환으로 마을에서 주민들이 스스로 지난 3년동안 근골격계 질환 예방과 관련하여 근육이완운동, 체조 등의 실습교육이나 운동프로그램에 참여한 적이 있는 사람은 51.6%, 지난 1년동안 근골격계 질환 예방을 위해 농작업 전후 및 일상생활 중에 근육이완운동이나 근력강화운동을 한 적이 있는 사람은 37.5%였다.

표 15-3. 근골격계질환 교육 및 실습

구 분	%
지난 3년동안 근골격계 질환 예방과 관련하여 근육이완운동, 체조 등의 실습교육이나 운동프로그램에 참여한 적이 있는 사람	51.6
지난 1년동안 근골격계 질환 예방을 위해 농작업 전후 및 일상생활 중에 근육이완운동이나 근력강화운동을 한 적이 있는 사람	37.5

근골격계 증상에 대한 호소율 조사에서 목, 어깨, 팔, 손 등에 대한 것은 조금씩 감소되었지만(어깨의 경우 유증상자는 증가하였지만 나머지 기준 1, 2, 3에 의한 것은 조금씩 감소) 허리와 다리에 대한 증상 호소율은 조금씩 증가하였다. 이는 연령에 의한 퇴행성관절염의 악화와 유관한 것으로 보이므로 실제 사업의 효과로 인한 나머지 부위 증상호소율은 감소하였다.

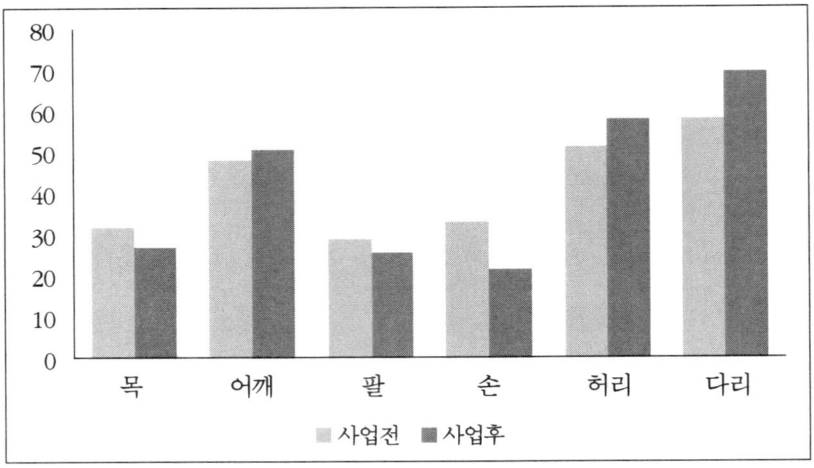

그림 15-5. 사업전, 후 유증상자 비율의 변화

3) 농작업 관련 증상

사업전과 비교하였을 때 언제나 증상을 느낀다고 응답한 자의 비율이 전 항목에서 감소하였다. 지난 한달 동안 어깨가 결리고 아픈 경우는 21.9%→16.0%, 허리가 아픈 경우는 28.4%→21.9%, 손발이 저린 경우는 15.4%→7.5%, 자다가 소변 때문에 1회 이상 일어난다는 경우 29.5%→26.3%, 숨이 가쁘거나 숨이 차다는 경우 8.6%→6.5%, 밤이 잠이 잘 안 온다는 경우 20.2%→16.0%, 현기증이 있다 9.7%→5.3%, 헛배가 부르다 6.5%→5.3%로 감소하였다. 반면 언제나 증상이 있다는 비율이 감소한 것에 비하여 상대적으로 때때로 증상을 느낀다는 비율은 증가하였다.

표 15-4. 사업전, 후 농부증의 항목별 증상 변화

증 상	사업전(%)		사업후(%)	
	언제나	때때로	언제나	때때로
어깨가 결리고 아프다.	21.9	47.9	16.0	51.1
허리가 아프다.	28.4	46.3	21.9	58.3
손발이 저리다.	15.4	41.8	7.5	41.9
자다가 소변 때문에 1회 이상 일어난다.	29.5	42.1	26.3	53.7
숨이 가쁘거나 숨이 차다.	8.6	32.3	6.5	28.0
밤에 잠이 잘 안 온다.	20.2	23.4	16.0	30.9
현기증이 있다(어지럽다).	9.7	35.5	5.3	27.7
헛배가 부르다(배가 더부룩하다).	6.5	28.0	5.3	17.9

사업전후 농부증의 변화에서도 농부증 음성은 감소하였지만(22.2%→16.5%), 농부증 역시 감소하여(37.8%→33.0%)로 감소하여 결과적으로 농부증 의증의 비율이 증가하였다.

표 15-5. 사업전, 후 농부증의 변화 (%)

	농부증 음성	농부 의증	농부증
사업전	22.2	40.0	37.8
사업후	16.5	50.5	33.0

4) 농약살포 준수사항

사업전후 농약살포 작업과 관련하여 농약의 선택시 독성정보를 유념해서 선택하는 경우 절반정도(44.7%)가 반드시 지키는 것으로 응답하였으나 사업후에는 60.4%가 반드시 지킨다고 응답하였으며, 사업전 70.7%가 반드시 사용법과 용량을 설명대로 지키며, 농약 회석시 반드시 마스크를 착용하는 경우는 68.9%였는데 사업후 83.9%, 85.1%로 증가하였다. 농약 방제시 절반이상(78.7%)이 매번 세탁된 옷을 착용한 후 살포를 하였는데 이 역시 83.9%로 증가하였으며, 소독 중에는 음주나 흡연을 하지않는 것의 비율은 76.0%에서 88.5%로 증가하였으며, 절반정도(56.0%)는 피곤할 때는 농약을 뿌리지 않았는데 83.0%로 증가하였고, 음주

표 15-6. 농약살포시 준수사항

항 목	사업전(%)		사업후(%)	
	반드시 지킴	대체로 지킴	반드시 지킴	대체로 지킴
농약의 독성정보를 유념해서 선택	44.7	15.8	60.4	27.1
사용법과 용량을 설명대로 지킴	70.7	22.7	83.9	16.1
농약 회석시 마스크 착용	68.9	6.8	85.1	5.7
농약 방제시 매번 세탁된 옷을 착용	78.7	9.3	83.9	11.5
소독중 음주나 흡연 안함	76.0	9.3	88.5	4.6
피곤할 때는 뿌리지 않음	56.0	22.7	83.0	13.6
음주 후에는 뿌리지 않음	80.0	10.7	95.5	2.3
한낮에는 뿌리지 않음	60.0	17.3	86.2	11.5
소독작업 후 바로 옷을 갈아입음	76.0	17.3	87.4	11.5
소독작업후 비누로 목욕을 함	89.3	5.3	92.0	6.8
농약작업복을 가족의 다른 옷과 별도로 세탁	60.0	12.0	88.6	10.2
보호장비 세탁시 손상이 없도록 조심하며 세탁후 잘 보관함	56.8	21.6	80.7	18.2
작업이 끝난 후 방제기(SS기 또는 경운기)를 세척함	49.3	9.3	56.8	34.1

후에는 농약을 절대 뿌리지 않는 것으로 응답한 비율은 80.0%에서 95.5%로 증가하였으며, 60.0%는 태양 빛이 뜨거운 한낮에는 농약뿌리기를 자제하였는데 이 역시 86.2%로 증가하였다. 76.0%, 89.3%가 소독작업 후 비누로 목욕을 하고 옷을 갈아입었는데 87.4%, 92.0%로 증가하였다. 60.0%가 농약작업복과 가족의 다른 옷과 별도로 세탁을 하였으나 사업 후 88.6%로 증가하였다. 또한 절반이상(56.8%)이 보호장비 세탁시 손상이 없도록 조심하며 세탁한 후 잘 보관하는 반면 작업이 끝난 후 방제기(SS기 또는 경운기) 세척작업을 반드시 하는 경우가 49.3%였는데 80.7%와 56.8로 증가하였다.

5) 주요 농기계 사용 안전보건행위 현황

사업전 설문조사 결과 경운기 및 트랙터 안전보건행위가 낮게 응답하였으나 교육 실시 후 전체적으로 농기계 안전보건에 대한 행위 인식이 증가하였다. 그러나, 일반 도로에서 핸들사용에 대한 필요성에 대한 교육이 필요하며, 안전화 착용, 좌우독립브레이크 사용에 대한 것, 후방작업시 트랙터 밸런스웨이트 장착 등이 미진하여 지속적인 개선이 필요하다.

표 15-7. 농기계 안전보건행위 현황 (단위 : %)

구분	안전보건행위		사업전	사업후
경운기	일반도로에서 주행시 방향전환	핸들	21.0	64.5
	저속 주행시	조향클러치	74.0	97.8
	음주 운전	예	36.0	0.0
	음주 운전시 동승자 동반	예	68.0	6.8
트랙터	안전화 착용	안전화	0.0	33.3
	로터리 회전 중 접근	예	0.0	16.7
	좌우 독립브레이크 연결 안함	예	16.0	60.0
	음주 운전	예	0.0	0.0
	음주 운전시 동승자 동반	예	0.0	0.0
	후방작업시 밸런스웨이트 미장착	예	43.0	25.0

3년간 농작업 안전예방과 건강증진을 위한 사업을 실시한 결과 인식률 증가가 많이 없었지만, 농기계, 농약에 대한 주의가 많이 향상되어 결과적으로 농작업 재해율 감소와 함께 건강수준의 증가가 있었다.

5 결 론

역사적인 관점에서 볼 때, 참여형 실천 연구(PAR) 전략의 탄생에는 연구자들이 지역사회에 직접적인 편익을 거의 제공하지 못하는 연구를 수행한다는 인식이 중요한 요인이 되었다. 지역사회의 시간과 자원 그리고 장점을 이용하여 수행된 연구에서도 그러했다. 참여형 실천 연구와 지역사회중심 전략들의 탄생에는 또한, 공중보건실천 조직과 대학들이 지역사회의 주민들을 문제화하고, 지역사회중심의 해결책 보다는 개인적 해결책을 찾았으며, 주민들 사이의 유기적 관계를 강화하기보다는 의존성을 심화시켰다는 인식도 중요한 역할을 했다. 더 나쁜 경우에는 지역사회 주민들이 연구자들로부터 자신들이 실험대상이며 기만당하고 있다고 느낄 수도 있다. 혹은 주민들은 데이터가 남용될 수 있다고도 생각한다.

참여형 실천연구 프로젝터의 모든 단계 각각에 완전한 참여가 보장되어야 하나? 이러한 질문에 대답하기 위해서는 고려해야 할 몇 가지 중요한 사항이 있다.

첫째, 실제적 연구영역에서 사업의 운영진들과 지역사회 주민들은 모든 단계에서 완전한 참여를 위해 노력해야 한다고 볼 수도 있다. 그러나 집단 참여에 관한 일부 정의에서 지역사회 구성원들과 정책결정자들, 그리고 대학 연구진 각각이 서로 다른 능력을 가지고 모인다는 것으로 보고 있다. 즉, 연구자들과 지역 주민들은 동료로서 함께 일하지만 서로 다른 기술들을 보유하고 있다. 그러므로 효율성을 최대화하고 주민들의 경험을 적절히 활용해야 한다. 예를 들어, 함께 일함으로 주민들의 관점이 연구자들에게 연결될 수 있으며, 연구자들은 주민들에게 새로운 방법론이나 교육, 그리고 상담을 제공할 수 있다. 자신들이 가진 힘이나 특권 등과 상관없이, 참가자들은 다른 주민들이 가진 기술과 도구, 자원 그리고 시간을 유익하게 활용할 수 있다. 이상적인 방법론에서는 모든 참가자들이 어느 단계에서나 자신이 역할을 담당할 지를 선택할 수 있다.

두 번째, 참가자들은 각자 서로 다른 필요에 의해 모인다. 예를 들어, 지역사회 구성원들은 시급한 지역 문제를 다루고자 하며, 정책결정자들은 자신들이 선거구민들의 요구에 반응할 수 있음을 보여 주려 하고, 대학 혹은 연구소에서는 논문으로 발표하기 위해서다. 그와 동시에, 서로 다른 참가자들은 삶의 질을 향상시키고 변화를 이룩하기 위한 목적으로 뭉쳤다.

어쨌던 참여형 실천 전략의 하나로서 Photovoice와 PAOT를 제시하였으며 이들에 대한 저자의 경험 역시 미숙하지만 이 전략을 가지고 사업을 하면 할수록 우리 지역 주민의 역량에 감동하며 오히려 앞서 나가 있다는 것을 실감하고 있다. 지금까지 주민들은 정부의 일방적인 사업방식에 익수하다보니 본인들의 능력을 발휘하지 못할 뿐이다. 이제라도 주민의 생각과 실천으로 살기 좋은 지역을 만들기 위한 사업을 수행하여야 할 것이다.

참고문헌

1. Khai T, Kawakami T, Kogi K. Participatory Action Oriented Training-Trainer's Manual. Center for Occupational Health & Environmental. Can Tho. Vietnam. 2001. pp 5-50.
2. Kogi K. Facilitating participatory steps for planning and implementing low-cost improvements in small workplaces. Applied Ergonomics 2008 ; 39 : 475-481
3. Wang CC et al. Photovoice as a Participatory Health Promotion Strategy. Health Promotion International, 1998 ; 13(1) : 75-86
4. Wang CC. Photovoice : A Participatory Action Research Strategy Applied to Women's Health. Journal of Women's Health, 1999 ; 8(2) : 185-192.

제 16 장

건강도시 진주와 공중보건 리더쉽 개발[1)]

지난 2006년 서태평양지역 건강도시연맹(AFHC) 가입이후 지속가능한 건강도시 진주만들기에 노력해 온 진주시(보건소)가 AFHC 건강도시 시상 3개 분야 중 2개 수상을 하게 되었다.

AFHC 국제건강도시상은 연맹가입도시를 대상으로 매년 모범적인 활동을 해 온 기관에 대해 수여되는 것으로 이번에 진주시는 '건강도시 진행과정 평가와 결과사정' '건강도시에서의 대중매체의 혁신적 이용' 2개 분야의 수상을 하였다. '건강도시 진행과정 평가와 결과사정'은 보건소 주도하에 관련기관단체의 참여 유도과정에서 건강하고 지속가능한 도시만들기를 위한 12단계 모형을 꾸준히 적용하려 노력해온 과정 등을 년차적으로 계속해 온 점을 인정받았다.

'대중매체의 혁신적 이용' 부분은 '활동적 생활도시'조성을 위해 사회마케팅 기법을 이용하여 YMCA와 같은 시민단체가 주도하여 진주시의 각종 기관단체들이 대중매체를 통한 홍보에 참여해 온 노력을 인정받은 것이다. 즉 라디오나 텔레비전, 택시광고를 위해 '1530 건강혁신' 등 자료를 자체개발하고 CM송, 건강도시 로고 및 슬로건 등을 주민참여형으로 지역정서에 개발하여 활용한 것을 일컫는다.

한편 국내에서 2개 분야를 수상한 지방자치단체는 서울특별시 강남구와 경상남도 진주시가 유일하며 1개 분야는 서울특별시 성북구청, 충청남도 금산군이 선정되었다.

시상은 2008년도 건강도시연맹 총회(10월 23일~10월 26일)에 있을 예정이다.

(2008. 03. 21 진주 뉴스)

1 지역사회의학과 건강도시(The Healthy Cities)

지역사회의학이라는 용어는 의학, 공중보건학, 환경위생, 예방의학, 사회의학 등의 다양한 용어의 내용을 포괄하는 용어로서 의료의 비인간화와 의료비의 급격한 상승과 같은 현대의

---

1) 고광욱(고신의대, kwkoh@kosin.ac.kr)

표 16-1. 지역사회의학과 치료의학의 차이

구분	치료의학	지역사회의학
목표	개인의 건강회복	지역사회 주민의 건강과 복지 증진
대상	개인	인구집단
관심	환자	환자를 포함한 지역사회 전 주민
관계	의사-환자	보건의료종사자-지역사회주민
증상	두통, 발열같은 개별 증상	유병률, 사망률 등 지역보건지표
진단	개인 질병 발견	지역보건문제 발견
치료	질병의 치료와 상담 및 보건교육	보건사업과 보건교육
의료의 범위	진단과 치료 위주	접근도, 지속성, 효율성을 포함한 전 범위
효율과 효과	효과에 관심	효율에 관심
팀 개념	없음	있음
지역사회의 참여	지역사회의 자발적인 참여 없음	지역사회의 자발적인 참여 필요

자료 : 예방의학 개정3판 수정증보판. 계축문화사. 2007. 2 848쪽

학의 문제점, 만성 생활습관병의 증가, 환경악화, 시민사회의식의 증가와 의료요구의 증가, 의료자원의 편중 등을 해결하고자 1970년대에 대두된 개념이다. 지역사회의학은 그 근원을 19세기 초의 공중보건학 운동과 사회의학에 두고, 병원을 중심으로 한 환자위주의 진료를 초월하여 개인에 대한 보건의료서비스, 환경문제의 해결, 사회 정책적 측면에서의 건강문제 해결방안을 포함하여 종합적인 접근법을 펼친다. 즉 전통적인 의료가 개인질병의 진단과 치료의 과학이라면 지역사회의학은 지역사회 인구집단의 건강문제 인식과 해결의 과학이라 할 수 있어서 다음의 표와 같이 치료의학과 비교된다(대한예방의학회, 2007).

이러한 지역사회의학은 1970년대말 알마아타 선언을 통해 '일차보건의료(Primary Health Care)란 이름으로 공식화되었는데 이는 아래 표에서 보듯이 전통적인 기본보건의료와는 확연한 차이를 보이는 개념이다. 일차보건의료는 "필수적인 보건의료를 지역사회와 각 개인과 가족이 받아들일 수 있고 비용지불이 가능한 방법으로 그들의 전적인 참여하에 골고루 활용할 수 있도록 하는 실제적인 접근방법"이라 하여 단순한 일차진료나 간호만을 의미하는 것이 아니고, 개인, 가족 및 지역사회를 위하여 건강증진, 예방, 치료 및 재활 등의 서비스가 통합된 총괄적 보건의료를 의미한다고 하였다. 이처럼 일차보건의료는 서비스의 내용뿐 아니라 여러 측면에서도 기존의 기본보건의료와 달라서 표 16-2와 같이 중요한 차이가 나서 지역사회를 대상으로 건강의 근본원인을 추구하는 종합적인 접근법으로 팀접근과 부문간 협조에

표 16-2. 전통적인 기본보건의료와 일차보건의료의 차이점

구분	전통적인 기본보건의료	일차보건의료
대상	환자	지역사회
접근법	질병중심, 질병치료 치료중심 접근법 임상증상 접근법	건강유지, 건강증진 예방, 치료, 재활의 통합 접근법 원인추구적 접근법
관계	제공자와 소비자 관계	동반자 관계
팀개념	팀개념 희박	팀 접근법
협조	의료인력간의 협조	부문간 협조
개발	의료기술 개발 의약품 개발	인간개발 사회경제개발, 지역사회개발
목표	질병의 치유 건강의 회복	개인 및 지역사회의 잠재력 개발 문제해결 능력의 함양
주체	의료전문직	지역사회 주민

자료 : 예방의학 개정3판 수정증보판. 계축문화사. 2007. 2 852쪽

기초하여 진료를 넘어선 건강 그 자체의 향상을 위하여 지역사회 주민이 주체가 되어 인간개발, 건강개발 및 지역사회개발에 추구하는 접근방법으로 요약될 수 있다(대한예방의학회, 2007).

우리나라의 일차보건의료사업은 1977년 일부지역에서 시범사업이 실시되고 '농어촌 등 보건의료를 위한 특별조치법'에 따른 보건진료원 인력개발과 보건진료소 설치 후 학교보건사업, 산업보건사업, 도시영세지역 보건사업 그리고 건강도시 만들기 사업 등에 일차보건의료 접근법이 적용되었다. 건강도시 만들기는 1996년 과천시에서 시범사업이 실시 된 이후 2004년도 세계보건기구 서태평양 지역내 건강도시연맹(Alliance for Healthy Cities) 창립시 국내의 4개 지방자치단체가 참여한 이후로 국내의 회원수가 급증하여 2010년 현재 50여개 지방자치단체가 건강도시 추진을 표방하고 있다.

건강도시사업의 성공적 추진에는 건강과 삶의 모든 측면을 다투는 혁신적 활동과 폭넓은 네트워킹이 필요하여 이를 위해서는 확실한 정치적 지원과 리더쉽을 통하여 조직적 변화와 분야간의 파트너쉽을 이루어내야 한다고 하였다.[2]

진주시보건소는 경상남도 진주시 남성동에 있는 보건의료기관으로 1956년 8월 보건소법이 제정되어 1958년 10월 15일 진주시에 시립간이진료소 형태로 도동진료소(하대동)와 평거

2) http://www.euro.who.int/healthy-cities/introducing/20050202_2

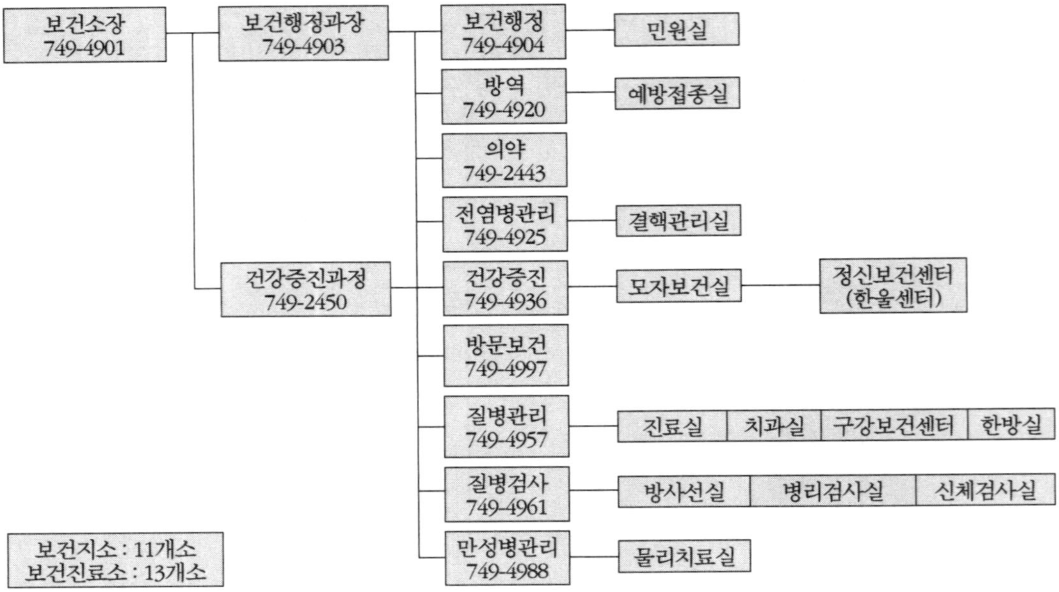

그림 16-1. 진주시보건소의 부서와 조직

간이진료소(판문남동)가 설치된 이후 1963년 4월 10일 진주시보건소 설치조례가 제정되어 같은 해 9월 10일에 진주시보건소가 개소하였다. 1989년 12월 19일 진주시 사회복지회관으로 보건소를 이전하였으며, 1995년 1월 1일 진주시와 진양군의 통합으로 진주시보건소도 통합기능을 수행하게 되었다. 1995년 5월 10일 한방진료실과 물리치료실을 개설하여 진료범위를 확장하였다. 1997년 12월 29일에는 전국 최우수 보건기관으로 선정되어 대통령 표창을 수상하기도 하였는데 그 부서와 조직은 그림 16-1과 같다.

1995년도에 보건소법이 지역보건법으로 바뀌고 1996년도에 국민건강증진법이 제정되면서 일제로부터의 해방이후 오랜 기간 방역과 전염병예방, 가족계획과 모자보건, 취약계층 진료위주의 기능을 중심으로 하던 보건소의 기능에도 변화를 가져오는 계기가 되었는데 특히 진주시보건소는 2000년대 초에 3개년에 걸친 공중보건 리더쉽 개발을 통하여 '건강증진'이라는 개념은 도입하고 2000년대 중반 이후에는 세계보건기구의 건강도시접근법을 도입하여 왔기에 지역사회의학의 관점에서 그 과정을 고찰하여 보았다. 구체적으로는 1999년 이후의 3개년에 걸친 진주시보건소에서의 공중보건 리더쉽 개발과정과 진주시보건소 건강증진과에서 2005년 하반기 이후 건강도시접근법의 채택의 전후과정을 통해 분야간 건강증진 및 질병예방프로그램의 단계로 발전하는 과정을 연대기적 문헌탐색과 이론적 고찰 그리고 관련자 면담 등을 통해 살펴보았다.

2 진주시보건소의 공중보건 리더쉽 개발

진주시보건소의 공중보건 리더쉽 개발과 건강증진 개념의 도입은 당시 경상대학교 의과대학 예방의학교실의 이명순교수팀의 지도하에 아래와 같은 3년간의 과정을 거쳤다. 즉 보건소 전직원을 대상으로 1차년도 교육을 통하여 생소하던 건강증진의 개념과 리더쉽을 함양하고 보건소의 비전을 제정한 후 2차년도에는 35명의 리더그룹을 대상으로 한 심화학습과 전체교육을 실시하여 자기주도적 학습, 의사소통, 지방행정, 지여보건기획과 평가 등 다양한 과정을 경험하였다. 3차년도에는 지역보건리더군외 22명의 관리자군을 추가하여 조직경영과 인재개발, 성인학습과 의사소통, 효과적인 예산수립/운영방안 등에 대한 학습 뿐만 아니라 관리자와의 대담, 사명서의 완성 등 다양한 리더쉽 함양기회를 제공하였다(표 16-3 참조).

당시 이와 같은 리더쉽개발과정은 자발적으로 보건소와 지역의 학술기관관의 협조로 상당한 반대를 무릎쓰고 창조적이며 자발적으로 시도된 것이었다. 2000년대 중반에 이르러 국가적으로 건강증진 실무전문가 양성과정(Field Manager Training Program)과 같은 공식적 훈련프로그램이 출범되기 훨씬 전에 시도된 가치있는 시도였는데 그 당시의 분위기가 다음과 같은 진주시보건소 비전에 잘 녹아있는 것으로 생각된다.

<table><tr><td>

진주시보건소의 비전(Vision)

1. 진주시보건소는 **지역사회와의 유기적인 관계구축**과 전문화를 통하여 보건서비스의 질을 높게 하고 주민을 섬김으로서 신뢰받는 보건기관이 된다.
2. 건강증진법에 의거 **새로운 업무영역을 개척**하여 지역 주민의 특성과 요구에 맞는 건강문제의 예방, 관리, 재활 등 포괄적인 의료서비스를 제공하는 보건기관이 된다.
3. 공공 보건의료의 최일선 기관으로서 **지역주민의 건강증진을 위해 중추적인 역할**을 담당하는 보건기관이 된다. 이를 위해 우리는
   - 상호존중하는 **성숙한 인격을 갖춘 전문가**가 되고
   - **신념과 책임의식을 겸비한 지도력**을 발휘하여
   - **열정과 창의가 살아 숨쉬는** 진주시보건소를 만들어 나갈 것이다.

</td></tr></table>

표 16-3. 진주시보건소 공중보건 리더쉽 개발 3개년과정의 개요

기간	대상	내 용
1차년도 (1999. 12. 3 ~ 12. 28)	보건소 전직원 114명	건강증진사업 개념/접근, 리더쉽, 보건소 비전 제정, 시민중심의 서비스 제공과 실천/방법론/실천경험, 건강정보의 접근 기술
2차년도 (2000. 12. 8 ~ 12. 22)	지역보건리더그룹(35명) 전체교육(95명)	업무보고 및 중점과제 발표, 리더쉽(성공한 사람들의 7가지 습관), 자기주도적 학습(성인학습)/자가학습, 열린광장(조직 내 상호의사소통), 효과적인 의사소통, 지방행정(구조조정/팀제운영), 지역보건 기획과 평가(경과보고), 3인 학습(3분 발표)
3차년도 (2002. 1. 22 ~ 2. 7)	관리자군(22명) 지역보건리더군(35명) 전체교육(95명)	조직경영 및 인재개발(세계를 움직이는 사람들), 진주시보건소의 활성화 방안, 열린광장, 고객중심의 서비스제공, 부서별 업무 평가/중점 및 신규업무 소개, 성인학습, 효과적인 상호의사소통 기술, 서비스 질적관리(워크샵), 효과적인 예산수립/운영방안(패널토의), 관리자와의 대담, 암 관리사업과 지역보건 인력의 역할, 경과보고, 보건소 비전문, 사명서 완성

당시 교육을 받았던 직원들과의 면담과정에 의하면 기존의 강의식 수업이 아니라 해결책을 모색하기 위하여 체계적인 토론과 사색과정을 통하여 공중보건 문제를 탐색하고 접근방법을 찾아가는 훈련을 받는 것이 당시로서는 매우 생소하고 어렵게 여겨졌지만 이후 지역사회와의 유기적인 관계를 구축해 나가며 새로운 업무영역을 개척해 나가는 등 성숙한 인격을 갖춘 전문가로서 신념과 책임의식을 겸비한 지도력을 발휘하며 열정과 창의가 살아 숨쉬는 진주시보건소로 변화해 나아오는데 있어서 자양분과 밑거름이 되었다고 한다.

3 진주시보건소의 건강도시 접근법 도입

한편 건강도시사업은 1986년 건강증진에 관한 오타와 헌장을 도시환경에서 실현하기 위해 세계보건기구 유럽지역에서 출범되었는데 그 접근방법은 근본적으로 일차보건의료적 접근방법을 도시적 환경에서 실현하고자 하는 것으로 볼 수 있다.

진주시보건소 건강증진과에서는 2005년도에 자발적 업무제안을 통해 건강도시 접근법을 도입하였는데 그 경과는 다음 표 16-4와 같다. 즉 2005년도 보건소 자체의 업무제안과 연구

를 통해 시청 업무연찬 발표회를 통해 건강도시의 추진을 대내외적으로 홍보한 이후 건강도시 접근법의 추진을 본격화 하게 된다. 특히 2006년 세계보건기구 서태평양지역 건강도시연맹(Alliance For Healthy City)가입 직후인 2006년 8월부터 건강과 관련된 지역사회 이해당사자를 조직화하는 건강도시진주 추진준비위원회를 출범시키고 시행착오를 그치며 성장 발달시켜 2009년도에 건강도시 조례 제정에 의한 4개의 실무위원회가 조직된 건강도시 위원회로 성장 발달시킨 점은 구두선에 그치기 쉬운 분야간의 협력과 지역사회참여라는 건강도시의 기본원리를 구현하려는 좋은 시도로 볼 수 있을 것으로 생각된다. 2006년 말에는 3차례의 포럼을 통하여 건강도시 지료를 선정하였을 뿐 만 아니라 '건강하고 지속가능한 사회' 틀에

표 16-4. 진주시보건소 건강증진과의 건강도시 접근법 도입경과

년도	경 과
2005	WHO가입필요성 결정(8. 25) → 업무계획반영, 업무제안(9. 1) → 연구시작(9. 15) → 벤치마킹 출장(11. 29) → 진주시 업무연찬발표 최우수(12. 5) → 건강생활실천협의회, 지역보건의료위 설명회(12. 9) → 건강생활지도자, 건강관리자 과정교육(12. 26) → 기자간담회(12. 27) → 건강도시 추진팀구성(12. 29) → 기술지원을 위한 대학팀 면담(12. 28)
2006	건강도시 정책선언 및 심포지엄(3. 15) → 건강도시 추진준비위원회 결성(8. 22) 이후 매월 월례회 개최 → 건강한 학교만들기 협약(10. 13) → 건강도시연맹 가입기념 현판식, 심포지엄(11. 16) → 건강도시 지표선정 포럼 1차(12. 11) → 건강도시 지표선정 포럼 2차(12. 11) 추진 틀 : ASEAN HCP, Ontario HSC 12단계
2007	활동적 생활도시 만들기 1차 포럼(4. 19) → 활동적 생활도시 만들기 2차 포럼(5. 30) 언론과 함께하는 신체활동 캠페인(매월) → 건강도시 추진준비위원회 개최/1~2개월 건강도시 사업 공모, 채택 : 청소년폭력예방 건강도시포럼(AFHC시상주제) 건강도시 로고 슬로건 공모 건강도시사업 평가보고회
2008	건강도시 조례제정(1. 10) → 건강도시 국제심포지엄(1. 25) 건강도시 AFHC 2개분야 수상(3. 18) : 혁신적 대중매체이용, 평가 모니터링의 혁신 건강도시 행정지도자 리더쉽과정 1, 2, 3차 건강도시 소식지발간 1, 2, 3, 4호 분기별 건강도시 월별 시민홍보(민간위탁사업) 건강도시 WHO상수상, AFHC상 수상(10. 24) 건강도시 사업평가보고회(12. 22)
2009	건강도시 공모사업 선정(2. 23) → 건강도시 조례개정(4.3) → 건강도시 위원회 발족(4. 22) → 건강도시 장기발전계획 포럼 1, 2, 3차 → 건강도시 실무위원회 발족 건강도시 소식지 발간 분기별 건강도시사업 평가보고회 예정

따른 중간 점검과 변경도 추진하였다.

한편 2007년도 부터는 건강도시 사업으로 건강도시진주 추진준비위원회를 통해 건강도시 공모사업을 실시하였는데 그 구체적 내용의 변천경과는 아래와 같다. 즉 공모와 위원회의 선발과정을 통하여 건강도시사업을 확대추진하였는데 2007년도의 3개사업에서 시작하여 사업의 수와 종류가 다양하게 확장되어 가는 것을 볼 수가 있다.

번호	년도별	사업명	소속
1	2007	청소년 폭력예방을 위한 전문강사상담원 교육	청예단
2	〃	건강한 학교 만들기	경상대학교
3	〃	건강한 직장 만들기	경상대학교
4	2008	편안하고 쾌적한 스쿨존 만들기 모니터링 사업	경상대학교
5	〃	청소년폭력예방	청예단
6	〃	업그레이드 스쿨존	진주YMCA
7	〃	걷고 싶은 진주 만들기	진주YMCA
8	〃	지역사회절주문화조성	진주YWCA
9	〃	시민건강축제	진주YMCA
10	〃	체중조절교실	진주교육대학교
11	〃	건강한 마을 만들기	경상대학교
12	〃	계단이용활성화 사업	금산면
13	〃	시민건강걷기대회	진주YMCA
14	〃	건강한 학교 만들기	경상대학교
16	〃	건강한 직장 만들기	경상대학교
17	〃	뱃살줄이기	경상대학교
18	〃	경로당건강체조경연대회	진주생체협
19	〃	노인운동지도자 양성과정	한국국제대학교
20	〃	건강도시 및 건강생활실천수기공모	경남매일
21	2009	녹색교통자전거이용 실태조사 및 활성화 방안모색	진주환경운동연합
22	〃	알코올DOWN 건강UP	진주YWCA
23	〃	건강한 놀이터 모니터링 사업	진주YMCA
24	〃	살고 싶은 도시	경상대학교
25	〃	진주시민건강축제	진주YMCA
26		걷고 싶은 길	진주YMCA
27	〃	시민걷기대회	진주YWCA
28	〃	건강한 마을만들기	경상대학교
29	〃	계단이용활성화사업	국민체력센타ES클럽
30	〃	경로당 건강체조경연대회	진주생체협
	〃	노인운동지도자 양성과정	한국국제대학교
	〃	적정체중유지 뱃살줄이기	〃
	〃	적정체중유지 미만관리 상설교실	진주교육대학교

또한 건강진주축제를 개최하는 구조를 보더라도 2007년도의 보건소 자체개최에서 2008년도에는 일부 행사를 자체관리하의 위탁을 하다가 2009년도에는 완전우탁을 하는 방식으로 변하였고 개최장소도 시청로비에서부터 시작하여 방송국건물을 빌려 개최하는 등 변화를 거쳤다.

4 고 찰

요즘에는 스티븐 코비의 원칙중심의 리더쉽 개발과정 등이 상용화되어 병원을 비롯한 다수의 보건의료기관들이 이러한 과정을 이수하는 것이 일반화 되었지만 1999년도의 한국 보건소의 분위기에서 이러한 과정을 도입하여 3개년간이나 운영하는 것은 열정과 창의가 없이는 어려웠을 작업이라고 생각된다. Catford, J는 건강을 위한 리더쉽개발을 보건계의 가장 큰 맹점을 극복하는 것이라 하여(Catford, J, 1997) 건강증진을 추구하는 데는 사회적 기업가 정신이 가장 중요하다고 하였다(Catford, J, 1998). 진주시보건소에서 건강증진개념이 막 도입되던 시기에 공중보건 리더쉽 개발과정을 3개년에 걸쳐 창조적이고 자발적으로 개설한 것이 결과적으로 이후의 보건소 전체의 분위기를 바꾸는 원동력이 되어 1997년 12월 29일에는 전국 최우수 보건기관으로 선정되어 대통령 표창을 수상하기에 이르런 것으로 보인다.

현편 건강도시사업은 일반적으로 아래와 같은 발전과정을 거친다고 요약되어 분야간 협력 및 참여의 정도가 점차 높아지게 된다고 요약된다(WHO, 2001). 진주시보건소도 주로 보건분야내에서의 보건교육과 질병예방에 치중하던 전통적 방법에서 새로운 활동자의 참여가 늘어나는 건강증진활동의 와중에 보건소 건강증진과의 자발적으로 업무제안을 통해 건강도시 프로젝트를 추진[3]하면서 분야간 협력의 정도를 확장해 온 것으로 보이며 이러한 성과는 그동안의 세계보건기구상 수상과[4] 건강도시연맹상 수상으로 나타났다.[5]

한편 지역사회참여의 관점에서도 초기의 3년간의 공중보건 리더쉽(Catford, J, 1997) 개발이 건강증진의 중개(mediate)역할을 가능케 하는 사회적 기업가(Catford, J, 1998)적 자질의 배태에 기여한 것으로 추정되는데 이는 아젠다 21에 기반한 푸른진주21 추진의 선도적 성과 및 중심지적 중소도시의 특성상 다양한 배경의 인적자원이 초기부터 참여하여 수년에 걸친

3) 건강도시진주 추진경과 http://healthycity.jinju.go.kr/02/03_01.php

4) WHO Awards for Healthy Cities 2008 (1) Good practice awards : Public sanitary conveniences Jinju, Republic of Kore

5) 2008 Award for Healthy Cities with Good Dynamics of Alliance For Healthy Cities Jinju City, Republic of Korea

	1단계	2단계	3단계	4단계	5단계
초점	주로 보건분야내에서의 보건교육과 질병예방	질병예방활동의 증가 및 약간의 건강증진활동. 새로운 활동자 참여	분야간 건강증진 및 질병예방프로그램	정책 도약: 건강이 정책의제가 되어 건강불평등 대처. 도시건강계획에 제한적 분야간 참여	모든 건강관련 주요분야가 참여한 통합적 도시건강계획의 개발
접근법	전통적	전통적	만인건강, 오타와헌장 및 아젠다 21 원리	정책, 건강결정요소, 취약계층의 요구에 강조를 늘려 건강을 위한 연대를 구축함	건강과 지속가능성이 도시비전과 정책의 핵심가치가 됨, 건강에 대한 책임과 건강불평등, 결정요소 및 긍정적 측면의 건강에 대처함

학습 및 갈등과정을 거쳐서 자문→수단적 참여→상당한 참여→구조적 참여로 이어지는 수년간의 시행착오과정을 건강도시 접근법(The Healthy Citeis Approach)이라는 이론에 의거 축적해 나아 온 것으로 보인다. 그러나 참여와 권력간 관계가 분산적, 엘리트적, 구조적, 후기구조적 4가지 관점에서 핵심그룹이 기획을 주도하는 엘리트주의적에서 분산적 과정으로 변화하는 과정에 있는 것으로 판단된다. 또한 누가 참여하는가? 라는 문제에 있어서는 대표권부여보다는 연고위주의 교체확장식 변화를 거쳐온 것으로 보인다. 향후 지역사회참여에서 전문가 역할은 주도형에서 촉진형으로 변화를 모색하여야 할 것으로 생각된다.

참 고 문 헌

1. 대한예방의학회, 예방의학 개정3판 수정증보판. 계축문화사. 2007. 2 848쪽
2. 대한예방의학회, 예방의학 개정3판 수정증보판. 계축문화사. 2007. 2 852쪽
3. A working tool on City health development planning. WHO Center for Urban Health March 2001
4. Catford, J(1997) Developing leadership for health : our biggest blindspot. Health Promotion International, 12(1), pp 1-4
5. Catford, J.(1997). Developing leadership for health : our biggest blindspot. Health Promotion International, 12(1), pp 14
6. Catford, J(1998) Social entre3preneurs are vital for health promotion-but they need supportive environments too. Health Promotion International, 13(2), pp 95-97
7. 2008년도 건강도시진주 국제심포지엄 자료집. 경상대학교 환경 및 지역발전 연구소, 2008

제 17 장

지역주민과 함께 하는 건강증진활동[1)]

| 안성의료생활협동조합 |

【동네사랑방 같은 병원 '대한민국 1호 의료생협'】

마을 주민들 모여서 웃고 즐기는 '만남의 場'
환자중심 · 적정진료 · 찾아가는 서비스 '장점'

이곳이 병원인가 싶었다. 입구에서부터 나는 한약 냄새가 아니었으면 그저 동네 주민들이 모여 즐기는 마을회관쯤으로 믿어도 될 만큼 아파 보이는 사람보다 웃고 즐기는 사람으로 북적댔다. 진료실도 아니고 환자대기실도 아닌 정체불명의 제법 큰 방에서는 할머니 할아버지 약 20명이 앉아 여러 가지 보드게임에 열중해 있었다. 한쪽에 설치된 탁구대에서도 할아버지 할머니들이 병원 직원들의 도움을 받아가며 탁구시합을 하고 있었다. 여기 모인 노인들은 모두 뇌졸중 환자다. 대부분 어린 날부터 함께 성장한 고향 사람들이다. 같은 병을 앓는 노인들을 같은 날 한데 모아 진료를 받고 레크리에이션을 즐기도록 했다. '해바라기'란 환자 조모임은 재미와 소통이라는 사회적 치료를 병행한다는 취지로 1999년 이후 진행되고 있으며 주 1회 모인다.

⋮

우리나라 최초의 의료생협인 안성의료생활협동조합의 풍경이다. 이곳은 지역민이 참여하는 포크댄스와 도예 교실이 열리는 등 연일 마을 사람들의 만남의 장으로도 활용된다. 늦은 밤까지 불이 꺼지지 않는다.

⋮

어떻게 하면 주민들이 자신들의 건강문제를 해결하는 데 직접 참여할 수 있을까를 고민하던 중 생활협동조합이란 조직형태를 모색하게 된다. 시혜적인 의료가 아니라 주민과 환자가 능동적으로 참여하는 의료기관을 만들어야 한다는 공감대에서 찾아낸 해법이었다. 이에 따라 같은 뜻을 가진 의료인, 후원자, 지역민 300명이 1억2000만원을 출자해 94년 4월 안성의료생협을 창립하고 한의원에 이어 안성농민의원을 개원했다.

(경향신문, 2009. 6. 1)

---

1) 김보라(안성의료생활협동조합, bora-coop@hanmail.net), 박웅섭(관동의대, wspark@kd.ac.kr)

1 안성의료생협 설립배경 및 과정

안성의료생협은 1987년, 고삼면 가유리 주말진료소 활동에서 시작되었다.

전국민의료보험제도가 실시되기 이전으로 경제적인 이유로 대다수 농민들의 의료에 대한 접근성은 낮았으며 고삼면은 경기도 최남단에 위치한 가장 작은 면으로 의료기관과의 거리상 접근성도 낮은 곳이었다. 주말진료소에서는 진료활동이외에도 마을 건강원을 양성하여 일상적으로 주민들 스스로 건강관리를 할 수 있도록 하는 활동 및 의료보험제도의 부당함을 주민들에게 알리는 교육활동을 통해, 주민들의 건강관리 능력을 향상시키고, 국가 보건의료정책에 대한 관심과 참여를 유도하였으나, 2주에 한번 하는 진료소활동의 한계로 큰 성과를 얻지 못했다.

이에 주말 진료소활동의 한계를 극복하고 지역주민 건강권 확보를 위한 지속적이고 일상적인 건강증진활동을 할 수 있는 지역의료기관 설립이 의료인으로부터 제안되었다. 지역주민은 의료보험제도 실시 및 경제발전으로 인하여 전보다 의료에 대한 접근성은 좋아졌으나, 새롭게 제기된 의료에 대한 요구를 해결하기 위해 의료기관 설립에 적극적으로 참여하였다.

새롭게 제기된 지역주민의 요구는 의료기관에 대한 신뢰와 환자권리에 관한 것이었다.

1993년 5월 공동의원 추진 준비 모임을 시작으로 7월 24일 발기인 결의대회, 8월 28일 추진위원회 결성식을 하였다.

"공동의원"이 갖는 의미는 지역주민과 의료인이 공동으로, 양의학과 한의학이 공동으로 함께 한다는 것으로 추진위 설립초기부터 지역주민과 의료인이 함께 만들어 운영한다는 개념이 중요하였음을 보여주는 이름이다. 이후 추진위에서는 "지역주민과 의료인이 함께 운영하는 내 병원"의 개념을 "의료생활협동조합"으로 구체화하였다. 의료생협은 건강의 주체가 지역주민이며, 건강의 주체인 지역주민이 참여하여 만들어가는 의료기관의 의미를 구체화하는 개념임과 동시에 의료기관을 설립하는데 필요한 자본금을 마련하는 방법이 되었다.

그동안의 지역 건강증진사업에서 지역주민은 서비스를 이용하는 사람들로 존재해 왔으며, 소극적으로 운영에 참여해 왔다. 그에 비해 의료생협은 지역주민이 서비스를 이용함은 물론 서비스를 제공하는 의료기관을 직접 만들고 운영함으로써 보다 적극적으로 계획-실천-평가에 참여하도록 만들었다는 특징을 가지고 있다.

의료생협은 지역 주민들이 살아가면서 부딪히는 건강에 영향을 미치는 다양한 삶의 문제에 대하여 주민들이 스스로 대안을 만들어가는 운동으로서 안성의료생협은 협동, 참여, 사회적 책임, 정직, 배려, 신뢰 여섯 가지 가치를 존중하며, 다음과 같은 사명을 가지고 있다.

안성의료생협은 조합원이 공동으로 소유하고 민주적으로 운영하는 조직으로, 믿을 수 있는 의료기관을 통하여 좋은 의료서비스를 제공한다. 또한 지역주민과 함께 보건·복지·건강마을 만들기 활동을 하여 지역 주민과 조합원의 건강증진 및 건강한 지역사회를 이루는데 기여한다.

1994년 300여명의 조합원과 1억2천만원의 출자금으로 시작된 안성의료생협은 2001년 소비자생활협동조합법에 의한 비영리 법인으로 재창립하였으며, 2008년 4월 지역사회내 공공의료 실현과 취약계층에 대한 보건복지 서비스 제공을 위한 사회적 기업으로 인증 받았다. 현재 안성의료생협은 3500여세대의 조합원과 7억4천만원의 출자금과 95명의 직원으로 구성된 사회적 기업으로서 협동조합 원칙에 따라 지역주민으로 구성된 조합원에 의해 운영되어지고 있으며, 지역 자원을 조직화하여 다른 보건의료조직보다 효율적으로 취약계층을 비롯한 지역주민에게 다양한 서비스를 제공하고 있다.

의료생협은 전 세계적으로 수 천개가 다양한 형태로 존재하며 그 중 아시아 지역에만 300개 이상이 있다. 그 가운데 일본 의료생협운동은 70여년의 역사에 119개 조합, 220만 조합원으로 활성화되어 있다.

안성의료생협과 같이 지역주민이 참여하여 운영되고 있는 의료성협은 2000년 이후에 증가하여 2009년 말 전국적으로 13개[2)]가 있으며, 건강문제가 만성화되고 사회 양극화로 인한 건강불평등이 심화됨과 더불어 지역주민의 시민의식이 높아지면서 의료생협에 대한 관심이 높아지고 있다.

2 활동 개요

1) 믿을 수 있는 좋은 일차 의료서비스 제공

안성의료생협에서는 가정의학과 의원 2개와 한의원, 치과의원을 운영하면서 지역주민에게 좋은 일차 의료서비스를 제공하고 있다. 2007년 가정의학 전문의 발표 논문(성낙진, 2007)에 의하면 개인의원을 기준으로 대학병원, 보건소, 의료생협 의료기관[3)]을 "전화 · 왕진, 평생관

2) 의료생협이 전국적으로 확대된 것은 최근 2~3년의 일으로, 전국적으로 81개가 있으나, 이중 지역주민의 참여로 1차 의료기관을 중심으로 건강증진활동을 하고 있는 의료생협으로서 한국의료생협연대에 소속된 의료생협 개수

3) 안성농민의원을 포함하여 3개 의료생협 의료기관을 대상으로 설문조사함.

리, 조정기능, 지역사회, 라포, 일차 접근성, 비용, 대기시간"[4] 영역에서 비교하였을 때 안성농민의원을 포함한 의료생협 의료기관에 대한 환자들의 만족도가 가장 높게 나타났다.

2009년 상반기 자체 전화 설문조사 환자만족도결과[5]도 위 결과와 유사하였다. 안성농민의원 2.6점, 안성농민한의원 2.7점, 생협치과의원 2.9점을 받아 대체적으로 환자 만족도는 보통보다 약간 높았다. 내용별로는 의료장비 및 시설, 홍보 및 안내 만족도가 2.5점으로 가장 낮았고 약속 2.6점, 청결 2.7점 순으로 나왔으며 그 외 환자에 대한 설명, 신속대응, 기술력, 진료 효과는 2.8점으로 진료내용에 대한 만족도는 높았다.

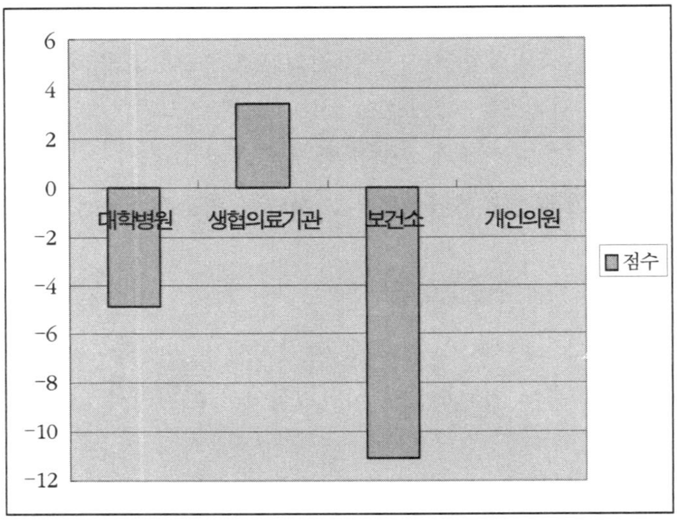

그림 17-1. 의료기관별 환자 만족도 ; 개인의원기준

(1) 활동 1. 적정진료

앞서 살펴본 데로 민간위주의 의료공급체계와 행위별 수가제로 인하여 의료기관간 경쟁이 심해지면서 과잉진료들이 발생하고 있다. 안성의료생협 의료기관에서는 환자에게 꼭 필요한 진료를 제공하여 환자의 만족도와 치료효과를 높이고자 노력하고 있다. 우리나라 1차 의료

4) 전화 · 왕진 : 주간 전화 상담, 야간 전화 상담, 가정 방문
평생(건강)관리 : 생활습관 상담/교육, 기본 진찰과 검사, 암예방과 검진상담, 자궁세포진 검사, 정기건강검진
조정기능 : 보건자원 소개, 추천받은 전문의, 의뢰 결과에 관심
지역사회(기반) : 지역사정 인지도, 지역사회 활동, 주민의견 반영

5) 1점 불만, 2점 보통, 3점 우수 3점 척도로 8가지 문항에 대하여 환자만족도를 조사함.

표 17-1. 2009년 상반기 안성의료생협 의료기관 적정진료 관련 현황

	안성농민의원	안성농민한의원	생협치과의원	우리생협의원	전국
상기도 감염 항생제 처방률	10.27%			25.81%	57.23%
주사제처방빈도	9.78%			7.09%	25.8%
전체 진료비 중 비보험진료비	5.2%	40.5%	83.8%	13.71%	
환자 1회 평균 진료비	19,420원 (본인부담금 6,533원)	25,986원 (본인부담금 15,072원)	92,564원 (본인부담금 18,743원)	12,208원 (본인부담금 4,834원)	본인부담금 31,000원 *
건강보험 보장률	74.0%	43.6%	11.8%	61.4%	의원 67%, 한의원 63.9%, 치과 23.7%**

* 한국보건사회연구원(국민건강영양조사 제3기)에서 조사한 건강보장률을 표본추출한 의료기관으로부터 수입 내역을 쓰도록 하여 만들어진 자료로서 소득이 노출되지 않는 비보험 진료비가 축소되었을 가능성이 커서 안성의료생협 의료기관과 단순 비교하는데는 무리가 있다.

** 2007년도 건강보험환자의 본인부담 진료비 실태조사

기관의 대표적인 과잉진료로 볼 수 있는 상기도 감염 항생제 처방률과 주사제처방빈도를 살펴보면 안성의료생협 의료기관은 전국의원 평균의 20% 수준으로 매우 낮다. 또한 환자가 의료기관을 방문하였을 때 갖는 경제적 부담을 보여주는 우리나라 환자 1회 외래 이용시 평균 본인부담금과 비교해보았을 때 안성농민의원, 우리생협의원은 20% 미만이며, 안성농민한의원은 50%로 치과를 제외한 기관에서는 전국평균보다 낮아 안성의료생협 의료기관을 이용하는 것이 환자에게 경제적으로 부담이 적다는 것을 알 수 있다. 그러나 치과와 한의원의 전체 진료비 중 비보험 진료비의 비율과 건강보장률[6)]은 낮은 편이다.

이는 우리나라 건강보험체계에 한의원의 첩약과 고가의 치과진료 대부분이 포함되어 있지 못한 상황에서 비롯된 것이다. 또한 상대적으로 첩약과 고가의 치과진료에 대한 환자들의 불신이 높아 믿을 수 있는 안성의료생협 의료기관에서 첩약, 고가의 치과진료를 받고자 하는 환자가 많은 것도 한 이유라고 생각된다.

6) 총진료비 중 공단보험에서 지불하는 비율

(2) 활동 2. 환자건강관리 능력 향상을 위한 진료 및 교육

안성의료생협은 잘못된 생활습관으로부터 오는 질병이 증가함에 따라 지역주민을 대상으로 건강한 생활습관의 중요성에 대한 교육을 하고 공동으로 실천하여 건강한 생활을 하도록 하는 다양한 모임을 운영하고 있다.

2008년 안성의료생협 조합원에게 실시한 설문조사(김현, 2009)결사에 의하면 응답자 102명 중 71명 즉 69.6%의 조합원이 '의료생협에 조합원이 되면서 달라진 생활습관이 있었다'고 대답하였으며 의료생협활동의 참여정도와 생활습관 변화에 있어 상관관계가 있는 것으로 나타났다. 또한 '건강에 의료생협이 도움이 되는가'는 질문에는 107명 중 매우도움(27.1%), 대체로 도움(53.3%)이 된다는 긍정적인 답변이 80.4%로 대부분의 조합원은 안성의료생협이 자신의 건강에 상당한 영향을 미친다고 판단하고 있었다.

① 충분한 상담 및 교육

안성의료생협 의료기관에서는 표 17-2에서 보듯이 환자에게 충분하게 설명하고 상담하기 위한 진료시간을 확보하려고 노력하고 있으며, 진료실내에서 환자의 건강관리 능력 향상을 위한 전문교육자료를 이용한 교육을 실시하고 있다. 또한 전국 의료생협 차원에서 환자에게 필요한 생활습관을 중심으로 한 '생활처방전 발행'을 준비하고 있다.

의원에서는 식이요법, 운동 관련된 교육을, 한의원은 체질 섭생 프로그램, 치과의원에서는 구강위생, 치아우식, 치수염, 치주염, 의치, 구강보건교육을 진행하고 있으며, 2010년부터 만성질환자를 중심으로 식이상담 및 교육이 필요한 경우 영양사와의 상담시간을 별도로 가질 계획이다. 질병과 치료과정에 대한 충분한 설명과 관련된 환자 만족도는 내원 환자를 대상으로 전화 조사한 것으로 2.8점이 나왔다(1점 불만, 2점 보통, 3점 우수).

표 17-2. 2009년 상반기 안성의료생협 의료기관 교육 및 상담 현황

	안성농민의원	안성농민한의원	생협치과의원	우리생협의원
환자1인당 의사진료시간	7.08분	13.10분	18.79분	8.73분
진료실내 환자 전문교육 실시 현황	80회	18회	731회	19회
설명에 대한 환자 만족도	2.6점	2.9점	2.9점	

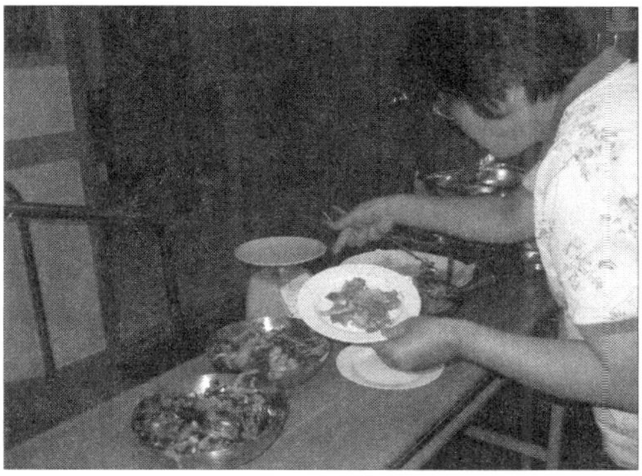

그림 17-2. 당뇨환자 시식회 : 본인에게 맞는 칼로리
만큼 음식을 담고 있는 환자

② 만성질환자 관리

만성질환은 지속적으로 관리해야 하는 질병으로 특히 환자의 관리능력이 중요한데 평균수명의 증가와 비만, 스트레스 등 생활습관에 따라 지속적으로 증가하고 있다. 따라서 지역사회에서 만성질환자가 발병하면 처음 접하고, 약 처방을 받게 되는 1차 의료기관에서의 만성질환자 관리는 매우 중요하다. 그러나 대부분의 동네의원은 찾아오는 환자에 대하여 투약중심의 진료행위만을 할 수 밖에 없는 상황이다. 안성의료생협 의원은 고혈압, 당뇨병 환자에 대한 투약, 합병증 관리와 교육 프로그램을 운영하고 있다. 만성질환자 관리프로그램은 정기적으로 투약상태를 확인하여 전화하기, 집단 · 개별 교육, 정기검진 등이 포함된다. 표 17-3에서 보듯이 2008년에 비해 2009년 관리 환자 수는 증가 하였으며, 투약 불이행자는 0.3% 감소되어 의원의 관리가 만성질환자의 투약이행에 긍정적인 효과를 주고 있는 것으로 보인다.

당뇨환자들의 혈당 관리정도를 나타내는 당화혈색소의 정상 수치는 6.1 이하이지만, 당뇨환자의 경우 7.0 이하를 목표로 관리하고 있는 것을 감안할 때 우리생협의원 당뇨환자들의 당화혈색소는 7.2점으로 혈당이 비교적 잘 관리되고 있다고 볼 수 있다.

안성의료생협에서는 2009년 상반기동안 고혈압 환자 자체 교육과 지방공사의료원와 공동주관하여 만성질환자 걷기 행사를 진행하였다. 안성의료생협 의원의 당뇨 환자 중 약 21.2%가 교육에 참여하였다. 2005년 국민건강영양조사 제3기 조사시 당뇨 교육을 받아본 적이 있는 성인 당뇨병 환자 25.5%인 것에 비하면 약간 낮은 수치이다.

표 17-3. 안성의료생협 의료기관 만성질환자 관리 현황

	2009년 상반기		2008년도
	안성농민의원	우리생협의원	
월평균 관리 고혈압 환자	525.2명	74.6명	285명
월평균 관리 당뇨 환자	112.8명	19.8명	68명
월평균 관리 고혈압과 당뇨 환자	126.8명	23.6명	104명
투약 불이행 환자 전화 상담 및 안내	13.8명 (1.8%)	5명 (4.2%)	9.7명 (2.1%)
당화혈색소		7.2	
교육참여인원	2회, 313명		

③ 주치의 제도

안성의료생협은 조합 가입시 가구원을 포함한 가족의 건강력을 조사하고 정기적인 건강검진을 통해 조합원의 건강상태를 살피고 함께 건강을 지키기 위한 노력을 하고 있다.

주치의 관리사업은 조합원 중 검진을 받은 사람을 대상으로 진행하고 있다. 건강검진결과 건강에 큰 이상은 없으나 자기관리 및 예방조치를 통하여 건강에 주의를 기울여야 할 6개 항목을 선정하여 정기적으로 전화 또는 내원 상담을 통해 자기 관리를 하도록 도와 질병화 되는 것을 예방하는 사업이다.

표 17-4. 안성의료생협 주치의 사업 내용

항목	등록기준	관리방법
흡연	한 개피라도 피우는 사람	1개월, 6개월 후 전화
비만	BMI 30 이상인 사람	1개월, 6개월 후 전화
골다공증	BMD -2.5 이상	1개월, 3개월 후 전화
고지혈증	① 위험요인이 없는 경우: 250 이상 ② 위험요인이 있는 경우: 220 이상	1개월, 3개월 후 전화
B형간염 보균자	항원 검사 결과 양성	① 간수치 정상: 1개월, 6개월 후 전화 ② 간수치 이상: 바로 내원 → 3개월 후
혈압관찰	수축기 140 이상 또는 이완기 90 이상 진단을 받고도 치료이행을 하지 않는 사람	1개월, 3개월 후 전화
혈당관찰	① 공복 시 혈당이 100~125 ② 당뇨병(126 이상)인데 치료이행 하지 않는 사람	1개월, 3개월 후 전화

2006년 3동에서 시범사업으로 시작한 주치의 사업은 2009년 상반기 동안 총 2123명을 등록하였으며, 1059회의 전화 상담과 90회의 의사 상담을 진행하였다. 등록자 중 이상 소견자 비율은 2008년보다 9.9% 감소하여 조합원의 건강상태가 좋아지고 있는 것으로 볼 수 있다. 주치의 관리 대상자 중 위험군은 40%로, 2007년 공단검진 1차 검진 판정결과를 보면 주치의 관리 대상과 유사한 정상B 판정이 41.79%였던 것과 유사하다.

2009년도 주치의 대상자 중 무작위로 28명을 선정하여 주치의 관리사업에 관한 만족도 조사를 하였다. 주치의 사업이 생활습관 변화에 도움이 되었나요? 라는 질문에는 26명이 예라고 대답하였으며, 28명 전원이 이후 계속적으로 주치의 관리사업에 참여하겠다고 하였다. 또한 주치의 사업으로 인해 의사의 진찰이나 재검사를 받은 사람은 21명이었으며, 검사 예정인 사람이 6명으로 주치의 사업이 생활습관 변화를 유도하여 질병을 예방하는 효과가 있으며, 조합원의 만족도도 높은 것을 알 수 있었다.

표 17-5. 안성의료생협 주치의 사업현황

	총등록 인원	전화 상담	의사 상담	혈압 위험	위험군 (검진자 중 비율)	혈당 위험	비만 위험	고지 혈증 위험	골다 공증 위험	흡연 위험
2009년 상반기	2123명	1059회	90회	88명	922명 (40%)	124명	12명	65명	28명	52명
2008년 하반기	976명	455회	5회	114명	487명 (49.9%)	140명	25명	52명	41명	90명

④ 동아리 활동

건강한 생활습관을 갖기 위한 공동의 노력으로 안성의료생협에는 9개의 동아리가 있다. 동아리 활동을 하는 회원은 조합원과 비조합원을 포함하여 2009년 상반기말 현재 335명이다.

표 17-6. 안성의료생협 동아리 현황

	동아리 갯수	회원수	전년도대비 회원 증가율	동아리 특화사업
2009년 상반기	9개	335명	27.9%	이사장배 직장인 축구대회(20개팀, 432명 참여)
2008년도	11개	262명	-18%	이사장배 직장인 축구대회, 녹색장터 참여

대부분의 동아리는 주 1회 모임을 진행하고 있다. 5개는 운동, 2개는 취미, 1개는 건강한 먹거리와 윤리적 소비를 위한 소비자생협 준비모임이다. 동아리 중심이 되어 지역주민과 함께 하는 특화사업으로는 심심축구단이 중심이 되어 3년째 이사장배 직장인 축구대회를 하고 있다.

(3) 활동 3. 질병 조기발견을 위한 건강검진

질병에 걸리게 되면 치료를 위해 많은 비용이 드는 것은 물론 가족구성원이 치료와 간병 때문에 직장을 잃게 되어 가계의 소득이 없어져 대부분의 경우 저소득층으로 떨어지고 만다. 정기적인 건강검진은 질병의 위험요인을 찾아 관리하여 질병을 예방하고, 질병을 조기발견하여 치료하는 것을 목적으로 시행하는 사업이다. 정기적인 건강검진을 통한 질병의 조기 발견은 삶의 질이 질병으로 저하되는 것을 막을 뿐만 아니라, 국가적으로는 의료비 부담을 줄일 수 있는 효과적인 방법이다. 따라서 최근 들어 국가에서도 건강검진의 수검률과 질을 높이기 위하여 많은 노력을 하고 있다. 그러나 아직까지도 정기적인 건강검진의 중요성에 대한 국민인식이 낮아 일회적으로 검진을 받는 경우가 많으며, 공단검진에 대한 불신이 높아 60%정도만 검진을 받고 있다. 그 중 질병 유병률이 높은 40세 이상 지역가입자, 피부양자 수검률은 44.2%로 전국 평균보다 더욱 낮다. 특히 안성의료생협이 위치한 안성은 노인인구가 많으며, 지역가입자가 많아 도시보다 검진 수검률이 낮다. 2008년 공단검진 수검률은 2005년에 비해 8.39% 높아졌으며 매년 조금씩 높아지고 있으나, 검진 추후 관리는 많이 부족한 상황이다.

건강보험공단에서 제공한 2007년 건강검진현황통계자료에 따르면 2007년 공단건강검진 대상자는 13,299,841명이었고 이중에서 7,978,758명이 검진을 받아 1차 수검률이 59.99%(남자 62.95%, 여자56.34%)로 나타났다. 이 중 지역가입자(세대원 포함) 수검률은 32.63%, 직장피부양자(일반, 공교) 수검률은 53.02%이며, 연령이 높을수록 수검률이 낮다.

2008년 조합원 수검률은 60.7%로 전국평균보다 높았다. 여기서 말하고 있는 조합원 수검률[7)]은 조합원 중 안성농민의원에서 검진 받은 사람의 비율이므로 다른 의료기관에서 검진 받은 조합원이 포함되어 있지 않아 실제 조합원 검진 수검률은 이보다 높을 것이다.

7) 공단검진 전국평균 수검률은 지역가입자의 경우 2년에 한번씩 받는 것이며, 안성의료생협 조합원 검진은 매년 받는 것으로 단순비교하기에는 어려움이 있음.

표 17-7. 안성의료생협 의료기관 건강검진 현황

		안성농민의원	생협치과의원	우리생협의원	비고
검진종류		공단검진, 조합원 검진, 중고생검진, 직장검진	구강 검진	영유아, 어린이집 신체검사	
수검자	2009년 상반기	1365명 (공단검진 896명, 조합원 검진 324명, 중고생검진 112명, 직장검진33명)	509명	475명	
	2008년	3221명 (공단검진 2578명, 조합원 검진 643명)	1884명	821명	
조합원 수검률	2009년 상반기	총 922명(29.1%), 공단검진 598명			조합원 3167명 공단검진 수검률[8] 59.99%
	2008년	총 1854명(60.7%) 공단검진 1211명			조합원 3055명
2차 검진 대상자(비율)		350명(39%)			전국 38.62%, 지역 48.58%, 직장 36.48%
2차검진자 (수검률)		90명(25.7%)			전국 43.03%, 지역 32.71%, 직장 45.98%
2009년 암 발견 건수		총 19건(3.3%) 위암 : 3명/210명(1.4%) 간암의심 : 0명/9명(0%) 유방암 : 0명/124명(0%) 대장암 : 0명/148명(0%) 자궁경부암(상피세포이상) : 16명/86명(18.6%)			2007년 암검진 결과 : 위암 0.10%, 대장암 0.04%, 간암 0.08%, 유방암 0.01%, 자궁경부암 의심 재검사, 정밀검사, 암 : 1.56%,

안성의료생협 조합원은 건강보험공단에서 실시하는 공단검진과 공단검진을 보완하는 조합원 검진을 통해 매년 건강검진을 받도록 설계되어 검진자의 경제적 부담을 최소화하고, 정기적인 검진을 통해 질병의 위험요인을 찾아 관리하여 질병을 예방, 질병을 조기발견하여 치료하는 것을 목적으로 시행하고 있다.

8) 건강보험공단에서 제공한 2007년 건강검진현황통계자료

안성의료생협은 1994년부터 공단검진 미포함 검사와 기본검사로 구성된 조합원 검진을 공단검진 미대상자는 매년, 공단검진 대상자는 격년으로 조합이 비용을 부담하는 조합원 검진을 시행하고 있어서 조합원은 매년 검진을 받게 하고 있다.

또한 정기적인 검사를 위해 검진결과를 내원해서 의사로부터 직접 듣고 건강한 생활습관을 갖도록 개별교육 및 상담을 하고 있으며, 수검률을 높이기 위해 전년도 검진 받은 달에 검진을 받도록 안내전화를 함은 물론 건강검진의 중요성에 대한 교육을 다양한 채널을 이용해서 하고 있다.

조합원과 지역주민을 대상으로 하는 건강검진 사업 외에도 지역 농협과 함께 농촌지역 어르신들을 대상으로 하는 건강검진을 1996년부터 1999년까지 시행하였으며, 2001년에는 녹색병원과 함께 과수 농가를 대상으로 직업성 질환조사를 하였으며, 2006년부터 학생검진, 어린이집 신체검사[9]를 실시하고 있다.

2차 검진 대상비율은 39%로 2007년 전국평균과 유사하나, 안성의료생협 2차검진 수검률은 25.7%로 전국평균보다 낮다. 이러한 이유는 현재 치료중인 항목에서 이상소견이 나온 경우 안성의료생협은 2차검진 안내를 적극적으로 하지 않고 진료실에서 정기적인 진료를 통해 해결하고 있기 때문이다.[10] 이러한 것이 가능한 것은 안성농민의원 검진자는 대부분이 외래진료와 검진을 안성농민의원 한 의료기관에서 하고 있기 때문이다. 안성농민의원 2009년 상반기 암 발생건수는 총 19건이었으며, 이중 위암은 수검자 중 1.4%로 전국 평균 1.0%보다 높게 나타났으며, 자궁경부암 검사상 이상소견[11]이 있는 경우는 18.6%로 전국평균 1.56%보다 매우 높게 나타났다.

2) 취약계층에 대한 보건의료복지서비스 제공

우리나라의 경우 2005년 국민건강영양조사 제3기 조사 대상 인구의 6.59%가 경제적 이유로 치료를 받지 않거나 치료지연을 겪었다. 성인의 경우 '거동 불편 및 건강문제'의 이유도 4.7% 정도로서 무시할 수 없는 비중을 차지하고 있다. 안성의료생협은 이러한 미치료, 치료지연의 가능성이 높은 저소득층과 거동불편자를 위한 보건의료복지서비스를 제공하여 건강

9) 어린이집 신체검사는 법적으로 꼭 해야 하는 것임에도 의사를 비롯한 인력 투입은 많고 비용이 낮아, 민간의료기관은 물론 보건소에서도 시행하고 있지 않는 상태이다.

10) 고혈압으로 약을 먹고 있는데 혈압이 약간 높은 경우는 2차검진 대상으로 분류되어 다시 내원해서 혈압 측정하도록 되어 있다.

11) 안성농민의원에서는 자궁경부암을 확진하기 어려운 경우는 산부인과로 의뢰함으로 '상피세포 이상'과 '전국 공단검진 통계상 암 의심 재검사', '자궁경부암', '정밀검사 요'의 합과 비교함.

을 유지 증진하도록 하고 있다.

안성의료생협은 2008년 노인장기요양법 제정 이전부터 자원활동가를 조직하여 장애인, 노인 가정을 찾아가 가사, 간병, 목욕서비스를 해왔다. 2004년부터는 다른 지역의 의료생협과 연대하여 사회적 일자리 사업으로 취약계층을 고용하여 장애인, 노인을 위한 간병, 가사지원 서비스를 전문적으로 제공하였다. 이러한 의료생협의 활동은 대외적으로도 인정받아 2007년 12월 노동부로부터 우수사례로 선정되었다.

2008년 노인장기요양법 제정 이후에는 재가장기요양기관을 설립하여 거동불편 노인에게 간병, 목욕서비스를 제공함은 물론 노인요양보험제도 3등급에서 벗어난 독거노인 또는 장애인을 대상으로 간병, 가사 지원서비스를 제공하고 있다.

노인요양시설, 장애아동 방과후 교실, 저소득층 방과후 교실, 탈북자 중고등학교, 노숙자, 외국인 노동자 등 지역사회의 다양한 취약계층을 위한 시설과 연대하여 이들에게도 의료서비스를 제공하고 있다.

(1) 활동 1. 저소득층 의료비 지원

치료가 필요한데, 경제적인 이유로 치료를 받지 못하는 환자에 대하여 조합원 또는 직원의 추천을 받은 후 일정한 심사를 거쳐 의료비를 조합에서 지원하고 있다. 또한 건강보험공단에 가입하지 않은 외국인 노동자의 경우 진료비 50%를 조합에서 지원해 주고 있다.

2009년 상반기 동안 지원금은 안성농민의원 5명 39,720원, 생협치과의원 9명 215,875원, 우리생협의원 12명 101,358원, 한의원 7명 77,550원, 가정간호사업소 4명 177,600원으로 총 612,103원이었다. 이 사업을 위한 후원금은 600,000원이 모아졌다.

표 17-8. 2009년 상반기 안성의료생협 저소득층 의료비 지원 현황

	안성농민의원	안성농민한의원	생협치과의원	우리생협의원	가정간호사업소재 가장기요양기관
의료비 지원금	39,720원	77,550원	215,875원	101,358원	177,600원
지원인원	5명	7명	9명	12명	4명
후원금					600,000원

(2) 활동 2. 취약계층 의료지원 서비스 제공

① 취약계층 1차 진료 서비스

안성의료생협에서 운영하는 의료기관을 이용하는 취약계층의 분포는 다음과 같다. 취약계층의 범위는 노동부 사회적 기업의 기준에 따르고 있으며 장애인, 노숙자 등은 확인이 불가능하여 55세 이상과 의료급여환자만 취합하였다. 따라서 취약계층의 실제 이용은 더 높으리라 생각된다.

표 17-9. 2009년 상반기 안성의료생협 의료기관 취약계층 이용현황

	안성농민의원	안성농민한의원	생협치과의원	우리생협의원	가정간호, 방문간호
55세 이상	3762명 (7552회)	1112명 (4516회)	230명 (1407회)	906명 (1141회)	126명 (540회)
의료급여 환자	119명 (234회)	15명 (71회)	19명	77명 (197회)	12명 (60회)
55세 이상이고 의료급여 환자	196명 (502회)	54명 (333회)	27명	58명 (285회)	36명 (120회)
총계 (전체 중 비율)	4077명 (44.2%) 8288회 (51%)	1181명 (33.5%) 4920회 (44.3%)	276명 (14.7%) 1538회 (18.5%)	1041명 (18.5%) 1623회 (20.5%)	174명 (100%) 720회 (100%)

② 취약계층 시설 연계 의료지원 서비스

한겨레 중고등학교(탈북자 자녀) 촉탁의로 안성농민의원, 안성농민한의원, 생협치과의원이 활동하고 있으며, 생협치과의원은 2005년부터 지역아동센터 어린이 구강관리를 해오고 있다.

표 17-10. 2008년도 안성의료생협 취약계층 보건복지서비스 현황

	장애아동 방과후 교실 구강보건사업	저소득층 방과후 교실 구강보건사업	노인요양시설 촉탁의	탈북자 중고등학교 촉탁의
사업시작년도	2005년	2005년	2005년	2007년
2008년 활동현황	12명, 72회	10명, 100회	40명, 주1회	의사, 한의사, 치과의사 참여

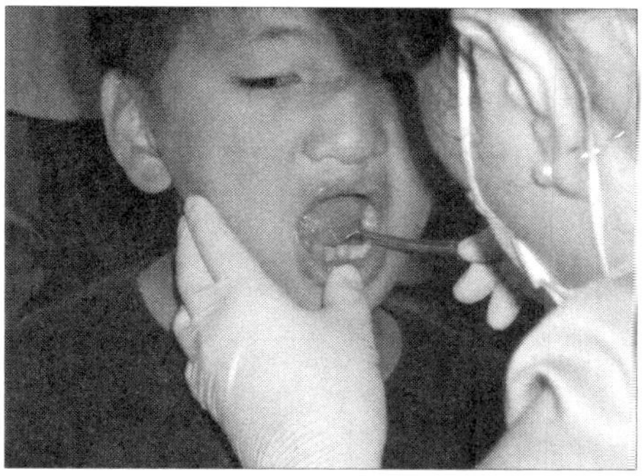

그림 17-3. 대덕면 공부방 어린이 구강관리 및
무료 진료 사업

노인요양시설에는 주 1회 한의사가 방문하여 거동이 불편하여 내원하지 못하는 어르신들을 위해 2009년 상반기동안 72시간, 378명을 진료하였다.

(3) 활동 3. 거동불편자를 위한 찾아가는 보건의료복지서비스 제공

2001년 1차 의료기관에서 가정간호사업소를 개소할 수 있게 되기 전까지 우리나라에서 거동이 불편한 환자들은 집에서 전문적인 의료서비스를 받을 수 있는 기회가 거의 없었다. 특히 안성은 농촌지역으로 넓은 지역에 독거노인 또는 노인부부 가구, 장애인들이 산재해 있어 시내권에 모여 있는 의료기관을 이용하기에도 힘들고, 제도가 실시된 이후에도 민간의 경우 비용대비 수익이 적어 방문서비스를 수행하는 기관이 없는 형편이다.

안성의료생협은 제도가 마련되기 이전 1994년부터 거동이 불편해서 찾아올 수 없는 환자, 치료의 필요성을 인지하지 못하여 내원하지 않은 환자, 혼자 사는 노인, 노인부부가구 등 건강에 위험 가능성이 높은 대상을 의사, 한의사, 간호사, 치위생사, 작업치료사가 집으로 찾아가서 교육 · 상담 및 전문적인 의료서비스를 제공하고 있다.

지역사회에 있는 거동불편 환자와 보호자들은 대부분 의료서비스와 더불어 간병, 목욕, 경제적 후원 등의 다양한 서비스에 대한 욕구를 함께 가지고 있다. 특히 간병과 목욕은 환자와 보호자의 삶의 질과 치료의 효과에 큰 영향을 주는 서비스이다. 안성의료생협에서는 지역사회내 보건복지 네트워크를 통한 연계 서비스 제공 및 자체적으로 가사 · 간병 · 목욕지원, 사랑의 집고치기 등의 서비스를 제공하고 있다.

① 왕진, 가정간호, 방문간호, 방문구강간호

의사의 왕진은 현행 건강보험제도하에 포함되어 있지 않아 비용을 환자나 공단으로부터 받지 못하고 있어 주 1회 오후에만 소극적으로 진행하고 있으며, 치위생사 방문구강관리의 경우 2008년 7월 노인요양보험제도가 도입되면서 공단으로부터 수가를 받을 수 있게 되었으나, 홍보 및 인식 부족으로 서비스를 신청하는 가정이 없었다. 안성시에서 의사 왕진, 치위생사 가정방문을 하는 기관은 안성의료생협이 유일하다. 가장 많은 서비스는 1994년부터 시작해온 가정간호와 방문간호로 2009년 상반기동안 721회, 1321.5시간 서비스를 제공하였다.

표 17-11. 2009년 상반기 거동불편자를 위한 가정방문 의료서비스 제공 현황

	왕진	가정간호, 방문간호	방문구강간호
이용 환자수	11명		0
이용횟수	31회	721회	0
서비스제공시간		1321.5시간	0
환자 1인당 평균 방문시간		2시간	

② 가정방문 간병, 목욕

안성의료생협은 2008년 노인장기요양법 제정 이전부터 자원활동가를 조직하여 장애인, 노인 가정을 찾아가 가사, 간병, 목욕서비스를 해왔다. 2004년부터는 사회적 일자리 사업으로 취약계층을 고용하여 장애인, 노인을 위한 간병, 가사지원서비스를 전문적으로 제공하였다.

2008년 노인장기요양법 제정 이후에는 재가장기요양기관을 설립하여 거동불편 노인에게 간병, 목욕서비스를 제공함은 물론 노인요양보험제도에서 벗어난 독거노인 또는 장애인을 대상으로 간병, 가사지원서비스를 제공하고 있다. 노인장기요양등급자가 늘어남에 따라 전년에 비해 두 배 이상 서비스량이 증가하였다. 노인요양서비스를 제공하고 있는 선진국의 경우 노인인구 대비 서비스 이용자의 비율이 10%내외인 것을 감안하면 현재 안성의 경우 노인인구 대비 방문요양서비스 대상자는 3%이므로 이용자는 계속적으로 늘어날 것으로 예상된다.

표 17-12. 재가장기요양기관 서비스 제공 현황

	총인원	총 이용 횟수	전체방문시간	1회 평균 방문시간
2009년 상반기	147명	5619회	8842시간	1시간
2008년	89명	3695회		

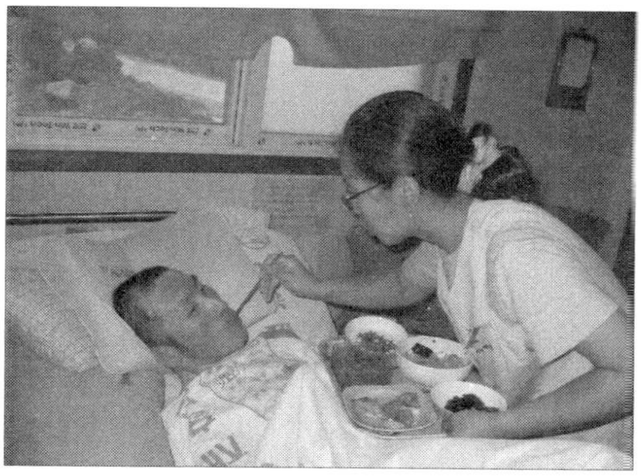

그림 17-4. 거동불편자 재가 간병, 목욕

재가장기요양기관에서 진행하는 방문요양은 노인요양보험 대상자로 100% 65세 이상 거동불편한 분으로 147명에 대하여 총 5619회 방문하였다. 전체 방문시간은 8842시간으로 1회 평균 방문시간은 1시간이다.

고용취약계층을 교육하여 전문직업인으로 양성하는 사회적 일자리 사업에서 하고 있는 간병사업단에서는 노인요양보험에서 제외되는 이용자 152명에 대하여 실비(4명), 유료(29명), 무료(119명) 서비스를 하고 있다. 이는 전체 이용자의 50%이다. 서비스 이용건수는 총 1232회(2464시간)로 이중 저소득층인 무료(203회), 실비(7회) 이용자는 17%이고, 55세 이상은 1074회로 87.2%이다. 서비스 이용자 중 시설 입소 가능한 1, 2등급 환자도 56명(23.6%)이나 되어 다른 재가장기요양기관보다 중증 환자들이 많은 편이다. 이는 안성의료생협에서는 의료기관과 연계한 의료서비스가 함께 지원 가능하기 때문으로 생각된다.

표 17-13. 2009년 상반기 사회적 일자리 사업단 서비스 제공 현황

	총인원	총이용 횟수	전체방 문시간	노인요양보험제외 이용자				55세 이상 대상자 방문횟수
				계	저소득층 (실비)	유료	저소득층 (무료)	
2009년 상반기	152명	1232회	2464시간	152명 (50%)	4명 (7회)	29명	119명 (203회)	1074회

③ 거동 불편자 환자모임

2005년 국민건강영양조사 제3기 조사에 따르면 19세 이상 성인 뇌졸중 환자 중 현재 후유증을 앓고 있는 비율이 65.3%이며 재발 방지를 위해서 정기적으로 진료를 받고 있다는 비율

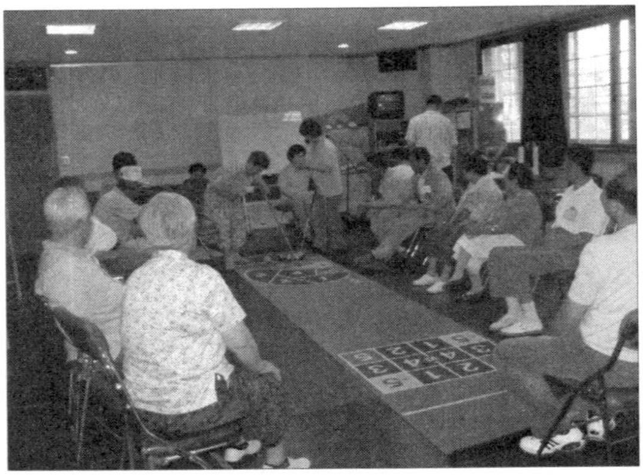

그림 17-5. 뇌졸중 환자 자조모임-해바라기: 게골 게임 중

은 70%였다. 이중 항상 정기적 진료를 받는 경우는 62.8%, 때때로 혹은 필요할 때만 받는 경우는 8.2%였다.

안성의료생협은 뇌졸중으로 장애를 가지고 있는 환자들이 정기적으로 진료를 받고 일상생활능력을 유지·증진하도록 하며, 환자 간호로 지친 가족들에게 휴식시간을 제공하기 위한 목적으로 뇌졸중 환자 자조모임을 진행하고 있다.

1999년부터 시작한 뇌졸중 환자 자조모임은 차량운행 및 진행을 도와주는 자원활동가들과 요양보호사들과 뇌졸중 환자들이 함께 운영하고 있다. 2009년 상반기 동안 주 1회씩 21회 진행하였으며 총 369명(1회 평균 17.6명)의 환자들이 모임에 참여하였다.

표 17-14. 2009년 상반기 안성의료생협 뇌졸중 환자 자조모임 현황

	진행횟수	참여인원	참여자 일상수행능력평가 평균 점수	참여자 우울증 평가 평균 점수
2009년 상반기	21회	369명	26.7점	47.4점

참여자들의 일상수행능력은 32점 만점에 평균 26.7점으로 식사, 화장실 이용 등 일상생활에 필요한 기능 중 일부를 다른 사람의 도움을 받아야 하는 중증의 장애를 가지고 있는 것으로 나왔다. 우울증 검사에서는 84점 만점에서 평균 47.4점으로 중간정도의 점수가 나왔다. 환자 자조모임에 5년 이상 참여한 사람은 평균보다 낮은 43점, 최근에 참여한 사람은 평균보다 높은 51점으로 오래 참여한 사람일수록 우울증 점수가 낮게 나와 환자 자조모임이 우울증을 예방하고 사회성을 높이는 효과가 있음을 알 수 있었다.

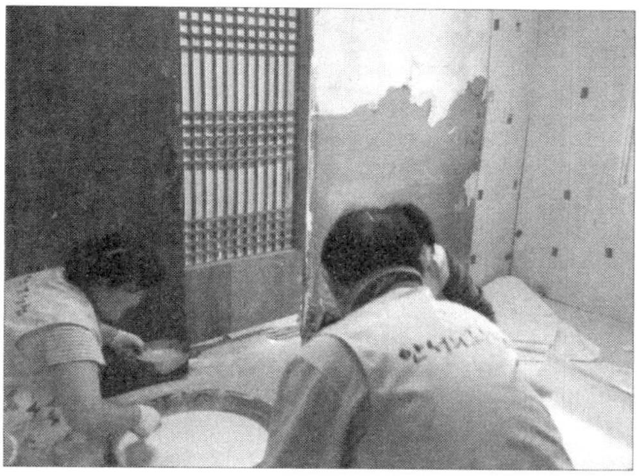

그림 17-16 사랑의 집 고치기 : 거동불편자, 취약계층 집 고쳐주기

(4) 활동 4. 취약계층 집 고치기

2002년부터 안성의료생협은 건축업을 하는 조합원을 중심으로 자원활동가팀을 구성하여 거동이 불편한 노인 및 장애인 가구, 복지시설의 구조를 대상자가 이용하기에 편하도록 실비 또는 무료로 변경해주는 '사랑의 집 고치기'사업을 하고 있다. 사업에 소요되는 비용은 정부지원금 또는 개인 후원금으로 조달되고 있다. 2002년부터 2008년까지 총 29회 공사를 진행하였으며 공사에는 70명의 자원활동가가 참여하였다. 후원금은 년 400만원이 모금되고 있다.

공사를 이용하는 대상은 면사무소 또는 보건지소, 조합원이 추천한 개인이나 시설로서 국가에서 진행하는 주거급여대상에서 제외된 차상위계층이나 조건부시설로서 복지 사각지대에 놓인 경우가 대부분이다.

3) 건강마을 만들기

안성의료생협은 건강을 개인이 아닌 지역의 문제로 본다. 따라서 개인이 건강한 삶을 살기 위해서는 생활습관, 환경, 제도, 사회경제적 요인 등 다양한 요인을 건강하게 만들어야 하며, 나뿐만 아니라 이웃의 건강문제에도 관심을 가져야 한다고 생각한다. 따라서 안성의료생협은 지역사회에서 다양한 사회적 관계를 맺으면서 지역주민과 지역을 건강하게 하는 활동을 하고 있다.

표 17-15. 연도별 안성의료생협 사랑의 집 고치기 현황

연도	공사 횟수	공사 내용	자원 활동가	비고
2002	4	실내화장실, 화장실 변경, 손잡이 만들기, 기름 보일러 설치	9	안성시 자원봉사센터에서 지원금 받음
2003	5	기름보일러 설치 2, 실내 목욕탕 1, 수세식 화장실 2	14	경기도 공익활동 지원금 받음
2004	5	기름보일러 설치 2, 실내 화장실 설치 2, 마루 난방보완	15	
2005	2	수세식 화장실 1곳, 난방 보완, 외벽공사	15	안성시 자원봉사센터 공모사업
2006	3	안전봉 설치, 수세식 화장실, 입식 부엌, 보일러 교체, 전기, 도배, 장판, 보일러 설치	17	안성시 자원봉사센터에서 지원금 받음
2007	6	천정 및 지붕보수, 하수관교체, 도배, 출입구 배수로 작업 및 누수방, 전등 교체, 몰딩교체, 집안 시설물 수리, 보일러 설치, 대문수리, 창고보수공사, 벽난로 설치, 지붕보수	17	안성시 자원봉사센터에서 지원금 받음
2008	4	장애가구, 노인부부, 기초생활수급자, 독거노인 실시	17	후원금 4,222,549
계	29		70	

(1) 활동 1. 지역건강모임

정기적인 강좌를 통해 지역주민에게 올바른 건강, 의료에 대한 정보를 제공하여 스스로 건강관리의 주체로 나서도록 하며, 의료정책 및 의료기관 이용에 관한 정보를 제공하여 의료기관 이용에 도움을 주고자 건강교육을 하고 있다. 2009년에는 정기적인 강좌 외에 소규모 지역에서 대의원들과 함께 준비하여 진행하는 건강지역모임을 중점적으로 진행하였다. 건강지역모임의 내용은 그동안 매년 진행해온 건강학교 내용 중 지역주민들이 생활 속에서 실천할 수 있는 내용을 중심으로 개발된 '건강메뉴'[12] 중 전년도에 대의원이 마을당 2가지씩을 선택하여 정하고 있다. 대의원과 협의하여 교육일자가 정해지면 대의원은 교육장소 섭외와 지역주민 홍보를 맡아서 하고 강의는 의료생협에서 일하는 의료인이 지역으로 찾아가서 하고 있다.

12) '건강메뉴 예) 내 혈압, 혈당 알기: 혈압, 혈당 측정 → 콩나물 국 끓여 각자 소금 간해보기 → 염도측정 → 싱겁게 먹기 강의

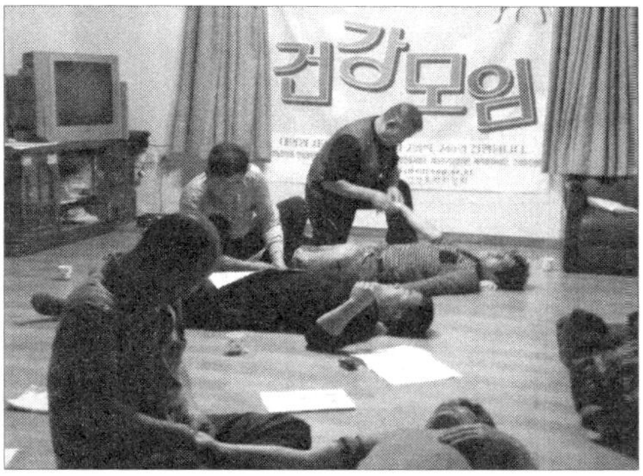

그림 17-7. 건강모임 : 마을회관에서 일상생활에서
실천 가능한 맛사지 교육 중

2009년 상반기 동안 71회의 건강지역모임에 1148명이 참여하였다. 이중 비조합원은 725명으로 63.2%였으며, 55세 이상이 69.7%, 해당 지역 조합원 중 20.2%가 참여하였다. 비조합원의 비율이 높은 것은 안성의료생협이 조합원뿐만 아니라 지역사회 전체를 대상으로 사업을 진행하고 있는 점과 어르신들이 젊은층보다 건강에 대한 관심과 교육을 위한 시간을 할애하기 좋은 조건에 있는 반면 조합원은 상대적으로 젊은층이 많기 때문으로 생각된다.

표 17-16. 안성의료생협 건강교육 현황

	지역건강모임 횟수	참여자	참여자 중 비조합원	참여자 중 55세 이상	해당지역 조합원 참여율	직원 투여시간
2009년 상반기	71회	1148명	725명 (63.2%)	800명 (69.7%)	20.2%	990시간
2008년	13회	89명				

(2) 활동 2. 조합원 자치 활동

① 지역 활동

안성의료생협에서는 읍면동별 대의원 모임을 통해 지역 조합원 활동을 고민하고 실천을 하고 있다. 대의원 모임 횟수와 참석률은 매년 증가하고 있으며, 조합원단의 사업에서 벗어나 점차 지역주민단체 및 다른 기관과 함께 건강마을 만들기 사업의 주체로 성장하고 있다. 이러한 대의원 모임에서 준비하여 진행한 건강마을 사업으로는 3년째 노인회와 함께 해 온 양성면의 무궁화가꾸기 사업과 2년째 마을 주민회와 함께 진행해 온 금광면 살기 좋은 마을

표 17-16. 안성의료생협 지역 활동 현황

	대의원 모임 총 횟수	대의원 모임 참석율	지역별 대의원 모임 평균 횟수	직원 참여시간	참여 직원 수	지역 특화사업	소규모 조합원 모임
2009년 상반기	44회	53.2%	3.38회	88시간	22명	4회	건강모임으로 전환
2008년	37회	45.6%				28회	119회(1144명, 36.2% 참석)

만들기 사업과 의제21과 함께 3동, 1동, 공도읍에서 실시하고 있는 꿈지도 그리기 사업 등이 있다.

㉠ 안성의료생협 꿈지도 그리기

안성의료생협은 지역 조합원과 함께 초등학교 학군을 중심으로 지역 주민에게 위해한 환경을 조사하고 우리가 원하는 마을 지도를 그리는 꿈지도 그리기 사업을 2005년부터 지속적으로 하고 있다. 이렇게 그려진 꿈지도는 지역주민, 지자체가 함께 진행하는 '도로 턱 없애기', '화단 가꾸기', '마을 축제' 사업으로 하나씩 하나씩 현실화되고 있다. 이 사업에 있어서 중요한 점은 지역주민들이 자기 고장에 대한 관심을 가지고 스스로 개선해 가는 주체로 나서는 것이다.

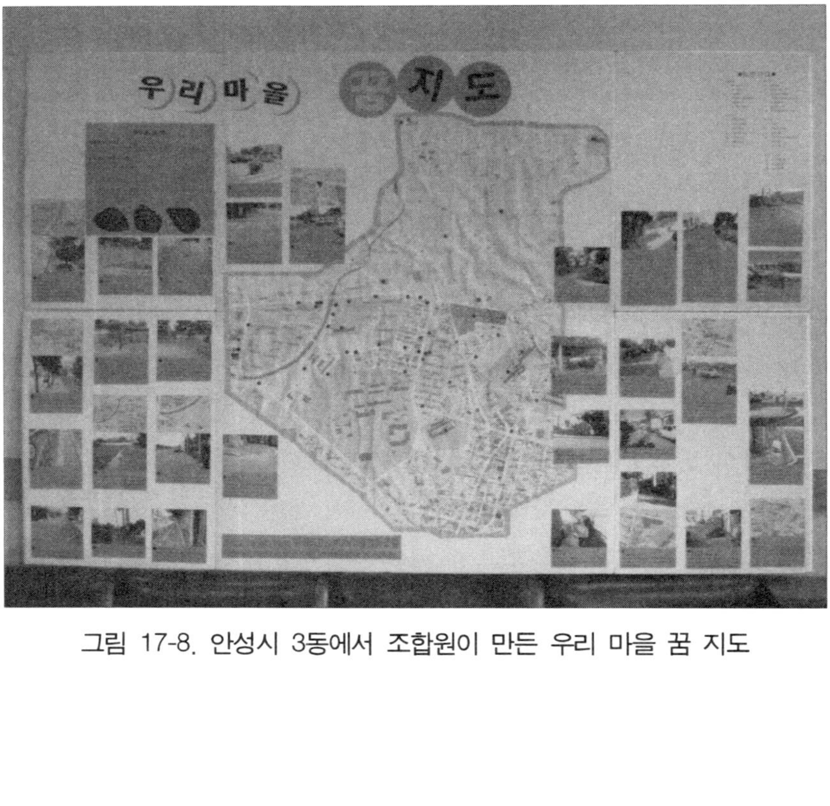

그림 17-8. 안성시 3동에서 조합원이 만든 우리 마을 꿈 지도

㉡ 안성맞춤 살리기 좋은 지역 만들기 '공동 건강관리'

안성의료생협은 금광면 8개 마을에서 진행하는 좋은 지역 만들기 사업에 2008, 2009년 건강관리 내용으로 참여하고 있다. 2008년에는 지역주민들을 위한 건강교육(어린이 건강교실, 건강학교, 타이치체조교실), 건강체크, 건강한 생활습관 갖기 프로그램으로 구성하였으며, 2009년에는 마을내 건강실천 지도자를 양성하여 이들이 마을 노인정에서 마을 어르신과 함께 체조를 비롯한 건강프로그램을 안성의료생협 의료인과 함께 지속적으로 운영하도록 진행하고 있다.

3 지역주민 참여를 통한 활동방식

안성의료생협은 지역주민의 능력 강화(empowerment)를 중요시하고 있다. 안성의료생협은 지역주민의 자발성과 참여의 바탕 위에 조직되었다. 이러한 자발적 참여 때문에 효율적으로 건강관리와 예방활동, 그리고 가정방문을 통한 왕진 등의 취약계층에 대한 보건의료복지 서비스를 제공하고 있으며, 살기 좋은 지역 만들기를 민간단체, 공공기관과 연계하여 수행하고 있다. 지역주민의 참여를 높이기 위해서는 민주적 운영체계와 경영의 투명성, 참여자의 역량 강화를 위한 훈련은 필수적이다.

1) 지역주민, 직원의 참여가 보장된 민주적 운영

안성의료생협에 적극적으로 참여하는 지역주민은 임원 20명, 실무자 95명, 대의원 120명, 자원활동가 138명, 소모임 회원 335명으로 총 708명[13]이다. 이는 전체 조합원의 약 20%에 해당하는 숫자로 다른 어떤 조직보다 안성의료생협 조합원의 참여율은 높다. 이러한 참여가 가능한 것은 안성의료생협의 민주적 운영구조와 경영의 투명성 때문이다.

사람들은 자신들이 직접 결정하였을 때 적극적으로 참여하게 된다. 또한 논의의 주제가 자신과 관계된 문제이고, 실천을 필요로 할 때 더욱 적극적으로 참여하게 된다. 따라서 안성의료생협은 조합원이 소외되지 않고 조합 활동이 조합원 자신의 문제가 되도록 하기 위해 정보공개를 매우 중요하게 실천하고 있다.

정보공개와 의견수렴의 방법으로는 총회, 위원회를 비롯한 각종 회의와 소식지, 홈페이지,

13) 대의원, 소모임 회원과 자원봉사자는 일부 겹치기도 함.

게시판, 이메일링, 의견함 제도와 같은 공식적인 방법과 면대 면의 비공식적 방법이 활용되고 있다.

안성의료생협은 대의원 총회를 년 2회 진행하여 조합의 중요사항을 결정하며, 매달 임원, 조합원, 직원으로 구성된 위원회를 개최하여 사전 논의를 거친 후 이사회에서 총회 결의사항에 따라 안건을 심의하고 있다. 이사회에서 결정된 사항은 다시 위원회로 보내져 위원회 위원을 중심으로 조합원과 함께 실천해 간다.

또 대의원을 중심으로 한 소규모 지역모임을 개최하여 조합원에게 조합운영관련 정보를 제공하고 의견을 듣는 자리를 마련하고 있다.

안성의료생협은 2008년 한 해 동안 소규모 조합원 모임 119회 (참석인원 1144명, 전체 조합원의 36.2%), 읍면동 활동가 모임 37회(참석인원 282명, 전체 활동가 중 45.6%)를 진행하였다.

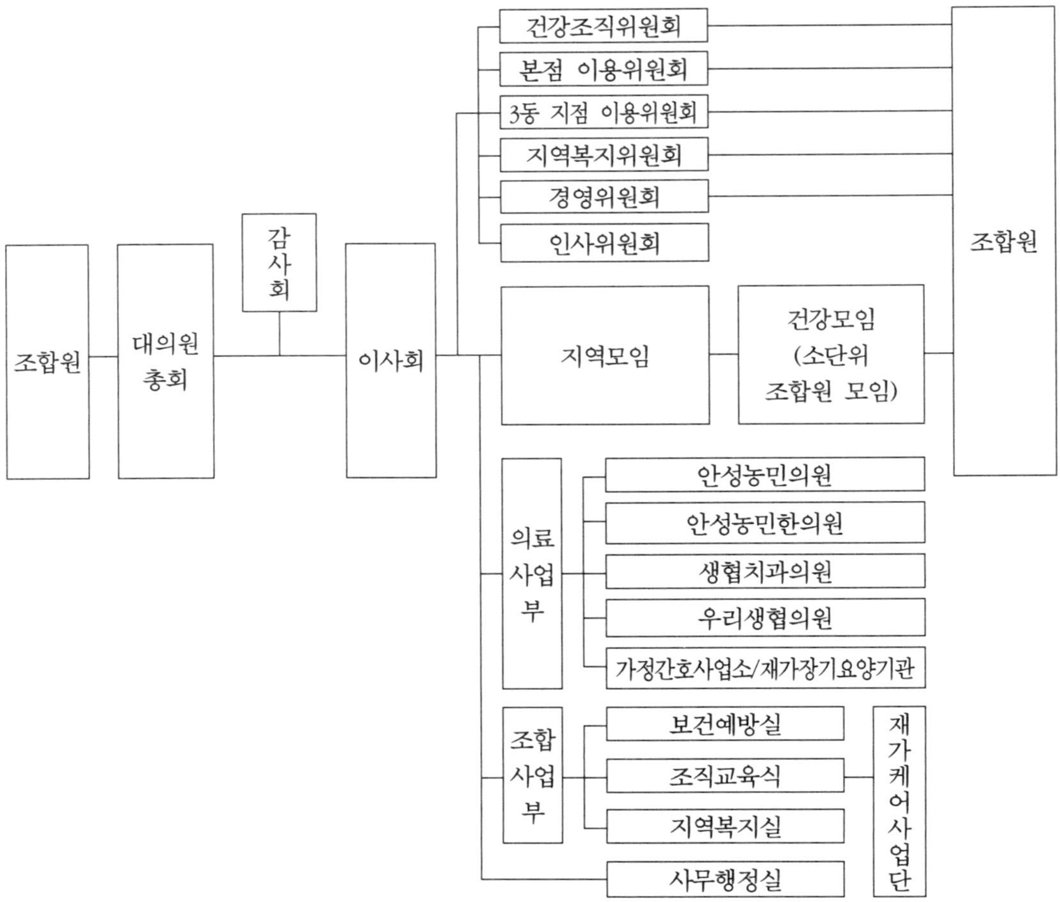

그림 17-9. 안성의료생협 조직도

안성의료생협은 매년 조합의 사업성과와 계획을 수치화하여 총회를 비롯한 다양한 방법으로 대내외에 공개하고 있으며, 2008년에는 안성의료생협의 사회적 가치 실현을 객관적으로 평가하기 위한 사회적 부기표를 사회투자지원재단과 함께 만들어 2009년부터 시행하고 있다.

안성의료생협 의사결정과정은 두 가지 특징을 가지고 있다.

하나는 결정하는 단위와 실천하는 단위가 일치한다는 것이다. 조합원과 직원은 의사결정과정에 참여할 뿐만 아니라, 결정된 사항의 실천에도 각 위원회를 중심으로 참여하고 있다.

또 다른 하나는 현장으로부터 의견이 모아져 결정되는 방식을 선호한다는 것이다. 사업계획 및 평가도 가장 작은 지역모임, 소모임, 의료기관에서 조합원과 직원이 먼저 논의하고 제안된 사항을 위원회, 이사회 순서로 검토하여 총회에 상정하는 방식으로 진행하고 있다.

이러한 특징 때문에 안성의료생협 의사결정과정에 참여하는 사람은 책임감을 가지고 신중하게 결정하며 결정내용은 참여자들의 이해에 근거해 있고 실천적이다.

이러한 폭넓은 민주주의 운영구조에 참여함으로써 조합원은 안성의료생협의 주인으로, 안성지역의 주인으로 성장하고 있다.

2) 자원활동가와 자율적 직원 양성

안성의료생협은 다양한 교육을 진행하여 조합원의 능력 향상을 꾀하고 있다. 임직원 수련회, 임원 연합수련회, 직원 연합수련회, 대의원 수련회(2008년 : 25회, 199명 참여)처럼 직책 수행을 위한 능력을 배가하기 위한 교육프로그램과 협동조합과 우리나라 보건의료현황에 관한 교육(일본의료생협 연수, 아침교육, 무지개 강좌), 건강교육(건강모임, 건강학교 등), 신입조합원 교육(2008년 : 17회, 81명 참여), 활동가 양성교육(건강학교, 생협학교) 등을 하고 있다.

표 17-17. 안성의료생협 활동가 교육 현황

시기	인원	교육내용	이후 활동
건강학교 1기~17기 (1996~2008)	361명	· 건강, 보건예방, 의료생협 · 암, 성인병, 영양과 건강, 간단한 건강체크, 한방과 건강, 올바른 생활습관, 요통, 관절염 운동요법, 가정에서 할 수 있는 간단한 처치, 구강건강 등	건강도우미활동 자원활동
생협학교 1기~5기 (2004~2008)	164명	조합원이 주인이다. 의료생협가 의료문지, 건강의 기본단위는 지역사회이다. 조합원의 조직활동 사례, 공동체 견학	건강마을 만들기

표 17-18. 이사, 대의원 중 건강학교 수료생 비율 (단위 : 명, %)

	총계	여성	조합원 건강학교 수료생	여성 중 건강학교 수료생비율
건강학교 수료생 (1996년~2002년)	126	118	89	
1기~6기 이사	48	9	7(여성6/남성1)	77.8
4기 대의원	102	19	10	52.6

안성은 농촌지역으로 여성들의 사회참여활동이 저조한 편이다. 안성의료생협의 경우도 초창기부터 현재까지도 임원들 대다수가 남성으로 구성되어 있는데, 여성의 활동가 양성에 큰 역할을 한 것은 1996년부터 실시한 건강학교이다.

건강학교 수료생들의 조합원 운영 참여를 이사, 대의원 비율에서 살펴보면 표 17-18과 같다. 조합원 건강학교 수료생의 6.8%가 이사로 활동하였으며, 11.2%가 4기 대의원으로 활동하였다. 4기 대의원 중 건강학교 졸업생은 9.8%이다. 1기부터 6기까지 활동했던 이사 중 건강학교 졸업생은 14.6%이다. 이중 여성비율을 살펴보면 여성이사[14)]의 77.8%, 여성 4기 대의원의 52.6%가 건강학교 수료생으로 여성의 임원 참여율이 저조한 안성의료생협에서 건강학교를 수료한 여성들의 참여는 높다고 할 수 있다.

'해바라기' 자원활동가 중 60%가 건강학교 수료생으로 건강학교는 자원활동가 양성의 기능도 담당하였다.

안성의료생협에서 제공하는 서비스의 질은 직원들에 의해 좌우된다. 따라서 서비스의 질을 높이기 위해 직원의 역량 강화를 위한 교육을 진행하고 있다. 직원들은 의료기관별 월 1회 이상의 직무교육과 외부 교육, 워크샵을 통해 자신이 속한 조직의 사명과 업무를 이해하고 스스로 자신의 업무를 기획하고 실행하고 있다.

3) 지역사회 자원 조직화

안성의료생협은 출자금과 조합원, 의료인이라는 지역의 인적, 물적 자원을 바탕으로 만들어졌다. 안성의료생협의 발전과정은 지역자원을 조직화하는 과정과 다름없다.

안성의료생협은 적극적인 조합원과 지역주민의 참여를 유도하여 조합의 운영 및 지역사회를 위한 다양한 영역에서 자원활동가와 후원자를 만들어내고 있다.

14) 여성이사의 경우 2명은 실무자 이사이고 1명은 실무자로 일한 경험이 있는 것을 감안하면 여성이사는 전부 건강학교 수료생으로 보아도 무방하다.

표 17-19. 2008년 안성의료생협별 사회적 자본 조직화 현황

	자원활동 영역	자원활동가 (명)	자원활동 시간	후원금 (천원)	지원금 (천원)	출자금 (천원)	조합원수 (명)
활동 내용	9	138	2421	47,038	150,579	686,805	3,060

지역사회에서 약 3천명의 인적자원과 6억 8천만원의 물적자원을 조직하였다. 2008년 한 해 동안 138명의 자원활동가가 약 2천 4백시간의 자원활동을 했으며, 4천 7백만원의 후원금과 약 1억 5천만원의 정부지원금을 모아냈다.

또한 안성의료생협은 사업을 통해 스스로 사회 자원을 창출하여 지역사회로 환원하고 있다. 2008년도 안성의료생협에서는 인건비를 제외한 순수사업비로 보건예방활동비 1억7천만원, 교육훈련비 9백만원, 취약계층지원서비스비 1천7백만원, 지역연대활동비 1백만원, 조직활동비 3천8백만원, 총 2억 4천만원(총지출의 10%, 인건비 제외한 지출의 31.15%)을 사용하였으며, 4천5백만원의 잉여금을 냈다. 위 사업을 위해 총31명의 직원을 고용하였으며 이는 전체 직원의 46.36%에 해당한다.

표 17-20. 2008년도 안성의료생협별 지출내역 및 당기순이익

		지출내역	인력구성
사업비[15]	보건예방활동비	178,106,851	6명(보건예방2, 검진2, 가정간호방문간호2)
	교육훈련비	9,102,200	
	취약계층지원서비스비	17,457,593	23명(요양보호사20, 사회복지사2, 일반1)
	지역사회연대활동비	1,393,160	
	조직활동비[16]	38,847,790	2명
사업비소계		244,907,594	
인건비		1,677,023,703	67명
관리비		541,207,650	
총지출		2,463,138,947	
당기순이익		45,425,127	

15) 사업비는 인건비를 제외한 비용만을 계산함.

16) 조직활동비는 회의비, 소식지관련비용, 조합원 활동비로 구성되며 조합원 활동은 소모임활동과 지역모임, 행사비로 나누었다. 조합원 활동은 교육, 건강증진활동을 포함하고 있다.

4 활동의 평가와 발전방향

초창기부터 안성의료생협은 지역사회 보건의료활동을 중시함으로써 치료중심의 비효율적인 기존의료체계에 대한 대안으로 지역사회에 신선한 충격을 주었으며, 최근에는 빠른 고령화와 사회 양극화에 따라 늘어나는 지역사회의 건강과 복지에 대한 요구의 해결 주체로서 주목을 받고 있다

안성의료생협은 15년의 활동속에서 앞으로의 가능성을 기대할 수 있는 몇 가지 성과를 보여주었다.

첫째, 안성의료생협은 지역의 건강문제를 해결함에 있어 주민들의 참여를 중요하게 생각하고, 보건의료분야에서 지역자원을 활용하는 윤리적이면서도 효율적인 모델을 보여주었다. 안성의료생협은 지역주민의 협동과 자치를 중요시함으로써 그 자체가 주치의 제도, 주민참여의 지역보건의료사업을 할 수 있는 구조를 가지고 있기 때문에 우리나라에서 일차의료의 강화, 지역보건사업의 활성화를 추진하는데 앞으로도 상당한 역할을 할 수 있으리라 생각된다.

둘째, 안성의료생협은 지역주민들의 건강을 추적 모니터링하여 건강을 위협할 원인들을 사전에 찾아 제거하고, 지역주민들에게 건강한 생활습관에 대한 교육을 꾸준하게 진행하여 건강관리능력을 향상시킴으로써 지역사회가 과도한 질병부담을 지지 않도록 하는 지역사회 예방관리체계를 구축해 왔다. 이러한 지역사회 예방체계는 고령 인구의 증가와 산업화로 인한 만성질환의 증가로 더욱 중요시 될 것이다.

셋째, 안성의료생협은 방문진료, 가정간호사업소, 재가장기요양기관 운영 및 자원봉사활동가 양성 등 노인, 장애인을 비롯한 취약계층을 위한 활동을 전개하면서 이들 시설간의 네트워크를 구축하여 지역사회내 새로운 돌봄체계를 만들었다.

2008년 노인장기요양보험법이 제정되었으나, 우리사회의 노인돌봄체계는 아직도 매우 부족하다. 또한 사회 양극화, 다문화 가정 등 여러 요인으로 지역사회내 다양한 취약계층의 건강문제가 발생할 것이다. 따라서 취약계층에 대한 의료생협의 지원 역할도 증대되어야 할 것이다.

넷째, 안성의료생협은 다양한 교육, 훈련프로그램과 정보를 제공함으로써 시장 경제에 있어서 정보의 불균등으로 발생하는 시민들의 일방적인 피해를 막고 지역주민을 건강문제해결의 주체로 성장시켰다. 지역주민들은 안성의료생협 활동을 통해 자신의 삶과 지역을 컨트롤

할 수 있는 힘을 갖게 된 것이다. 이렇게 성장한 지역 리더들은 기존의 낭비적인 보건의료복지체계 개혁과 건강한 지역공동체를 만드는데 앞장설 것이다.

다섯째, 안성의료생협은 지역 조합원으로부터 나온 출자금을 재원으로 하고 다양한 이해관계자들을 의사결정체계에 참여시키면서 지역사회에 보건의료서비스를 제공하는 사회적 기업의 전형을 보여주었다. 앞으로도 우리나라 사회적 기업, 특히 협동조합형 사회적 기업의 전형을 만들어 가는데 의료생협이 감당해야할 역할이 클 것이다. 또한 협동조합운동진영내에 사회경제블럭으로서의 협동조합의 역할, 사회서비스제공의 역할에 관한 논의를 활성화시켜 내야 할 것이다.

의료생협에서는 이러한 일을 추진하는데 있어 의료생협에서 주목해야 할 부분은 민관 파트너 쉽이다. 지역주민의 건강증진사업을 책임지고 있는 보건소를 비롯한 보건지소와의 협력을 통해 의료생협은 건강증진사업을 보다 많은 지역주민과 함께 할 수 있고 의료생협의 경험을 일반화하여 제도화에도 기여할 수 있을 것이다.

[참고자료 1]

안성의료생협 연혁

1987년		안성군 고삼면 가유리 주말 진료소 시작
1992년	11.	안성한의원 설립(안성 진료회와 지역주민 공동출자)
1993년	08.	안성농민의원 설립 추진위원회 발족
1994년	04. 24	안성의료생활협동조합 창립
	05. 02	안성농민의원 설립 · 안성농민한의원 인수
	06. 27	조합원 정기 건강검진 실시
	09. 28	생활협동조합 중앙회 회원 가입
	11. 08	가정방문 간호사업 시작, 재활용구무료 대여사업 시작
1995년	04.	만성질환자 관리사업 시작
	05. 05	'안성 어린이 큰 잔치' 진행(안성군 사회단체와 공동으로 매년 실시)
	06.	조합원 자원봉사팀 구성 – 사회복지시설 방문하여 봉사활동 시작
1996년		고삼농협 원로 조합원 건강검진 실시(~1999년)
	11. 01~05	아시아 국제보건협동조합 모임 참석
	12. 16	1기 보건학교 시작(매년 실시)
1997년	02. 16	조합원 전체 총회에서 대의원 총회로 전환
	03. 12	건강마을 만들기 사업 시작
	08. 26~28	아시아 태평양지역 보건의료 협동조합 결성식 참석, 회원 가입
	09. 25	지역 무료 순회진료 실시
1998년	10. 27	거리건강 캠페인 시작(건강체크)
1999년	04.	해바라기 교실(뇌졸중환자 모임) 사업 시작(주 1회)
	09.	안성시 사회단체와 의정지기 학교 진행
2000년	11. 29	해바라기 자원봉사자 경기도 자원봉사대회 경기도지사 표창
2001년	02. 25	비영리 법인 설립 총회(소비자생활협동조합법)
	04.	경기도 경제항만과 법인 설립허가서 발급
		농업인 직업성 질환 관련 신경검사, 면역검사, 설문지 조사(녹색병원공동실시)
2002년	01. 05	생협 치과의원 개원
	02	지역복지위원회 신설, 사랑의 집 고치기 팀 활동 시작
	05. 01	가정간호사업소 개소
	11	안성시 사회복지지도 및 자료집 반포대회

	12. 21	사랑의 집 고치기팀 안성시 자원봉사대회 농협중앙회 안성시지부 표창
2003년	05. 01	우리생협의원(3동 지점) 개원
	11	안성의료생협 10년 사업평가 토론회
	12	경기도 자원봉사대회 경기도 도지사상 수상
2004년	06. 01	사회적 일자리 창출사업 재가간병사업 시작
		녹색장터 운영(매월 1회)
2005년		안성의료생협 중장기 발전계획 수립
		3동 꿈 지도 그리기 사업 시행
		생협학교 실시(매년 실시)
2006년	05	건강증진센터 개소
	10	고삼면 쌍지리 장수마을 자매결연 및 고구마 캐기대회
		3동 조합원 주치의 시범 사업시작
2007년	02	일죽, 양성 타이치체조 교실 시작
	04	제1회 관절염 교실 시작
	05	저소득층 초등학생 체험학습(주말버스학교) 프로그램 시작
		건강한 마을 만들기 지도자 대학 시작
	06	뉴페러다임 컨설팅 "주40시간제 실시와 학습프로그램 구성"
		환경의 날 기념 행사 주관 "금석천아 사랑해"(토지공사지원사업)
	08	이사장배 직장인 축구대회(매년 실시)
2008년	03	금광면 공동체 건강관리사업 시작
	03	공도지부사무실 개소
	04	사회적 기업 인증(노동부)
	07	재가장기요양기관 설립
	10	갱년기 학교 시작
	08~11	안성의료생협 사회적 회계 컨설팅
2009년	01	사회적 회계 적용 시작/ 마을별 건강모임 시작, 공도 · 1동 꿈지도 그리기 사업 시행
	05	피터드러커 혁신상 수상
	06~08	금광면 건강생활실천지도자 양성과정
	11	우리생협의원 1층 이전 및 3동 조합원 사랑방 확장

[참고자료 2]

안성의료생협 조합원 건강관리 프로그램

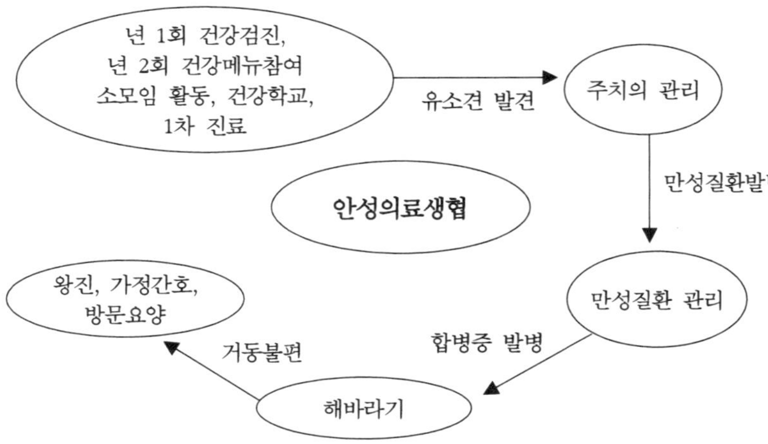

- 개인이 건강에서 불건강으로 가는 여러 과정에서 각각의 단계를 차단하는 건강관리프로그램을 만들어 의료인과 의료소비자가 함께 노력하고 있습니다.

참 고 문 헌

1. 국민건강영양조사 제3기, 한국보건사회연구원, 2006. 7.
2. 열림과 넘나듦의 교량적 사회자본이 사회에 미치는 긍정성 연구, 김현, 한양대학교 행정, 자치대학원, 2009. 2.
3. 성낙진, 가정의학과 전문의가 근무하는 기관구조가 일차의료 수행성에 미치는 영향, 가정의학회지 제28권 제11호 별책 2007
4. 2007년 건강검진현황통계자료, 국민건강보험공단, 2009.
5. 2007년도 건강보험환자의 본인부담 진료비 실태조사, 국민건강보험공단, 2008. 1

부 록

어린이 건강기록부

보육시설 명칭		주민등록번호	
어린이 성명		성별	남, 여
주소	연기군 ________면 ________ 리	연락처	

<table>
<tr><td>모유수유 여부
(생후 1개월간)</td><td colspan="4">☐ 모유 수유
☐ 혼합수유 (모유 대 분유 비율, :)
☐ 분유</td></tr>
<tr><td>과거 질병력
(어린이)</td><td colspan="4">☐ 앓은 적 없다
☐ 전염성 질환
(홍역, 볼거리, 풍진, 백일해, 수두, 뇌막염, 결핵, B형 간염 등)
☐ 폐질환 (폐렴,)
☐ 심장질환 ( )
☐ 경 련 ( )
☐ 만성질환 (고혈압, 당뇨 등)</td></tr>
<tr><td>질병 가족력</td><td colspan="4">☐ 앓은 적 없다
☐ 전염성 질환
(홍역, 볼거리, 풍진, 백일해, 수두, 뇌막염, 결핵, B형 간염 등)
☐ 폐질환 (폐렴,)
☐ 심장질환 ( )
☐ 경 련 ( )
☐ 만성질환 (고혈압, 당뇨 등)</td></tr>
<tr><td rowspan="10">예방접종력</td><td rowspan="6">기본
접종</td><td>BCG(비씨지) 접종</td><td colspan="2">☐ 접종함 ☐ 접종 안함 ☐ 모름</td></tr>
<tr><td>MMR(홍역, 볼거리, 풍진) 접종</td><td colspan="2">☐ 접종함 ☐ 접종 안함 ☐ 모름</td></tr>
<tr><td rowspan="3">소아마비 접종</td><td>1차</td><td>☐ 접종함 ☐ 접종 안함 ☐ 모름</td></tr>
<tr><td>2차</td><td>☐ 접종함 ☐ 접종 안함 ☐ 모름</td></tr>
<tr><td>3차</td><td>☐ 접종함 ☐ 접종 안함 ☐ 모름</td></tr>
<tr><td>B형 간염</td><td colspan="2">☐ 접종함 ☐ 접종 안함 ☐ 모름</td></tr>
<tr><td rowspan="4">추가
접종</td><td>3세 : DTP 추가접종</td><td colspan="2">☐ 접종함 ☐ 접종 안함 ☐ 모름</td></tr>
<tr><td>소아마비 추가접종</td><td colspan="2">☐ 접종함 ☐ 접종 안함 ☐ 모름</td></tr>
<tr><td>4세 : 엠엠알 추가접종</td><td colspan="2">☐ 접종함 ☐ 접종 안함 ☐ 모름</td></tr>
<tr><td>5세 : 일본 뇌염</td><td colspan="2">☐ 접종함 ☐ 접종 안함 ☐ 모름</td></tr>
</table>

건강검진 문진표(부모님 작성용)

어린이 이름		생년월일	
작성자	어린이의 부, 모, 조부모, 친척, 기타 ( )	전화번호	
키	cm	몸무게	kg

본 조사는 영유아 스크리닝을 위한 조사입니다. 귀댁 아동에 해당하는 항목에 ∨표시하여 주세요.

1. 안과영역

▷ 엄마가 아이를 볼 때 눈이 몰려 있는 느낌이 든다	□ 예 □ 아니오
▷ 아이가 졸릴 때나 다른 생각을 할 때 눈이 밖으로 돌아간다	□ 예 □ 아니오
▷ 정면을 볼 때 딴 곳을 보고 있는 느낌이 든다	□ 예 □ 아니오

2. 이비인후과 영역

▷ 3세 이상인 경우 : 몇 번을 불러도 대꾸가 없다	□ 예 □ 아니오
▷ TV 볼륨을 계속 높이려고 한다	□ 예 □ 아니오

3. 정서적 영역

▷ 말과 행동이 같은 나이의 다른 아이들에 비해 현저히 늦다	□ 예 □ 아니오
▷ 몸짓은 정상이나 발음을 잘 못하거나 자주 말을 더듬는다	□ 예 □ 아니오
▷ 다른 아이들과 어울리지 못하고 항상 혼자서 논다	□ 예 □ 아니오
▷ 몸 흔들기, 머리 찧기 등과 같은 독특하고 엉뚱한 행동을 반복한다	□ 예 □ 아니오
▷ 단추나 신체 일부 등에 지나친 관심을 보인다	□ 예 □ 아니오
▷ 반복적인 눈깜박임, 목뒤틀기, 킁킁 소리내기 등의 행동을 1개월 이상 지속한다	□ 예 □ 아니오
▷ 4세 넘은 아이가 3개월 이상 대변을 가리지 못 한다	□ 예 □ 아니오
▷ 5세 넘은 아이가 3개월 이상 소변을 가리지 못 한다	□ 예 □ 아니오

4. 건강행태 관련 사항

▷ 지금까지 아이가 사고를 당하거나 일으킨 적이 있습니까?	□ 예 (교통사고, 화상, 끼임, 넘어짐, 익사 기타 :) □ 아니오
▷ 아이가 같은 연령의 다른 아이에 비해 건강이 어떻습니까?	□ 건강한 편 □ 보통 □ 건강하지 못한 편
▷ 아이와 함께 살고 있는 사람 중 흡연자가 있습니까?	□ 있다(누구 :) □ 없다
▷ 가정에서 흡연이 가능합니까?	□ 절대 불가능 □ 정하진 장소에서만 가능 □ 손님은 어디서건 흡연 가능
▷ 아이의 하루 TV 시청시간은?	하루 ( ) 시간
▷ 평소 아이가 식사를 규칙적으로 합니까?	□ 예 □ 아니오
▷ 육식과 기름기 많은 동물성 식품을 자주 먹습니까?	□ 그런 편이다 □ 보통 □ 그렇지 않다
▷ 아이가 생선을 즐겨 먹습니까?	□ 그런 편이다 □ 보통 □ 그렇지 않다
▷ 아이가 야채를 즐겨 먹습니까?	□ 그런 편이다 □ 보통 □ 그렇지 않다
▷ 아이의 과일섭취 횟수는?	□ 전혀 먹지 않음 □ 2~3일에 1회 정도 □ 1일 1~3회 □ 1일 5회 이상
▷ 음식 먹기 전에 아이가 손을 씻습니까?	□ 항상 씻음 □ 가끔 씻음 □ 전혀 씻지 않음
▷ 아이가 하루에 이를 몇 번 닦습니까?	□ 전혀 닦지 않음 □ 1회 □ 2회 □ 3회 이상
▷ 자가용, 택시 등을 이용할 때 아이의 안전을 위해 취하는 방법은?	□ 별다른 방법이 없다 □ 동승자가 앉고 탄다 □ 카시트에 태운다 □ 안전벨트를 매도록 한다 □ 기타 ( )

5. 신체발달 영역(아동의 연령에 해당하는 항목에 ∨ 표시하여 주세요.)

<table>
<tr><td rowspan="4">만 18개월</td><td rowspan="2">○ 한손을 잡고 층계를 올라간다</td><td rowspan="2">□ 예
□ 아니오</td><td>◎ 3개의 정육면체를 쌓는다</td><td>□ 예
□ 아니오</td></tr>
<tr><td>◎ 자의로 그림을 그린다</td><td>□ 예
□ 아니오</td></tr>
<tr><td>◇ 그림 보고 이야기하는 흉내를 낸다</td><td>□ 예
□ 아니오</td><td>☆ 흘리면서 혼자 먹는다</td><td>□ 예
□ 아니오</td></tr>
<tr><td>◇ 10개의 단어를 말한다</td><td>□ 예
□ 아니오</td><td>☆ 소변을 보고 알려준다</td><td>□ 예
□ 아니오</td></tr>
<tr><td rowspan="4">만 2년</td><td>○ 잘 뛴다</td><td>□ 예
□ 아니오</td><td>◎ 6개의 정육면체를 쌓는다</td><td>□ 예
□ 아니오</td></tr>
<tr><td>○ 계단을 오르내린다</td><td>□ 예
□ 아니오</td><td>◎ 수평선을 그린다</td><td>□ 예
□ 아니오</td></tr>
<tr><td>◇ 짧은 문장을 말한다</td><td>□ 예
□ 아니오</td><td rowspan="2">☆ 숟가락 질을 한다</td><td rowspan="2">□ 예
□ 아니오</td></tr>
<tr><td>◇ 그림을 보고 이름을 말한다</td><td>□ 예
□ 아니오</td></tr>
<tr><td rowspan="4">만 3년</td><td>○ 세발 자전거를 탄다</td><td>□ 예
□ 아니오</td><td rowspan="2">◎ 원과 십자를 보고 그린다</td><td rowspan="2">□ 예
□ 아니오</td></tr>
<tr><td>○ 한쪽발로 잠깐 선다</td><td>□ 예
□ 아니오</td></tr>
<tr><td>◇ 자신의 성별, 이름을 말한다</td><td>□ 예
□ 아니오</td><td>☆ 양말과 신발을 신는다</td><td>□ 예
□ 아니오</td></tr>
<tr><td>◇ 셋까지 센다</td><td>□ 예
□ 아니오</td><td>☆ 손을 씻는다</td><td>□ 예
□ 아니오</td></tr>
<tr><td rowspan="5">만 4년</td><td>○ 가위질을 한다</td><td>□ 예
□ 아니오</td><td>◎ 사각형을 보고 그린다</td><td>□ 예
□ 아니오</td></tr>
<tr><td>○ 한쪽 발로 뛴다</td><td>□ 예
□ 아니오</td><td>◎ 몸의 세 부분을 그린다</td><td>□ 예
□ 아니오</td></tr>
<tr><td>◇ 의도대로 이야기한다</td><td>□ 예
□ 아니오</td><td>☆ 양치질, 세수를 한다</td><td>□ 예
□ 아니오</td></tr>
<tr><td>◇ 전치사(예 : ~에서, ~부터)를 이야기한다</td><td>□ 예
□ 아니오</td><td rowspan="2">☆ 다른어린이와 협조적으로 논다</td><td rowspan="2">□ 예
□ 아니오</td></tr>
<tr><td>◇ 반대말을 이야기한다</td><td>□ 예
□ 아니오</td></tr>
<tr><td rowspan="4">만 5년
이상</td><td>○ 한발을 번갈아 올리고 뛴다</td><td>□ 예
□ 아니오</td><td>◎ 몸의 여섯 부분을 그린다</td><td>□ 예
□ 아니오</td></tr>
<tr><td>○ 줄넘기를 한다</td><td>□ 예
□ 아니오</td><td>◎ 열까지 센다</td><td>□ 예
□ 아니오</td></tr>
<tr><td>◇ 기본색을 안다</td><td>□ 예
□ 아니오</td><td>☆ 혼자 옷을 입고 벗는다</td><td>□ 예
□ 아니오</td></tr>
<tr><td>◇ 단어의 의미를 물어본다</td><td>□ 예
□ 아니오</td><td>☆ 다른 어린이와 경쟁적으로 놀이를 한다</td><td>□ 예
□ 아니오</td></tr>
</table>

참고 : ○ - 운동영역 ◇ - 적응영역 ◎ - 언어영역 ☆ - 행동영역

건강검진표(보육시설 종사자 작성용)

☆ 보육시설에 종사하고 계신 선생님들께서는
앞장의 학부모가 작성한 사항들 중 누락된 것이 있는지 확인해주시기 바랍니다.

보육시설명 : ______________ 원아명 : ____________ (남, 여)

검진일		2005. .
신장		cm
체중		kg
비만여부		저체중, 정상, 과체중, 비만
시력검사 (어린이용 시력검사 도구 활용)		그림 시력표 판정 : 5개중 ( )개 정상, 비정상
청력검사		정상, 비정상
소변 검사	단백뇨	+ ++
	요당	+ ++
발달 검사	정서적 영역	정상, 비정상
	사회성(운동) 영역	정상, 비정상
	사회성(적응) 영역	정상, 비정상
	사회성(언어) 영역	정상, 비정상
	사회성(행동) 영역	정상, 비정상
탈의 후 신체검사 건의		필요
비 고		

건강검진표(보건소 보관용)

보육시설명 : ______________ 원아명 : ____________ (남, 여)

<table>
<tr><td colspan="2">검진일</td><td>2005. .</td><td>2006. .</td><td>2007. .</td></tr>
<tr><td colspan="2">혈압</td><td>/
결과 : 저혈압, 정상, 고혈압</td><td>/
결과 : 저혈압, 정상, 고혈압</td><td>/
결과 : 저혈압, 정상, 고혈압</td></tr>
<tr><td colspan="2">비만여부</td><td>저체중, 정상,
과체중, 비만</td><td>저체중, 정상,
과체중, 비만</td><td>저체중, 정상,
과체중, 비만</td></tr>
<tr><td rowspan="5">혈액
검사</td><td>ABO type</td><td colspan="3"></td></tr>
<tr><td>헤모글로빈</td><td></td><td></td><td></td></tr>
<tr><td>콜레스테롤 수치</td><td></td><td></td><td></td></tr>
<tr><td></td><td></td><td></td><td></td></tr>
<tr><td></td><td></td><td></td><td></td></tr>
<tr><td rowspan="5">발달
검사</td><td>정서적 영역</td><td>정상, 비정상</td><td>정상, 비정상</td><td>정상, 비정상</td></tr>
<tr><td>사회성(운동) 영역</td><td>정상, 비정상</td><td>정상, 비정상</td><td>정상, 비정상</td></tr>
<tr><td>사회성(적응) 영역</td><td>정상, 비정상</td><td>정상, 비정상</td><td>정상, 비정상</td></tr>
<tr><td>사회성(언어) 영역</td><td>정상, 비정상</td><td>정상, 비정상</td><td>정상, 비정상</td></tr>
<tr><td>사회성(행동) 영역</td><td>정상, 비정상</td><td>정상, 비정상</td><td>정상, 비정상</td></tr>
<tr><td rowspan="2">구강
관리</td><td>충치</td><td>상 ( )
하 ( )</td><td>상 ( )
하 ( )</td><td>상 ( )
하 ( )</td></tr>
<tr><td>잇솔질 상태</td><td>양호 불량</td><td>양호 불량</td><td>양호 불량</td></tr>
<tr><td colspan="2">탈의 후 신체검사</td><td></td><td></td><td></td></tr>
<tr><td colspan="2">종합소견 작성란</td><td></td><td></td><td></td></tr>
</table>

이 상 자 사 후 관 리 챠 트				
일자	연령(개월)	건강상태 및 진단결과	관리내용	비고
기 타 특 이 사 항				

연기군 학령전기 아동의 건강증진을 위한 의견조사 (학부모용)

안녕하십니까? 연기군 보건소에서는 보건복지부의 모자보건 선도사업의 일환으로 학령전기 아동의 건강을 증진시킬 수 있는 사업을 개발하고자, 군내 거주 어린이의 건강상태 및 건강관리 현황에 대한 조사를 실시하고 있습니다. 여러분이 답변한 설문내용들은 어린이 건강증진사업을 수립하고 활성화 시키는데 기초자료로 삼고자 합니다. 답변해 주신 내용은 통계자료로만 사용되며 그 외의 목적으로는 절대 사용되지 않습니다. 잠시만 시간을 내시어 조사에 협조해 주시면 큰 도움이 되겠습니다. 어머님들의 성실한 답변을 부탁드립니다.

2004년 9월

연기군보건소, 건양대학교 의과대학 예방의학교실(☏ 041-730-5445)

♣ 3~6세의 어린이가 2명 이상일 경우에는 첫째 아이에 대하여 응답해 주십시오.

♣ 3~6세 어린이의 양육을 주로 담당하시는 분이 응답해주시면 됩니다.

어린이 성명		성별	
아이 생년월일	_____년 _____월 _____일 (양력, 음력) 만 _____세		
형제자매	_____명 중 _____번째		
주소	_____면 _____리	연락처	
보육시설 이용여부	① 이용하지 않음 ② 이용함	보육시설명	
동거자	아이의 부, 모, 조부모, 외조부모, 친인척, 비혈연가구원, 기타( )		
조사표 작성자	아이의 부, 모, 조부모, 외조부모, 친인척, 비혈연가구원, 기타( )		

1. 이 아이를 가장 많이 돌보는 사람은 누구입니까?

① 아이의 어머니 ② 아이의 아버지 ③ 아이의 조부모 ④ 아이의 외조부모
⑤ 기타 친척(고모, 이모 등) ⑥ 파출부, 탁아모 ⑦ 기타 (____________)

1-1. 아이를 주로 돌보고 있는 사람은 한국인입니까?

① 예 ② 아니오 (국적은? ______________)

1-2. 아이를 주로 돌보는 사람의 연령은 어떻게 됩니까?

① 20세미만 ② 20~29세 ③ 30~39세 ④ 40~49세
⑤ 50~59세 ⑥ 60~69세 ⑧ 70세 이상

2. 귀 댁의 아이가 같은 연령의 다른 아이들과 비교하여 건강이 어떻다고 생각하십니까?

① 매우 건강한 편 ② 건강한 편 ③ 보통인 편 ④ 건강하지 못한 편
⑤ 매우 건강하지 못한 편

3. 평소 아이의 건강에 관한 지식은 어디서 가장 많이 얻고 있습니까?

① 없다 ② 대중매체(TV, 라디오, 신문, 잡지) ③ 주변인(가족, 친구 등)
④ 인터넷 ⑤ 책자/포스터 ⑥ 전문가(의사, 간호사 등)
⑦ 보육시설 선생님(유치원, 어린이집 등) ⑧ 기타(____________)

4. 아이가 현재 앓고 있거나 앓았던 질병에는 무엇이 있습니까?(모두 표시해 주십시오)

질병명	앓은적 없다	과거에 앓은적 있다	현재 앓고 있다
홍역			
백일해			
수두			
수족구병			
풍진			
뇌수막염			
볼거리			
심장병			
빈혈			

결핵			
천식			
편도염			
기관지염			
축농증			
중이염			
알레르기성 비염			
유행성 결막염			
아토피성 피부염			
탈장			
장염			
발달장애 (__________)			
기 타 (__________)			
기 타 (__________)			

5. 아이가 설사, 장염, 감기, 홍역 등의 전염성 질환이 있을 경우에도 보육시설(유치원, 어린이집, 놀이방, 유아원, 선교원 등)에 가도록 하고 있습니까?
① 예 ② 아니오 ③ 보육시설을 이용하지 않음

6. 귀댁의 아이가 사고의 경험이 있습니까?
① 있다 ② 없다
↓

6-1. 어떤 사고였습니까?(모두 표시해 주십시오)
① 교통사고 ② 추락 ③ 미끄러지거나 넘어짐 ④ 충돌사고
⑤ 끼임/눌림사고 ⑥ 화상/감전사고 ⑦ 물놀이사고 ⑧ 약물/질식사고
⑨ 기타(________________________)

7. 아이에게 건강상의 문제나 응급상황이 발생되었을 경우 정해놓고 상담하거나 치료하는 곳이 있습니까?
① 있다 ② 없다
↓

7-1. 주로 이용하는 곳은 어디입니까?
① 병의원 ② 한방병의원 ③ 보건소 ④ 약국 ⑤ 기타(______)

8. 아이의 건강을 위해 신체검사 또는 건강검진을 받은 적이 있습니까?(치과검진 제외)
① 없다
② 양육자가 아이를 데리고 가서 건강검진을 받았다
③ 보육시설(유치원, 어린이집, 놀이방 등)을 통해 건강검진을 받았다.
④ 기타 (______________________)

9. 지난 1년간 다음의 검사를 전문가를 통해 실시한 적이 있습니까?

검사항목	없다	있다	검사 횟수
구강검사			____ 회
청력검사			____ 회
시력검사			____ 회
언어검사			____ 회
성장발달평가(DMMP, DENVER 등)			____ 회
정신심리검사			____ 회
기타(__________)			____ 회

10. 아이의 키는 몇 cm입니까? ________cm

11. 아이의 체중은 얼마입니까? ______kg

12. 현재 아이와 함께 살고 있는 사람 중(아이의 부모, 조부모, 기타 친척 등) 담배를 피우는 사람이 있습니까?
① 있다 ② 없다
↓

12-1. 흡연자가 집에서 담배 피우는 것이 허용됩니까?
① 절대 허용되지 않음
② 일부 장소에서만 흡연이 허용됨(베란다, 실외 등)
③ 장소에 상관없이 흡연이 허용됨

13. 아이가 매일 30분 이상의 실외놀이를 일주일에 몇 번이나 합니까?(가정 또는 보육시설에서의 활동 포함)

① 전혀 하지 않는다 ② 주 1회 ③ 주 2~3회 ④ 주 4~5회 ⑤ 매일

14. 아이의 하루 TV 시청시간은 어떻게 됩니까?

① 1시간/일 미만 ② 1~2시간 미만 ③ 2~3시간 ④ 3~4시간 미만 ⑤ 4시간 이상

15. 아이는 모유로 키우셨습니까? 분유로 키우셨습니까?

① 모유만 (____________개월간) ② 분유와 모유를 혼합해서 ③ 분유만

16. 아이는 아침식사를 1주일에 평균 몇 회 먹습니까? (1주일에 ____________회)

17. 평소 아이가 식사를 규칙적으로 합니까?

① 예 ② 아니오

18. 평소 아이가 육식(생선 제외)과 기름기 많은 동물성 식품을 즐겨 먹습니까?

① 매우 그렇다 ② 그런 편이다 ③ 보통이다 ④ 그렇지 않은 편이다 ⑤ 전혀 그렇지 않다

19. 평소 아이가 생선을 즐겨 먹습니까?

① 매우 그렇다 ② 그런 편이다 ③ 보통이다 ④ 그렇지 않은 편이다 ⑤ 전혀 그렇지 않다

20. 평소 아이가 채식을 많이 하는 편입니까?

① 매우 그렇다 ② 그런 편이다 ③ 보통이다 ④ 그렇지 않은 편이다 ⑤ 전혀 그렇지 않다

21. 아이의 과일 섭취횟수는?

① 전혀 먹지 않는다 ② 2~3일에 1회 ③ 1일 1~3회 ④ 1일 5회 이상

22. 평소 아이가 우유를 하루에 몇 회 먹습니까?

① 전혀 마시지 않음 ② 가끔 마신다 ③ 1주일에 2~3회 ④ 하루에 1컵 ⑤ 하루에 2컵 이상

23. 음식을 먹기 전에 아이에게 손을 씻도록 하거나 아이 스스로 손을 씻습니까?
① 항상 씻음 ② 가끔 씻음 ③ 전혀 씻지 않음

24. 외출 후 아이에게 손을 씻도록 하거나 아이 스스로 손을 씻습니까?
① 항상 씻음 ② 가끔 씻음 ③ 전혀 씻지 않음

25. 아이가 하루에 이를 몇 번 닦습니까?
① 매일 닦지 않고 가끔 닦는다 ② 하루 3번 이상 ③ 하루 2번 ④ 하루 1번
⑤ 전혀 닦지 않는다

26. 아이가 잠자기 전에 이를 닦습니까?
① 닦지 않는다 ② 가끔 닦는다 ③ 반드시 닦는다

27. 정기적인 치과검진을 위해서 치과에 얼마나 자주 갑니까?
① 전혀 가지 않는다 ② 2~3년에 1회 ③ 1년에 1회 ④ 1년에 2회 이상
⑤ 기타(______________)

28. 아이는 현재 충치가 있습니까?
① 있다(치료된 충치 ________개, 치료되지 않은 충치 _________개)
② 없다
③ 모르겠다

29. 아이와 함께 자가용이나 버스, 택시 등 교통수단을 이용할 경우 아이의 안전을 위하여 주로 어떻게 합니까?(한가지만 고르시오)
① 별다른 방법을 취하지 않는다
② (양육자가 운전할 경우) 운전자가 아이를 안고 운전한다
③ 함께 동승하는 사람의 도움을 받도록 한다(동승자가 아이를 안는다)
④ 안전벨트를 메도록 한다
⑤ 카시트에 아이를 앉힌다
⑥ 기타 (________________________________)

30. 귀댁의 아이는 3세 이전에 기본예방접종(비씨지, 엠엠알, 폴리오, B형 간염 등)을 모두 받으셨습니까?

예방접종 종류	접종여부	응답근거
비씨지 (BCG)	① 접종안함 ② 접종함 ③ 모르겠다	① 수첩기록 ② 예방접종카드, 확인증 ③ 메모, 개인기록 ④ 기억에 의한 응답 ⑤ 기타
엠엠알 (MMR)	① 접종안함 ② 접종함 ③ 모르겠다	① 수첩기록 ② 예방접종카드, 확인증 ③ 메모, 개인기록 ④ 기억에 의한 응답 ⑤ 기타
폴리오 (polio)	① 접종안함 ② 접종함 ③ 모르겠다	① 수첩기록 ② 예방접종카드, 확인증 ③ 메모, 개인기록 ④ 기억에 의한 응답 ⑤ 기타
B형 간염	① 접종안함 ② 접종함 ③ 모르겠다	① 수첩기록 ② 예방접종카드, 확인증 ③ 메모, 개인기록 ④ 기억에 의한 응답 ⑤ 기타

31. 귀댁의 아이는 3세 이후에 다음의 추가 예방접종을 받았습니까?

예방접종 종류	접종여부	응답근거
디티피 (DTaP) 추가접종	① 접종안함 ② 접종함 ③ 모르겠다 ④ 비해당	① 수첩기록 ② 예방접종카드, 확인증 ③ 메모, 개인기록 ④ 기억에 의한 응답 ⑤ 기타
엠엠알 (MMR) 추가접종	① 접종안함 ② 접종함 ③ 모르겠다 ④ 비해당	① 수첩기록 ② 예방접종카드, 확인증 ③ 메모, 개인기록 ④ 기억에 의한 응답 ⑤ 기타

32. 위 예방접종 중 한 가지라도 미접종 된 것이 있다면 접종하지 않은 이유는 무엇입니까? (모두 고르시오)

① 예방접종시기에 아기가 아파서
② 예방접종 시기를 잊어버려서
③ 예방접종시기를 잘 몰라서
④ 예방접종 부작용이 두려워서
⑤ 보호자가 바빠서
⑥ 접종비용이 비싸서
⑦ 주변에 가까운 의료기관이 없어서
⑧ 기타 (__________________________)
⑨ 미접종 없음

33. 보육시설(유치원, 유아원, 어린이집, 놀이방 등)에서 아이들을 대상으로 건강교육이 필요하다고 생각하십니까?

① 반드시 필요하다 ② 필요하다 ③ 필요하지 않다 ④ 전혀 필요하지 않다
↓

33-1. 건강교육이 필요하다고 생각할 경우, 실시해야 될 건강교육의 내용은 무엇이라 생각하십니까? (중요한 것 3가지만 표시해주세요)

① 구강위생 ② 영양 ③ 안전(교통안전, 사고예방) ④ 성교육
⑤ 개인 위생(손씻기 등) ⑥ 운동 ⑦ 흡연예방 ⑧ 시력보호/관리
⑨ 만성병예방 ⑩ 기타 ________

34. 실시할 필요가 있다면 누가 건강교육을 실시하는 것이 가장 바람직하다고 생각합니까?

① 보육시설의 선생님 ② 보건소 직원 ③ 병의원의 의사, 간호사 ④ 기타(__________)

※ 아이의 아버지, 어머니의 인적사항에 관한 질문입니다. 이 내용은 자료를 분류하기 위한 것이므로 다른 목적으로는 절대 사용되지 않습니다.

35. 아이 아버지, 어머니의 연령은?

아버지 : __________세 어머니 : __________세

36. 아이의 아버지는 학교를 어디까지 다니셨습니까?
① 중학교 졸업이하 ② 고등학교 졸업 ③ 대학교 졸업 ④ 대학원 졸업

37. 아이의 어머니는 학교를 어디까지 다니셨습니까?
① 중학교 졸업이하 ② 고등학교 졸업 ③ 대학교 졸업 ④ 대학원 졸업

38. 현 결혼상태는?
① 유배우(부부가 함께 살고 있음) ② 주말부부 ③ 사별 ④ 이혼, 별거
⑤ 기타(________________)

39. 아이의 아버지는 현재 어떤 일에 종사하고 계십니까?
① 전문직, 기술직, 행정직, 관리직
② 사무관련직
③ 판매직
④ 생산, 노무직, 운전기사
⑤ 서비스직
⑥ 농업 및 어업 숙련근로자
⑦ 군인
⑧ 학생
⑨ 은퇴/무직
⑩ 기타(________________)

40. 아이의 어머니는 현재 어떤 일에 종사하고 계십니까?
① 주부(집안일, 가사)
② 전문직, 기술직, 행정직, 관리직
③ 사무관련직
④ 판매직
⑤ 생산, 노무직, 운전기사
⑥ 서비스직
⑦ 농업 및 어업 숙련근로자

⑧ 군인
⑨ 학생
⑩ 기타(____________________)

41. 귀 댁의 생활수준은 어느 정도라고 생각하십니까?
① 아주 잘사는 편 ② 잘사는 편 ③ 보통 ④ 못사는 편 ⑤ 아주 못사는 편

♡ 설문에 응답해 주셔서 감사합니다.

찾아보기

공저자 명단 (가나다 순)

감　　신(경북대 의전원, kamshin@knu.ac.kr)
고 광 욱(고신의대, kwkoh@kosin.ac.kr)
김 건 엽(경북대 의전원, pmkky@knu.ac.kr)
김 보 경(관동의대, kbk907@kd.ac.kr)
김 보 라(안성의료생활협동조합, bora-coop@hanmail.net)
김 상 아(동서울대, sakim@dsc.ac.kr)
김 영 남(고성군 성천보건진료소, hyae0211@hanmail.net)
나 백 주(건양의대, skqw@konyang.ac.kr)
남 미 경(서울시립은평병원, kim2nam1@seoul.go.kr)
박 기 수(경상의대, parkks@gnu.ac.kr)
박 웅 섭(관동의대, wspark@kd.ac.kr)
신 순 애(국민건강보험공단, sashin513@hanmail.net)
안 동 현(한양의대, ahndh@hanyang.ac.kr)
윤 태 호(부산대 의전원, yoonth@pusan.ac.kr)
이 경 수(영남의대, drkslee@ynu.ac.kr)
이 무 식(건양의대, mslee@konyang.ac.kr)
이 석 구(충남대 의전원, sgoolee@cnu.ac.kr)
이 정 애(전남의대, jarhee@jnu.ac.kr)
임 승 주(서울대, seungju62@hanmail.net)
정 백 근(경상의대, jjbkkr@yahoo.co.kr)
정 세 환(강릉원주대, feeljsh@gwnu.ac.kr)
정 은 경(전남의대, ekcmedu@chonnam.ac.kr)
차 경 봉(관동의대, doctorcha@hanafos.com)
황 원 숙(서울성북구보건소, minerba319@sb.go.kr)

지역보건사업의 실제　　값 27,000원

2011년 3월 10일 제1판1쇄 발행
2013년 1월 30일 제1판2쇄 발행

저　　자 : 박 웅 섭 외 23명
발 행 인 : 주 영 일
발 행 처 : 계 축 문 화 사

서울특별시 종로구 행촌동 209-41
우편번호 110-091
TEL : 735-2257 · 738-9746
FAX : 723-9025
1973. 10. 31 등록번호 제300-1973-8호
ISBN 978-89-5629-228-1　93510